精神科护理

蒋颖 董萍 主编

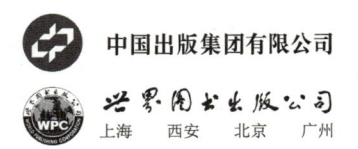

中国出版集团有限公司

世界图书出版公司
上海　西安　北京　广州

图书在版编目（CIP）数据

精神科护理 / 蒋颖，董萍主编. — 上海：上海世界图书出版公司，2024.8. — ISBN 978-7-5232-1452-7

Ⅰ.R473.74

中国国家版本馆CIP数据核字第2024RV6715号

书　　名	精神科护理
	Jingshenke Huli
主　　编	蒋　颖　董　萍
责任编辑	芮晴舟
特约编辑	马　坤
装帧设计	褚志娟　郁　悦
出版发行	上海世界图书出版公司
地　　址	上海市广中路88号9—10楼
邮　　编	200083
网　　址	http://www.wpcsh.com
经　　销	新华书店
印　　刷	江阴金马印刷有限公司
开　　本	787mm×1092mm　1/16
印　　张	22.75
字　　数	480千字
版　　次	2024年8月第1版　2024年8月第1次印刷
书　　号	ISBN 978-7-5232-1452-7/R·744
定　　价	76.00元

版权所有　侵权必究

如发现印装质量问题，请与印刷厂联系

（质检科电话：021-52715559）

护理专业"互联网+"融合型教材系列丛书编委会

主任/总主编：沈小平
　　上海市海外名师、国家外国专家局科教文卫类专家、全国医学高职高专教育研究会护理教育分会副会长、上海市高职高专医药健康类专业教学指导委员会副主任/医药分专业委员会主任、上海思博职业技术学院董事副校长兼卫生技术与护理学院院长

主审：章雅青
　　教育部护理学专业认证工作委员会副主任委员、教育部高等学校护理学类专业教学指导委员会委员、上海市护理学会护理教育专委会主任、《上海交通大学学报（医学版）》编辑部主任/常务副主编

副主任：
叶　萌　上海思博职业技术学院
杨　蕾　上海城建职业学院
蒋　颖　上海健康医学院

秘书长：
叶　萌　上海思博职业技术学院

编委（以姓氏拼音为序）：

白姣姣	复旦大学附属华东医院	王婷婷	上海立达学院
蔡　敏	上海中医药大学附属中西医结合医院	王　挺	上海城建职业学院
常嘉琪	吉林职工医科大学	王　莹	上海市第一康复医院
程　云	复旦大学附属华东医院	吴景芳	上海震旦职业技术学院
董　萍	上海交通大学医学院附属精神卫生中心	许方蕾	同济大学附属同济医院
顾妙娟	复旦大学附属华山医院	杨　雅	上海大华医院
郭智慧	上海国际医学中心	姚　淳	上海济光职业技术学院
侯黎莉	上海交通大学医学院附属第九人民医院	俞海萍	同济大学附属东方医院
胡三莲	上海交通大学医学院附属第六人民医院	张　捷	上海中侨职业技术大学
李　红	上海交通大学医学院附属国际和平妇幼保健院	张　林	复旦大学附属上海公共卫生临床中心
李晓静	上海市浦南医院	张伟英	同济大学附属东方医院
李玉梅	同济大学附属肺科医院	张晓宇	上海东海职业技术学院
林　斌	无锡卫生高等职业技术学院	张雅丽	上海思博职业技术学院
刘晓芯	上海交通大学医学院附属胸科医院	张　颖	复旦大学附属华东医院
卢敏芳	甘肃省武威职业学院	张玉侠	复旦大学附属中山医院
陆群峰	上海交通大学医学院附属儿童医院	周花仙	复旦大学附属浦东医院
栾　伟	上海中医药大学附属曙光医院	周文琴	上海中医药大学附属龙华医院
马志华	上海思博职业技术学院	周　璇	昆明卫生职业学院
毛燕君	同济大学附属肺科医院	周一峰	上海南湖职业技术学院
彭　飞	海军军医大学附属长征医院	朱凌燕	上海交通大学医学院附属第六人民医院
阮春凤	上海交通大学医学院附属仁济医院	朱唯一	上海交通大学医学院附属瑞金医院
孙　敏	上海市第四康复医院	朱晓萍	同济大学附属第十人民医院
王　蕾	同济大学附属皮肤病医院		

《精神科护理》编写委员会

主　编： 蒋　颖　董　萍
副主编： 周　爽　陆惠洁
编　者：

蒋　颖　上海健康医学院
董　萍　上海交通大学医学院附属精神卫生中心
周　爽　上海交通大学医学院附属精神卫生中心
陆惠洁　上海交通大学医学院附属精神卫生中心
陈　光　上海思博职业技术学院
陈　姬　上海交通大学医学院附属精神卫生中心
杜哲一　上海交通大学医学院附属精神卫生中心
李　枫　上海交通大学医学院附属精神卫生中心
李　玲　上海交通大学医学院附属精神卫生中心
万恒静　上海市闵行区精神卫生中心
王海霞　上海交通大学医学院附属精神卫生中心
徐丽华　上海市普陀区精神卫生中心
朱翠芳　上海交通大学医学院附属精神卫生中心
字绍芬　昆明卫生职业学院

上智云图 使用说明

一册教材 = 丰富的教学资源 = 开放式学堂

微课视频
知识要点
名师示范
扫码即看
备课无忧

教学课件
教学课件
精美呈现
下载编辑
预习复习

在线案例
具体案例
实践分析
加深理解
拓展应用

拓展学习
课外拓展
知识延伸
强化认知
激发创造

素材文件
多样化素材
深度学习
共建共享

"上智云图"为学生个性化定制课程，让教学更简单。

PC 端登录方式：www.szytu.com

详细使用说明请参见网站首页
《教师指南》《学生指南》

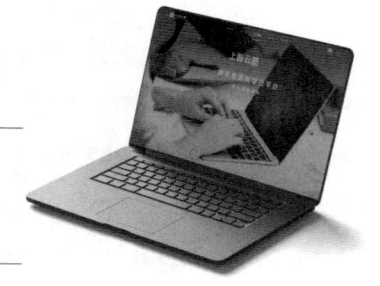

　　本教材是基于移动信息技术开发的智能化教材的一种探索。为了给师生提供更多增值服务，由"上智云图"提供本系列教材的所有配套资源及信息化教学相关的技术服务支持。如果您在使用过程中有任何建议或疑问，请与我们联系。

教材课件获取方式：
1. 课件下载 www.hedubook.com；
2. 上智云图 www.szytu.com；
3. 编辑邮箱 1626182826@qq.com；
4. 电话 （021）52718669。

课程兑换码

微信二维码

总序
Prologue

医学教育是卫生健康事业发展的重要基石，作为我国医学教育的重要组成部分，护理高职高专教育为我国医疗卫生行业输送了大批实用技能型人才。本人在国内外医学教育领域学习工作50年，从事护理高职高专教育20年，深感当前编写一套适应现代化、国际化人才培养需求的教材的重要性和迫切性。

2020年9月，国务院办公厅印发《关于加快医学教育创新发展的指导意见》，提出以新理念谋划医学发展、以新定位推进医学教育发展、以新内涵强化医学生培养、以新医科统领医学教育创新，同时强调要"大力发展高职护理专业教育，加大护理专业人才供给"。

为更好地适应新时期医学教育改革发展的要求，培养更多能够满足人民健康需求的高素质、实用型护理人才，上海市高职高专医药健康类专业教学指导委员会规划了护理专业"互联网+"融合型教材共26个品种，旨在更好地为护理教育事业服务，向各级医疗机构输送更多的护理专业人才。

护理专业"互联网+"融合型教材的开发背景及其特色主要表现在以下几个方面：

一、社会对护理人员素质的要求日益提高，护理专业课程备受关注。随着医疗行业的不断发展和升级，对护理人员素质的要求也越来越高，要求具备丰富的专业知识和实践技能，同时具备更高的职业素养。因此，护理专业"互联网+"融合型教材的开发是顺应时代要求的必然选择。

二、护理课程的理论与实际操作相结合，重视实践技能培养。传统的护理教育注重护理知识的掌握，但往往在实践技能培养手段方面有所不足。而护理专业"互联网+"融合型教材强调理论与实践同步，重视实践技能的培养，且教材融入了丰富的"互联网+"教学手段，使学生能够获得更加全面的护理知识和技能。

三、护理课程的国际化发展趋势，力求与国际接轨。随着国际化进程的不断推进，护理课程的国际化发展趋势也越来越明显。护理专业"互联网+"融合型教材融入了国际化教育理念，使学生的知识和技能具有更加广阔的国际视野和竞争力。

四、护理课程的多元化发展趋势，需要满足不同角色和层次的需求。新型护理类高校教材针对不同层次的学生需求，设置了不同难度和深度的知识点，更能满足学生的不同需求。

　　综上所述，新型护理类高校教材具备理论联系实践、国际化、多元化等特点，对于适应时代要求、提高护理人员素质、满足社会发展需求具有重要意义和价值。

总主编 沈小平
2023年6月于上海

前言

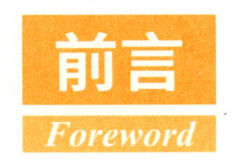

2024年1月，国务院学位委员会第八届学科评议组、全国专业学位研究生教育指导委员会联合编修了《研究生教育学科专业简介及其学位基本要求（试行版）》，首次明确了护理学下设八个二级学科，精神心理健康护理学就是其中之一。2024年2月，教育部关于公布2023年度普通高等学校本科专业备案和审批结果的通知中将护理学列为国家控制布点专业，对护理学的教育教学提出了更高的要求。

随着互联网的普及与新媒体技术的迅速发展，传统的图书教材需根据当代教学的需求与发展转型。本教材充分利用"互联网+"的优势，融合了文字、图表、音频、视频等多种教学资源，依托纸媒教材，通过二维码链接丰富多元的数字资源，如知识点导图、在线案例、拓展阅读等，打破了传统教学的时空限制，使得知识的传播更加生动形象，更具有吸引力和感染力。此外，本教材还提供PPT课件、章节自测等，帮助教师教学及学生学习。

本教材根据《国际疾病分类（第11版）》中国际精神障碍的分类，将内容分为17章，按照疾病分类排序和命名，其中"脑器质性精神障碍患者的护理"更改为"神经认知障碍及相关疾病患者的护理"，"神经症及应激相关障碍患者的护理"分解为"焦虑与恐惧相关障碍患者的护理""强迫及相关障碍患者的护理""应激相关障碍患者的护理"等。

我们希望本教材能够成为精神科护理教育领域的一部优秀教材，为培养更多优秀的精神科护理人才做出贡献。最后，感谢所有参与本教材编写和出版的专家学者和出版人员，以及所有关心和支持精神卫生事业发展的朋友们。

蒋颖

2024年3月

目录 Contents

1 第一章 绪论
第一节 精神科护理概述/3
第二节 精神科护理发展简史/4
第三节 现代精神科护理工作的内容与要求/7

10 第二章 精神障碍的基本知识
第一节 精神障碍的病因学/12
第二节 精神障碍的症状学/14

28 第三章 精神科护理技能
第一节 治疗性护患关系与沟通/30
第二节 精神障碍的护理观察与记录/33
第三节 精神科患者的组织与管理/36
第四节 精神科专科监护技能/40
第五节 精神科康复技能/56

62 第四章 神经发育障碍患者的护理
第一节 智力发育障碍/64
第二节 孤独症谱系障碍/73
第三节 注意缺陷多动障碍/81
第四节 原发性抽动及抽动障碍/88

95
第五章
精神分裂症和其他原发性精神病性障碍患者的护理

第一节　精神分裂症的临床特点/97
第二节　其他原发性精神病性障碍的临床特点/103
第三节　精神分裂症的护理/106

113
第六章
心境障碍患者的护理

第一节　抑郁障碍/115
第二节　双相障碍/120

128
第七章
焦虑与恐惧相关障碍患者的护理

第一节　焦虑与恐惧相关障碍的临床特点/130
第二节　焦虑与恐惧相关障碍的护理/137

142
第八章
强迫及相关障碍患者的护理

第一节　强迫及相关障碍的临床特点/144
第二节　强迫及相关障碍的护理/149

155
第九章
应激相关障碍患者的护理

第一节　应激相关障碍的临床特点/157
第二节　应激相关障碍的护理/161

167
第十章
心理因素相关生理障碍患者的护理

第一节　进食障碍/169
第二节　睡眠-觉醒障碍/177

186
第十一章
物质使用和成瘾行为所致障碍患者的护理

第一节　物质使用和成瘾行为概述/188
第二节　物质使用和成瘾行为所致障碍的临床特点/191
第三节　物质使用和成瘾行为所致障碍的护理/203

210
第十二章
人格障碍患者的护理

第一节　人格障碍的临床特点/212
第二节　常见人格障碍的护理/217

222
第十三章
神经认知障碍及相关疾病患者的护理

第一节　神经认知障碍概述/224
第二节　脑部疾病所致神经认知及精神障碍/227
第三节　躯体疾病所致神经认知及精神障碍/238

245
第十四章
精神科治疗与护理

第一节　精神障碍的药物治疗及护理/247
第二节　改良电休克治疗与护理/260
第三节　重复经颅磁刺激治疗与护理/261
第四节　其他精神科治疗方法与护理/264

268
第十五章
心理治疗及其在护理中的应用

第一节　心理治疗概述/270
第二节　常用心理治疗理论与技术/274
第三节　常见精神障碍的心理治疗/295
第四节　心理危机干预/301

312
第十六章
精神障碍患者的社区护理及家庭护理

第一节　精神障碍患者的社区护理/314
第二节　精神障碍患者的家庭护理/322

329
第十七章
精神科护理相关的伦理与法律

第一节　精神科护理与伦理/331
第二节　精神科护理与法律/338

342
参考文献

345
中英文索引

第一章 绪 论

章前引言

据世界卫生组织（World Health Organization，WHO）2019年的数据，全世界每8个人中就有1个人患有精神障碍。同年，我国精神障碍的加权终身患病率为16.6%。当前，我国精神科医师严重短缺，护士数量相对不足。因此，培养一批高质量、高素质的精神科护士至关重要。

绪论作为本书的第一章，是学生了解精神科护理的开始。本章介绍了精神科护理的基本概念及精神医学与护理学的发展简史，概述了现代精神科护理工作的内容与要求，同时引出了对工作人员素质的要求，可帮助学生掌握精神科护理的基本概念和理论体系，了解精神科护理发展的历史脉络，知晓从业人员的核心素质，为学生的专业发展提供行业指导。同时，激发学生对精神科护理事业的学习兴趣和从业动力，帮助学生在今后的专业学习中建立知识框架，增强岗位胜任力。

学习目标

1. 理解精神科护理的基本概念及精神医学与护理学的发展简史。
2. 识记现代精神科护理工作的内容和要求。
3. 识记现代精神科护理工作人员的素质要求。

思政目标

通过对精神科护理发展史的学习，培养学生对课程的兴趣及专业认同感，能在临床中实践精神科护理工作的内容，遵守精神科护理工作的要求，并不断提升工作素养。

案例导入

患者女性，38岁，已婚未育。入院9个月前，患者就像换了一个人，每天长时间站立不动，诵经、烧香。半年前，家人带其来医院心理咨询门诊就诊，医生诊断后给予药物对症治疗，服药后患者的症状有所好转。之后患者自行停药，称有个声音告诉自己"有菩萨保佑不用吃东西，也不用吃药"，且每日不肯出门。

思考题

1. 如果你是这位患者的责任护士，你应该如何帮助患者服药？
2. 除了本案例中涉及的服药护理，精神科护理工作的基本内容还有哪些？

第一节 精神科护理概述

一、精神科护理的基本概念

1. 精神（mind） 精神是外在的客观事物在人脑中的反映。这种反映既受到反映者内部特点的影响，又是通过实践活动而实现的。实践活动可检验、校正人脑对客观现实反映的正确性，包括认知、情感、意识、行为等过程。

2. 精神健康（mental health） 世界卫生组织（WHO）对健康的定义为："健康不仅是没有疾病，而且包括躯体健康、心理健康、社会适应良好和道德健康。"由此概念出发，可知精神健康指人能在社会中自如地生活，并对自己所取得的成绩感到满意。精神健康是一种良性状态，处于精神健康状态的人具有责任心及责任感，有良好的自我意识及自我导向，能正确地评价现实，相对没有焦虑，能应对日常生活中的压力。

3. 精神障碍（mental disorder） 指在各种生物、心理及社会环境因素的影响下，大脑功能发生紊乱，导致的以认知、情感、行为、意志等精神活动发生不同程度的障碍为临床表现的一组疾病。

4. 精神科护理学（psychiatric nursing） 以临床医学为指导，应用精神病学和护理学的专业知识与技能，结合精神障碍的具体症状，从生物、心理、社会三方面研究和帮助精神障碍患者恢复健康，研究和帮助健康人群保持心理健康及预防疾病的护理学和精神病学共同的专业分支。

二、精神科护理的任务

1. 研究和实施科学的精神障碍患者管理制度，防止发生意外事故，为患者提供安全、舒适、安静的治疗和休养环境。

2. 研究和实施与精神障碍患者进行有效沟通的方法和技巧，与患者建立良好的护患关系，保证护理措施的顺利实施。

3. 研究对不同诊断的精神障碍患者实施科学护理的理论和方法，并运用于特殊患者的个体化护理和各种治疗护理中，确保医疗任务的顺利完成。

4. 研究护理过程中相关的伦理和法律问题，维护患者的合法权利，保护患者的尊严，培养和训练患者的生活能力和社会交往能力，力促其在疾病好转后能及时重返社会。

5. 研究和实施对精神障碍患者的病情观察，做好护理记录，协助诊断，为医疗、教学、科研、法律和劳动鉴定等积累重要资料。

6. 研究和实施精神障碍患者的康复护理技术，在家庭、社区中开展精神卫生宣教工作，防治结合。

7.研究和实施提升精神科教学及科研能力的实践活动，为精神科培养优秀的护理人才，运用科学的方法解决精神科护理仍存在的问题。

第二节　精神科护理发展简史

一、精神医学发展简史

精神医学发展史是人类认识精神疾病并与精神疾病作斗争的历史。精神医学作为临床医学的一门分支学科，其发展历史与整个医学发展史一样，受到当时社会生产技术水平、政治经济状况、基础科学水平、哲学思潮及宗教的影响。精神医学的发展过程既反映了人们对精神障碍及其规律的认识过程，也反映了人们对精神疾病的歧视逐渐改善的过程。

（一）国外精神医学发展概况

1.国外精神医学的起源　在文化落后的时代和地区，精神障碍被视为荒诞莫测的古怪现象，精神障碍患者被认为被魔鬼缠身，并因此受到虐待和残害。科技和文明的发展使人们对精神障碍的认识发生了改变。古希腊医学家希波克拉底（Hippocrates，公元前460—前377）被称为精神医学之父。他认为脑是思维活动的器官，提出了精神疾病的体液病理学说。他将各种病态的精神兴奋归类于躁狂发作，而将相反的情况称为抑郁症。他认为精神疾病是人脑的产物而非鬼神作祟，在精神疾病的治疗上主张等待疾病自然痊愈，不主张过多地干预疾病。他的这些理论至今仍对现代精神医学有深远的影响。与希波克拉底同时代的哲学家柏拉图（Plato，公元前427—前347）也主张在理想国中精神障碍患者应当受到家人和社会很好的照顾，而不应让他们在外游荡，如果家人不予以照顾则应处以罚金。公元前5世纪，古希腊和古罗马处于繁荣时期，当时的人们已对某些精神疾病的病因进行了探索。

2.国外精神医学的革新运动　18世纪法国大革命以后，皮尼尔（Pinel，1745—1826）作为第一位精神病院院长，提出要以人道主义的态度对待精神障碍患者，去掉精神障碍患者身上的铁链，由此写下了精神医学史上划时代的一页。1814年，希区（Hitch）开始将美国的疗养院改成医院形式，并聘用受过训练的女性照顾精神障碍患者。这以后，精神病学的临床与理论研究逐渐繁荣起来。

3.国外现代精神医学发展　19世纪末至20世纪初，一大批卓越的精神病学专家脱颖而出，如德国医学家克雷佩林（Kraepelin，1856—1926）在总结前人观察研究的基础上，通过大量的临床实践和病例分析，将内、外科疾病的研究方法运用于精神疾病的分类，创立了"描述性精神医学"。同时，他首次提出了早发性痴呆、躁狂抑郁性精神病等内因性精神病及脑器质性精神病的诊断名称。

随着现代医学的不断发展，在20世纪，精神医学的各种学说不断涌现。例如，1913年，野口英世在进行性脑麻痹患者脑中发现了梅毒螺旋体并提出精神病的器质性病因论；瓦格纳-尧雷格（Wagner-Jauregg）创造了高热疗法；塞克尔（Sakel）创造了胰岛素昏迷疗法；冯·梅德纳（Von Meduna）创造了药物痉挛治疗和后来的电痉挛治疗等。尤为重要的是弗洛伊德（Sigmund Freud，1856—1939）创立了精神心理分析学派，他利用梦的解析和自由联想去了解人类的心理症结，奠定了动力精神医学的基础。弗洛伊德的成就将精神医学带入"心因性病因论"的研究范畴。

由于生物化学、心理学、社会学、人类学等相关学科的进步和流行病学调查，普通大众日益了解社区精神卫生问题的重要性，从而要求改变对精神障碍患者的治疗方式。在英国，琼斯（Maxwell Jones）提出了"治疗性社区"的观点，强调社会环境对患者治疗的重要性，并推行治疗性社区以缩短患者和社区之间的距离。欧美不少国家相继制定《精神卫生法》，以维护患者的权益。期间最重要的是1953年抗精神病药物的出现，使医院门户开放的政策得以实现，同时运用三级预防的观念，使精神疾病的预防、治疗、康复三方面有了突破性进展。由于精神病药物的发现，人们研究其药效机制，进而研究神经递质与脑中各受体之间的关系，以及精神病发生的生物学机制，精神疾病得以用科学和客观的方法进行诊断和治疗。

（二）我国精神医学发展概况

在我国，有关精神疾病现象的文字记载最早见于《尚书·微子》中的"我其发出狂"，表明在殷末（约公元前11世纪）已有"狂"这一病名。古老的医典《黄帝内经》把人的精神活动归之于"心神"的功能，还论述了剧烈的情感变化能引发身体异常，如"怒伤肝、喜伤心、虑伤脾、忧伤肺、惊伤肾"等。到了秦汉时代，医学家又先后编纂了不少医学典著，流传至今的有《难经》《伤寒论》和《金匮要略》等。这些著作对诸多精神症状做了详细的描述，将其归类为"狂、躁、妄、癫、疯"等名称，并概括地论述了这类疾病的病因、发病机制及症状。在此后的1500多年，我国的精神医学基本上是沿着这一思路缓慢向前发展的。从秦汉时代到18世纪末，与同期国外精神病学的发展相比较，我国的精神病学在世界各国中仍是比较先进的。19世纪末开始，国外精神病学发展加快，一些教会在我国成立了精神病院、收容所及精神病医疗或教学机构，西方精神病学理论逐渐传入我国。

1949年以后，我国精神病学进入了一个新的历史时期。中华人民共和国成立初期，精神疾病的防治工作主要是建立新的精神病医院，收容和治疗无家可归或影响社会治安的精神障碍患者。改革开放以来，国内精神医学取得了长足的进步，精神卫生服务已基本覆盖全国各地，上海、北京的精神健康三级防治网络逐渐推广，与国际精神病学界的交流逐渐增多，各种抗精神病药物与新治疗方法和理论的引进也加速了国内精神医学的临床与研究。精神医学的主要任务已由收容性质转变为向社区居民提供优质的精神卫生服务，且逐渐与国际精神医学的发展趋势接轨，逐渐繁荣并走向世界。

二、精神科护理学发展简史

精神科护理学是建立在护理学基础上，研究如何对精神障碍患者实施科学护理的一门学科。它是精神病学的一个重要组成部分，又是护理学的一个分支。精神科护理学的发展是随着精神医学的进步而逐渐发展起来的。

1.国外精神科护理学的发展　在将精神障碍患者妖魔化的时代，根本谈不上护理。国外有关精神科护理的文字记载最早有1814年希区（Hitch）在精神病疗养院雇用受过专门训练的女护士进行专门的看护工作。继之，南丁格尔在《人口卫生与卫生管理原则》一书中强调注意患者的睡眠与对患者的态度，防止精神障碍患者伤人、自伤。1873年，美国的琳达·理查兹（Linda Richards）主张对精神障碍患者要与内科疾病患者进行同等水平的护理，重视患者躯体方面的护理与生活环境的改善。由此确定了精神科护理的基础模式，因此她被称为美国精神科护理的先驱。

1882年，美国马萨诸塞州的马克林医院开设了最早为培训精神科护理人员而开办的护理学校。学校设置2年的课程，但是课程中很少有精神科方面的内容，当时精神科护理人员的主要工作依然是照顾患者躯体的各项功能，如给药、提供个人卫生服务等。心理护理在当时的课程内容中只是提到要有耐心及亲切地照顾精神上有障碍的患者。

20世纪30—40年代，精神疾病的治疗有了惊人的进步，同时住院患者人数也明显增加，需要更有经验的精神科护理人员负责患者的护理。1954年，苏联医生普普金撰写《精神病护理》一书，书中详细阐述了精神病患者的症状护理与基础护理，强调对患者应保持亲切、体贴、爱护、尊重的态度，并强调废除约束，组织患者的工娱疗活动。从此，精神科护理开始步入新的历程。1963年后，由于社区精神卫生的发展，精神科护理也由院内封闭护理开始向社区、家庭护理和精神科疾病的预防保健及康复迈进。随着1977年恩格尔提出生物-心理-社会医疗模式，现代精神科护理学逐渐从责任制护理模式发展到兼顾生物、心理、社会三方面的整体护理模式，罗伊、奥瑞姆等是这一护理模式的代表人物。当代临床护理路径模式的出现不仅满足了患者需要的高效优质护理服务，还迎合了医疗保险公司降低护理成本的要求，并被迅速应用于精神障碍患者的护理。这种模式要求在非精神科也要重视精神方面的护理，以及在精神科既要注重躯体方面的护理，也要关注患者的社会功能的康复。

2.我国精神科护理学的发展　我国在1949年以前，精神疾病的治疗和护理未得到重视和发展。由于经济落后，精神病院数量少、设施简陋，精神专业技术力量薄弱。1949年以后，精神科护理事业逐渐受到重视，一些大中城市相继建立了精神专科医院和护士培训机构，部分地区（如上海、南京等）陆续建立了系统的精神障碍防治网。1958年，我国各主要精神病医院实行了开放式和半开放式管理制度。1990年，成立了中华护理学会精神科护理专业委员会，定期举办全国性精神科护理工作的学术交流活动。改革开放以后，我国精神科护理界与国际护理界的交流日益增多，精神科护理人员的护理理念不断更新，知识层次和业务水平迅速提高。护士本科学历已基本普及，高学历高职称护理人员队伍不断壮大，并逐步建立精神专科护士培训基地。护理临床实践及基础研究逐渐与国际接轨，以患者为中心的整体护理模式和临床路径护理模式已应用于精神科护理，并取得了良好的社会效益和经济效益。

第三节　现代精神科护理工作的内容与要求

一、精神科护理的工作内容

精神科护理内容一般包括精神科基础护理内容（如饮食、睡眠护理等），精神科专科护理内容（治疗性沟通、安全护理、危机状态的防范与护理等），本书均列专章予以介绍。

1.精神科基础护理内容　例如服药护理、睡眠护理、饮食护理、沐浴护理、探视护理、转运护理等。以上基础护理内容虽然在综合性医院也属于常见基础护理内容，但由于部分患者缺乏对疾病的自知力，或者因意识障碍或智力问题而无法安排自己的生活，给这些日常基础护理的实施带来了困难，也使得这些基础护理内容具有精神科特殊的要求和特点。

2.精神科专科护理内容　例如精神科患者的临床观察护理、治疗性沟通护理、保护性约束护理、改良电休克治疗（modified electric-convulsive therapy，MECT）护理、精神科康复护理、精神科风险评估、防范与应对的护理等。治疗性沟通是指护士应用语言和非语言交流的方式，以帮助患者克服心理或情绪方面的困扰为目标的沟通。改良电休克治疗护理包括术前、术中、术后护理。精神科康复护理包括医院、家庭、社区康复护理。精神科风险评估、防范与应对的护理主要针对精神科常见风险进行评估、防范及有效应对，如精神科患者出走风险的评估、防范与应对，精神科患者攻击行为风险的评估、防范与应对，精神科患者消极风险的评估、防范与应对，精神科患者噎食风险的评估、防范与应对，以及精神科患者跌倒风险的评估、防范与应对等。

二、精神科护理的工作要求

1.与患者进行良好的沟通　这是开展精神科护理工作的前提。急性期患者精神症状会不同程度地影响患者的沟通能力，可能表现出被动、不合作、敌意、敏感多疑、纠缠不休，甚至有攻击性行为，这些都会给护患沟通带来障碍。护士必须运用专业知识和技术与患者建立积极的、治疗性的人际关系，才能保证护理措施的有效实施。

2.保证患者的安全　这是精神科护理工作的重要环节。患者在精神症状和现实应激性因素的双重影响下，会出现危害自身或周围环境安全的行为，如暴力、伤人、自杀、自伤等。护理人员要以保证患者的安全为主，随时观察患者病情变化，防患于未然，如有意外发生，须及时采取有效的应对措施。

3.药物治疗的落实　这是有效防治的关键措施。目前精神疾病的主要治疗方法是药物治疗，而部分患者由于缺乏自知力，不但不能主动接受治疗，甚至表示抗拒，护士必须时刻关注并保证患者按医嘱服药，在治疗效果不佳时要考虑患者是否按医嘱服药。护士给患者发药后，要确定患者服下了药物，严防患者吐药或藏药，服药后要检查患者口腔并让其饮水后再离开；对于拒不服药者，应及时向医生报告，改换给药途径或治疗方法。部分患者病情痊愈后还需要维持药物治疗一段时间，短则2~3年，长则终身，这也要求护士做好患者及其家属的健康教育，使他们知晓长期服药的必要性，增强患者对治疗的依从性，减少再住院次数。

4.康复训练　这是促使患者回归社会的重要手段。精神疾病是一种病程比较长的疾病，部分患者有慢性化的趋势，而慢性精神病患者的临床特点常常表现为孤僻、退缩、冷漠、懒散和社会功能减退。因此，在使用药物治疗患者的同时，应辅以院内和社区的精神康复训练，帮助患者尽快适应社会、回归社会。

三、精神科护理人员的素质要求

1.具有良好的医护职业道德和同情心　精神科护理人员应该充分认识到精神科护理工作的价值，充分理解精神障碍患者及其家属所承受的痛苦和负担，正确认识精神障碍患者的病态表现，理解并接纳患者的病态行为，学会自我调控情绪，具有忍耐和奉献的精神，尊重患者的人格和权力，维护患者的权益和尊严，想方设法为患者解除痛苦，努力帮助患者获得与正常人一样的生活待遇和受尊重的权利。

2.具有扎实的社会、心理、生物医学知识　精神疾病的病因和表现往往不同于一般的躯体疾病，其发病、发展和预后不但有一定的生物学基础，而且与社会-心理因素密切相关。许多治疗与护理过程都需要心理学、社会学的知识与技巧。护士与精神障碍患者刚开始沟通交流时往往并不是那么顺畅，有时会存在一定的难度，而且患者的背景又各不相同，因此护士必须具有较丰富的医学和精神病学专业理论和临床经验，同时应具备心理学和社会学等方面的知识。此外，精神科护士如有广泛的兴趣和爱好，如了解或擅长音乐、舞蹈、绘画、诗歌、体育运动等，既可陶冶自己的情操，也有利于指导患者开展丰富多彩的娱乐活动，以促进患者的康复。

3.具有强烈的专业献身精神　精神科护理人员常面临患者攻击性行为的风险及一些行为所带来的困扰，所以应具有献身专业、热爱本职工作的精神，还要有全心全意为患者服务的精神和意愿，充分理解患者的痛苦，真正帮助患者恢复健康，提高其生活质量。

4.具有慎独的精神　护士工作的独立性强，经常要单独值班和处理患者的各种问题，尤其面对精神障碍患者，更需要自觉地遵守操作规程，坚持原则，实事求是，一丝不苟地执行规章制度。

5.具有积极而稳定的情绪　在与患者及其家属进行交流的过程中，护理人员的情绪对患者及其家属具有重要的影响。护士积极的情绪、和蔼可亲的表情和语言,不仅能够调节病房和治疗环境的氛围,而且对患者激动或抑郁的情绪有安抚作用,有利于增强患者的安全感。这就要求护士能较好地调节自己的情绪,做到急而不慌、纠缠不怒、悲喜有节。

6.具有敏锐的观察力　由于精神疾病的特殊性,需要护士具有敏锐的观察力,这对患者病情的观察、判断患者的需求、评价治疗和护理的效果,以及预料可能发生的问题,都具有非常重要的意义。护士要善于从患者的言语、表情、行为、姿势和眼神等预知患者的心理活动状况,从而防止意外事件的发生。

案例回顾

1.作为责任护士,首先应与患者建立良好的护患关系,通过耐心沟通让患者意识到药物治疗的必要性,并向患者详细解释药物的功能和可能的不良反应。每次给药前评估患者的情绪状态,选择最佳时机进行用药指导。必要时可采取保护性约束措施强制给药,确保患者得到有效的治疗。

2.精神科护理的工作内容包括:基础护理,如服药护理、睡眠护理、饮食护理、沐浴护理、探视护理、转运护理等;专科护理,如精神科患者的临床观察护理、治疗性沟通护理、约束性保护护理、改良电休克治疗(MECT)护理、精神科康复护理、精神科风险评估、防范与应对的护理等。

第二章 精神障碍的基本知识

章前引言

在世界万物中，精神现象最为复杂。精神障碍有其特殊性与复杂性，许多精神障碍的病因与发病机制仍然是一个谜，尽管科学家们付出了巨大的努力，但目前仍缺乏有效的诊断性生物学指标，其诊断主要是症状学诊断，这是对精神病学的重要挑战。

精神障碍的症状学是精神医学和精神科护理的基础。本章主要介绍精神障碍的病因学、症状学与分类。病因学叙述了精神障碍的生物学因素和心理、社会因素。症状学描述了常见精神症状的定义、临床表现及常见于哪种精神障碍。通过以上基本知识的介绍，结合课堂讲授及临床实践，使学生对精神障碍有初步的认知，并可以对精神障碍患者进行有效的评估、诊断和护理。其中精神障碍的症状学是护士执业资格考试中的重要考核内容，对于初次接触精神障碍的学生来说也尤其重要，是深入学习精神障碍的基础。

学习目标

1. 理解并描述类似精神症状的相同与不同之处。
2. 正确理解并区分正常精神活动和异常精神活动。
3. 正确识记精神障碍的病因。
4. 正确识记常见精神症状的定义、疾病关联。
5. 正确识记精神障碍的分类。
6. 能运用所学的症状学知识对患者的精神症状进行评估，明确症状的类型。
7. 能说出常见症状与精神障碍的关系，能对不同的精神症状进行有针对性的护理。
8. 能自主查阅资料，了解精神疾病谱的变化。

思政目标

培养学生认真学习、勤于探索的能力，以及良好的人际沟通技巧；培养学生保护精神科患者隐私的职业素养，提高人文护理能力。

案例导入

患者女性，20岁，在校大学生。6个月前，患者觉得周围人对她指指点点，对她的所作所为议论纷纷且讨论她做了见不得人的事，走在路上觉得他人过度关注她并用异常眼光看她，因此极度缺乏安全感。2个月前，患者开始凭空听到有声音在骂自己并要求患者自杀，吓得她不敢睡觉；走在路上觉得有好几个人装扮为便衣警察跟踪自己，自诉"我乘公交汽车他们就跟着上车，我换乘地铁他们也换乘地铁，我提前下车他们也下车……"，认为这些人在监视她的行动，并用机器控制她。她想摆脱这样的困境，却毫无办法，只能闭门不出。

思考题

1. 这种情况正常吗？用什么方法可以判断患者的精神状态是否正常？
2. 该患者最有可能的诊断是什么？
3. 对以上诊断的依据有哪些？

第一节　精神障碍的病因学

精神疾病（mental disease）是一个较为普遍的概念，涵盖了多种精神病，如精神分裂症、双相情感障碍，以及感知觉、思维、情感、意志行为和意识障碍等病症。精神障碍是一类具有临床诊断意义的精神方面的问题，在生物、心理和社会因素的影响下，导致大脑功能失衡，从而出现各种精神活动紊乱的状态，可伴有痛苦体验和（或）不同程度的功能损害，如生活、人际沟通、学习等。

精神障碍的病因一直是人类研究的焦点和难题，从最初的神灵、宗教观念，演变为如今的生物、心理、社会模式，经历了许多变化和曲折，历经漫长的发展历程。尽管在精神障碍病因研究方面，研究人员从实验室到临床实践取得了巨大进展，但仍有许多假设没有得到科学验证，有些精神障碍疾病仍未找到确切的病因及发病机制。本节将简要介绍精神障碍可能的病因。

一、生物学因素

（一）遗传因素

遗传因素是指遗传物质的基础发生病理性变化，导致疾病的发生。例如，染色体的数量和结构异常，以及基因突变等。经研究表明，遗传因素在某些精神障碍的发病过程中扮演着重要角色。例如，脆性X染色体不仅会引起精神发育延迟，还与儿童的学习障碍、行为问题和孤独症相关联。疾病或复杂性遗传病，如精神分裂症、情感性精神障碍、人格障碍、神经性厌食症、阿尔茨海默病及一些原因不明的精神发育迟滞等，都显示出明显的遗传倾向，这些疾病被归类为复杂性遗传疾病。

家系研究结果显示，精神分裂症、心境障碍、儿童孤独症、神经性厌食症、儿童多动症、焦虑症、阿尔茨海默病等均呈明显家族聚集性。例如，对于患有精神分裂症的同卵双生子而言，他们的患病率未达到50%；也就是说，即使具有相同的遗传基因，其中一个双生子患上精神分裂症时，另一个双生子也只有约50%的概率患上精神分裂症。这提醒我们，尽管基因无法改变，但通过环境因素的调控可能实现对精神分裂症的预防，进而为精神分裂症的防治提供希望。此外，还需要纠正一个误解，即精神疾病的遗传性是指家族中存在精神疾病患者时，其亲属患病的风险高于普通人群，而并非亲属必定会患病。

（二）神经发育因素

神经发育异常假说逐渐成为精神疾病发病机制的重要研究领域。根据神经发育学说，神经发育障碍患者的大脑在早期阶段就未能正常发育，这可能是由于遗传和环境因素的干扰，导致神经元增殖、分化异常，以及突触修剪和联系的异常情况。这一过程会引起脑区结构和功能的可塑性变化，包括额叶、颞叶内侧和海马体等脑区的灰质和白质体积的减少。早期可能只有轻度异常，如轻度认知功能受损。然而，青春期后症状可能变得更加严重。较多研究证明，精神分裂症、双相障碍都与神经发育异常有关。

（三）躯体疾病因素

1. 脑器质性精神障碍　主要诱因包括颅脑损伤（如脑震荡、脑挫裂伤、脑内血肿）、脑血管相关疾病、颅内肿瘤和脑退化性疾病等。特别是分布在额叶、颞叶、胼胝体、基底核和边缘系统的弥散性脑损伤或病变，更有可能导致精神功能的异常。

2. 躯体疾病所致精神障碍　例如肺心病、冠心病和肾衰竭等，能够引起大脑的缺血、缺氧和代谢方面的疾病，导致精神出现紊乱。

3. 个人身体素质　个人的身体健康状况，如体型、力量、营养水平、受伤后的修复能力、对病症的防御能力等方面，都对精神状况有着显著影响。这些因素可以改变精神疾病的发生率和症状表现。

（四）感染因素

目前的研究表明，精神障碍可能由多种病原体引起，包括病毒、细菌、寄生虫和螺旋体。这些病原体能引发全身性感染、中枢神经系统感染及其他系统的感染。例如，梅毒螺旋体被视为最早被记录的可能导致精神损伤的病原体，而麻痹性痴呆则是梅毒螺旋体侵入大脑导致晚期梅毒的一种临床表现，主要症状包括神经麻痹、进行性痴呆和人格障碍。近年来，该病的发病率呈上升趋势，因此在临床实践中应给予足够的重视。

（五）毒物因素

一氧化碳、山莨菪碱等物质的中毒也会引起显著的精神障碍。

二、心理与社会因素

（一）心理因素

1. 个人性格因素　性格是由天生的特质和后天环境相互作用塑造而成的。个人在疾病发生前的性格特征与精神健康问题的风险紧密相关，不同的性格类型可能导致不同类型的精神疾病。例如，某些人的性格明显与常态不符，难以适应社会，其行为可能对自己和他人造成伤害，这种情况被称为人格障碍。人格障碍与精神障碍有着紧密联系，如强迫型性格的人更可能患强迫症，而有分裂样人格障碍的人更可能发展成精神分裂症。

2. 心理应激因素　应激通常描述的是由于生活中的某些事件导致的个体心理压力，使其感到难以应对和处理。随着医学模式向生物-心理-社会医学模式的转变，精神应激已成为现代社会重要的公共卫生问题之一。精神应激与精神疾病之间的联系可以被视为一种潜在的致病性因素。例如，强烈的精神应激，如地震、火灾、战争、强奸、抢劫或亲人的突然去世等，都可能导致心因性的精神障碍。在这种情境下，精神应激成为主要的致病因素。另一方面则是间接的致病作用，即精神应激状态导致其他系统或器官功能紊乱，如高血压、糖尿病等。从另一个角度看，精神应激在疾病形成过程中的影响相对较小，它更多的是触发因素，如精神分裂症和情感性精神障碍等。

（二）社会因素

1.环境因素　涉及社会环境和自然环境对心理的影响，如社会制度、经济状况、社会重大变革、移民、人际关系挑战等社会环境，空气污染、嘈杂声音、拥挤的居住条件、混乱交通、卫生问题等自然环境。这些因素增加了心理和生理上的压力，对精神健康产生负面影响。这种持续的不适和紧张可能导致心理和身体疾病、神经症和某些精神疾病的高发生率。

2.文化背景因素　例如民族差异、社会风俗习惯、宗教信仰和生活方式等，这些因素与精神健康状况紧密相连。不同的文化和环境条件可能导致特定的精神疾病的出现。

综上所述，在精神障碍的产生过程中，生物学因素、心理与社会因素，也就是内部和外部因素，都发挥着至关重要的作用。然而，这两种因素的影响并不是完全相同的，在各种精神障碍中，它们的作用程度各不相同。

第二节　精神障碍的症状学

一、概述

精神症状实际上是大脑功能受损的表现，不正常的精神活动主要是通过口头表达、书面书写、面部表情及肢体动作等多种方式来体现的。异常的精神症状是相当复杂的活动，并且在不同个体之间存在着显著的区别。精神症状的呈现会受到个人因素和社会环境因素的双重影响，因此，对精神障碍患者进行临床观察和评估时必须根据患者的具体情况全面考虑这些因素，并选择合适的方法和标准进行分析。

异常的精神活动通过人的外显行为如语言、书写、表情、动作等表现出来，称为精神症状。每种精神症状都有以下特点：①精神症状的出现不受患者意识的控制。②一旦出现，难以通过转移使精神症状消失。③精神症状的内容与客观环境不相符。④精神症状的出现大多会伴随痛苦的体验。⑤精神症状的发生可能会对患者的社会功能造成不同程度的损害。

在为患者进行护理评估时，首先要识别和确认患者是否存在精神症状及其种类。其次，需了解这些症状的强度和持续时间，以及它们对患者社会功能的影响程度。接着，分析不同症状之间的相互关系，区分原发和继发症状，识别出与病因直接相关且具有诊断意义的症状，及可能因原发症状而引起的继发症状。此外，重点关注并鉴别不同的症状，以减少误诊和降低漏诊率。继而探究症状的潜在诱因及其影响因素，包括生物学、心理与社会因素，从而制订有效的护理计划以治疗和缓解症状。最后，在可行的范围内，协助患者或其家人理解异常症状的本质、潜在原因，以及如何有效地解决这些异常现象。

常见的精神症状有感知觉障碍、思维障碍、注意障碍、记忆障碍、智能障碍、情感障碍、意志障碍、动作行为障碍、意识障碍与自知力障碍。

二、感知觉障碍

感觉（sensation）是指人的大脑对直接作用于感觉器官的客观事物的个别属性的反映，如尺寸、重量、颜色、形状等。知觉（perception）是基于感觉，大脑对事物的各种不同属性进行整合，并结合以往经验，形成对事物整体属性的识别和综合印象。例如，看见一串葡萄，葡萄的颜色、形状、摸起来的触感、尝起来的味道都是感觉，结合以往的经验得出的是葡萄，在大脑中产生的葡萄的印象是知觉。正常情况下，人们的感觉和知觉与外界的客观情况是相符合的。感知觉障碍包括感觉障碍、知觉障碍和感知综合障碍。

（一）感觉障碍

感觉障碍（sensory disorder, sensation disorder）主要包括感觉过敏、感觉减退和内感性不适。

1.感觉过敏　对外界一般强度的刺激感受性增高，即一般强度的刺激时患者产生的感觉是强烈的。例如用温热水洗手却觉得特别烫手、很轻的交流声却觉得特别刺耳、柔和的阳光却觉得特别刺眼、被蚊子咬却觉得特别痛等。常见于身体状况虚弱、术后患者，多见于神经系统疾病、焦虑相关障碍等。

2.感觉减退　对外界强烈刺激的感受性降低，即外界强烈刺激时患者产生的感觉是轻微的。例如巨大的声响却感觉轻微、强烈的疼痛却感觉迟钝甚至完全不会产生任何感觉（后者为感觉缺失）。多见于抑郁状态、木僵状态、各种程度的意识障碍、失智失能等。

3.内感性不适　躯体内部产生不舒适或难以忍受的异常感觉，且部位难以明确、很难用言语表达这种感觉，如虫爬、撕扯、内脏被牵拉等。多见于精神分裂症、抑郁发作等。

（二）知觉障碍

知觉障碍（perception deficit）在临床上很常见，包括错觉和幻觉等。

1.错觉（illusion）　对客观事物歪曲的知觉。对于正常人来说，错觉可能出现在光线较暗的环境中，如看错了物体，或者在恐惧、紧张和期待等心理状态下产生错听。但是，经过验证，正常人的错觉是可以被识别并纠正的，如草木皆兵等。病理性错觉通常在意识受损的情况下出现，主要症状包括错视和错听，并且常常带有恐怖色彩。例如，夜晚将棵棵笔直的松树看成黑衣人，将输液皮条看成蛇等。这种情况常出现在谵妄状态。

2.幻觉（hallucination）　没有现实刺激作用于感觉器官时出现的知觉体验，是虚幻的知觉。幻觉是精神科临床上常见且重要的精神病性症状之一。

（1）幻觉可以根据其所作用的感觉器官分为幻听、幻视、幻味、幻嗅、幻触和内脏幻觉。

1）幻听：又称听幻觉，是最常见的幻觉，是指患者听到了不存在的声音，是一种虚幻的听觉。患者听到声音可以是单一的，也可以是复杂的；有言语性幻听，如议论、表扬、批评或命令等，也有非言语性幻听，如摩擦声、枪击声、犬吠声等。其中，言语性幻听最常见，且具有诊断意义。幻听的声音可以是直接与患者对话，也可以是患者作为第三者听到他人的对话。对患者评头论足的称为评论性幻听，命令患者执行某种任务的称为命令性幻听，多人争论与患者无关内容的称为争论性幻听。患者常为幻听苦恼和不安，并可产生自言自语、隔空对骂、拒饮拒食、自伤自杀或伤人毁物等行为。幻听多见于精神分裂症，其中评论性幻听、议论性幻听和命令性幻听是精神分裂症的典型症状。

2）幻视：又称视幻觉，是指患者看到了不存在的事物。可以是单调的光、色，也可以是复杂的场景，如人物、景象、场面等，常与其他幻觉同时出现。幻视常见于谵妄状态、中毒、精神分裂症等，其中谵妄状态时的幻视多具有恐怖性质。

3）幻味：又称味幻觉，是指患者在品尝食物或饮水时尝到并不存在的某种特殊的怪味道，因而常拒食拒饮。幻味常与被害妄想同时存在，如认为有人在其食物或水中投毒，多见于精神分裂症。

4）幻嗅：又称嗅幻觉，是指患者闻到现实中并不存在的难闻的气味，如尸体腐烂的气味、浓烈刺鼻的化学药品气味、体内异味等。幻嗅和幻味常常并存，继发于被害妄想、疑病妄想，患者坚信有人故意散发有毒气体，多见于精神分裂症。单一出现的幻嗅多见于颞叶癫痫或颞叶器质性损害。

5）幻触：又称触幻觉，是指患者皮肤或黏膜在没有任何刺激时有某种异常的感觉，如针刺感、虫爬感、刀割感等。常与被害妄想并存，多见于精神分裂症。

6）内脏幻觉：患者躯体内部某一部位或某一脏器产生虚幻的知觉体验，部位具体、疼痛性质明确。例如肠道扭转感、肝脏被挤压感、心脏穿孔感等。内脏幻觉常与疑病妄想等伴随出现，多见于精神分裂症和抑郁发作。

（2）幻觉可以根据体验的性质和来源分为真性幻觉和假性幻觉。

1）真性幻觉：患者体验到的幻觉是通过相应感觉器官而获得的，来自于外部客观空间，形象鲜明生动，患者主诉为亲眼所见、亲耳所听。

2）假性幻觉：患者体验到的幻觉形象不够鲜明、不够完整，来自于患者的主观空间，不通过感觉器官就能感受到，患者主诉未通过眼睛或耳朵，大脑就出现某种图像或声音。多见于精神分裂症。

临床上还有特殊类型的幻觉，如患者有时会听到自己的内心想法，同时想法变成了言语声，来自于身体的内部或周围，自己和他人均能听见，称为思维化声或思维鸣响，常见于精神分裂症。

（三）感知综合障碍

感知综合障碍（psychosensory disturbance）是指患者对客观事物的本质属性或整体能够

正确认知，但对于该事物的大小、形状、颜色等个别属性发生错误的感知。常见于精神分裂症、抑郁发作等。

1.视物变形症　患者感觉周围的客观事物的形状、大小、颜色等发生了改变。例如看到物体的形象比实际增大称为视物显大症，如患者看到庭院的蚂蚁像狗一样大；看到物体的形象比实际缩小称为视物显小症，如看到家用轿车像火柴盒一样小。

2.自我感知综合障碍　患者感到自己身体的某一部位在大小、形态上产生了变化，如鼻子变得像手臂一样长、嘴巴像花生米一样小，又称为自身变形症。可见于精神分裂症、癫痫。

3.空间感知综合障碍　患者对周围事物的距离、空间位置感知错误，不能准确判断，如汽车实际已经离得很近，患者却感觉汽车离自己很远。

4.时间感知综合障碍　患者对时间的快慢出现不正确的知觉体验，如感到时间"凝固"或"不规则"，多见于颞叶癫痫、精神分裂症。

5.非真实感　患者觉得周围的事物和环境变得不真实，犹如蒙了一层雾，变得不清晰，缺乏真实感。多见于精神分裂症。

三、思维障碍

思维（thinking）是人脑对现实概括的、间接的反应，是人类特有的认知活动的最高形式，可以揭示事物的内在和本质属性。正常的思维具有目的性、连贯性、逻辑性、实践性等特征。思维障碍是一种常见的精神障碍症状，其表现形式多样，主要可以分为思维形式障碍和思维内容障碍。

（一）思维形式障碍

思维形式障碍（thought form disorder）主要包括思维联想障碍、思维逻辑障碍。

1.思维联想障碍（thought associative disorder）

（1）思维奔逸：患者联想速度加快，内容丰富，大量概念不断涌现，说话的主题极易随环境而改变。患者表现为特别健谈，自觉头脑灵活，"大脑像抹了油的机器一样快"，一个话题未结束很快转入下一个话题，出现音联、意联，多见于躁狂发作。

（2）思维迟缓：与思维奔逸相反，患者联想速度减慢，主题数量减少，联想困难。患者常常感到思维不通畅、大脑迟钝，表现为沉默寡言，言语缓慢，吞吞吐吐，语量少，声音轻。思维迟缓多为病理性的，是抑郁症的典型症状，也见于精神分裂症。

（3）思维贫乏：患者的思维联想空洞单一，概念与词汇匮乏。患者常用"是""不是""有""没有""不知道"等简短的词语应答问题，患者自觉"大脑空空"，常见于精神分裂症、躯体疾病所致精神认知障碍。

（4）思维散漫：属于思维连贯障碍，又称思维松弛，是指患者在意识清晰的情况下，思维出现目的性、连续性和逻辑性障碍，表现为说话东拉西扯，内容散漫，整段叙述没有中心内容，对问话的回答不切题，上下文缺乏一定的逻辑关系，与人交流困难。常见于精神分裂症。

（5）思维破裂：指概念之间联想的断裂，建立联想的各种概念或内容之间缺乏内在联系。患者的言语支离破碎，多见于精神分裂症。

（6）思维不连贯：患者在意识障碍的背景下出现言语支离破碎、杂乱无章的表现，语句割裂、毫无主题。多见于感染、中毒等躯体疾病所致精神认知障碍。

（7）病理性赘述：思维活动迂回曲折、停滞不前，联想枝节过多，做不必要的过分详尽的累赘描述。无法让患者扼要表达，患者一定要按原来的方式表达且速度很慢，但最终可以表达其意。多见于癫痫、神经认知障碍。

（8）思维中断（思维阻滞）：患者在无意识障碍及无外因干扰时，出现思维联想过程突然停顿，大脑一片空白，表现为说话时突然停顿，片刻后又重复说话，主题与中断前不一致。多见于精神分裂症。

（9）持续言语：思维停滞在某一概念上，表现为给患者提出一系列问题时，患者每次重复第一次回答时所说的话。多见于躯体疾病所致神经认知障碍。

（10）刻板言语：思维在原地踏步，概念转换困难，并且脑中概念相对较少，表现为患者机械地、刻板地重复一些没有意义的词或句子。多见于精神分裂症。

（11）模仿言语：患者刻板地模仿周围人的言语。多见于精神分裂症。

（12）思维插入：患者认为头脑中有某种思想不是自己的所思所想，是在思考过程中别人通过某种方法强加于他的，即脑子里插入了别人的思想。多见于精神分裂症。

（13）思维云集（强制性思维）：患者思维不受本人意愿的支配，而是强制性大量涌现在脑中。常表现为出乎患者意料之外，甚至是他所厌烦的内容突然大量涌现，难以排除，然后又迅速消失。例如患者说："我说的话并不是我自己想说的，而是别人强塞给我的，他支配了我的大脑，我哭笑都不受自己控制，不该哭的哭了，不该笑的笑了。"多见于精神分裂症。

（14）强迫观念（强迫性思维）：患者脑中反复且不自觉地出现同一内容，明知此观念没有必要，但却挥之不去，患者因此痛苦不堪，多见于强迫症，也可见于精神分裂症。例如患者反复洗手，否则坐立不安；又如患者出门后怀疑煤气开关未关，以致反反复复不断检查。

2.思维逻辑障碍（thought paralogia）

（1）病理性象征思维：以无关的具体概念或行动代表某一抽象的、独特的概念，不经患者解释，旁人无法理解。例如患者经常舞动双臂，有时将左腿放在右腿上，有时把右腿放在左腿上，有时双手捧着肚子或抱着头，患者对此行为不予解答；病情好转后，患者回忆左臂代表全心全意为人民服务，右臂代表发挥人民的积极性，双臂摆动代表发挥大家的积极性、全心全意为人民服务，左腿代表依靠群众，右腿代表克服困难，左腿放在右腿上代表依靠群众克服困难，右腿放在左腿上则代表克服困难依靠群众，双手捧着肚子代表保护人民，抱着头代表保护领导。

（2）语词新作：患者用自创的符号、图形、文字和语言来表达常人不易理解的概念，或为现有的符号、图形、文字和语言赋予特殊离奇的概念，常表现出概念的融合、浓缩和无关概念的拼凑，如患者将"%"解释为夫妻离婚，多见于精神分裂症。

（3）逻辑倒错性思维：推理过程缺乏逻辑，甚至因果倒置，违反常理，令人无法理解。例如患者说："因为张三打死我，所以要和他一起埋在墙上一堆草。"可见于精神分裂症。

（二）思维内容障碍

思维内容障碍（thought content disorder）主要指的是妄想（delusion）。妄想是指在病态推理和判断的基础上形成的一种病理性的歪曲信念。其特点包括：①妄想的内容与实际情况不相符，缺乏客观现实的支持，但患者仍然坚定地相信自己的想法。②妄想内容涉及患者本人，并与个人利害关系有关。③妄想内容是个体独特的心理现象，而不是集体信念。④妄想内容与患者的文化背景和经历有关，并且通常会受到时代的影响。

1.按妄想的起源分类

（1）原发性妄想：没有发生基础的妄想，其内容难以理解，不能用过去经历、当前情况或其他心理活动来解释，常突然发生，而患者坚信不疑。原发性妄想是精神分裂症的典型症状，对该疾病的诊断具有重要价值。

（2）继发性妄想：发生在其他病理心理基础上的妄想，或与某种经历、所处环境等相关的妄想。例如，在陌生的环境中患者因紧张或害怕发生继发性妄想，去除诱因后，症状随即消失。继发性妄想可见于多种精神障碍。

2.按妄想的结构分类

（1）系统性妄想：内容之间有逻辑联系、结构严密的妄想。这种妄想的形成时间较长，逻辑性较强，与现实存在一定联系，往往难以被发觉，常围绕着某一核心思想展开。

（2）非系统性妄想：片段零散、内容不固定、结构不严密的妄想。这种妄想往往产生较快，缺乏逻辑性，内容明显脱离现实，并容易发生变化，甚至自相矛盾。

3.按妄想的内容分类

（1）被害妄想：最常见的妄想类型。患者无中生有地坚信周围某些人或组织正对其进行打击、陷害等不利活动。例如，在过去的半年里，患者感觉到通勤路上有几个人假扮成便衣警察跟踪自己，意图谋害自己。他描述道："当我乘坐公交车时，他们也上了车；当我换乘地铁时，他们也跟着换乘；当我提前下车时，他们也下车……"同时，患者还相信这些人在他的办公室和家中安装了微型摄像机来监视其行动。常见于精神分裂症。

（2）关系妄想：患者毫无根据地认为环境中与他无关的事物都与他有关，是其他妄想产生的基础和前提，常与被害妄想同时存在。例如，患者认为马路上别人的一举一动都在针对他，有人打喷嚏或咳嗽，患者认为此人唾弃他、看不起他。

（3）物理影响妄想：患者觉得自己的思想、情感和意志行为受到某种外界力量或仪器的控制而不能自主。例如，患者自述一直感受到一种奇特的外部仪器在控制着自己，影响着自己的思维、言行举止，甚至包括大小便，他坚信自己处于完全被操控的状态；当这种控制发生时，他的头脑变得非常不舒服，伴有紧绷感，反应迟钝，感觉无法自主，同时四肢肌肉抽动，背部则会发烫，使患者难以忍受；早晨患者被限制起床，也不能料理个人卫生，而当这个仪器被关闭时，患者才能够感到自由。物理影响妄想是精神分裂症的特征性症状之一。

（4）夸大妄想：患者坚信自己拥有超出现实的非凡能力。可见于躁狂发作、精神分裂症及某些器质性精神障碍。

（5）非血统妄想：患者毫无根据地坚信父母不是自己的亲生父母，认为自己是被抱养或寄养，经解释仍深信不疑自己是名人或伟人的后裔；或者患者认为自己就是某名人或伟人。多见于精神分裂症。

（6）罪恶妄想：又称自罪妄想。患者毫无根据地坚信自己犯了不可饶恕的错误，罪大恶极、死有余辜，从而拒食、自杀。主要见于抑郁障碍，也可见于精神分裂症。

（7）疑病妄想：患者毫无根据地坚信自己患了某种严重的疾病，经过详细的检查和多次反复的医学验证仍然深信不疑。例如，患者认为自己脑内长有肿瘤，全身各部分均被癌细胞侵犯，心脏已经停止跳动等。严重时，患者认为自己"内脏腐烂了""脑子变空了""血液停滞了"，这种又称虚无妄想。多见于精神分裂症、更年期及老年期精神障碍。

（8）钟情妄想：患者坚信自己被异性钟情，因此采取行动去接近对方，即使遭到严词拒绝仍毫不置疑，反而认为对方羞于示爱或考验自己对爱情的忠诚，反复纠缠对方。主要见于精神分裂症。

（9）嫉妒妄想：患者无中生有地坚信自己的配偶背叛自己，另有外遇。为此患者跟踪监视配偶的日常活动，检查配偶的衣服等日常生活用品，以寻觅配偶私通情人的证据。可见于精神分裂症、妄想性障碍。

（10）被洞悉感：又称内心被揭露感，是指患者认为自己内心所想的事未经语言文字表达就被别人知道了。这一症状对精神分裂症的诊断具有重要意义。

四、注意障碍

注意（attention）指个体的心理活动集中指向于一定对象的过程。注意具有以下特征：①注意的指向性表现出人的心理活动具有选择性和保持性的特点。②注意的集中性表现为注意的对象鲜明和清晰。③注意过程与感知觉、记忆、思维和意识等活动密切相关。

注意可分为主动注意和被动注意。主动注意又称有意注意，是自觉的、有目的性的注意。主动注意与个体的思想、情感、兴趣和过去的经验有关。被动注意又称无意注意，是由外界刺激被动地引起的注意力，没有明确的目标，无须主动努力即可实现，如学生上课时会被操场上打篮球的欢呼声吸引。

常见的注意障碍（attention deficit disorder）有以下几种。

1.注意增强　过分地注意所怀疑对象的一举一动，连微小的细节都给予高度的注意，常见于躁狂发作或有妄想观念的患者。或者过分地注意自身的健康状态，指向身体的各种微小的变化，常见于精神分裂症、更年期精神障碍等。

2.注意减退　　主动和被动注意的兴奋性减弱，注意松懈、迟钝，注意的稳定性也显著下降。多见于神经症、脑器质性精神障碍及意识障碍患者。

3.随境转移　　被动注意的兴奋性增强，但稳定性降低，易受外界环境的影响，注意的对象不断转换。多见于躁狂发作。

4.注意狭窄　　注意范围显著缩小，当注意力集中于某个事物时，不能再注意其他相关的事物。常见于神经认知障碍患者。

五、记忆障碍

记忆（memory）是对既往事物、经验的重现，是在感知觉、思维、情感、行为基础上建立起来的精神活动，包括识记、保存、再现和回忆的基本过程。识记是记忆过程的开始，是事物通过感知在大脑中留下痕迹的过程，是反复感知的过程。保存是把识记了的事物贮存在脑内，使信息储存免于消失的过程，反复的识记有助于保存，其时间越长越不容易遗忘。再现和回忆指验证复现的印象是否正确的过程，即原刺激物再现时能认识到它是过去已感知过的事物。临床上常见的记忆障碍（memory disturbance，memory deficit）包括以下几种。

（一）记忆增强

病理性的记忆增强表现为对病前不能回忆的但并不重要的事情又重新回忆起来。例如患者回忆起童年时期的某件事情，甚至连细微的情节也不遗漏。常见于躁狂发作、精神分裂症。

（二）记忆减退

对过去感知过的事物不能保持再认。轻者表现为近记忆减退，严重时远记忆也减退。多见于脑动脉硬化等脑器质性损害的患者，也可见于许多正常老年人。

（三）遗忘

遗忘指部分或完全不能再现以往的经历。

1.顺行性遗忘　　患者不能回忆疾病发生后一段时间内所经历的事情。遗忘的时间与疾病同时开始。例如脑部受到撞击致脑震荡的患者，对于如何受伤、如何被送入医院、住院期间如何被抢救等一切情况均不能回忆。

2.逆行性遗忘　　患者不能回忆起疾病发生前某一阶段的事情。多见于脑卒中后等器质性疾病伴意识障碍后意识恢复者。

3.进行性遗忘　　主要见于老年性痴呆。影响较大的是再认和回忆。患者遗忘日趋严重，由近事遗忘发展到远事遗忘，同时伴有日益加重的痴呆和淡漠。

4.心因性遗忘　　严重而强烈的心理创伤性情感体验引起的遗忘。遗忘的内容多是与痛苦体验相关的事情。多见于应激相关障碍。

（四）错构

一种记忆的错误。将过去生活经历中实际发生过的事件，在时间、地点、人物等方面发生记忆错误，并信以为真，且伴有相应的情感反应。可见于精神发育迟滞、酒精使用所致障碍、脑器质性障碍及外伤后的痴呆状态。

（五）虚构

一种虚幻的记忆。将从未发生过的事件或经历说成是确有其事。事实上是在遗忘的基础上，用虚构的"事实"来填补所遗忘的那片空白，内容常生动、多变，带有荒诞色彩。多见于酒精使用所致障碍、老年性精神障碍及麻痹性痴呆。

六、智能障碍

智能（intelligence）是运用既往知识和经验解决实际问题并形成新概念的能力，是一项复杂综合的精神活动功能，可反映个体认识活动方面的差异。智能包括观察力、记忆力、注意力、思维能力、想象能力等，涉及感知、记忆、注意和思维等认知过程。正常人群的智商（IQ）呈常态曲线分布。在判断智力测验结果时，依智商高低，分级标准如下：IQ>130为超常智能（非常优秀）；IQ在120~129为优秀；IQ在110~119为中上（聪明）；IQ在90~109为中等；IQ在80~89为中下（迟钝）；IQ在70~79为临界状态；IQ<70为智能缺陷。临床上将智能障碍分为精神发育迟滞和痴呆两大类。

（一）精神发育迟滞

智力障碍发生在胎儿期、围产期、儿童期等大脑发育成熟阶段，由于遗传、染色体畸变、感染、中毒、颅脑外伤、内分泌异常、脑病和各种原因引起的脑缺氧等因素致使大脑发育受阻，智力发育停留在某个阶段，随年龄增长，智力明显低于同龄的正常儿童。精神发育迟滞又分为如下等级：轻度（IQ为50~70）、中度（IQ为35~49）、重度（IQ为20~34）、极重度（IQ<20）。

（二）痴呆

痴呆是指大脑智力发育成熟以后，由于各种后天的因素，如感染、中毒、外伤、神经退行性病变等导致的以智力严重减退为主的综合征。常见的有以下几种。

1. 全面性痴呆　大脑的病变主要为弥散性器质性损害，既影响智能活动，也常发生人格破坏和定向力障碍。例如患者缺乏自知力。

2. 部分性痴呆　大脑器质性病变仅限于某些区域。例如患者部分智能如记忆力、理解力及分析综合能力等发生障碍，人格仍保持完整，具有良好的定向力，且有一定的自知力。常见于脑动脉硬化性痴呆、脑外伤性痴呆等。

3. 假性痴呆　强烈的精神创伤后可产生一种类似痴呆的表现，而大脑组织结构无器质性损害，经治疗后智能可完全恢复正常。

（1）心因性假性痴呆：对简单问题给予近似而错误的回答，给人以故意做作或开玩笑的感觉。例如一位20岁患者，问其一只手有几根手指时回答"4根"，对简单计算如"2+3"回答"6"。行为方面也有错误，如将钥匙倒着开门，但对某些复杂问题反而能正确解决，如能下象棋、打牌，一般生活问题也能解决。

（2）童样痴呆：以行为幼稚、模仿幼儿的言行为特征。表现为成人患者出现类似一般儿童的稚气样子，学幼童讲话的语调，自称才3岁，逢人就叫阿姨、叔叔。

（3）抑郁性痴呆：严重抑郁患者在精神运动性抑制的情况下出现认知能力的降低，表现为痴呆早期的症状，如计算能力、记忆力、理解判断能力的下降，缺乏主动性。但患者有抑郁体验的可以鉴别，且抑郁消失后智能完全恢复。

七、情感障碍

情感（affection）是人类在特定事物、事件或情境中所产生的情绪体验和心理反应。情感可以是积极的，如快乐、喜悦、幸福，也可以是消极的，如悲伤、沮丧、恐惧。情感常常与个人的意愿、价值观、需求和期望等因素密切相关，它们可以在不同的情境下发生变化。情感在我们的认知、行为和身体反应中起着重要的作用，有利于我们适应和应对周围环境的变化。常见的情感障碍有情感性质的改变、情感波动性的改变和情感协调性的改变。

（一）情感性质的改变

1. 情感高涨　情感活动明显增强，表现为与环境不相符的、过分地兴高采烈、喜笑颜开、眉飞色舞，有感染力，常见于躁狂发作。患者自我感觉良好，喜欢与人交往，对任何事都感兴趣，非常乐观，高度自信，甚至夸大自我。

2. 欣快　一种病理状态的快乐心情。患者经常面带微笑，似乎十分满意和幸福愉快，但说不清高兴的原因，表情单调刻板，难以引起周围人的共鸣，给人以痴笑的感觉。多见于各种脑器质性精神障碍、醉酒状态、精神发育迟滞和精神分裂症衰退期。

3. 情感低落　与情感高涨相反，患者情绪低沉，整日忧心忡忡，重则悲观绝望，自觉一无是处，有度日如年、生不如死之感，甚至出现自杀企图。患者整体精神活动与周围环境不协调，常伴有思维迟缓、言语及动作减少、意志要求的减退，是抑郁障碍的主要症状。

4. 焦虑　在缺乏客观因素刺激下，患者出现过分担心和紧张恐惧的情感，表现为坐立不安、搓手顿足、唉声叹气，似有大祸临头，惶惶不可终日。常伴有心悸、出汗、尿频等自主神经功能紊乱症状。多见于焦虑障碍、更年期精神障碍。

（二）情感波动性的改变

1. 易激惹　患者即使受到极为轻微的刺激也易产生强烈而不愉快的情感反应，持续时间较短。表现为极易生气、易激动、易愤怒，甚至大发雷霆，与人争吵不止。常见于应激相关障碍、躁狂发作、躯体性（如甲亢）所致神经认知障碍。

2. 情感脆弱　又称情感不稳，表现为情感容易波动，反应迅速，有时也较强烈，常因无关紧要的事件而伤心流泪或兴奋激动，无法克制，显得喜怒无常、变幻莫测。

3. 情感淡漠　患者对外界任何刺激均缺乏相应情感反应，即使一般能引起极大悲伤或高度愉快的事件，患者仍无动于衷，面部表情冷淡呆板，内心体验极为贫乏或缺如，常伴随思维贫乏、意志缺乏，与周围环境失去情感上的联系。

（三）情感协调性的改变

1. 情感倒错　情感反应与环境刺激不相一致，或者面部表情与其内心体验不相符合。

2. 情感幼稚　情感反应退化到童年时代的水平，容易受直觉和本能活动的影响，缺乏节制。患者面部表情幼稚，喜忧易形于色，不能很好地适应环境变化，情绪极易受周围环境的影响而产生波动。

八、意志障碍

意志指人们自觉确定目标并用行动去实现目标的心理过程。意志具有如下特征：①指向性及目的性，即有一定的动机和目的。②自觉性及坚强性，对目的有自觉的认识，并百折不挠地克服困难去完成既定的目的。③果断性及自制性，能迅速而正确地做出行动的决定，并善于掌握和支配自己的行动。常见的意志障碍包括以下几种。

（一）意志增强

意志活动增多，表现为患者自信且固执的坚持某些行为，多见于有妄想的精神障碍患者。

（二）意志减退

意志活动减少，表现为缺乏主动性、进取心，对任何事物兴趣索然，不愿参加任何活动，可整日呆坐或卧床不起。可同时伴有思维迟缓、情绪低落及食欲、性欲的下降。此症状是抑郁障碍的主要症状之一。

（三）意志缺乏

意志活动缺乏，表现为对一切活动缺乏动机和要求，生活被动、处处均要别人督促，见于精神分裂症衰退期与痴呆患者。患者对任何活动都缺乏明显的动机和兴趣，不关心事业，也不愿学习和工作，行为被动，生活不自理，极端懒散，严重时生活本能缺失，常与思维贫乏、情感淡漠同时出现，为精神分裂症的基本症状之一。

九、动作行为障碍

主要分为精神运动性兴奋和精神运动性抑制。

（一）精神运动性兴奋

1. 协调性精神运动性兴奋　患者言语动作的增多与其思维、情感活动协调一致，并与环境密切联系。患者的行为是有目的、可被他人理解的，整体精神活动是协调的。多见于躁狂发作。

2. 不协调性精神运动兴奋　患者言语动作的增多与其思维、情感活动不相协调，并与周围环境无任何联系。患者的行为往往单调、杂乱无章，缺乏动机与目的，使人难以理解，如高声怪叫、扮鬼脸等，整体精神活动是不协调的。多见于精神分裂症。

（二）精神运动性抑制

1. 木僵　动作行为和言语的抑制减少。患者经常保持一种固定姿势，不语、不动、不食，面部表情固定，大小便潴留，对刺激缺乏反应。如不予治疗，木僵可维持很长时间。轻度木僵又称亚木僵状态，表现为问之不答、唤之不动、表情呆滞，但在无人时能自动进食、大小便。

2. 蜡样屈曲　患者在木僵状态下，身体各部位可任人摆布，即使是极不舒适的体位也可维持一段时间，像蜡像一样。蜡样屈曲是一种被动服从，患者意识清楚，事后能够回忆。当患者躺在床上，除去患者枕头，头部仍可悬空维持，称为空气枕头。常见于精神分裂症。

3. 违拗　患者对于要求其做的动作不执行，称为被动违拗；不但不执行，反而做出相反的行为，称为主动违拗。多见于精神分裂症。

4. 刻板动作　患者持续单调地重复毫无意义的动作。例如反复将衣服的纽扣解开又扣上等。多见于精神分裂症。

5. 模仿动作　无目的、无意义地模仿他人的动作。例如模仿他人走路、吃饭等。多见于精神分裂症。

6. 强迫性动作　个体在遭受强迫性思维或冲动时，会产生某种无法控制的行为或动作，患者清楚地知道完全没有必要，虽努力试图摆脱，但总是徒劳无功，为此十分苦恼。例如反复洗手、检查、整理物品、数数、重复某个动作等。主要见于强迫症。

十、意识障碍

意识（consciousness）是指患者对周遭环境和自身的认知和反应能力。出现意识障碍时，患者的精神活动会表现出明显的异常。临床上，意识障碍可分为环境意识障碍和自我意识障碍两种。

（一）环境意识障碍

1. 以意识清晰度降低为主的意识障碍

（1）嗜睡：意识清晰度降低，患者处于睡眠状态，呼喊或推动可清醒过来，并能进行简单正常的交谈或动作，但刺激消失后又会入睡。

（2）意识混浊：意识清晰度受损，对外界刺激的阈值增高。此时吞咽、角膜、对光反射尚存在，可出现原始动作如舔唇、伸舌、强握、吸吮和病理反射等。

（3）昏睡：患者对一般刺激没有反应，只有强痛刺激才引起防御性反射，如压眼眶可引起面肌防御反射。

（4）昏迷：意识完全丧失，以痛觉反应的随意运动消失为特征。患者对任何刺激均无反应，吞咽、防御甚至对光反射均消失，可引起病理反射。

2.以意识范围缩小为主的意识障碍

（1）朦胧状态：患者可有相对正常的感知觉及协调连贯的复杂行为，但表现为联想困难，表情呆板或迷惘，有定向障碍，片断的幻觉、错觉、妄想及相应的行为，常突然发生又突然中止，反复发作，持续数分钟至数小时，事后遗忘或部分遗忘。多见于癫痫性精神障碍、脑外伤、脑缺氧等。

（2）漫游自动症：是意识朦胧状态的一种特殊形式，以不具有幻觉、妄想和情绪改变为特征。其中，梦游症又称睡行症，患者多在入睡后1~2小时突然起床，但并未觉醒，做些简单而无目的的动作，持续数分钟至数十分钟后突然入睡，早晨醒来后完全遗忘。昼游症旧称神游症，多发生于白天或于晨起时突然发作，患者无目的的外出漫游或去外地旅行，持续数小时至1天或更长时间，突然清醒，事后有部分遗忘。见于癫痫、应激相关障碍等。

3.以意识内容改变为主的意识障碍

（1）谵妄状态：在意识水平降低的基础上出现生动的错觉与幻觉，以幻视居多，如见到昆虫、猛兽等，伴有紧张、恐惧等情绪反应，兴奋不安，思维不连贯，喃喃自语，定向力完全或部分丧失。谵妄状态往往昼轻夜重，持续数小时或数天不等，意识恢复后可有部分或完全遗忘。见于感染、中毒、脑外伤及躯体疾病所致精神障碍。

（2）梦样状态：在意识清晰度降低的同时伴有梦样体验，患者完全沉湎于幻觉幻想中，与外界失去联系，但外表好像清醒、幻觉内容发生后并不完全遗忘，持续数日或数月。常见于感染中毒性精神障碍和癫痫性精神障碍。

（二）自我意识障碍

1.人格解体　患者丧失对自我存在的真实体验，感到自己不是原来的自己，或者自己已经不复存在。可见于分离性障碍、抑郁障碍或精神分裂症。

2.双重人格　患者在同一时间表现为完全不同的两种人格，如患者一方面以甲的身份、语调、行为出现，另一方面又以乙的身份出现。多见于分离性障碍，也见于精神分裂症。

3.交替人格　患者在不同时间内表现为两种完全不同的人格，两种人格交替出现。多见于分离性障碍，也见于精神分裂症。

十一、自知力障碍

自知力（insight）又称领悟力或内省力，是指患者对自我精神状况的认知和判断能力。在临床上，缺乏自知力一直被视为重性精神障碍的重要特征。临床上常通过判断一个人是否具有自知力及其自知力恢复的程度，来评估患者病情的严重程度和康复的进展情况。完全恢复自知力是精神疾病康复的重要指标之一。

案例回顾

1. 案例中女大学生出现的精神情况是不正常的。学习常见精神障碍的临床表现有助于护理人员收集、评估患者出现的症状，可以通过问诊患者及其家属、学校同学和教师等收集相关资料。

2. 该患者最有可能的诊断为精神分裂症。

3. 相关描述显示患者患有感知觉障碍，患者出现了幻听，尤其是出现了评论性幻听、命令性幻听，同时出现了关系妄想、物理被控制感等异常精神症状。

第三章 精神科护理技能

章前引言

　　精神科护理技能包括治疗性护患关系与沟通、精神障碍的护理观察与记录、精神科患者的组织与管理、精神科专科监护技能及精神科康复技能。由于疾病的影响，精神障碍患者的思维、情感、意志、行为等方面存在不同程度的功能紊乱，精神科护理人员在落实各项护理技能的初始阶段，应建立良性的治疗性护患关系，做好护患沟通，为后续患者住院期间的日常组织和管理奠定基础。精神科患者的组织与管理需要在保证患者安全的前提下，尽量满足患者的合理需求，同时也应对不同状态下的患者给予相应的组织管理方式。当患者在住院期间出现各类风险因素时，精神科各项专科监护技能能够为护理工作提供非常专业的日常防范和应急预案指导。此外，精神障碍患者住院期间除了需要药物治疗、物理治疗、心理治疗外，其社会功能的训练亦非常重要。精神科康复技能训练为患者提供了工作和社交的机会，对于患者出院后重新融入社会具有非常重大的意义。

　　精神科护理人员在进行各项护理技能操作时，应以慎独的精神严格按照各项制度、规范及流程为患者提供专业的护理服务，促进患者身心康复，同时提升患者的住院体验。

学习目标

1. 理解精神科住院患者的管理模式和康复方法。
2. 识记建立治疗性护患关系的过程。
3. 掌握治疗性护患关系的要求和技巧。
4. 学会精神科患者的观察与记录方法。

思政目标

能运用本章所学的知识和技能，结合患者的情况建立治疗性护患关系，并实施精神专科护理，对精神障碍患者开展各种康复训练，理解患者的行为并给予专业照护。培养学生良好的职业价值感及爱岗敬业精神。

案例导入

患者女性，40岁，半年前无明显原因出现多疑、敏感，认为邻居在背后议论她，说她坏话，走路时认为马路上的人也在议论她，说她不检点。近1个月病情加重，认为丈夫派人跟踪监视她，想害她，并用激光控制她的大脑，让她头痛，晚上睡不着，为此一直与丈夫吵闹，甚至发展到动手。最近2天一直拒食，听到有声音说"饭里有毒，不能吃"。被家人送入医院，坚持认为自己没有病，生活较疏懒。

思考题

1. 如何运用沟通技巧与该患者进行沟通？
2. 如何与该患者建立良好的信任关系？

第一节　治疗性护患关系与沟通

治疗性护患关系理念的提出，最早源于护理学家佩普劳（Peplau）在1952年出版的《护理的人际关系》一书，解释为一种有益的、治愈性的、人与人之间的过程。随后，众多护理学家分别从实践、研究及教育等角度探讨了治疗性护患关系的重要性，并进一步将其定义为治疗性护患关系，是一种以护士和患者人际关系建立过程为基础的、有一定界限的、持续性的、照护互动关系，也指护患关系的"治疗性"，主要源于护士对患者的支持、尊重、鼓励、帮助或安慰，而并非指生物医学角度的康复和治愈。建立一种良好的、互相信任的治疗性护患关系，是有效临床护理的前提，其目的是保护患者的最佳利益和改善其疾病结局。

一、治疗性护患关系

（一）建立治疗性护患关系的要求

1.掌握患者的基本情况及病情

（1）一般情况：患者的姓名、性别、年龄、文化程度、职业、兴趣爱好、个性特征、成长经历、婚姻家庭情况、经济状况、民族、宗教信仰和生活习惯等。

（2）疾病情况：患者的精神症状、病史、诊断、阳性检查结果、主要治疗、护理要点、特殊注意事项、患者及其家属对疾病的认识及关注情况等。

2.尊重和理解患者

（1）尊重患者的人格和权利：精神科护士应熟悉患者享有的权利，如病情和治疗的知情权、通信权、会客权、隐私保护权等。在落实各项治疗和护理措施之前，应尽可能向患者介绍或说明情况，以取得患者配合。同时应尊重患者对治疗或护理方案提出的意见。在护理和教学过程中应注意患者的病史、肖像等隐私保护。

（2）理解患者的症状和心境：精神障碍患者因大脑功能紊乱，通常表现出一些荒诞言语或离奇行为，就像躯体疾病所对应的症状和体征一样，护士不应以此来判定患者的道德品质。护士应理解患者的异常言谈举止，体会患者的心境，尽量满足其合理需求，减轻患者的痛苦。

3.良好的人文与专业素养　护士的人文与专业素养将直接影响护患关系的建立与维持，因此护士应加强人文知识和专业技能的学习，提高自身素养。在工作中，护士应保持良好的态度和稳定的情绪，及时为患者提供有效的护理措施，使患者感到安全与信任。

（二）建立治疗性护患关系的过程

佩普劳将护士与患者建立治疗性关系的过程分为介绍期、认同期、工作期和结束期四个阶段。

1.介绍期　护士与患者接触的最初阶段，是建立相互信任的基础。护士应做好入院评估，了解患者就医的原因，制订护理计划，同时与患者沟通下次会谈的计划，建立彼此可接受的约定。在此过程中，护士不断评估和了解患者，而患者同样会根据护士的语言、行为来判定是否愿意信任和配合该护士开展各种治疗和护理。

2.认同期与工作期　患者治疗和护理计划落实的重要阶段，此期的主要目标是确认和解决患者的问题。护士与患者及其家属一起制订治疗目标，达成一致协议。在此阶段护士表现出的态度、责任心、工作能力等是取得患者信任的关键。随着患者对护士信任的加深，护士可进一步理解患者的想法、行为和感受，了解患者的具体问题如幻听、焦虑、睡眠、药物不良反应等，并深入了解患者的想法、期望，及时减少或去除导致患者健康问题的诱因。护士应根据患者的病情变化及时调整护理计划和措施，同时护患双方都应遵守相关的护理计划与协议。护士应肯定患者的能力，帮助其恢复治疗的信心。

3.结束期　治疗性护患关系的最后阶段。经过前期的治疗与护理，处于结束期的患者原有的症状或问题得到缓解，社会功能和自知力得以改善，护士应再次评估患者是否达到预期目标。患者可能会对出院感到不适应甚至出现焦虑不安，护士应主动与患者沟通，提出合理的建议和方法，帮助患者尽早回归社会。在此期间，护士应评估患者家属对患者回归社会的支持能力，有针对性地做好健康教育，为患者创造良好的居家环境和康复支持。

二、治疗性沟通

治疗性沟通以患者的健康为中心，护士帮助患者调适身心，应对应激，使其尽快从疾病状态向健康方向发展。它是一般性人际沟通在护理实践中的应用，是有治疗目的的护患沟通。

（一）治疗性沟通的目的

1.建立良好的护患关系　护士关切的态度、言语、姿态都有助于良好护患关系的建立。

2.收集健康相关资料　护士进一步了解患者疾病的相关信息，有利于治疗护理方案的制订。

3.促使患者参与治疗护理　提高患者的治疗依从性，增强其康复信心，减少和避免护患纠纷。

4.提高患者的自我护理能力　根据患者实际情况，及时为其提供相应的健康知识和康复技能。

5.为患者提供心理支持　针对患者暴露的心理问题，及时给予反馈和支持，消除隐患，促进患者身心康复。

（二）治疗性沟通的原则

1.保密　沟通获得的有关患者病情及相关资料，护士应予保密，不得在医疗护理范围外扩散。

2.以患者为中心　治疗性沟通以促进患者健康为目标，护士应当以患者的利益为中心，最大限度地保护患者利益。

3.接纳患者　在沟通过程中，部分患者因精神症状影响难以顺利沟通，甚至伴有攻击倾向，护士应理解患者的行为，以接纳的态度对待患者。

4.专业限制　治疗性沟通是建立在护患关系基础上的沟通，有别于一般的人际或亲属间的沟通，因此沟通应有时间限制，同时内容应限于与患者健康相关，护士也不宜过多自我暴露，否则不利于治疗护理的开展，甚至可能导致医患纠纷。

（三）治疗性沟通的实施过程

1.准备与计划阶段　此期主要是熟悉患者资料、确定沟通目标、准备适宜的环境、合理安排时间。

2.开始交谈阶段　此期护士应给患者一个良好的首次印象，以患者愿意主动表达自己的想法为目标。护士应衣着得体、举止稳重、态度温和，有礼貌地称呼对方，介绍自己，告诉患者本次沟通的目的和所需时间。

3.交谈阶段　此期主要根据沟通的目的和计划，护士运用各种沟通技巧与患者进行交流，是实现沟通目的的关键期。

4.结束交谈阶段　当沟通即将结束，护士应给予患者反馈，包括本次交谈的简要内容及需要落实的治疗护理措施，同时应适当地安慰和鼓励患者，并且暗示本次交谈很顺利，相处很融洽，感谢患者的合作，表明下次再进行沟通的意愿。

治疗性沟通过程中护士不能突然终止谈话或无故离开，以免使患者感到疑虑和不安。

（四）治疗性沟通常用技术

1.倾听　治疗性沟通的重要技术，包括：①鼓励患者说话。②对话题感兴趣的态度。③适当的眼神交流。④适时反馈。⑤不轻易猜测和评判。⑥引导话题延续。

2.共情　又称同理心，指从对方的角度来理解其思想、体验其情感，并与之产生共鸣。用通俗的话讲，就是换位思考、将心比心。共情不同于同情，同情是一种情绪的表达，仅给予对方物质帮助或情感抚慰，而共情是将自身置于对方的个人精神世界，并能理解这个精神世界。

3.提问　在治疗性交谈中具有十分重要的作用，可以快速围绕主题进行信息收集与核实。

（1）封闭式提问：这是一种将患者的应答限制在特定范围内的提问，如"您吃早饭了吗？""您的头还疼吗？"封闭式提问的优点是患者在限定范围内回答，护士能够得到明确信息，时间短，效率高。缺点是患者得不到充分解释自己想法和表达情感的机会，护士也难以得到与主题相关的其他信息。

（2）开放式提问：提问的问题范围较广，不限制患者回答，如"对今天的康复训练您有什么看法？""您今天感觉怎么样？""您有什么需要我帮助的吗？"护士在提问时应注意尊重患者，尽量减少问"为什么"，避免给患者一种被质问的感觉。开放式提问的优点是没有暗示性，有利于患者主观发挥，宣泄和表达被抑制的感情。缺点是所需时间较长，表达内容不集中。

4.支持和理解　在沟通过程中对患者表现出来的担忧和顾虑表示共情、安慰和鼓励，使患者感到温暖，有安全感。

5.解释　护士从相关心理治疗理论和个人经验出发，提出关于患者情绪、行为等产生和持续出现的影响因素和可能原因。解释可以帮助患者明确其行为与问题之间的关联，对问题有更好的理解。解释是一项具有创造性的技巧，但解释的应用应十分慎重，在一次沟通中不宜过多，以免引起患者阻抗。

6.沉默　通常有以下三种沉默：①创造性沉默是指患者在沟通过程中对某一事物或某一观点有了新的想法和领悟，此时护士应以鼓励的姿态等待对方的交流。②自发性沉默通常是指患者当时不知道说什么好的情景，此时护士最好以恰当的提问方式打破沉默。③冲突性沉默通常因患者害怕、愤怒或愧疚而引起，此时护士可以用真诚的态度邀请对方说出自己的想法。护士在沟通过程中正确判断患者的沉默归因，及时做出合理反馈，可以促进沟通的顺利进行，从而达到沟通的预期效果。

7.与不同精神症状患者的沟通技术

（1）有妄想的患者：护士对患者所述之事不肯定也不予以否定，更勿与其争辩，以免成为患者妄想的对象，待患者病情稳定、症状缓解时再帮助其认识。

（2）有缄默不语或木僵的患者：护士以关切姿态适时陪伴在患者身边，让其充分感受护士对其的理解和重视。切忌在患者身边谈论病情，在落实各类治疗与护理措施之前应向患者做好充分告知及解释。

（3）有攻击行为的患者：护士应避免与患者单独共处一室，不站立于患者正面，应站在患者侧面。沟通时应采取温和的姿态，避免激惹性语言。

（4）有抑郁情绪的患者：护士要引导患者述说内心的想法，给予共情、安慰或鼓励，启发患者回顾快乐的往事，并表示赞同和肯定。

（5）异性患者：护士态度应自然、谨慎、稳重，以免患者把正常的关心当作爱恋而产生误会。

第二节　精神障碍的护理观察与记录

一、精神障碍的护理观察

由于部分精神障碍患者缺乏对疾病的自知力，他们不会主动表述自己的病情症状，因此临床上患者病情变化的判断除了依据病史及各种辅助检查外，主要依靠护士对患者言语、表情、行为和生命体征的观察。

（一）观察内容

1.一般情况　仪表、面容、步态、接触时的态度、合作程度、是否安心住院、饮食、睡眠及排泄情况等。

2.精神症状　有无意识障碍，有无幻觉、妄想、病态行为等精神症状，情感稳定性和协调性如何，有无自知力等。

3.躯体情况　患者生命体征、躯体疾病症状和表现、营养状况等。

4.治疗情况　患者对治疗的依从性、治疗效果及药物不良反应等。

5.社会功能　包括学习、工作、人际交往能力及生活自理能力等。

6.心理需求　患者对医护人员及亲属心理支持的需求情况，如亲属探视、陪伴，护士倾听、鼓励等。

（二）观察方法

1.直接观察法　护理工作中最重要、最常用的观察方法。护士通过与患者直接接触，如面对面沟通或护理体检，从而了解患者的思维、情感、躯体等方面的情况；也可通过在旁观察患者的言语、表情和行为来了解患者的精神活动、心理需求等情况。通过直接观察法获得的资料相对客观、真实、可靠。这种方法适用于意识相对清晰、交谈中配合的患者。

2.间接观察法　护士通过患者的亲属、好友、同事、病友等了解患者情况，或通过患者的书信、绘画及手工作品了解患者的思维内容和情感活动情况。这种方法适用于不愿暴露内心活动或情绪激动、不合作的患者。

在临床护理实践中，对同一患者往往将直接观察法和间接观察法相结合，互补使用，以获得更全面、正确的病情资料。

（三）观察要求

1.目的性和针对性　每位患者都是独特的个体，护士应事先了解患者的病情，再判断需要观察的重点内容，以便获得有针对性的观察资料，提高观察效率。对不同住院阶段患者的病情观察，其侧重点不同：①新入院患者：从一般情况、住院依从性、精神症状、躯体情况等方面全面观察。②治疗期患者：在治疗起始阶段和药物调整阶段应重点观察患者对治疗的态度、治疗效果和药物不良反应。③恢复期患者：重点观察患者症状的消失情况、自知力恢复程度及对出院的态度。④出院期患者：重点观察患者残存的精神症状、患者对出院的态度、家庭社会对患者出院的支持情况等。

2.整体性　①对某一患者整体观察：护士既要从患者的生理、心理、社会多方面观察其表现，也要结合纵向观察，如从少年期到老年期、从入院期到出院期等，以便全面掌握患者的健康状况，制订正确、有效的护理计划。②对病房所有患者整体观察：一方面对病房内重点患者加强观察，另一方面也不能忽略其他患者。

3.在患者不知不觉中进行　精神症状的表现易受外界因素影响，在相对自然的环境中，患者表现比较真实。护士观察患者的精神症状要有技巧，如交谈过程中尽量勿在患者面前做记录，否则会使患者感到紧张、焦虑。护士可利用各种与患者接触的机会，如晨晚间护理、各种治疗操作等来观察患者，也可在患者参加各种康复活动时从侧面进行观察。

二、精神障碍的护理记录

护理记录是医疗文件的重要组成部分，是护士在护理活动中对患者病情变化和护理措施的真实记录，它不仅便于医护人员掌握患者的病情，为进一步制订治疗护理方案提供依据，同时也为护理科研提供了数据等资料，是护理质量和医疗纠纷判定的重要依据。

（一）记录要求

1.客观和真实　护士在记录时应注重描述接触患者过程中观察到的客观病情，尽量少用主观判断及医学术语。

2.规范和准确　护理记录应依据国家卫生健康委员会办公厅印发的《病案管理质量控制指标（2021年版）》书写，表述准确，字迹清楚，语句通顺。

3.及时和完整　护理记录的时效性对患者病情、治疗护理和医疗纠纷分析都有重要影响。在精神科临床实践活动中，护理记录应关注患者的整体身心健康，避免仅注重精神症状而忽略躯体症状。

（二）记录类型与内容

精神科临床常用护理记录单包括以下几种类型。

1.入院健康评估单　包括一般情况、精神症状、躯体疾病、护理体检情况、日常生活状况、社会支持情况、健康知识接受能力等，以表格打钩和文字叙述相结合的方式进行记录。

2.护理风险评估监控记录单　包括自杀和自伤风险、攻击风险、出走风险、跌倒风险、压力性损伤风险、噎食风险等，以表格打钩方式进行记录。

3.日常生活活动能力评估单　包括进食、洗澡、穿衣、排泄、床边移动、平地步行、上下楼梯等，以表格打钩方式进行记录。

4.一般护理记录单　主要用于记录非危重患者精神症状、躯体症状等病情动态变化情况，治疗护理措施及其效果，药物不良反应，生活自理状况，饮食、睡眠情况等，记录以文字叙述方式为主。

5.危重护理记录单　主要用于记录危重患者生命体征、出入液量、精神与躯体症状、治疗护理措施、饮食、睡眠情况等，以表格打钩和文字叙述相结合的方式进行记录。

6.健康教育记录单　记录患者在入院、住院、出院不同阶段，护士对其进行精神卫生知识、疾病认识、症状管理、药物不良反应的观察和预防，以及健康生活方式等方面健康教育的落实情况，以表格打钩方式进行记录。

7.身体约束评估监控记录单　记录约束患者的情况，包括约束原因、约束时间、约束带数、约束部位、约束部位皮肤情况，以及患者饮食、睡眠、排泄和相应护理措施的落实情况，以表格打钩方式进行记录。

第三节　精神科患者的组织与管理

精神障碍患者由于其症状的特殊性，以及住院时间相对较长等原因，所在专科医院的住院环境和管理模式往往不同于综合性医院。对于精神障碍患者来说，病房既是治疗场所，又是生活场所，在这样的环境里，病区安全管理就显得尤为重要。切实做好患者的管理是维护良好医患关系、开展治疗护理工作的重要保障。目前，我国精神科住院患者的管理模式包括封闭式管理和开放式管理两种。

一、精神科分级护理

精神科分级护理标准主要根据《中华人民共和国卫生行业标准 WS/T 431—2023（护理分级标准）》来制订。患者入院后，医生根据其病情（包括躯体、精神症状两方面）确定病情级别，护士根据Barthel指数评定量表（表3-1）确定其自理能力等级，两者结合共同确定护理级别，同时医护人员根据患者病情和自理能力的变化动态调整其护理分级。

表3-1　Barthel 指数评定量表

序号	项目	完全独立	需部分帮助	需极大帮助	完全依赖帮助
1	进食	10	5	0	—
2	洗澡	5	0	—	—
3	修饰	5	0	—	—
4	穿（脱）衣	10	5	0	—
5	控制大便	10	5	0	—
6	控制小便	10	5	0	—
7	如厕	10	5	0	—
8	床椅转移	15	10	5	0
9	平地行走	15	10	5	0
10	上下楼梯	10	5	0	—

注：根据患者的实际情况，在每个项目对应的得分上打"√"；将10个项目的分值相加即得到患者Barthel指数的总分。

（一）特级护理

1.护理指征　符合以下任意一条者可确定为特级护理。

（1）需维持生命，实施抢救性治疗的重症监护患者。

（2）随时可能发生病情变化如生命体征不稳定者；严重的攻击、自杀、自伤行为者，需要重点监护、抢救的患者。

2.护理要求

（1）严密观察患者病情变化，监测患者生命体征。

（2）根据医嘱正确实施治疗和给药措施。

（3）根据医嘱准确测量出入量。

（4）根据患者病情正确实施相应的基础护理和专科护理，如防攻击护理、防自杀护理、防出走护理、改良电休克治疗护理、约束护理、压力性损伤护理及管路护理等，并实施安全措施。

（5）保持患者的舒适和功能体位。

（6）实施床旁交接班。

（二）Ⅰ级护理

1.护理指征　符合以下任意一条者可确定为Ⅰ级护理。

（1）病情趋向稳定的重症患者。

（2）病情不稳定或随时可能发生变化的患者，如精神症状不稳定者、伴有躯体疾病需密切观察者、生命体征尚有可能变化者等。

（3）自理能力重度依赖（Barthel指数≤40分）的患者（表3-2）。

表3-2　自理能力分级表

自理能力等级	等级划分标准	需要照护程度
重度依赖	总分≤40分	全部需要他人照护
中度依赖	总分41~60分	大部分需要他人照护
轻度依赖	总分61~99分	少部分需要他人照护
无依赖	总分100分	不需要他人照护

2.护理要求

（1）每半小时巡视1次，观察患者病情变化。

（2）根据患者病情测量生命体征。

（3）根据医嘱正确实施治疗和给药措施。

（4）根据患者病情正确实施相应的基础护理和专科护理，如风险防范护理、MECT护理、约束护理、压力性损伤护理及管路护理等，并实施安全措施。

（5）实施床旁交接班。

（6）提供护理相关的健康指导。

（三）Ⅱ级护理

1.护理指征　符合以下任意一条者可确定为Ⅱ级护理。

（1）病情趋于稳定或未明确诊断前仍需观察，且自理能力轻度依赖（Barthel指数为61~99分），或无依赖（Barthel指数为100分）的患者。

（2）病情稳定或处于康复期，且自理能力中度依赖（Barthel指数为41~60分）的患者。

2.护理要求

（1）每小时巡视1次，观察患者病情变化。

(2) 根据患者病情测量生命体征。

(3) 根据医嘱正确实施治疗和给药措施。

(4) 根据患者病情正确实施相应的基础护理和专科护理，如症状护理、MECT护理等，并实施安全措施。

(5) 组织患者开展各项康复活动、生活技能训练。

(6) 提供相关的健康指导。

（四）Ⅲ级护理

1. 护理指征　病情稳定或处于康复期，且自理能力轻度依赖（Barthel指数为61～99分）或无依赖（Barthel指数为100分）的患者。

2. 护理要求

(1) 每2小时巡视1次，观察患者病情变化。

(2) 根据患者病情测量生命体征。

(3) 根据医嘱正确实施治疗和给药措施。

(4) 根据患者病情正确实施护理措施和安全措施。

(5) 组织患者参与各项康复活动、生活技能训练。

(6) 提供相关的健康指导及出院指导。

二、精神科管理

（一）封闭式管理

1. 目的及适应证　封闭式管理模式有利于患者的组织、观察和治疗护理措施的落实，可以有效防止不良事件的发生。封闭式管理适合处于精神障碍急性期，有攻击、自杀、自伤风险及病情不稳定、行为紊乱的患者。

2. 实施要求

(1) 环境管理：病区设施应简洁明了，窗户最好采用防爆玻璃，并安装开关限制装置。病区内各房间门应随时上锁；病区内危险物品如刀、剪、玻璃制品、锐利物品、药物、绳带、火种等应妥善保管，做好登记和交接，在患者活动区域内禁止摆放上述危险品。护士应经常对病区整个环境、床单位等所有可能隐藏危险品的场所进行安全检查。

(2) 制度建设：病区应建立各项安全管理制度，如患者作息制度（进餐时间、睡眠时间、服药时间、通讯时间、测量生命体征时间、各项康复治疗时间等）、探视制度、危险品管理制度、护送患者制度、交接班制度等。对制度的落实情况应定期督查和改进。

(3) 人员管理：病区工作人员包括本院工作人员、进修生、实习护士等都应严格遵守安全管理制度，如危险品管理、门禁管理等。凡患者入院、会客、外出检查及活动返回时均应做好安全检查，同时对探视亲属、陪护人员应加强安全教育，严禁危险品带入。患者住院期间应经常向其宣教各种制度，让患者理解遵守制度是为了维持病房的秩序，为其创造良好的治疗休养环境，有利于其身心康复。

（4）人性化护理：由于封闭式管理病区收治的患者大多病情较严重，缺乏自知力，存在自伤、自杀、攻击、出走等护理风险，且住院期间患者不能随意离开病房，活动范围受限，因此患者容易产生焦虑、恐惧和对立情绪。护士在工作中应有高度责任心，严密观察患者病情，注重心理护理，理解患者感受，尽可能满足其合理需求。可根据患者病情及个人爱好，开展学习、劳动、娱乐、体育等各类康复活动，以丰富患者住院生活和稳定患者情绪，使其安心住院、配合治疗，早日回归社会。

（二）开放式管理

虽然封闭式管理有利于患者的组织、观察和治疗护理措施的落实等优势，但随着患者住院时间延长、与外界社会接触机会减少，易导致患者产生住院综合征，即表现为情感淡漠、行为退缩、无法回归社会生活。因此，开放式管理模式能让住院患者最大限度地与外界社会保持接触，能有效地避免封闭式管理的某些弊端。

1. 目的及适应证　开放式管理的主要目的是让患者在住院期间与外界社会保持自由联系，发挥患者的自我效能，提高其对疾病的自我管理能力，使其更好地适应社会环境。开放式管理主要适合一些自知力较好、能安心住院和配合治疗，并能自觉遵守各项住院规章制度的患者，如病情稳定者、康复期待出院者。

2. 类型　包括半开放式管理和全开放式管理。

（1）半开放式管理：在精神科封闭式管理病房住院的患者，经医生评估病情并取得患者家属的同意和支持，且医生开具相应医嘱后，患者可在家属的陪同下每日于规定时间段外出活动。外出活动期间参与社会交往活动，有助于患者与社会保持联系，获得愉快的心情，增强生活的自信心，早日回归社会。

（2）全开放式管理：指住院病房环境是完全开放的，患者可以独自或在家属陪同下自由外出活动的管理模式。全开放式病房中的住院患者大多疾病自知力较好，自愿接受治疗，在生活上有较好的自我管理能力，如轻度抑郁症患者、焦虑与恐惧障碍的患者等。这种全开放式管理模式促进了患者与外界的接触和交流，有助于预防患者社会功能的衰退，且有利于患者的精神康复。

3. 实施要求

（1）入院前评估与告知：开放式病房并不适合所有的精神障碍患者，把好患者的入口关是做好安全管理工作的前提。开放式病区收治的患者需经精神科门诊医生初步诊断，符合开放病区收治标准后方可登记住院，病区医生应对患者进行风险评估，包括患者是否存在精神症状支配下的攻击、毁物、自杀、自伤、出走等风险。若患者病情适合收住开放式病区，则病区医生应请需要住院的患者及其监护人签署"入院告知书"和各种知情协议书，让患者及其家属了解住院期间应承担的责任和义务，以提高患者的治疗依从性，同时减少医疗纠纷的发生，后方可将患者收入病房。

（2）强化制度管理：完善的开放式病房规章制度是质量安全管理的关键环节。病房开放式管理，患者在住院期间自主性很大，这就增加了病房安全管理的难度，因此必须建立一套完整的管理制度，主要包括患者住院知情同意书，作息制度，陪护管理制度，外出请假制度，药品及个人物品管理制度，患者住院期间权利、义务和责任等，在实施过程中不断整改和完善。

（3）加强患者自主管理：开放式病房患者有较好的自主管理能力，住院期间应结合患者病情落实个性化健康教育，指导患者正确面对压力、紧张、恐惧和无助感，保持乐观情绪。结合患者个性特点帮助其培养多种兴趣爱好。组织患者自主管理团体，分享病友自我管理经验，增强患者自控力。对患者存在的不遵医行为（如不按时返院、不规律服药、不遵从病区规则等）给予说服教育，对劝说无效者转入封闭病房，以保证开放式病房正常的诊疗秩序及患者安全。同时，指导患者在开放式病房自主开展多种康复活动，促进病情康复。

第四节　精神科专科监护技能

精神障碍患者常常由于精神症状的影响或严重的精神刺激等原因出现各种危机状态，如患者的自伤自杀行为、攻击行为、出走行为、噎食行为等。这不仅严重影响患者自身的健康和安全，还会威胁他人的安全和周围环境。因此，精神科护理人员必须掌握相应的专科监护技能来预防各种危机事件的发生，在危机事件发生后能立即进行有效处理。

一、自杀行为的防范与护理

自杀是指个体有意识地伤害自己的身体，以达到结束生命的行为。自杀是精神科较为常见的危机事件之一，也是精神障碍患者死亡的常见原因。据世界卫生组织报告，精神障碍患者的自杀率是普通人群的数十倍，给患者、家属及医院造成严重的损失，也容易引发医疗纠纷。因此，采取有效的措施预防患者自杀是精神科护理的重要任务。

（一）护理评估

1.自杀风险评估　运用自杀风险评估量表对患者发生自杀的风险进行预测。

（1）疾病因素：所有精神障碍都会增加患者自杀的危险性，相关研究表明，自杀率较高的精神障碍包括抑郁障碍、精神分裂症、物质使用或成瘾行为所致障碍等。抑郁障碍患者的终身自杀风险为4%～19%；精神分裂症患者的终身自杀风险为4%～10%。精神症状与自杀行为也密切相关，抑郁情绪是自杀者最常见的内心体验，命令性幻听和被害妄想是导致精神分裂症患者自杀行为的常见因素。酒依赖和吸毒患者伴有严重的抑郁情绪或出现酒精性幻觉或妄想容易引发自杀行为。躯体忧虑障碍患者的顽固性躯体化症状也会增加患者自杀的风险。

（2）心理危机事件：突然遭受严重的灾害、重大生活事件，如地震、交通事故导致亲人丧生、躯体残疾、重大财产损失、重要考试失败等。

（3）个性特征：具有以下心理特征的人在精神应激状态下自杀风险通常会增加。①易冲动、多疑、固执、易紧张、情绪不稳。②缺少同情心与社会责任感。③自我价值低，缺乏自信，易产生挫折感。④缺乏判断力，看问题以偏概全。⑤人际交往和应对现实能力差。⑥对自杀持宽容、理解和肯定态度者，更有可能采取自杀行为。

（4）自杀信念：有自杀意念、自杀计划、自杀未遂史、自杀动机的患者往往自杀风险更大。其中自杀未遂史是最大风险因素，医护人员需予以警惕和关注。病史中或近期有过自我伤害或自杀未遂行为，表明患者将自杀作为解决问题的一种应对方式，其自杀死亡的成功率要比无自杀史的患者高出10倍。有自杀家族史的患者，如父母、兄弟姐妹曾有自杀史，其易受家庭成员间行为模式的影响，从而导致自杀风险增高。

（5）应对资源和支持系统：包括患者的家庭和社会关系等方面，评估患者是否具备积极的应对技能及可获得的社会支持；是否缺乏有效的应对方式，即在内外环境变化或遇到情绪困扰事件而采取的有效方法、策略和手段。抑郁症患者在发病期间更多地采用以情绪为中心的消极应对方法和手段。

2. 自杀征兆评估　约80%有自杀倾向的患者在实施自杀行为前都曾表现出一定的自杀先兆。患者会自觉或不自觉地发出语言或非语言信息，护士应从以下几个方面进行评估。

（1）语言信息：如患者可能会说"我不想活了""这是你最后一次见到我""这个世界没什么可留恋的了"，或问一些可疑的问题，如"这阳台距地面有多高""这种药吃多少会死"等。

（2）情感信息：如情感低落，表现为紧张、经常哭泣、无助、无望，或显得非常冲动，易激惹。患者在抑郁很长一段时间后，突然表现无原因的开心；对亲人过分关心或疏远、冷淡等，均有可能是自杀行为的现状信号。

（3）行为信息：如将自己反锁在室内或藏在隐蔽的地方；清理物品信件，嘱托未了事宜或分发自己的财产；收集或贮藏绳子、刀具、玻璃片或药片等可以用来自杀的物品等。对后事有安排行为或留有遗嘱者很可能会立即采取自杀行动。

3. 自杀评估询问技巧

（1）自杀观念询问：你原来有过自杀的想法吗？是什么原因导致你产生了自杀的想法？什么时候？什么原因使你没有选择自杀？你告诉过任何人或获得过任何支持吗？

（2）自杀行为询问：你原来有过自杀行为吗？几次？什么时候？当时发生了什么？你学到了什么？

（3）亲属自杀史询问：你认识的人当中有过自杀未遂或自杀死亡的吗？是谁？什么时候？发生了什么？这件事目前对你的生活或你的自杀想法有什么影响？

（4）痛苦情感询问：你目前感到痛苦的程度是多少（可以用0~100的尺度）？你能描述一下这种痛苦是怎么样的吗？与以往经历相比较，这次痛苦的程度怎么样？

（5）支持因素询问：你认为目前什么会对你最有帮助？你还能为自己做些什么？你认为可能让你活下去的理由是什么？现在谁最有可能而且愿意帮助你？

4.自杀评估工具　在临床工作中，护理人员还可借助一些量表对患者的自杀风险进行筛查和评估。

（1）自杀风险筛查工具：最常用的筛查工具包括健康问卷-9（patient health questionnaire-9 items，PHQ-9）（表3-3）、哥伦比亚自杀严重程度评定量表（Columbia suicide severity rating scale，C-SSRS）、护士用自杀风险评估量表（nurses' global assessment of suicide risk，NGASR）（表3-4）、患者安全筛查问卷（patient safety screener，PSS）。

（2）自杀风险评估工具：常用的有自杀风险五步评估分级法（suicide assessment five-step evaluation，SAFE）。值得注意的是，目前在全球范围内尚未形成统一的自杀风险筛查与评估工具。筛查是为了识别具有自杀风险的高危人群，而评估主要侧重于进一步明确已有自杀倾向患者的风险程度并提供治疗依据。

表3-3　健康问卷（PHQ-9）

问题	完全不会（0分）	有几天（1分）	一半以上的天数（2分）	几乎每天（3分）
1.做事时提不起劲或没有兴趣				
2.感到心情低落、沮丧或绝望				
3.入睡困难，睡不安稳或睡眠过多				
4.感觉疲倦或没有活力				
5.食欲减退或吃太多				
6.觉得自己很糟糕，或觉得自己很失败，或让自己或家人失望				
7.对事物专注有困难，如阅读报纸或看电视时不能集中注意力				
8.动作或说话速度缓慢到别人已经觉察，或正好相反，烦躁或坐立不安、动来动去的情况更胜于平常				
9.有不如死掉或用某种方式伤害自己的念头				

注：①＜5分，表示情绪状态较好。②5~9分，表示轻度抑郁。③10~14分，表示中度抑郁。④≥15分，表示重度抑郁。

表3-4 护士用自杀风险评估量表（NGASR）

条目	得分	
社会经济地位低下	不存在 0	存在 1
饮酒史或酒精滥用	不存在 0	存在 1
罹患晚期疾病	不存在 0	存在 1
精神病史	不存在 0	存在 1
自杀家族史	不存在 0	存在 1
丧偶	不存在 0	存在 1
自杀未遂史	不存在 0	存在 3
近亲死亡或重要亲密关系丧失	不存在 0	存在 3
近期负性生活事件	不存在 0	存在 1
绝望感	不存在 0	存在 3
被害妄想或有被害内容的幻听	不存在 0	存在 1
情绪低落/兴趣丧失或愉快缺乏	不存在 0	存在 3
人际和社会功能减退	不存在 0	存在 1
言语中流露自杀意图	不存在 0	存在 1
计划采取自杀行动	不存在 0	存在 3

注：①≤5分为低自杀风险。②6~8分为中自杀风险。③9~11分为高自杀风险。④≥12分为极高自杀风险。

（二）常见护理诊断/问题

1.有自杀的危险　与严重的悲观情绪、无价值感、幻听等有关。

2.应对无效　与社会支持不足、处理事情的技巧缺乏有关。

（三）护理目标

1.短期目标　①患者在治疗期内不再伤害自己。②患者能够表达自己痛苦的内心体验并向医护人员讲述。③患者人际关系有所改善。

2.长期目标　①患者不再有自杀意向，无自我伤害行为。②患者对自己的生活有积极认识，并能维持良好身体状况。③患者能够掌握良好的应对技巧，以取代自我伤害行为。

（四）护理措施

1.自杀防范措施

（1）提供安全环境，加强危险品管理和家属安全宣教工作，做好安全检查，尤其是外出返室和会客结束后都应仔细检查有无危险品。

（2）对自杀高风险的患者，应安置在重点观察室，设置警示标识，加强巡视，尤其在夜间、凌晨、午睡、开饭和交接班时段及节假日等病房医护人员少的情况下注意防范，必要时安排一对一监护。

（3）保持与患者密切接触，了解其心理状态及情绪变化，做好床边交班，及时发现异常言行及自杀征兆，及时向医生反馈病情并遵医嘱处理。

(4) 在真诚、尊重、接纳和支持的基础上与患者建立治疗性关系。经常了解患者对症状的理解和自身感受，鼓励其表达自己的负性情绪，给予支持性心理护理。告诉患者现在的痛苦是暂时的，不会总像现在这样一直持续，类似的患者通过治疗都有所好转。训练患者掌握新的应对方式，教会其在无能力应对时如何求助，如告诉医护人员"我已坚持不住了"而不是采取自杀行为。

(5) 连续评估自杀风险，直至自杀风险消除。对已有自杀计划的患者，须有技巧地询问其方法、地点、时间，了解患者获得自杀工具和发生自杀行为的可能性。

(6) 给患者情感宣泄的机会，表达对其境况的理解，正常化自杀的想法，了解目前状态及情绪、饮食、睡眠对生活的影响，向患者传递出愿意帮助他/她的愿望，并表示将一起探讨其他选择。

(7) 识别患者能动性，肯定并鼓励患者的能力；总结患者优点，以提高其自尊和信心，帮助患者建立正向思维模式。

(8) 鼓励患者参加有益的活动，一些有意义的活动可帮助释放紧张和抑郁的情绪，如洗衣服、打扫卫生等。患者独立参与日常活动很重要，因为这些活动可促使患者产生生活兴趣，增加其成就感、归属感和自我价值感。

(9) 充分动员社会支持系统，帮助患者了解可利用的资源，对患者家属进行与自杀干预有关的健康教育，让家属参与干预治疗。

(10) 利用支持系统，告知患者病情治疗和自杀观念改变会有一个过程，需要时间，写下可以为患者提供帮助的姓名和电话。让患者学会使用医院资源来帮助应对自杀想法和冲动，以及针对现实问题可采取的应对方式、可利用的支持系统等。

(11) 培训与教育：通过对护理人员培训，使其具备与自杀相关应对知识、以人为中心的护理技能，以及团队合作、沟通、心理护理等核心能力。在此基础上，护理人员为患者及其家属提供个性化的健康教育。

2. 常见自杀行为紧急处理　　精神障碍患者多采用自缢、服毒、割腕、坠楼、撞击等方式进行自杀。当自杀行为发生时，医护人员应立即对患者实施抢救。

(1) 自缢：最常见且致死性很高的一种自杀方式。自缢时颈动脉受压，反射性地使心跳减弱直至停止；大脑供血不足导致脑细胞死亡；同时气管受压造成窒息。如果发现不及时，自缢者会很快死亡。急救措施包括：①松开缢套：发现患者自缢，立即抱住其身体向上举，以减轻对颈动脉的压力，同时快速松解或剪断缢套，防止患者坠地时跌伤。②立即抢救：将患者就地平放或置于硬板床上，松开衣扣、腰带，清除呼吸道分泌物，保持呼吸道通畅。检查呼吸、心跳，如已停止，立即进行口对口人工呼吸和体外心脏按压，直至患者呼吸、心跳恢复。③联系医生、麻醉师等人员共同抢救。④配合医生抢救，按医嘱给氧、注射呼吸兴奋剂和（或）强心剂等。⑤患者复苏后，要纠正酸中毒和防止因缺氧所致的脑水肿，并给予其他支持性治疗，密切观察病情变化，做好抢救记录。⑥稳定患者情绪，给予患者心理支持，避免其再次出现自杀行为。

（2）服毒：以精神科药物最为常见。①首先评估患者的生命体征、意识、瞳孔、呕吐物、分泌物、肤色等。②初步判断患者所服毒物种类、剂量和性质。对意识清醒的患者，应尽量引导患者说出所服毒物种类、量及过程。③无论服毒时间长短，对服毒患者均应进行洗胃。根据获得的信息正确选择洗胃液，对服用抗精神病药物和镇静安眠药物者，可首选（1∶20 000）~（1∶15 000）高锰酸钾溶液；对毒物性质不明者，首选清水。④对意识清醒的患者，应先通过刺激咽喉部促使其呕吐，对刺激不敏感者，可先口服适量洗胃液后催吐，之后洗胃。⑤对意识不清或休克患者，应配合医生进行急救处理，同时进行洗胃。⑥洗胃时应留取胃内容物及其标本送检。

（3）割腕：患者常用刀、剪、玻璃等锐器割腕。一旦发现，应立即止血包扎，观察患者神志、面色、口唇、血压、脉搏，并根据受伤时间和部位估计失血量，同时通知医生。如患者失血量大，应立即开通静脉通路，就地抢救。

（4）坠楼：如果发现患者自高处坠落，应立即检查有无开放性伤口，患者意识是否清醒，有无呕吐、头痛，外耳道有无血性液体流出，肢体有无骨折。若有开放性伤口，立即结扎肢体近心端止血。若发现骨折，应妥善固定；搬运时应使用平整的硬板床，并观察有无内脏损伤。同时应通知其他工作人员共同急救，若患者已出现休克，应就地抢救。

（5）撞击：当发现患者撞击（如用头撞墙）时，应立即检查患者头部伤情，观察患者的意识、瞳孔、呼吸、血压、脉搏及有无呕吐等。如有开放性伤口，应先止血包扎，同时报告医生，配合医生对患者进行各项检查和处理，若患者伤情严重，应就地抢救。

（五）护理评价

对自杀患者的评价是一个持续的过程，需要不断地评价和判断护理目标是否达到。

1.患者抑郁情绪是否好转，能否自己述说不会自杀，或出现自杀意念时能积极寻求帮助。

2.患者能否学会更多的向他人表达情感的有效方法，能否保持更为积极的自我概念，人际关系是否改善。

二、攻击行为的防范与护理

精神科攻击行为是指精神障碍患者出现对他人、物品造成威胁和（或）伤害的各种行为，可表现为言语侮辱、威胁、伤人、毁物等多种形式。攻击行为是精神科最为常见的危机事件，因此，精神科护理人员需要预测患者的攻击行为，严加防范和及时处理。

（一）护理评估

1.攻击行为风险评估

（1）疾病因素：不同精神障碍患者攻击行为的发生率、严重性有所不同，临床上精神分裂症患者攻击行为发生率最高，其次为双相障碍、物质使用与成瘾行为所致障碍、人格障碍患者。不同精神症状与攻击行为的发生关系密切，如幻觉、妄想、意识障碍、情绪障碍等症状存在时，患者就容易发生攻击行为。

（2）个体特征：年轻、男性、单身、失业、有攻击行为史的患者更易发生攻击行为。个体受到挫折或受到精神症状控制时，是采用攻击行为还是退缩、压抑等方式来应对，与个体性格、心理应对方式、行为反应方式等有关。研究表明，个体早期经历过严重情感剥夺，性格形成期暴露于攻击环境中，会限制个体利用支持系统的能力，继而形成以自我为中心、固执、多疑、缺少同情心、情绪不稳定的性格特点，对挫折或伤害异常敏感，容易产生愤怒情绪并发生攻击行为。

（3）诱发因素：精神障碍患者攻击行为的发生还受许多诱因影响，如拥挤嘈杂的环境、工作人员沟通交流的态度和言语不当、患者合理要求未得到满足、药物不良反应使患者难于忍受等，都有可能导致攻击行为的发生。但临床上约1/3的攻击行为无明显诱因。

2.攻击行为征兆评估

（1）行为：攻击行为发生前，患者常常表现出一些兴奋对立行为，包括踱步、不安或重复性运动，攥拳、咬牙、夸张或暴力性手势，阻挡逃生通道，再现以往发生紊乱或攻击行为之前的行为等。

（2）躯体：因情绪激动而面色潮红或苍白、大汗、呼吸及心率加快、颤抖等。

（3）语言和思维：语速加快，声调变高，对环境表现出明显不满，拒绝沟通；妄想或幻觉流露出攻击内容等。

（4）表情与接触：表情紧张或愤怒，怒目而视或避免目光接触；注意力不集中等。

3.评估工具　主要有住院患者攻击行为风险评估监护记录单（表3-5），应在患者入院8小时内，首先使用该评估表对患者进行攻击风险的筛查。根据筛查结果，结合临床经验判断是否需要进一步对患者进行攻击风险评估。

表3-5　住院患者攻击行为风险评估监护记录单

条目	得分	
混乱	不存在 0	存在 1
易激怒	不存在 0	存在 1
喧闹	不存在 0	存在 1
言语攻击	不存在 0	存在 1
肢体攻击	不存在 0	存在 1
物品攻击	不存在 0	存在 1

注：①＜3 分为低风险。②3～4 分为高风险。③≥5 分为极高风险。

（二）常见护理诊断/问题

1.情绪失控　与幻觉、妄想、缺乏应对技巧有关。

2.有攻击他人的危险　与幻觉、妄想、激越情绪等因素有关。

（三）护理目标

1. 短期目标　①患者能够叙述导致攻击行为的原因和感受。②患者能应用已学技巧控制攻击行为。③患者攻击性言语与行为减少或消失。

2. 长期目标　患者能够控制攻击行为，不发生攻击、伤人、毁物行为。

（四）护理措施

1. 攻击行为防范

（1）及时观察评估：及时准确的攻击风险评估是防范精神障碍患者发生攻击行为的关键。护士应掌握攻击行为发生的风险因素和征兆，运用评估工具，仔细观察病情，及时筛查出攻击高风险患者，力争在患者出现攻击行为前及时有效处理。

（2）合理安置：对有攻击高风险的患者，应置于重点观察病室，专人看护，重点交班。环境应保持安静、宽敞、整洁、舒适，避免不良噪声和强光刺激，并与其他兴奋冲动的患者分开，做好环境中危险品的管理。

（3）减少诱因：工作人员在与患者沟通交流时要掌握好技巧，对话时放慢语速、降低语调，避免刺激性言语。向患者传达尊重和关怀的态度，及时回应患者的诉求，尽量满足患者的合理要求。实施治疗及护理操作前，先告知患者并取得其同意。及时发现患者的不良情绪或容易导致不良情绪的诱因，力争快速解除诱因。

（4）控制精神症状：对于攻击高风险的患者，护士应及时告知医生，以便及时调整治疗方案这样，这样可有效控制和减少患者攻击行为的发生。

（5）加强病房巡视：对有攻击倾向的患者应全面掌握其动态表现，限制其在工作人员视线范围内活动。大多数患者发生攻击前，其语言、行为等会出现异常。因此，对这些患者采取重点看护，力争将攻击行为控制在萌芽状态。

（6）提高患者自控能力：鼓励患者以适当方式表达和宣泄情绪，共同探讨情绪激动的原因并商量解决问题的办法。可引导患者通过呼吸、肌肉和意象调节进行放松，转移患者注意力，缓和激动的情绪。同时，明确告知患者攻击行为的后果，并设法提高患者的自信心，让患者相信自己有控制行为的能力。根据患者的兴趣、爱好，组织难度适宜且能吸引患者兴趣的活动，转移和分散其攻击意图。

（7）加强人员培训：精神障碍患者攻击的发生与工作人员的专业技能、服务态度和方式有密切的关系，因此加强护理工作人员的培训，提高护士对攻击风险的评估能力，改善其沟通交流技能，建立良好的护患关系，对减少攻击事件的发生有重要作用。

2. 攻击行为处理

（1）评估现场：可以使用评估工具快速判断患者的攻击风险级别；评估所处环境是否安全，有无脱身出口，患者是否持有危险物品，周围有无其他患者围观；评估周围的救援支持情况，即有无其他人员支持，有无呼叫设施，有无可使用的安全防护用品。

（2）寻求帮助：利用呼叫设施寻求其他工作人员的帮助；站在容易脱身的出口位置，尽量在患者侧面,与患者保持安全距离至少1m。

(3) 安抚患者:以平静沉稳的语气、关心友好的态度有礼貌地称呼患者,询问患者有什么需求,邀请其坐下来细谈。

(4) 维护环境:及时疏散围观患者,同时清理可疑危险物品及障碍物,引导就近工作人员协助维持秩序。

(5) 保持沟通:①鼓励患者表达自己的感受,运用共情技术适时进行反馈,向患者说明可提供帮助,以稳定患者情绪。②让患者自己提出建议,与患者协商攻击行为的替代方法。③给患者提供解决问题的方法供其选择,保持磋商的空间。④接纳患者的症状,不批评,保持冷静,告知患者我们理解他现在的这种情况,请患者暂时安静下来,医护人员会给他最大的帮助。⑤如患者对解决问题的方法不满意,告知患者需要向上级报告,请患者予以等待。运用拖延的策略,使患者有充足的时间冷静下来。

(6) 迅速脱身:当缓和技巧无效、患者已经采取攻击行为,且护士孤立无援、现场无法控制时,宜采用脱身法迅速离开现场。

(7) 约束保护:隔离攻击行为患者,可遵医嘱给予保护性约束。在约束保护患者的同时,应持续与患者对话,以委婉的语气告知身体约束的目的。

3.攻击行为后的恢复

(1) 患者行为重建:通过分析本次攻击行为的相关因素,帮助患者重建新的反应行为方式,如情绪控制方法、挫折应对能力、人际交流技巧等。根据病情调整药物剂量或治疗方案。

(2) 护士心理调适与反思:对于经历攻击情景的护理人员,应给予及时的关心和心理疏导,提高其心理调适水平,使其尽快复原。同时对本次攻击事件的发生过程进行分析和反思,如事发前是否发现攻击先兆,采取的措施是否恰当,呼叫他人是否及时,是否熟悉攻击处置预案等;如再发生类似的攻击事件,有哪些地方可以做得更好。

(五) 护理评价

1.患者是否能以积极的方式处理自己的愤怒情绪。

2.患者是否发生了攻击行为,有无伤害自己或他人的情况。

三、出走行为的防范与护理

出走行为是指患者在住院期间,未经医生批准,擅自离开医院的行为。由于精神障碍患者自我防护能力较差,出走可能会给患者或他人造成伤害。因此,精神科护理人员应掌握精神障碍患者出走行为的风险评估和防范措施。

(一) 护理评估

1.出走原因评估

(1) 疾病因素:精神分裂症患者缺乏自知力,否认有精神障碍,不愿住院治疗;部分患者存在被害妄想、幻觉症状，认为住院是受迫害，会企图离开医院；部分精神分裂症患者为实现某种病态信念而擅自离开医院，如上访、告状等；部分抑郁障碍患者认为医院防范严密，达不到自杀目的而寻找机会离开医院；部分双相障碍患者可能因为情感高涨和思维敏捷，突然要去实行一个宏伟计划，怕来不及做或怕受到阻拦而寻机离开医院；物质使用或成瘾行为所致精神障碍患者因戒断症状难受而试图摆脱住院环境，以寻求满足。

（2）环境影响：如患者感到封闭的住院生活单调、受拘束和限制、处处不自由等而出走。

（3）思念亲人：部分患者想早日回家，如牵挂家庭、想念孩子等而出走。

（4）住院顾虑：患者对住院治疗存在恐惧或不理解，如害怕被约束、对电休克治疗存在误解等。

（5）其他：工作人员态度生硬、方法简单、解释不耐心等给患者不良刺激，使其产生不满而出走。有时因工作人员疏忽大意造成，如责任心不强、离岗或注意力不集中等给患者出走的机会。

2.出走风险评估　下列项目可帮助护理人员评估精神障碍患者的出走风险，如患者曾有出走史，患者有明显幻觉、妄想，患者对疾病缺乏认识且不愿住院或强迫入院，患者对住院及治疗感到恐惧且不能适应住院环境等。对住院患者可采用出走风险筛查表（表3-6）进行评估，并根据不同风险程度采取相应防范措施。

表3-6　住院患者出走风险筛查表

曾有出走史	明显幻觉、妄想	对住院治疗感到恐惧	有寻找出走机会的行为	流露出走意图的言语	强制住院	无自知力
0/4 分	0/1 分	0/1 分	0/2 分	0/2 分	0/1 分	0/1 分

注：①2～4分为中风险。②5～9分为高风险。③≥10分为极高风险。

3.出走征兆评估

（1）意识清楚的患者多采用隐蔽方法，常常主动与工作人员建立良好关系，主动帮助工作人员做一些日常工作以取得他们信任，待工作人员放松警惕，遇有机会如患者出病房去检查治疗的途中，便乘机出走。

（2）患者常在门口附近活动，趁门前人员杂乱或工作人员不备时出走，如下班时间、家属探视时段等。

（3）患者四处寻找可出走的地方，如不结实的门、围墙等。

（4）处于朦胧状态或意识不清楚的患者，其出走无目的、无计划，出走不讲究方式，不知避讳，会旁若无人地从工作人员身边走过。这类患者一旦成功出走，有可能找不到家，且容易受到伤害。

（二）常见护理诊断/问题

有出走的危险：与患者缺乏自知力、意识障碍等有关。

（三）护理目标

患者对自身疾病和住院有正确的认识，表示能安心住院，住院期间未发生出走行为。

（四）护理措施

1. 出走防范措施

（1）对住院患者进行出走风险评估，对高风险患者设置警示标识，将患者安置在工作人员视线范围内，加强病区巡视，做好床边交接班。

（2）与患者建立良好的治疗性信任关系，观察患者病情变化，了解其不安心住院原因和想法，给予安慰与解释，指导患者正确解决生活中的矛盾和问题，满足其合理需求。

（3）创造舒适的休养环境，介绍住院环境和同室病友，消除其紧张、恐惧心理。丰富患者的住院生活，鼓励其参加集体活动，分散患者出走的意念。

（4）加强安全防范措施，做好环境设施安全检查，重点时段如探视期间应加强防护。

（5）外出活动或外出做检查时应清点人数，专人护送，并与其他科室人员做好交接。

（6）尊重和关心患者，避免使用简单生硬的言语刺激患者。

（7）加强与患者家属的联系，鼓励家属探视，减轻患者孤独感。

（8）做好护理人员培训教育，规范落实各项防范措施，提高护士的责任心。

2. 出走应急处理

（1）发现患者出走应立即启动应急预案。立即组织人员寻找，同时报告上级部门，通知家属协助寻找。

（2）在寻找出走患者的同时，应妥善管理好病房内其他患者，以防产生不安情绪和再次发生不良事件。

（3）患者返院后应给予关心和安抚，而非训斥和责备。做好护理记录，并严格交接班，防止患者再次出走。

（五）护理评价

患者是否对自身疾病有正确的认识，是否能适应医院环境和安心住院，有无出走想法和计划，有无出走行为发生。

四、噎食的防范与护理

噎食是指食物堵塞咽喉部或卡在食管第一狭窄处，甚至误入气管，引起窒息。通常在患者进食过程中突然发生，轻者仍有较好的气体交换，能够用力咳嗽，咳嗽时可能有哮鸣音；重者无法咳嗽、说不出话、呼吸困难、双手不由自主地以V字状紧贴颈部，即海姆立克（Heimlich）征象，患者嘴唇、面色和甲床发紫，甚至意识丧失、四肢抽搐、大小便失禁、呼吸和心搏停止。精神障碍患者是噎食窒息发生的高风险群体，做好防范和应急处理是精神科临床护理人员的必备技能之一。

（一）护理评估

1.噎食原因

（1）抗精神病药物所致的锥体外系不良反应，可引起吞咽肌肉运动不协调，抑制吞咽反射而致噎食。

（2）脑器质性损害等因素，如认知障碍患者吞咽反射迟钝而致噎食。

（3）精神障碍患者因药物所致饥饿感增强，患者急速进食；老年患者牙齿脱落，咀嚼不充分，而导致噎食。

2.噎食风险评估　当患者因抗精神病药物或脑器质性损害等因素导致吞咽功能异常时，应进一步做洼田饮水试验。具体实施与评定方法：①患者取坐位或半卧位。②患者按习惯喝下30mL温水。③结果评定：1级（优）能顺利一次将水饮下（5秒内）；2级（良）能分两次以上咽下，不呛咳（5秒内）；3级（中）能一次咽下，但有呛咳；4级（可）能分两次以上咽下，有呛咳；5级（差）频繁咳嗽，不能全部咽下。④测试结果：2级以下可经口进食；3～4级存在吞咽功能障碍，应结合患者具体情况选择饮食类型和进食途径；5级存在严重的吞咽功能障碍，禁止经口进食。

（二）常见护理诊断/问题

1.吞咽障碍　与抗精神病药物不良反应或神经认知障碍等有关。

2.有窒息的危险　与吞咽障碍或进食过急有关。

（三）护理目标

1.患者在住院过程中不发生噎食。

2.患者了解噎食相关原因和防范措施，能有效防止噎食。

（四）护理措施

1.噎食防范措施

（1）对住院患者进行噎食风险评估，对高风险患者设立警示标识。餐厅设置防噎食专座，对有噎食风险者重点看护，防止噎食发生或力争对噎食早发现、早抢救。

（2）严密观察患者病情及药物不良反应，对有严重锥体外系反应的患者，除按医嘱给予拮抗药物外，还应指导摄入合适的食物和选择合适的进食方式。

（3）加强患者饮食管理，对抢食及进食过快的患者，应单独进食、专人管理，同时禁止患者将食物带回病室。

（4）做好患者、家属和陪护的健康教育，使他们了解噎食原因并掌握防范措施，共同参与患者的噎食防范。

（5）有噎食风险的患者避免进食汤圆、粽子、团子、馒头、地瓜、芋头等黏性食物，根据患者的情况给予半流质或流质饮食，必要时遵医嘱鼻饲。

（6）对于卧床需在床上进食的患者，喂食时应摇高床头30°～45°，采取头稍前倾45°或头部转向偏瘫侧80°姿势，以进食半流质饮食为宜。

2.噎食急救处理

（1）患者一旦发生噎食，护士应立即就地抢救，判断患者噎食程度。如为轻度噎食，即患者尚能呼吸和咳嗽，护士应鼓励患者咳嗽，清除其口咽部食物，同时观察患者噎食是否解除。如为重度噎食，即患者无法呼吸和咳嗽，护士应立即清除患者口咽部食物，采取海姆立克手法抢救，同时呼叫其他工作人员，通知医生和麻醉师。

（2）海姆立克手法抢救：分为立位腹部冲击法和仰卧位腹部冲击法。

1）立位腹部冲击法（用于意识清醒患者）：①施救者立于患者身后，双手环抱患者腰部，一腿在前，于患者两腿之间呈弓步，另一腿在后伸直；如患者无法站立，施救者协助患者采取坐位，并跪在患者身后。②指导患者身体前倾、低头、张嘴，以利于气道异物排出。③施救者一手握拳，拳眼置于患者肚脐与剑突之间（脐上两横指处），用另一只手固定拳头，用力向内向上快速冲击5次。如为肥胖或怀孕者，施救者双臂从患者双侧腋下环抱患者胸部，一手握拳，拳眼置于两乳头连线中间，另一手固定拳头，用力向内快速冲击。

2）仰卧位腹部冲击法（用于意识丧失患者）：①将患者置于仰卧位，救护者骑跨在患者髋部两侧。②一只手掌根置于患者腹部正中线、脐上方两横指处，勿触及剑突。另一只手直接放在第一只手的手背上，两手掌根重叠。③两手合力快速向内、向上有节奏地冲击患者腹部。④连续冲击5次后，检查患者噎食是否解除，如果仍旧存在，继续重复冲击，直至患者噎食解除。

（3）若使用以上急救法不能奏效，协助医生采用环甲膜穿刺术，将患者取仰卧位，头后仰，颈部伸直，摸清甲状软骨下缘和软骨环状上缘之间的凹陷处，左手固定此部位，右手持环甲膜穿刺针刺入气管内，可暂缓通气。同时应尽早行气管插管术。

（4）如患者心跳呼吸停止，应立即对患者实施心肺复苏。

（5）如噎食解除，患者自主呼吸恢复，应立即给氧，防止吸入性肺炎。由专人持续监护，给予患者心理安抚。

（五）护理评价

1.各种预防措施是否有效，患者吞咽障碍情况是否得到改善。

2.患者是否了解噎食原因和防范措施，能否自行选择摄入食物，有无噎食发生。

五、保护性约束与护理

（一）定义

约束是指一切用身体、药物、环境、器具等措施来限制患者活动能力的行为。身体约束是指使用物理或机械性设备、材料或器具附加或限定患者的身体，患者不能轻易将其移除，以此限制患者的自由活动或使患者不能正常活动自己的身体。

（二）适用范围

精神障碍患者在医疗机构内发生或者将要发生伤害自身、危害他人安全、扰乱医疗秩序的行为，医疗机构及其医务人员在没有其他可替代措施的情况下，可以实施约束、隔离等保护性医疗措施。

（三）基本要求

1. 应遵循最小化约束原则，当约束替代措施无效时才实施约束。
2. 应遵循患者有利原则，保护患者隐私及安全，对患者提供心理支持。
3. 约束过程中应动态评估，医护患三方应及时沟通，调整约束决策。

（四）实施过程

1. 评估　①患者情况：如自杀、攻击、出走、扰乱医疗秩序等风险；意识状态、合作程度、肢体情况。②约束方式：包括约束用具类型、约束部位、约束带数量、协同约束的工作人员数等。③约束环境：是否安全，能否保护患者隐私。

2. 约束准备　①严格查对：执行查对制度，并进行身份识别。一般情况下由医生先开具医嘱，特殊或紧急情况下可先实施紧急约束，但需及时通知医生补开医嘱，并在病程记录单上记录和说明理由。②知情同意：告知患者或监护人、委托人约束的相关内容，共同决策并签署知情同意书。紧急情况下可先实施约束，再行告知。③床单位准备：宜选择单人间或便于观察的重点监护室床位，铺好橡胶单和中单。④约束用具准备：临床上常采用肢体约束带（磁扣式与棉布）、肩部约束带、磁扣式腰部约束带、约束背心与约束椅。

3. 实施约束　①按约束操作规范执行，告知患者约束目的，尽可能取得患者理解。②约束顺序为上肢、下肢、肩部，约束肩部时应使用肩部专用约束带，或在腋下垫棉垫或毛巾以保护臂丛神经，约束带松紧应适宜，以能伸进1~2横指为宜，约束带应固定在患者不可及处。③约束过程中工作人员应相互协作，用力适当，以免双方受伤。同时约束过程中应保持与患者沟通，安抚其情绪，以尽可能取得患者的理解和配合。④做好约束记录，包括约束原因、时间、约束用具及带数、约束部位、约束部位皮肤和血液循环，患者情绪、行为反应，实施者等。

（五）约束后护理

1. 病室安置　约束与非约束患者应分房间安置，若无条件，约束患者必须24小时在护理人员视线范围内，防止其受到其他非约束患者的攻击。

2. 松紧适宜　保持约束肢体功能位及一定的活动度，约束部位应1~2小时松解一次，给予按摩和适当变换体位。

3. 巡视要求　15~30分钟巡视一次，观察约束带的松紧度、约束部位皮肤完整性和血液循环情况，以及观察患者意识、呼吸、情绪状况等。

4. 基础护理　包括饮食护理、大小便护理、个人卫生护理等。

5. 人文关怀　理解患者内心感受，满足其合理需求。

6. 交班和记录　对于约束患者，护士应做好床边交接班和护理记录。

7. 必要时镇静　遵医嘱适当使用镇静剂，并观察疗效，如患者精神症状好转、情绪稳定，应及时减少约束带数或遵医嘱解除约束。

8.重新评估　如持续约束超过24小时,应当由具有副主任医师及以上职称的精神科执业医师对患者进行检查,并对是否需要继续采取约束或隔离措施重新做出评估。

(六) 常见并发症及防范措施

1.自尊受损　身体约束一方面对患者起到保护作用,另一方面也是一种不良的心理刺激。因此约束前应做好患者和家属知情同意及解释工作,告知约束的目的和必要性,取得患者及其家属的配合。约束期间应做好人文关怀,落实心理护理和健康教育。充分考虑患者及其家属的价值观、宗教信仰和文化背景,保护患者隐私。

2.血液循环障碍或皮肤压力性损伤　常因约束带过紧、约束时间过长、局部受压过久所致。应加强巡视,对约束部位皮肤给予适当保护,约束带松紧应适宜,定时放松或更换约束部位,尽可能减少约束时间。

3.关节脱位或骨折　常因约束时患者极度反抗、医务人员用力不当或用力过大、过猛所致。因此在约束时,应根据评估结果配备适当人数的工作人员协同操作,工作人员间分工明确、配合默契、力度适宜。

4.臂丛神经受损　常为一侧,表现为上肢麻木,不能上抬、外展、旋转、屈曲等。多因保护性约束时未将肢体置于功能位置,长时间牵拉和约束过紧所致。因此,肩部约束时应使用特制的肩部约束带,或在腋下垫棉垫或毛巾后再约束,松紧应适当,持续评估患者情况,尽量缩短患者肩部约束时间。

(七) 住院患者身体约束集束化护理核查表

为规范约束程序和确保约束护理质量,临床护理管理者可采用表3-7对约束护理质量进行督查。

表3-7　住院患者身体约束集束化护理核查表

核查日期:		核查人:		核查科室:	
床号:	性别:	患者姓名:	住院号:	开始约束的时间:	
核查项目				请勾选是否确实执行	
				是	否
1.有住院患者身体约束的制度流程				是	否
2.约束指征合理				是	否
3.床位安置合理				是	否
4.约束工具选择合理				是	否
5.约束部位选择合理				是	否
6.约束方式正确 ①使用衬垫,保护约束部位 ②体位舒适,约束肢体活动度适宜				是	否
7.遵医嘱适当镇痛、镇静,有效果评价				是	否
8.每30分钟巡视一次				是	否
9.每2小时放松一次				是	否
10.每2小时评估一次				是	否
11.基础护理落实到位				是	否
12.注重对患者的人文关怀				是	否
13.约束记录完整				是	否

六、吞食异物的防范与护理

吞食异物是指精神障碍患者在精神症状的影响下吞下非食用物品。吞食的异物种类各异，常见的小物体有纽扣、别针、硬币、戒指、刀片，也有较大的物品如体温表、铁丝、筷子等。除此之外，患者有时还会吞服沐浴露、洗发露等液体。吞食异物可导致严重的后果，在临床护理中需严加防范，及时发现和正确处理。

（一）护理评估

1.相关因素　精神障碍患者受幻觉、妄想支配而吞食异物；抑郁障碍患者出现自杀、自伤观念而吞食异物；痴呆及智力发育障碍者由于缺乏对食物的分辨能力而吞食异物；自知力缺乏患者因不安心住院，为了出院而吞食异物；也有部分异食症患者因不明动机吞食异物。

2.吞食异物表现　吞食异物的危险性视吞食异物的性质不同而定。如为锐利的刀口、玻璃片或尖峰的金属物，可损伤器官或血管，引起胃肠穿孔或大出血；吞下较多的纤维织物可引起肠梗阻；吞食体温表、沐浴露等可引起中毒。

（二）常见护理诊断/问题

1.有受伤的危险　与吞食异物有关。
2.应对无效　与社会支持不足、个人缺乏应对技巧有关。

（三）护理目标

1.患者住院期间未发生吞食异物的行为。
2.患者学会合理的应对方式，能认识吞食异物的后果。

（四）护理措施

1.吞食异物防范

（1）护理人员应通过了解患者病情、诊断和治疗，充分评估患者吞食异物的风险，对高风险患者应安置在重点观察室看护，加强巡视，做好交接班。

（2）规范落实患者心理护理和健康教育，护理人员应以耐心、尊重、接纳的态度与患者建立良好的护患关系，引导患者以适当方式表达和宣泄，增强控制行为的能力，向患者耐心说明吞食异物的不良后果。了解患者吞食异物的原因，尽量满足患者的合理需求。

（3）加强对各类危险物品的管理，严格执行安全制度，经常检查病房环境及危险物品。为患者治疗时，应保管好安瓿和消毒剂，防止患者吞食。患者如果需使用剪刀、针线、指甲钳等物品，应在护理人员视线范围内进行。

（4）加强对探视亲属的教育，家属探视及患者请假出院、返院时要有专人接待，做好安全检查，防止危险品带入病室。

2.吞食异物后处理　一旦发现患者吞食异物，护士应沉着冷静，妥善安置患者，了解吞食异物种类。同时报告医生，遵医嘱安排患者行X线等相关检查，以确定异物种类和在体内位置，再进行相应处理。

（1）吞食液体异物：应立即温水洗胃，防止吸收中毒。

（2）吞食固体异物：较小异物多可自行从肠道排出。但如果异物有锐利的刀口或尖峰，应让患者卧床休息，减少活动，并进食含较多纤维的食物如韭菜，给予缓泻剂，以利于异物的排出。期间应观察粪便以发现排出的异物，同时，尤其注意患者腹部疼痛和血压情况，如患者腹部疼痛明显或有内出血迹象时，应立即报告医生，安排手术取出异物。如吞食长形异物，如牙刷、筷子等，应立即报告医生，遵医嘱安排患者到外科诊治，通过内镜取出异物。

（五）护理评价

1. 患者是否吞食异物，以及是否发生内出血、中毒等危险情况。
2. 患者是否认识到吞食异物的危险性，学会积极应对的行为方式。

第五节 精神科康复技能

精神障碍患者的康复工作是指运用一切可采取的手段，尽力纠正患者的病态表现，最大限度地恢复其适应社会生活的精神功能。目的是提高患者适应社会的能力，改善其职业功能水平，提高其生活质量。由于精神障碍容易复发，病程迁延，患者的躯体功能和神经功能易发生退行性变化，从而影响其各方面的功能。精神障碍患者的康复工作对于减轻其精神残疾、提高其生活质量具有非常重要的意义。

一、精神障碍不同阶段的康复重点

精神障碍患者的康复工作应尽可能从疾病的急性期开始，康复工作越早开始，预防残疾发生的效果就越好。在康复训练前，先要对患者的疾病症状、社会功能水平、兴趣爱好等进行评估，制订适合患者疾病不同阶段的训练方案，以最大限度恢复其社会功能。

（一）急性治疗期康复重点

精神障碍患者的康复工作应随其疾病诊断的确定就随之开始。精神障碍患者确诊后，应当根据患者的具体病情进行技能训练，包括指导患者适应住院环境，鼓励患者与他人交往并表达内心感受，引导患者参加集体活动，教会患者应对症状的技巧等。

（二）病情稳定期康复重点

经急性期治疗后，患者症状逐步缓解进入稳定期，可以根据患者情况给予认知功能训练、药物不良反应的识别与预防技能训练、独立生活技能训练，以提高患者的自我管理能力，减少其精神残疾发生率。

（三）出院期康复重点

疾病稳定后患者即进入出院期，此期的治疗重点是预防疾病发作。因此康复工作应着重帮助患者提高自我管理疾病的能力，改善其社会功能。具体康复措施有疾病复发症状的早期识别和预防、药物自我管理能力训练、就业康复技能训练等，为患者回归适应社会做准备。

二、精神科康复训练程序

（一）全面评估患者

评估是精神康复工作的关键，需全面评估患者才能制订出适合患者的康复训练方案。

1. 一般情况评估　性别、年龄、知识水平、宗教信仰、患者对疾病康复及未来生活的态度和期望等。

2. 精神症状评估　临床常用的精神症状评定量表有简明精神病量表（brief psychiatric rating scale，BPRS）、阴性症状量表（scale for assessment of negative symptoms，SANS）、阳性症状量表（scale for assessment of positive symptoms，SAPS）等。

3. 社会功能评估　常用评定工具有以下几种。

（1）功能独立性评定量表（functional independence measure，FIM）：该量表主要用于评定患者独立生活的能力，也用于定期评定康复治疗的效果。

（2）康复状态量表（morning side rehabilitation stats scale，MRSS）：该量表用于评定精神障碍患者的康复效果，主要用于评价精神障碍患者的总体功能水平。量表评分等级为0~7级，0分为无异常，7分为状态极差或极度残疾状态，得分越高表示状态越差（表3-8）。

表 3-8　康复状态量表（MRSS）

	条目	得分
Ⅰ 依赖量表	1. 住所	0　1　2　3　4　5　6　7
	2. 同住者在患者依赖表现中所起的作用	0　1　2　3　4　5　6　7
	3. 家务安排：a. 购物、用膳 b. 一般杂务（洗衣等）	0　1　2　3　4　5　6　7
	4. 如何承担经济责任	0　1　2　3　4　5　6　7
	5. 个人习惯：日常卫生、衣着整洁、起床等	0　1　2　3　4　5　6　7
	6. 专业人员访视：a. 监护、支持 b. 定期、不定期 c. 患者主动接触	0　1　2　3　4　5　6　7
	7. 医疗安排：a. 由通科医生处理 b. 肌注药物何处获得	0　1　2　3　4　5　6　7
	8. 其他专业人员接触情况	0　1　2　3　4　5　6　7
Ⅱ 活动能力量表	1. 工作：a. 工种 b. 地点 c. 时间 d. 报酬形式	0　1　2　3　4　5　6　7
	2. 培训表现	0　1　2　3　4　5　6　7
	3. 工作主动性	0　1　2　3　4　5　6　7
	4. 每天常规：a. 起床就寝 b. 家务 c. 晨间活动 d. 午后 e. 规律如何	0　1　2　3　4　5　6　7
	5. 空闲时活动：室内/室外（周末、平日）	0　1　2　3　4　5　6　7
	6. 兴趣爱好（读书、看电视、听收音机等）	0　1　2　3　4　5　6　7

（续表）

条目		得分							
Ⅲ 社交量表	1. 住所伴侣	0	1	2	3	4	5	6	7
	2. 与同住者的友谊：a.结伴外出 b.经常接触或比较友好	0	1	2	3	4	5	6	7
	3. 是否熟悉邻居？关系如何？	0	1	2	3	4	5	6	7
	4. 目前与家庭成员的接触	0	1	2	3	4	5	6	7
	5. 其他社交活动（游戏、运动等）	0	1	2	3	4	5	6	7
	6. 工作时的社交接触	0	1	2	3	4	5	6	7
	7. 亲密的朋友	0	1	2	3	4	5	6	7
	8. 社交困难或无能：a.同亲属 b.工作时 c.对熟人和陌生人	0	1	2	3	4	5	6	7
Ⅳ 目前症状和异常行为量表	1. 主观症状（焦虑/抑郁、动力缺乏、无兴趣、注意力受损）	0	1	2	3	4	5	6	7
	2. 询问时引出的其他严重症状	0	1	2	3	4	5	6	7
	3. 服药态度	0	1	2	3	4	5	6	7
	4. 别人观察到的症状（社交过程中出现困窘、烦恼、痛苦或困扰的行为）	0	1	2	3	4	5	6	7
	5. 其他异常行为（强迫观念、强迫行为、妄想所造成的后果）	0	1	2	3	4	5	6	7
	6. 筹划日常生活时发生困难	0	1	2	3	4	5	6	7

（3）社会功能量表（social functional rating score，SFRS）：主要从客观方面对患者的社会功能进行评估。量表评分等级为0~7级，0分为无异常，7分为极差，分值越高表示社会功能越差，见表3-9。

表3-9 社会功能量表（SFRS）

条目	得分							
1. 穿衣	0	1	2	3	4	5	6	7
2. 洗脸、刷牙、梳头	0	1	2	3	4	5	6	7
3. 吃饭	0	1	2	3	4	5	6	7
4. 吃药	0	1	2	3	4	5	6	7
5. 家务	0	1	2	3	4	5	6	7
6. 行走	0	1	2	3	4	5	6	7
7. 听从家人	0	1	2	3	4	5	6	7
8. 自己上厕所	0	1	2	3	4	5	6	7
9. 处理钱物	0	1	2	3	4	5	6	7
10. 上街购物	0	1	2	3	4	5	6	7
11. 职业工作	0	1	2	3	4	5	6	7
12. 个人生活自理	0	1	2	3	4	5	6	7
13. 家庭职能	0	1	2	3	4	5	6	7
14. 婚姻职能	0	1	2	3	4	5	6	7
15. 父母职能	0	1	2	3	4	5	6	7
16. 子女职能	0	1	2	3	4	5	6	7

（续表）

条目	得分
17. 家庭内活动	0　1　2　3　4　5　6　7
18. 家庭外社会活动	0　1　2　3　4　5　6　7
19. 社会性退缩（与人交往）	0　1　2　3　4　5　6　7
20. 对外界的兴趣和关心	0　1　2　3　4　5　6　7
21. 责任心和计划性	0　1　2　3　4　5　6　7
22. 住院时个人生活自理	0　1　2　3　4　5　6　7
23. 住院时参加集体活动	0　1　2　3　4　5　6　7
24. 住院时人际交往	0　1　2　3　4　5　6　7
25. 住院时合作性	0　1　2　3　4　5　6　7
26. 对出院的关心与打算	0　1　2　3　4　5　6　7
27. 住院时关心婚恋家庭	0　1　2　3　4　5　6　7
28. 住院时关心职业工作	0　1　2　3　4　5　6　7
29. 住院时关心时事新闻	0　1　2　3　4　5　6　7
30. 目前社会功能	0　1　2　3　4　5　6　7
31. 最重功能损害	0　1　2　3　4　5　6　7
32. 最近2年不做职业工作时间	0　1　2　3　4　5　6　7
33. 病前2年内最佳社会功能	0　1　2　3　4　5　6　7

（4）躯体疾病评估：相当多的精神障碍患者同时合并躯体疾病，其精神状态、社会功能和生活质量也因而受到躯体疾病的影响。因此，制订康复训练计划时需注意了解精神障碍患者是否存在躯体疾病。

4. 优势评估　制订康复计划前应评估患者的优势和特长，结合患者的兴趣爱好开展各项康复训练，尽力发挥他们的能动性，利用其优势转移他们对问题的过度关注，有效提高康复效果。

（二）制订与实施康复计划

康复计划包括所要达到的目标，具体实施的康复类型及方法，每次康复训练的时间，训练频率、场地和道具要求，负责训练人员的要求等。康复目标要明确，充分依据患者功能损害情况及家庭、社会对患者的要求来确定。切合患者情况选择具体的康复类型，同时要让患者及其家属共同参与、达成共识。训练方法应详细明确，便于实际操作。在康复计划的实施过程中，应及时观察患者的参与度，了解患者康复训练的感受，以便及时做出调整。

（三）康复疗效评估

康复疗效观察是一个动态连续的过程。可以通过上述评估工具定期对患者的康复训练效果进行评价，根据评价的结果确定新的康复目标，制订新的康复进程。

三、常见精神康复训练项目

（一）独立生活技能训练

这类训练主要是针对病程较长的慢性衰退患者。护士设置实际的生活技能训练内容，安排好患者每天的活动，督促、指导患者完成各种活动，并根据完成的情况给予患者一定的言语或物质强化。也可采用代币强化法，让患者用代币获取一定的生活用品，以激励患者持续进步。

（二）文体娱乐活动训练

训练目的在于陶冶患者心情、改善情绪，培养社会活动能力，增强社会适应能力。根据患者的个性爱好选择具体内容，丰富患者的住院生活。文娱活动能唤起患者的愉悦和满足感，此种轻松愉快的气氛可稳定患者的情绪，减轻敌意和攻击性，对缓解病情和促进康复非常有利。可选择的活动有歌咏、舞蹈、书画、乐器演奏、体操、球类比赛、音乐欣赏等。

（三）药物自我管理训练

1. 训练内容　①人际交往训练。②患者了解训练目的和对服药的看法。③学习有关抗精神病药物的知识，如为什么要服用抗精神病药物及坚持服药的重要性。④学会正确管理药物的方法并能够评估自己所服用药物的作用，让患者学习正确的服药技术或学会评估药物对自己所起的作用，并记录药物产生的不良反应。⑤识别并处置药物不良反应，教会患者识别抗精神病药物的不良反应，并指导患者采取适当的处理方法。⑥与医务人员商讨药物治疗有关的问题，如让患者知道什么时间通过什么方式能获得医务人员的帮助，如何清晰地向医务人员汇报病情。

2. 训练方法　药物自我管理训练内容应遵循以下七个步骤：①内容介绍，介绍将进行训练的主题，解释需要掌握技能的内容，鼓励患者积极参加。②看视频和提问/问答，用视频示范应掌握和使用的各种技能，用提问和回答的方法复习所学技能。③角色扮演，患者之间相互练习使用这些技巧。④资源管理，讨论使用这些技能时所需要准备的条件。⑤解决新出现的问题，解决使用这些技能时出现的问题。⑥在实际生活中运用所学的技能，在训练课以外，与医务工作者在实际的环境中进行练习。⑦布置并完成课后作业。

（四）社会技能康复训练

1. 人际交往技能训练　目的是帮助患者如同正常人那样在社会群体中生活交往。可先采用社会交往相关量表对患者的人际交往行为进行评估，从简单的社交训练开始，如教会患者怎样主动与亲戚、朋友打招呼，如何称呼对方等；再教会患者交谈技巧如言语表达、语调、目光、姿态等；如何适当利用交通设施参加各种社交活动等。

2. 社会角色技能训练　慢性精神障碍往往导致患者社会功能缺陷，不能完成自己的社会角色功能，临床上常用心理剧来进行这方面的训练。通常先设计一个情景，与实现角色功能需要解决的问题有关，让患者在扮演中模拟学习，从而胜任社会中的真正角色。扮演过程中护士应给予患者一些人际关系技巧的示范，同时应对患者取得的微小进步或改善立即给予表扬和鼓励。

（五）认知功能训练

随着病程的延长和复发次数的增加，精神障碍患者的认知功能往往会出现不同程度的损害，继而在学习方面能力下降，主要表现为注意力不集中，不能较长时间专注一件事情，无法坚持完成作业及无法学习新知识、新技能。训练的目的是帮助患者改善学习技能，提高学习能力。常采用记忆力训练、定向力训练、计算力训练、思维综合能力训练、益智类活动训练、手工作业训练等。

（六）职业技能康复训练

职业技能康复训练是减少精神残疾的一个重要内容，是以恢复或提高患者职业技能，达到重返社会、恢复工作为目的的一种康复训练方法。职业技能康复训练包括以下几种。

1.简单作业训练　　患者进行就业行为训练的初期阶段，训练项目工序相对简单，技术要求低，适合大多数患者。

2.工艺制作训练　　又称工艺疗法，训练患者进行手工艺术性操作。工艺制作训练可以激发患者创造力、提高兴趣、稳定情绪。工艺制作训练大致有以下种类：编织、绘画、书法、摄影、园艺、种植等。

3.职业模拟训练　　回归社会就业前的准备训练，可依据患者病前的工作能力选择训练项目，如超市收银员、酒吧服务员、洗车店职员等。在训练过程中帮助其调整职业心态，适应规律的职业生活，对患者的不适应行为和遇到的压力问题给予及时处理，不断提高患者的职业能力。

案例回顾

1.患者存在幻觉妄想，护士对患者所述幻觉妄想相关事件不肯定也不予否定，也不与患者争辩，以免成为患者妄想的对象，待患者病情稳定、症状缓解时再帮助其认识。沟通时避免与患者单独共处一室，不站立于患者正面。沟通时应采取温和的姿态，避免激惹性语言。

2.护士在与患者沟通时必须尊重患者，做好自我介绍，倾听患者陈述，确认患者的问题，体会患者的心境，尽量满足其合理需求，减轻患者因环境陌生带来的不适感。在落实各项治疗和护理措施之前，尽可能向患者介绍或说明操作目的和过程，以取得患者配合。

第四章
神经发育障碍患者的护理

章前引言

神经发育障碍（neurodevelopmental disorders）是指出现在发育阶段的行为和认知障碍，表现为特定智能、运动、语言或社会功能的获得或执行存在显著困难。无论个体的症状引起临床关注的年龄如何，出现于发育阶段的障碍通常首次发作在18岁之前。尽管出现于不同发育阶段的精神和行为障碍（如精神分裂症、双相障碍）均可表现为行为和认知缺陷，但是只有核心特征具有神经发育性的障碍才被归类于本组疾病。

神经发育障碍的病因假说复杂，并且许多个案病因尚属未知，目前主流观点认为神经发育障碍主要是由先天或遗传因素所致。当然，缺乏适当的环境刺激或足够的学习机会和经验也可能是神经发育障碍的影响因素，在评估中应当综合考虑。某些神经发育障碍也可由发生于发育阶段的中枢神经系统的损伤、疾病或其他伤害引起。

根据《ICD-11精神、行为与神经发育障碍临床描述与诊断指南》，神经发育障碍包括智力发育障碍、发育性言语和语言障碍、孤独症谱系障碍、发育性学习障碍、发育性运动协调障碍、注意缺陷多动障碍、刻板运动障碍、其他特定神经发育障碍、未特定的神经发育障碍。本章主要介绍智力发育障碍、孤独症谱系障碍、注意缺陷多动障碍和原发性抽动及抽动障碍的临床特点和护理程序。

第四章 神经发育障碍患者的护理

学习目标

1. 理解神经发育障碍的类型，以及智力发育障碍、孤独症谱系障碍、注意缺陷多动障碍、原发性抽动及抽动障碍的病因。
2. 识记智力发育障碍、孤独症谱系障碍、注意缺陷多动障碍、原发性抽动及抽动障碍的临床特点。
3. 学会应用护理程序为智力发育障碍、孤独症谱系障碍、注意缺陷多动障碍、原发性抽动及抽动障碍患儿提供有针对性的护理。

思政目标

培养学生有爱心、耐心和责任感的职业态度，以及对于患儿出现的症状和异常行为具有同理心，在日常护理工作中能够恪守慎独。

案例导入

患儿男性，9岁，因语言行为发育晚就诊。患儿母亲26岁，怀孕期间有先兆子痫，足月顺产。患儿2岁开始走路，2岁半开始学叫"爸爸、妈妈"，喜欢听妈妈唱歌，不喜欢说话，吐字不清，只能说"妈妈来"等简单句，不能说复杂句。患儿反应慢，妈妈叫几次才能注意，不愿跟陌生人说话，经常发呆。幼儿期母亲反复教患儿认字和数数，到8岁也只能数到10。患儿家境贫困，一直在家由母亲照顾，患儿能自己用勺子吃饭，能自己大小便，穿衣系扣需母亲协助，动作慢，自己不能独自出门。7岁时到普通小学就读，但因无法跟上进度而退学。能在母亲引导下跟邻居和亲戚打招呼，对人家笑，能听从母亲指令拿东西、捡苞米。过去无重大疾病史。患儿父亲有智力发育障碍，母亲有腿部残疾。患儿躯体检查无阳性体征。精神检查时安静，问话基本不答，有时需反复询问和经母亲启发才能简单回答认人和数数问题。韦氏儿童智力测验总智商43，言语智商42，操作智商44。

思考题

本案例中患儿最符合的诊断是什么？

第一节 智力发育障碍

一、智力发育障碍的临床特点

智力发育障碍（intellectual developmental disorder，IDD）曾称精神发育迟滞（mental retardation，MR），是指个体在神经系统发育成熟以前，因先天或后天的各种不利因素导致智力发育停滞或受阻，以智力和社会适应能力发育迟缓，不能达到相应年龄水平为主要临床表现的一类精神障碍。智力发育障碍属于儿童时期常见发育性障碍，是导致儿童终身残疾的主要原因之一。

2013年，美国精神医学学会出版《精神障碍诊断与统计手册（第5版）》（DSM-5），其中IDD的诊断名称发生了改变，提示由根据IQ测验成绩划定智力残疾概念转向强调智力发育障碍属于医学和（或）生物学障碍范畴。2018年，WHO出版《国际疾病分类（第11版）》，书中采用"智力发育障碍"作为术语取代之前版本中使用的"精神发育迟滞"。2018年12月，国家卫健委发布国卫医发〔2018〕52号《关于印发国际疾病分类第十一次修订本（ICD-11）中文版的通知》，要求自2019年3月1日起，各级各类医疗机构应当全面使用ICD-11中文版进行疾病分类和编码。此次的命名标志着人类对疾病和功能状态发展的新认识，再一次表明社会模式下的"智力发育障碍"更能体现客观、尊重与支持。

（一）病因及发病机制

智力发育障碍是全球儿童主要致残原因之一，其病因广泛而复杂，多数还无法明确，临床表现也复杂多样。从围产期开始到18岁以前，影响中枢神经系统发育的因素都可以成为致病因素。目前已明确的病因主要包括遗传和生物学因素，以及环境中各种影响心理发育的因素。目前即使使用现代医学检查技术和方法，58%～78%的轻度智力发育障碍、23%～43%的重度智力发育障碍患儿都难以发现和确认具体的病因。已明确的病因有以下几种。

1. 遗传和先天因素　包括染色体异常、基因异常和先天性颅脑畸形。染色体异常如常染色体和性染色体畸变、唐氏综合征、先天性卵巢发育不全、先天性睾丸发育不全、脆性X染色体综合征等。基因异常是指DNA分子结构异常导致机体代谢所需酶的活性不足或缺乏，导致遗传代谢性疾病，并伴有智力发育障碍，如苯丙酮尿症、半乳糖血症、戈谢病、家族性黑蒙性痴呆等。先天性颅脑畸形包括家族性小脑畸形、先天性脑积水、神经管闭合不全等。

2. 围产期有害因素　母亲孕期各种感染、药物、毒物、放射线和电磁波、孕妇患各种疾病（如甲状腺疾病、先兆流产、妊娠高血压等）、分娩期各种并发症（如前置胎盘、胎盘早期剥离、胎儿宫内窘迫等）、妊娠期其他危险因素（如母亲年龄偏大、营养不良、抽烟、饮酒或长期心理应激等）。

3. 出生后不良因素　影响中枢神经系统发育的疾病和环境因素都可能导致智力发育障碍。

包括新生儿疾病（如未成熟儿、低出生体重儿、母婴血型不合所致核黄疸、新生儿肝炎、新生儿败血症等）、儿童期疾病（如脑炎/脑膜炎等中枢神经系统感染、颅内出血、颅脑外伤、脑缺氧、甲状腺功能低下、重度营养不良等）、环境因素（如缺乏受教育机会、与社会隔离等）。

（二）临床表现

围产期病因所致的智力发育障碍患儿在出生后即表现出心理和躯体各个方面不同程度的发育迟缓或躯体畸形。出生后因有害因素致病者，病前智力发育正常，病后智力发育停滞不前或倒退。患儿主要表现为不同程度的智力低下和社会适应能力缺陷。与正常儿童相比，患儿存在发育起点晚、速度慢、最终达到水平低等特点，并表现为各个方面的发育异常和不同的临床分级。

1. 发育异常

（1）生理和动作：智力发育障碍患儿尤其是中重度患儿在身高、体重、骨骼等方面可能比同龄儿童发育速度慢，并可能伴有小头畸形，面容、脊柱、四肢发育异常和癫痫等疾病。在动作方面，患儿也可能存在大动作和精细动作的发育问题，开始学习坐立、爬行、走路和手部精细动作的时间可能明显迟于同龄儿童。

（2）认知能力：患儿的感知觉速度相对迟缓，辨别能力差，对色彩、声音、语言等的识别和分辨能力弱，记忆力差，识记速度慢，记忆容量小，保持、再现和再认不完整。患儿的思维概括水平低、抽象思维能力及思维的深度和广度较差，且注意广度窄、稳定性差。这些认知能力的问题使得患儿获得知识的速度慢，常常需要更长的时间来学习，并会影响患儿语言和社会功能的发展。

（3）语言发展：患儿语言发育迟缓，开始说话的年龄晚，有些患儿发音不清楚，语言理解能力和表达能力差，能运用的词汇少，表达的清晰度差。

（4）社会适应：由于患儿认知、动作、语言方面的问题，也影响到了患儿社会适应能力的发展，智力发育障碍的程度越严重，其社会适应越差，在成长中人际交往水平低，并且缺乏弹性和应变能力，也因此导致其学习各种社会技能的时间长，运用技能的水平低。

（5）生活自理：根据智力发育障碍的不同程度，患儿的生活自理能力不同。轻度患儿基本能够生活自理，而有些重度智力发育障碍的患儿到七八岁也很难学会自己吃饭、洗漱、穿衣，甚至大小便不能自理等。

2. 不同的临床分级　智力发育障碍的严重程度应当基于个体在智力功能和适应行为三个维度（即概念性技能、社会性技能和实践性技能）的总体受损状态来判断。DSM-5和ICD-11根据智力低下程度和社会适应能力缺陷程度将智力发育障碍分为以下四个等级，见表4-1。

（1）轻度智力发育障碍：智商为50~69，基于适当常模的个体标准测试的智力功能和适应行为分数低于平均值2~3个标准差（0.1~2.3百分位数）。当无标准化测试时，智力功能和适应行为评估更需要依赖于临床判断。轻度智力发育障碍个体在幼儿期即可表现出智能发育较同龄儿童迟缓，如语言发育延迟，词汇不丰富，理解能力、分析能力差，抽象思维不发达。患儿能完全独立自理生活，如进食、穿衣、洗漱、大小便控制及简单家务劳动。就读小学以后学习困难，学习成绩经常不及格或者留级，最终勉强完成小学的学业。患儿能进行日常的语言交流，但对语言的理解和使用能力差。通过职业训练，成年以后能从事简单非技术性工作，获得简单生存技能和生活能力，大多可独立生活，但社会适应能力水平低，难以应对环境的复杂变化。成年以后智力水平相当于9～12岁正常儿童。

（2）中度智力发育障碍：智商为35～49，基于适当常模的个体标准测试的智力功能和适应行为分数低于平均值3～4个标准差（0.003～0.1百分位数）。当无标准化测试时，智力功能和适应行为评估更需要依赖于临床判断。患儿从幼年开始智力和运动发育都明显比正常儿童迟缓，语言发育差，表现为发音含糊不清，虽然能掌握日常生活用语，但词汇贫乏以致不能完整表达意思。计算能力为个位数加、减法的水平。不能适应普通小学的就读。规范的特殊教育与训练可令患儿学会自理简单生活，完成简单体力劳动，但质量差、效率低，处于半独立生活状态。成年以后智力水平相当于6～9岁正常儿童。

（3）重度智力发育障碍：智商为20～34，基于适当常模的个体标准测试的智力功能和适应行为分值至少低于平均值约4个标准差（小于大约0.003百分位数）。当无标准化测试时，智力功能和适应行为评估更需要依赖于临床判断。患儿出生后即出现明显的发育延迟，经过训练最终能学会简单语句，但不能进行有效语言交流。不会计数，不能在普通学校就读。患儿动作笨拙、不灵活，经过长期的反复训练，可学会自己进食或简单的生活能力，但日常生活需人照料。常伴随显著的运动功能损害、身体畸形，并可出现癫痫、脑瘫等神经系统疾病。情感反应不协调、易冲动。患儿不具有社会行为的能力，经过反复训练可在监管下从事极为简单的体力劳动。成年以后智力水平相当于3～6岁正常儿童。

（4）极重度智力发育障碍：智商在20以下，基于适当常模的个体标准测试的智力功能和适应行为分值大约低于平均值至少4个标准差（小于大约0.003百分位数）。当无标准化测试时，智力功能和适应行为评估更需要依赖于临床判断。极重度智力发育障碍患儿完全没有语言能力，对危险不知躲避，不认识亲人及周围环境，毫无防御和自卫能力，以原始性的情绪如哭闹、尖叫等表达需求。生活不能自理，大小便失禁。完全依赖他人帮助才能生存。常合并严重神经系统发育障碍和躯体畸形。成年以后仅能达到3岁以下正常儿童的智力水平。

表4-1　智力发育障碍等级

严重程度	智商	接受教育和康复训练能力	日常生活能力
轻度	50～69	初级教育或特殊教育	可独立生活
中度	35～49	特殊教育或训练	简单生活技能，半独立生活
重度	20～34	简单训练	生活自理能力差，需要监护
极重度	<20	无能力	无生活自理能力，需要监护

基于规范和标准化的智力和社会适应行为测试，比较测试水平与平均水平的标准相差及年龄等进行评定，ICD-11和DSM-5对智力发育障碍的分类和分度见表4-2。

表4-2 ICD-11和DSM-5对智力障碍的分类和分度

ICD-11	DSM-5
智力发育障碍，轻度	智力发育障碍，轻度
智力发育障碍，中度	智力发育障碍，中度
智力发育障碍，重度	智力发育障碍，重度
智力发育障碍，极重度	智力发育障碍，极重度
暂时性智力发育障碍	全面性发育迟缓
智力发育障碍，未特指	智力发育障碍，未特指

3.共患疾病 智力发育障碍合并其他精神疾病的发生率是30%～70%，属于高危因素。常见共患疾病有精神分裂症、双相障碍、焦虑障碍、注意缺陷多动障碍、对立违抗障碍、品行障碍、孤独症谱系障碍、进食障碍等，患儿也可表现出自伤、冲动攻击、强迫和重复刻板行为等。

4.常见导致智力发育障碍的先天性遗传病

（1）唐氏综合征：俗称先天愚型，又叫21-三体综合征，是染色体畸变中最常见的类型。60%在胎儿早期夭折而流产，患病率随母亲年龄的增长而上升。其染色体核型有标准型、易位型和嵌合型三种。主要临床特征为智力发育障碍、特殊面容和生长发育迟缓。

（2）脆性X染色体综合征：呈X连锁半显性遗传，家系内患病风险呈逐渐递增趋势。以语言障碍较突出，语言发育延迟和语言质量异常，可有重复语言，模仿语言或伴急躁、冲动的喋喋不休，但其语言发育延迟与智力低下是相称的。有的患儿可表现活动过度或被动消极行为，有的有自残行为和类孤独症症状。部分病例可伴有神经系统异常，伴癫痫发作者达15%。

（3）先天性睾丸发育不全：又称先天性生精不能症（Klinefelter综合征）。发病率约为1/1 000，占男性不育症的1/10。是由父母双亲之一的生殖细胞在形成过程中发生性染色体不分离所致。临床特征为乳房肥大（女性乳房），睾丸微小，甚至无睾丸，无精子、阴茎小，胡子稀疏，喉结不明显。约25%的患儿表现为智力低下。

（4）先天性卵巢发育不全综合征：又称Turner综合征。约占女性智力缺陷的6.4/1 000。其特征为身材较矮，第二性征发育不良，卵巢缺如，无生育力，部分患儿智力轻度低下，有的患儿伴有心、肾、骨骼等先天畸形。

（5）苯丙酮尿症（phenylketonuria，PKU）：遗传性代谢缺陷病的典型代表，几乎所有患儿都有不同程度的智力低下，90%以上为中度至重度。多动、攻击行为、情绪不稳等症状常见。PKU一旦确诊，应立即给予低苯丙氨酸饮食治疗。

（6）半乳糖血症（galactosemia）：一种先天性代谢病，属常染色体隐性遗传，群体发病率为1/10万。主要症状是营养不良、白内障、智力低下和肝脾肿大等。

（三）治疗和预防

智力发育障碍的治疗原则以教育和康复训练为主，辅以心理治疗，仅少数患儿需要对伴随的精神症状进行药物对症治疗。

智力发育障碍的病因复杂，疾病对患儿心理活动的各过程和社会功能影响颇大，预后往往欠佳。因此，必须积极进行预防。监测遗传性疾病，做好围产期保健，避免围产期并发症，防止和尽早治疗中枢神经系统疾病是重要的预防措施。

1. 药物治疗　应根据患儿共患的精神障碍选用相应的药物治疗。例如，对于共患注意缺陷多动障碍的患儿，当这些症状严重干扰了患儿接受教育和康复训练，可选用哌甲酯或托莫西汀等药物实施对症治疗。共患重度抑郁症、双相障碍、焦虑障碍等可分别选用抗抑郁药、心境稳定药、抗焦虑药物。对于智力发育障碍患儿伴有的幻觉、妄想等精神病性症状可选用抗精神病药物。药物治疗的剂量视患儿的年龄和精神症状的严重程度而定。一般从小剂量开始用药，逐渐增加到有效剂量，当症状得到控制以后，逐渐减量，直到停药。

2. 心理治疗　临床心理治疗师可针对患儿的异常情绪和行为采用相应的心理治疗。其中，常用有效方法是行为治疗。通过行为治疗能够使患儿建立和巩固正常的行为模式，减少攻击行为和自伤行为。对家长的心理教育和家庭治疗能使患儿的父母了解疾病的相关知识，减轻焦虑情绪，从而更有效地配合专业人员对患儿实施教育和康复训练。

3. 康复训练和教育　由学校教师、家长、康复训练师相互配合进行。教师、家长和康复训练师的任务是使患儿掌握与其智力水平相当的文化知识、日常生活技能和社会适应技能。在对患儿进行教育和康复训练时，要根据患儿的智力水平因材施教。

4. 预防　智力发育障碍重在预防，预防是降低患病率的有效措施。

（1）一级预防：做好婚前检查、孕期保健和计划生育工作。监测遗传性疾病，杜绝近亲结婚，避免高龄妊娠，坚持常规的产前检查，做好围产期的保健工作。孕妇应保持情绪稳定，营养合理，杜绝不良嗜好。在分娩时，预防难急产和胎儿窒息缺氧等。合理喂养婴儿，防止婴儿脑外伤和神经系统疾病。为儿童提供良好的教育环境和必要的生活条件。

（2）二级预防：对可疑患儿进行定期检查和早期干预。对心理社会因素为主要原因的智力发育障碍患儿进行及时的强化教育训练。对患儿的家长和教师普及疾病知识及可能出现的精神心理问题和处理措施。

（3）三级预防：对已明确诊断的患儿采取综合措施，尽量减少残疾，提高补偿能力。对患儿进行个别化教学和训练，以提高患儿的生活自理能力和社会适应能力。对合并器质性疾病或残疾的患儿对症处理，为其参与社会生活提供条件。

二、智力发育障碍患者的护理

（一）护理评估

1. 健康史　患儿既往的健康状况，是否较常人更容易罹患某些躯体疾病。

2. 生理功能　与同龄儿童比较，各项躯体发育指标如身高、体重是否达标；有无躯体畸形；有无饮食障碍；有无营养失调及睡眠障碍等。

3. 心理功能

（1）感知觉：有无感觉过敏和减退、错觉、幻觉及感知综合障碍等。

（2）思维：有无思维联想、连贯性、逻辑和思维内容等方面的障碍。

（3）情感：有无焦虑、抑郁、恐惧、情绪不稳、易激惹、情感淡漠和迟钝等异常情绪。

（4）意志和行为：有无意志减退和增强、怪异行为、多动行为，有无刻板、仪式化或强迫行为，有无暴力行为和自伤、自杀行为，有无对立违抗或品行问题等。

4. 心理发育评估

（1）智力测验：常用的标准化诊断用智力测验工具如下：①韦氏儿童智力量表（Wechsler intelligence scale for children，WISC），我国有北京师范大学、华东师范大学及上海市第六人民医院修订本，简称为WISC-CR，个别测试，测试时间1~1.5小时，适用于6~16岁儿童。②中国-韦氏幼儿智力量表（C-WYCSI），适用于4岁至6岁半儿童。③格赛尔发育量表（Gesell development diagnosis scale，GDDS），适用于4周至3岁儿童。④丹佛智力发育筛查法（Denver development screening test，DDST），适用于初生至6岁儿童。⑤瑞文渐进模型测验（Raven's progressive matrices，RPM），主要用于评估儿童的非语言智力功能，其中彩色渐进模型适用于5~11岁儿童。智力测验属于个别性测验，须经过专业训练的技术人员使用。

（2）社会适应行为评估：目前国外常用的社会适应行为评估量表有美国智力缺陷协会编制的适应行为量表（adaptive behavior scale，ABS）和Vineland适应行为量表（Vineland adaptive behavior scale）。国内学者也编制了适用于3~12岁儿童的适应行为评定量表（scale of adaptive behavior for children，SAB）。

5. 社会功能

（1）生活自理能力：患儿能否独立进食、洗漱、换衣、如厕、外出等。

（2）环境的适应能力：学习能力、语言交流能力、自我控制与自我保护能力、社会活动。

6. 其他　有无不当家庭养育方式，家属对患儿疾病有无不正确的认知和偏见，有无现存的或潜在的家庭矛盾和危机，家庭无法实施既定治疗方案的可能性等。

（二）常见护理诊断/问题

1. 营养失调　与智力水平低下所致贪食、食欲减退及消化不良等有关。

2. 有受伤的危险　与认知功能障碍有关。

3. 卫生/穿着/进食/如厕自理缺陷　与智力水平低下有关。

4. 社会交往障碍　与智力低下、丧失语言能力及缺乏社会行为能力等有关。

5. 语言沟通障碍　与智能发育障碍有关。

6. 父母角色冲突　与智力水平低下、需要照顾增多有关。

（三）护理目标

1. 患儿能维持正常营养状态，体重维持在正常范围。

2. 患儿不发生受伤现象。

3. 患儿的个人卫生自理能力逐步改善。

4. 患儿的社交能力、学习能力逐步改善。

5. 患儿的语言能力逐步改善。

6. 患儿父母的角色冲突减轻或消除。

（四）护理措施

1. **生活护理**　由于患儿智力低下，缺乏自我照顾、自我保护的意识和能力，因此生活上需要人照顾。护理人员要保证患儿正常的生活需求，如睡眠、饮食及活动环境等。由于患儿疾病原因，且患儿的发病年龄较小，不可能将自身的不适及生活需求主动提出，这就要求护理人员密切观察患儿的进食情况、睡眠情况、大小便次数、性质及量是否正常，并针对出现的问题进行护理干预。另外，要保证患儿有良好的个人卫生状况，做好晨晚间护理，定期给患儿洗澡、更衣、理发、修剪指（趾）甲，保持患儿的清洁。

2. **安全护理**　患儿居住的环境应简单实用，随时检查有无危险品，如锐器、火柴、药品等。房间窗户应有相应的安全措施，禁止患儿从事攀爬、打闹等危险活动。

3. **教育和康复训练**　教育训练对智力发育障碍患儿来说具有很大的实际意义。这项工作不仅涉及家庭和医疗部门，还涉及教育及社会福利部门，是一项社会性的工作。应设立专门机构和学校，在专业人员指导下，对患儿进行专门训练和教育。患儿处于生长发育期，他们的智力及其他精神活动还在逐渐发展。因此，对智力发育障碍患儿尽早进行教育、训练是非常重要的。对各种程度的智力障碍患儿的教育和康复训练内容介绍如下。

（1）轻度智力发育障碍患儿：一般能接受小学低年级到中年级的文化教育，最好在普通小学接受教育，如果患儿不能适应普通小学的学习，也可以到特殊学校接受教育。目前国内绝大多数城市已开设了特殊教育班。教师和家长在教育过程中应采用形象、生动、直观的方法，反复强化同一内容。日常生活能力和社会适应能力的培养和训练包括辨认钱币、购物、打电话、到医院就诊、乘坐公共交通工具、基本的劳动技能、回避危险和处理紧急事件的方法等。当患儿成长到少年期，应开始对他们进行职业训练，使其成年后具有独立生活、自食其力的能力。

（2）中度智力发育障碍患儿：着重于康复训练，主要内容是生活自理能力和社会适应能力。例如洗漱、换衣，人际交往中的行为举止，正确表达自己的要求和愿望，同时进行人际交往中常用语言的训练。图4-1为学前特殊教育课程。

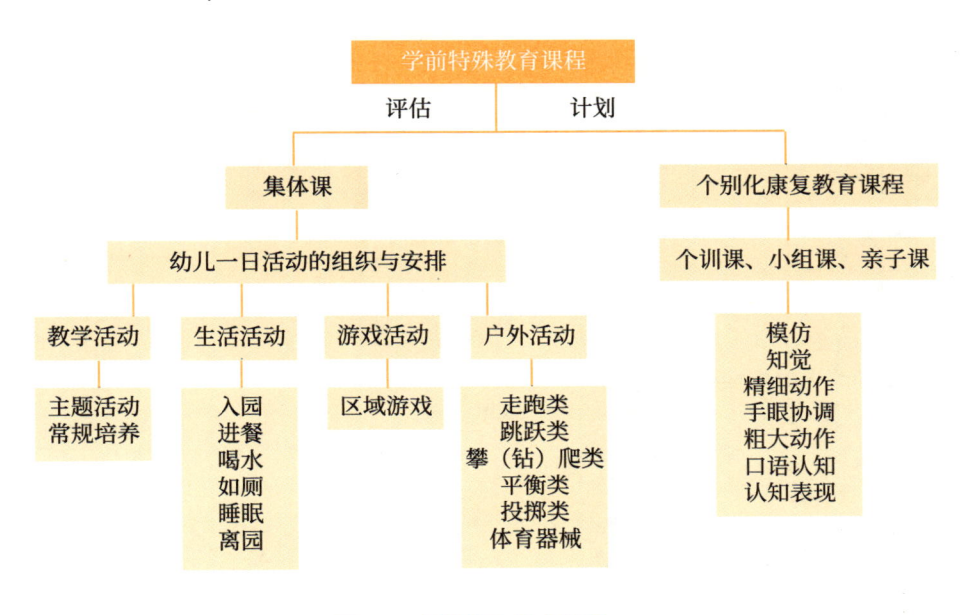

```
                    学前特殊教育课程
                    评估      计划
                ┌──────────────┴──────────────┐
              集体课                     个别化康复教育课程
                │                              │
         幼儿一日活动的组织与安排          个训课、小组课、亲子课
   ┌────┬────┬────┬────┐                    │
 教学  生活  游戏  户外                    模仿
 活动  活动  活动  活动                    知觉
   │     │     │     │                    精细动作
 主题  入园  区域  走跑类                  手眼协调
 活动  进餐  游戏  跳跃类                  粗大动作
 常规  喝水        攀（钻）爬类            口语认知
 培养  如厕        平衡类                  认知表现
       睡眠        投掷类
       离园        体育器械
```

图4-1　学前特殊教育课程

（3）重度智力发育障碍患儿：主要康复训练内容是训练患儿与照料者之间的协调配合能力，患儿的简单生活能力和自卫能力。例如进餐、如厕、简单语言交流，使患儿能表达饥饱、冷暖、避免受外伤。可采用将每一种技能分解成几个步骤，再逐步反复强化的方法进行训练。

（4）极重度智力发育障碍患儿：难以实施任何教育和康复训练。

4.药物治疗的护理　因患儿对症状及药物不良反应引起不适的表达能力较差，因此在药物治疗的过程中，更应严格观察病情演变及用药情况，及时处理不良反应。

5.健康教育　重点是针对教师和家长，使他们正确认识疾病特征和可能的预后，教会家长教育训练的方法。从患儿的实际水平出发，对患儿的发展前景给予恰当的希望。告诉他们应鼓励患儿多说话、多练习、多与外界接触，及时表扬和强化，提高患儿的学习兴趣和信心，切忌操之过急和歧视打骂。例如制订个性化的指导课程，模仿领域所学内容见图4-2，知觉领域所学内容见图4-3。此外，宣传智力发育障碍的预防知识，如产前诊断、围产期保健措施等。

精神科护理

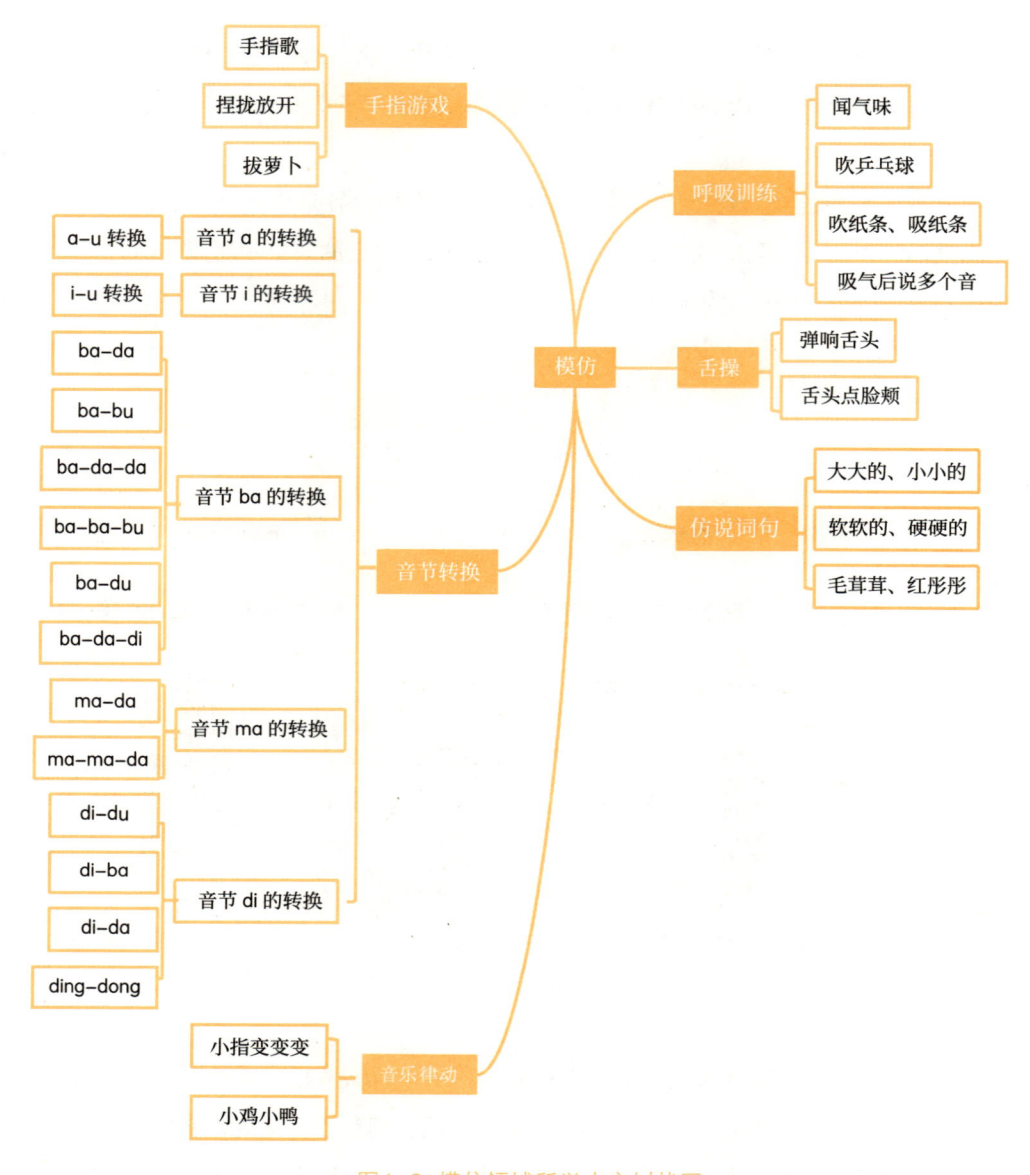

```
                    ┌─ 手指歌
          ┌─ 手指游戏 ┼─ 捏拢放开
          │         └─ 拔萝卜
          │
          │         ┌─ 音节 a 的转换 ── a-u 转换
          │         ├─ 音节 i 的转换 ── i-u 转换
          │         │                ┌─ ba-da
          │         │                ├─ ba-bu
          │         ├─ 音节 ba 的转换 ┼─ ba-da-da
          │         │                ├─ ba-ba-bu
          │         │                ├─ ba-du
          │         │                └─ ba-da-di
    模仿 ─┼─ 音节转换 ┤
          │         ├─ 音节 ma 的转换 ┬─ ma-da
          │         │                └─ ma-ma-da
          │         │                ┌─ di-du
          │         │                ├─ di-ba
          │         └─ 音节 di 的转换 ┼─ di-da
          │                          └─ ding-dong
          │
          │         ┌─ 闻气味
          ├─ 呼吸训练 ┼─ 吹乒乓球
          │         ├─ 吹纸条、吸纸条
          │         └─ 吸气后说多个音
          │
          ├─ 舌操 ──┬─ 弹响舌头
          │        └─ 舌头点脸颊
          │
          │         ┌─ 大大的、小小的
          ├─ 仿说词句 ┼─ 软软的、硬硬的
          │         └─ 毛茸茸、红彤彤
          │
          └─ 音乐律动 ┬─ 小指变变变
                    └─ 小鸡小鸭
```

图4-2 模仿领域所学内容树状图

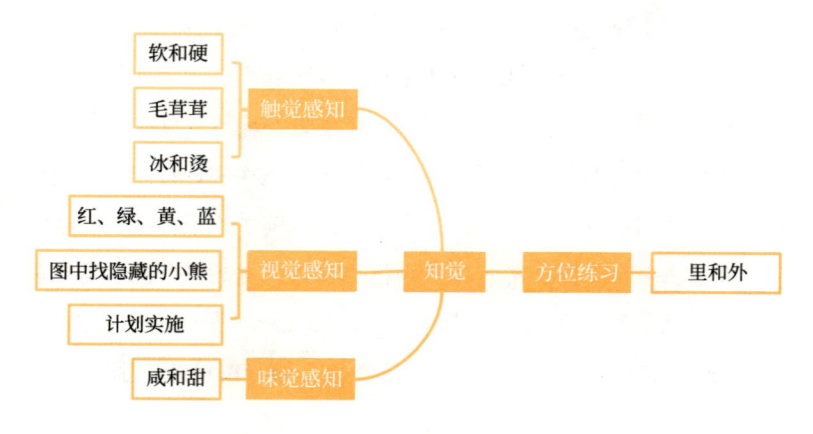

```
              ┌─ 软和硬
     ┌─ 触觉感知 ┼─ 毛茸茸
     │        └─ 冰和烫
     │
     │        ┌─ 红、绿、黄、蓝
知觉 ─┼─ 视觉感知 ┼─ 图中找隐藏的小熊
     │        └─ 计划实施
     │
     ├─ 方位练习 ── 里和外
     │
     └─ 味觉感知 ── 咸和甜
```

图4-3 知觉领域所学内容树状图

72

（五）护理评价

1. 患儿的营养状况是否改善。
2. 患儿是否发生受伤的情况。
3. 患儿的个人生活自理能力是否改善。
4. 患儿的社交能力、学习能力是否改善。
5. 患儿的语言能力是否改善。
6. 患儿父母的角色冲突是否减轻或消除。

第二节　孤独症谱系障碍

一、孤独症谱系障碍的临床特点

孤独症谱系障碍（autism spectrum disorder，ASD）是一组以社交障碍、语言交流障碍、兴趣或活动范围狭窄及重复刻板行为为主要特征的神经发育性障碍。自1943年Leo Kanner首次报道以来，随着对其研究和认识的不断深入，有关名称和诊断标准也不断发生演变。美国精神医学学会出版的《精神障碍诊断与统计手册（第5版）》（DSM-5）和世界卫生组织发布的《国际疾病分类（第11版）》（ICD-11）将孤独症统一称为孤独症谱系障碍。

（一）流行病学

儿童孤独症谱系障碍的患病率各国报道不一，早年发现儿童孤独症谱系障碍患病率低，为0.02%~0.04%。近年的研究显示，儿童孤独症谱系障碍患病率日益增高，多数研究显示患病率已达到0.1%。美国CDC调查报告显示，孤独症谱系障碍患病率从2007年的0.66%增加到2014年的1.47%，表明每68位8岁儿童就有1位患病。儿童孤独症谱系障碍患病率的增高原因尚不清楚，但是诊断识别率增高是其中一个重要原因。2013年，一篇系统综述报道我国孤独症谱系障碍患病率为0.245%。该病男女患病率差异显著，国外报道男女比例约为4∶1，国内男女患病率比例更为悬殊，约为（6~9）∶1。概括而言，男性患孤独症谱系障碍的概率比女性高3~4倍，但女性发病时的症状较男性严重。

（二）病因及发病机制

目前，孤独症谱系障碍的病因和发病机制尚不明确，但是越来越多的证据表明孤独症谱系障碍是生物学因素导致的疾病。

1. 遗传因素　遗传因素与孤独症谱系障碍有密切关系，但也只能解释10%~20%的孤独症谱系障碍患儿的病因，80%以上患儿的遗传病因不明确。

2. 环境因素　包括母亲孕期的不利因素，以及其他可能对胎儿和儿童脑发育产生不良影响的因素。有研究表明，母亲孕期存在围产期不利因素生育的儿童患孤独症谱系障碍的比例明显高于正常对照，这些不利因素包括高龄妊娠、先兆流产、病毒感染、服药、羊水污染、难产或胎位异常、低出生体重等。

3.脑器质性因素　较多的研究表明脑器质性因素和脑功能障碍与孤独症谱系障碍有关。

（1）脑结构研究：部分研究结果表明，孤独症谱系障碍患儿存在脑结构异常，包括整个大脑体积增大、小脑发育不良和尾状核体积增加等，但是脑结构异常与临床症状和病情严重程度的关系尚没有一致性的结果。

（2）脑功能研究：部分研究结果表明，孤独症谱系障碍患儿双侧颞叶灌注明显减少，前后扣带回葡萄糖代谢率明显降低等。也有研究发现，患儿左侧大脑半球局部血流灌注明显减少，尤其是与感觉运动和语言相关的领域。近十年的研究结果表明，孤独症谱系障碍患儿存在多个脑区的功能异常。Ruth Philip等对既往孤独症谱系障碍磁共振研究进行了系统回顾和荟萃分析，发现孤独症谱系障碍患儿在执行运动任务、视觉任务、功能任务、听觉语言任务、社会任务时，脑部功能区激活程度均比正常对照强或弱。当这些脑区发生异常时，个体将难以综合处理社交信息，从而发生社交障碍，无法完成心理任务。

4.神经生化因素　孤独症谱系障碍病因中探讨比较多的领域。研究比较多的是5-羟色胺与儿童孤独症谱系障碍之间的联系。由于具有多巴胺受体阻滞作用的抗精神病药物能够减少儿童孤独症谱系障碍的多动和刻板等行为，因此有学者推断多巴胺功能的增强与孤独症谱系障碍的某些症状有关。除此之外，有报道称孤独症谱系障碍患儿脑脊液中β-内啡肽水平高于对照组，但是也有报道称二者之间没有显著差异，因此β-内啡肽与孤独症谱系障碍之间的关系还有待进一步的研究证明。

5.神经心理机制　基于神经心理学及影像学等研究结果提出的儿童孤独症谱系障碍三大认知缺陷理论，包括心理理论缺陷理论、中央信息整合缺陷理论和执行功能紊乱理论。虽然孤独症谱系障碍患儿存在上述缺陷，但是仍然有局限性，相关研究还不够充分，机制仍旧不明确。此外，这些缺陷也不是孤独症谱系障碍所特有的。因此还需要大量研究进行论证。

综上所述，孤独症谱系障碍是以遗传因素为主，遗传因素和环境因素相互作用而导致的结果。

（三）临床表现

绝大多数患儿于2岁半至3岁内起病。1/3～1/2的家长在患儿1岁以内未注意到任何异常。到患儿18个月时，大多数父母会发现患儿有明显的语言和社会交往问题，主要是表达性语言的延迟或偏移正常，目光注视差，以及缺乏交流兴趣等。

典型病例的临床表现包括缺乏社会交往、语言交流和游戏兴趣，重复刻板动作，强迫保持生活环境和方式等。

1.社会交往障碍　社会化的功能缺陷是孤独症谱系障碍区别于其他发育障碍的主要特征。患儿在交往中不能按照"直觉"的方式去理解别人的意图，而这种"直觉"在正常人看来是理所当然的。他们的待人方式就像来自于"外星球",给人的印象是孤独的、不合群的。

患儿在婴幼儿期就表现出明显的社会化偏离,目光接触少,不会对别人做出期待性的姿势反应,而更多倾向于操作别人的手来进行交流。在儿童早期,患儿社会化的缺陷变得日益突出,表现为对社会性的刺激关注较少,在交流过程中较少注视他人或报以微笑。联合注意缺陷表现为当别人用手指示意某个物体时,患儿往往注意别人的手指而不是所指的物体。3～5岁时,患儿也很少表现出对社会化信息的理解,而是以机械的模仿重复来回应他人。在建立和维持友谊方面,患儿存在显著的异常,其特征不能简单用结交朋友的数量来衡量,而在于这种友谊关系质的异常。

此外,攻击和暴力行为在部分患儿可能成为应关注的问题。部分患儿的攻击、破坏财物、暴怒等行为成为突出表现。

2.语言交流障碍　有1/3～1/2的患儿语言发育延迟或缺陷,不能满足日常交流的基本需要。部分患儿在1岁以内就可能观察到这种缺陷的存在,包括咿呀学语的开始时间延迟,对外界刺激的应答反应减少,不寻常的手势,发音模式不能与照料者的语言同步化。在2～3岁,孤独症谱系障碍儿童学语的频次少,缺少多样性变化。说话时用词少,缺乏词汇组合。难以协调地将语言和手势、姿态相互整合。较少主动提出同别人分享体验,更喜欢重复别人的话语或颠倒代词。此外,还表现为想象型游戏困难,并且难以在语言中运用象征性符号等。

3.重复刻板行为　具体表现在:①兴趣狭窄和异常的依恋行为,患儿对一般儿童所喜爱的玩具和游戏缺乏兴趣,而对那些不是玩具的物品如车轮、瓶盖等特别感兴趣,有些患儿还对某些非生命的物品过度依恋。②固执的生活习惯和生活方式,常固执地要求环境一成不变,总是以同一种方式去做某件事情,如只吃固定的食物、吃饭时坐固定的位置等。③强迫性行为:患儿常沉溺于独特的行为中,如摸弄或嗅闻一些物品,不停转圈,不断敲打东西或拍手,反复问同一个问题。这些刻板、古怪行为构成患儿日常生活的一部分,也可能在烦躁或兴奋时才表现出来。

4.感知觉障碍　部分患儿表现为感知觉强度过弱、过强或异常,有的患儿对疼痛刺激反应迟钝,对注射或自残没有反应或反应迟钝。有的对声音、光线特别敏感或特别迟钝,如患儿遇到一点小声就捂上耳朵或斜眼皱眉看光线。有的特别能忍耐苦味、咸味或甜味。有的患儿平衡能力特别强,如登高、走在窄窄的床栏上从不摔倒。

5.认知和智能障碍　约50%孤独症谱系障碍患儿的智能处于中度和重度低下水平,约25%为轻度低下水平,还有25%可能在正常范围。不论患儿的智商是高还是低,临床表现的主要症状均相似,但智商低的患儿在社会交往、刻板行为和语言障碍的程度上更为严重。

部分孤独症谱系障碍患儿有一些特定的认知特征,如有些患儿在机械记忆和视觉信息处理方面相对较好,在非语言智能测验中表现出计算、即刻记忆和视觉空间技能优于其他认知能力。此外,孤独症谱系障碍儿童常有发育延迟,神经系统检查可发现一些原始反射持久不消失,多种神经系统软体征和脑电图异常。

6. 其他　进食行为异常在孤独症谱系障碍中也较为常见，患儿可能表现为挑食、刻板的进食仪式或拒食等。但异常的进食行为一般不会直接引起营养不良。最近的调查显示，约2/3的患儿存在睡眠障碍病史，难以入睡、早醒和易醒都是常见的表现。

7. 共患病　多动和注意缺陷在大多数孤独症谱系障碍患儿中较为明显，常常被误诊为儿童多动症，64%的患儿存在注意障碍，36%~48%的患儿存在活动过度。此外，发脾气、攻击、自伤等行为在孤独症谱系障碍儿童中较易出现。常见的共患病有智能障碍，约75%的患儿智力落后，智力发育障碍是常见的共患病之一。研究表明，多数患儿在8岁之前存在睡眠障碍，6.5%~8.1%的患儿伴有抽动秽语综合征，4%~42%的患儿伴有癫痫，2.9%的患儿伴有脑瘫，4.6%的患儿存在感觉系统的损害，17.3%的患儿存在巨头症。其他共患病有结节性硬化症、苯丙酮尿症、脆性X综合征、Rett综合征等。

（四）治疗与预后

目前孤独症谱系障碍的主要治疗方法均以促进患儿社会交往为核心。

1. 教育和训练　最有效、最主要的治疗方法。目标是促进患儿的语言发育，提高社会交往能力，掌握基本生活技能和学习技能。

（1）行为治疗：主要有应用行为分析疗法（applied behavior analysis，ABA），在行为分析的基础上运用行为矫正原理，关键技术是行为分解训练（discrete trial teaching，DTT）：①发出指令。②儿童反应。③对儿童反应的应答。④间歇记录。主要目的是强化已经形成的良好行为，对于干扰接受教育训练、影响社会交往和危害自身的异常行为，如刻板行为、攻击行为、自伤或自残行为等予以矫正。应用行为分析疗法是运用刺激-反应-强化的行为学习理论对行为进行干预的技术，是迄今为止最广为人知的孤独症谱系障碍行为干预方法。

（2）结构化教学（treatment and education for autistic and related communication handicapped children，TEACCH）：针对孤独症谱系障碍儿童在语言交流及感知觉运动等方面所存在的缺陷有针对性地进行教育，核心是增进孤独症谱系障碍儿童对环境、对教育和训练内容的理解和服从。

（3）人际关系发展干预（relationship development intervention，RDI）：由美国Gutstein博士建立，强调改变以自我为中心，适用于各个年龄，核心是经验分享（感觉、知觉、思维等）、共同关注、行为协调、情感协调、建立和维持友谊等。

（4）听觉统合训练（auditory integrative training，AIT）：通过让患儿聆听宽带频率的音乐，将系统脱敏的原理强化到音乐中，使其症状和不良行为得以纠正，超过75%的患儿经过一个疗程后有明显好转。

（5）感觉统合训练（sensory integrative therapy，SIT）：运用滑板、秋千、平衡木等游戏设施对儿童进行训练，对减少患儿的多动行为、增加语言交流等有较好的疗效。

（6）其他训练：包括游戏文化介入、社交情绪调控交互支持、社交故事、图片词汇交换系统、多感官刺激等。根据孤独症谱系障碍儿童的特点和病症，将上述方法结合运用，制订"行为-认知-人际发展"训练模式，是针对孤独症谱系障碍儿童较为全面、理想的训练方法。

孤独症谱系障碍患儿在学龄前一般不能适应普通幼儿园的环境，应当在特殊学校、医疗机构中接受教育和训练。学龄期以后，患儿的语言能力和社交能力有所提高，部分患儿可以到普通小学与同龄儿童一起接受教育，还有部分患儿仍然需要特殊教育。

2.药物治疗　药物治疗无法改变孤独症谱系障碍的病程，目前也缺乏治疗孤独症谱系障碍核心症状的特异性药物。但药物可以消除患儿的精神病性症状、情绪不稳、注意缺陷和多动、冲动行为、攻击行为、自伤和自杀行为、抽动、强迫症状等问题，有利于保护患儿自身或他人安全，顺利实施教育训练及心理治疗。常用药物有中枢兴奋药物哌甲酯、抗精神病药物、抗抑郁药物，以及抗癫痫药物苯巴比妥、卡马西平等。

3.预后　孤独症谱系障碍患儿的长期预后一般较差，但早期、合理的教育训练在一定程度上可以改善其结局。约2/3的患儿在社会适应性、工作能力和独立性方面较差，所以即使进入成人期后，仍需要某种程度的支持性服务。约10%的患儿可能有较好的独立性，经过教育训练可"正常"生活。研究显示，影响疾病预后的因素有诊断和干预时间、早期言语交流能力、病情严重程度及智力水平、有无伴发疾病。

二、孤独症谱系障碍患者的护理

（一）护理评估

1.健康史　患儿既往健康状况，是否患有某些躯体疾病。

2.生理功能　与同龄孩子比较，各项躯体发育指标如身高、体重是否达标；有无躯体畸形；运动功能是否受损，运动的协调性如何。

3.心理功能

（1）认知活动：患儿有无感知觉的异常，是否对疼痛反应迟钝；是否有言语发育迟缓的各种表现，在言语的形式和运用上有无障碍；智力水平如何。

（2）情感活动：有无焦虑、抑郁、恐惧、情绪不稳、易激惹或情感淡漠等异常情绪。

（3）意志行为活动：①观察患儿是否对某些非玩具物品感兴趣，是否对某些物品特别依恋；患儿是否有某方面的特殊爱好、兴趣和能力，如沉溺于看某个电视节目，或对数字、地名等有不寻常的记忆力；有无刻板的生活习惯等。②患儿是否有某些奇怪的行为；是否显得多动；有无冲动攻击、固执违拗、重复刻板等行为。

4.社会功能

（1）社会交往和学习方面：患儿是否依恋父母，对亲人的爱抚是否有相应的情感反应；当父母离开或返回时有无相应的分离情绪和反应；是否能分辨亲疏；是否与小朋友交往或玩耍；接受新知识的兴趣和能力如何。

（2）言语交流和非言语交流方面：①言语交流：患儿在婴儿期是否会咿呀学语；发育过

程中是否一直不说话，或很少说话，是否在2~3岁以前可以讲话，但以后却逐渐减少；能否主动与人交流，提出或维持话题；能否正确使用代词；讲话时的语音、语调、语速等方面有无异常；有无重复、刻板和模仿言语等。②非言语交流：患儿能否自己进食、穿衣、如厕、使用公共设施等。在我国已采用发育预警征象（表4-3）在儿童出生后3、6、8、12、18、24、30、36个月对儿童进行筛查，对于可疑患儿进一步采用改良婴幼儿孤独症量表等进行评估，并及时转介到专科医院进行临床诊断。

表4-3 我国孤独症筛查推荐使用的预警征象

年龄	预警征象	年龄	预警征象
3月龄	①对很大声音没有反应 ②不注视人脸，不追视移动的人或物品 ③逗引时不发音或不会笑	18月龄	①不会有意识叫"爸爸"或"妈妈" ②不会按要求指人或物 ③与人无目光对视
6月龄	发音少，不会笑出声	2岁	无有意义的语言
8月龄	①听到声音无应答 ②不能区分生人和熟人	2岁半	①兴趣单一、刻板 ②不会说两三个字的短语 ③不会示意大小便
12月龄	①不会挥手表示"再见"或拍手表示"欢迎" ②呼唤名字无反应	3岁	①不能与其他儿童交流、游戏 ②不会说自己的名字

（二）常见护理诊断/问题

1. 营养失调（低于机体需要量） 与自理缺陷、刻板行为有关。
2. 社会交往障碍 与社交功能缺陷有关。
3. 语言沟通障碍 与言语发育障碍有关。
4. 有自伤的危险 与认知功能障碍有关。
5. 有暴力行为的危险 与情绪不稳有关。
6. 卫生/穿着/进食/如厕自理缺陷 与智力低下、认知功能障碍有关。
7. 家庭运作失常 与疾病知识缺乏有关。

（三）护理目标

1. 患儿的饮食摄入均衡，营养状态正常。
2. 患儿的社交能力、学习能力逐渐改善。
3. 患儿的语言能力逐步改善。
4. 患儿未发生自伤的行为。
5. 患儿未发生伤害别人的行为。
6. 患儿的个人生活自理能力逐步改善。
7. 家长掌握与患儿沟通的技巧，家长的角色冲突减轻或消除。

（四）护理措施

1. 生活护理 首先要保证患儿正常的生活需求，如睡眠、饮食及活动环境等。由于患儿存在认知功能障碍与语言发育障碍，不能主动说出自身不适或生活需求，因此，护理工作中应密切观察患儿的饮食、睡眠、二便等情况，根据其需求提供针对性的护理干预。此外，做好晨晚间护理，定期给患儿洗澡、更衣、理发、修剪指（趾）甲，保持患儿的清洁卫生，保证患儿有一个良好的个人卫生状况。

2.安全护理　由于患儿的认识功能障碍及情绪不稳，患儿可能出现暴力行为、自伤行为。针对这种不安全的行为，护理人员要密切观察患儿的活动内容及情绪变化，找出不安全的隐患，做到心中有数，必要时专人护理，控制患儿活动的区域，避免其接触危险物品。减少对患儿的不良刺激，若患儿的情绪处于激动、兴奋时，要将其安置在安静的环境中，给予恰当的引导，转移其注意力。鼓励患儿多参加有组织的活动，及时了解引起患儿兴奋冲动的原因，以便将来避免同样的事情发生。另外，在护理过程中，护理人员一定要保持耐心、态度和蔼，避免激惹患儿。

（1）当患儿有自伤、攻击行为且对自己或他人造成明显伤害时，应立即采取有效措施予以制止。例如患儿有撞墙行为时，可以给患儿戴上安全帽。

（2）患儿自伤或攻击行为没有对自己或他人造成明显伤害时，应采取消退法进行矫正，具体操作为当患儿出现哭闹、自伤或攻击行为时，不去注意他，无论这样的行为持续多久，一旦患儿停止，立即关注并表扬。

3.心理护理

（1）帮助有言语能力的患儿用语言表达自己的需要和愿望，避免其使用哭闹和异常行为来表达。

（2）对于无言语能力的患儿，除进行言语训练外，还要帮助患儿学会用手信号、图片和文字等方式进行交流。

（3）帮助患儿培养兴趣爱好，进行他人能够接受的、有意义的消遣活动。

（4）训练患儿使用他人能接受的方式与人交往，而不是用拍打其他小朋友、拽别人的头发等招惹人或攻击人的方式。

（5）对于逃避学习任务的患儿，应手把手协助他们完成学习任务，并在任务完成后给予表扬。学习初期患儿的症状可能会加重，但是一段时间之后，患儿发现不能逃避不喜欢的任务，慢慢也就会接受了。

4.教育训练

（1）生活自理能力训练：根据患儿的智力及现有的生活技能状况，制订具体明确的训练计划。将每一种需要训练的生活技能分解成若干个小单元的动作内容，由简单到复杂。并将每个训练计划分解成具体训练的步骤，如穿衣一项分为披衣、穿袖、系纽扣、翻衣领、整理等几个步骤进行。每天训练应达到的标准要根据患儿接受和掌握的程度而定。每次实施后要对患儿接受训练的情况进行记录。另外在训练过程中要进行强化，即对每一个小小的进步都要及时给予言语、行动、表情及物质上的奖励。鼓励患儿持续不断地完成每一项训练内容，直到患儿掌握并固定下来，切不可半途而废。

（2）语言能力训练：语言沟通障碍作为孤独症谱系障碍患儿的特征症状之一，将影响患儿的社会适应能力，因此要尽力去训练患儿的语言能力。由于患儿所处的家庭及社会环境的不同，患儿的个体差异较大，训练时应个体化。在言语训练中要根据患儿的言语能力水平制订计划，从认物、命名到表述，从简单的音节到完整的句子，锻炼患儿用语言表达自己的需求，当达到一定程度时，让其参加语言交流的游戏。此外，还应该经常带领患儿接触社会和自然环境，如动物园、公园等，使其在感知事物时进行言语功能的强化。

（3）人际交往能力训练：社会交往训练可改善患儿对社会的适应能力，帮助患儿自立。训练可从以下几个方面入手：①训练注意：用一些患儿感兴趣的教材，要求其注意并正视说话人的脸，主动注视说话人的目光，逐渐延长注视时间，反复多次，并及时给予强化，使患儿言语、目光等有所注意。②模仿动作：让患儿模仿动作，如广播操等，使其意识到他人的存在。③姿势性语言的学习和表情动作的理解：帮助患儿学习姿势性语言如点头、摇头等，给患儿做出示范，要求其模仿，然后反复训练，直到其能理解为止。此后可利用实际动作或镜子训练患儿理解身体动作及表情，并对患儿的正确回答及时予以强化，逐渐减少提示，直到其能正确辨别和理解为止。④提高语言交往能力：利用情景反复训练，使患儿在想满足某种要求时能用语言表达自己的愿望。可让患儿进行传话训练，传话开始宜短，之后逐渐延长，使患儿能主动与他人建立关系，改善交往。⑤利用游戏改善交往：首先要与患儿建立亲密关系，要观察和关心患儿的兴趣、爱好，做患儿感兴趣的事给其看。以后逐步扩大患儿交往范围，待患儿能参加集体游戏时，游戏内容要逐渐注入购物、乘车等日常活动，让患儿扮演不同的角色，掌握各种角色的行为方式，学习各种社会规范，使他们逐渐学会如何与人进行交往和完成日常活动，为成年后的自立打好基础。

（4）行为矫正训练：可以用正强化、负强化、系统脱敏、作业疗法等方法。训练时步骤要由简单到复杂，方法要形象、具体、直观、生动。同时，对患儿的进步要及时给予表扬。具体措施有：①发脾气和尖叫行为的矫正：应尽快找出原因，或带患儿离开原环境，或采取忽视的态度，待患儿自己平息后要立即给予关心和爱抚，对其自己停止发脾气或尖叫加以表扬和称赞。②刻板、强迫或不良习惯的矫正：不要一味迁就，在患儿的日常生活中有意识地做一些小的变动，使其在不知不觉中慢慢习惯常规生活的变化。培养患儿正常合理的兴趣，积极从事一些建设性的活动，如画画、写字、做家务等，有助于改善其刻板和强迫行为。③孤独行为的矫正：父母应熟悉患儿的喜好和需要，尽量融入他们的生活，让患儿能逐步接受大人的帮助，逐步接受周围的世界，同时配合言语能力和社会交往能力的训练，帮助患儿走出孤独。④自伤、自残行为的矫正：应立即给予制止，如马上抓住患儿的手，或给患儿戴上手套或帽子，也可以要求患儿学习"把手放在桌上"等行为，以减少其自伤行为。

5.药物治疗的护理　患儿服药时要耐心劝导，服药后要检查患儿口腔，确保药物服下。要使患儿按时服药，并保证剂量的准确性，以免发生严重的不良后果。服药后应注意观察患儿的反应，若出现严重的不良反应要立即汇报医生，进行相应的处理，同时安抚劝慰，避免患儿过分紧张。

6.联合干预　孤独症谱系障碍儿童的康复需要团队的支持，包括父母、专业的咨询人员、特殊教育专家及社会的参与。吕复莉等对120例孤独症谱系障碍患儿进行随机干预分组，采取医疗机构、社区中心干预与家庭干预结合的方式，研究表明引导式教育联合融合教育的护理方法能激发孤独症谱系障碍患儿的兴趣，促进其人格发育，提高其社交的自信心。

7.健康指导　讲解疾病的可能原因，目的是帮助家长认识疾病的性质，减少家长对疾病的恐惧心理和对孩子生病的自责与内疚感。告诉患儿家长，不要相互埋怨和指责，应正视现实，冷静和理智地接纳疾病，树立信心，积极与专业人员配合，一起训练和教育孩子。另外，对患儿的训练需要长期不懈地进行，家长是最重要的训练员，因此护理人员要将训练方法、注意事项教给家长，使家长能够独立操作。

（五）护理评价

1.患儿的营养状况是否得到改善。
2.患儿的社交能力、学习能力是否得到改善。
3.患儿的语言能力是否得到改善。
4.患儿是否出现对自身的伤害。
5.患儿是否发生对他人的伤害。
6.患儿的个人生活自理能力是否得到改善。
7.家长是否掌握与患儿沟通的技巧，家长的角色冲突是否减轻或消除。

第三节　注意缺陷多动障碍

一、注意缺陷多动障碍的临床特点

注意缺陷多动障碍（attention deficit hyperactivity disorder，ADHD）又称多动性障碍（hyperkinetic disorder），是儿童期常见的行为问题。主要发生于儿童时期，表现为与年龄不相称的注意力不集中、不分场合的过度活动、情绪不稳和冲动并影响其社交、家庭和学业等社会功能，智力正常或接近正常。ADHD具有生物学基础、执行功能受损，在ICD-11中列在神经发育障碍下。

ADHD呈慢性病程，具有终身性特点。有70%的症状可持续到青春期，30%~50%的患儿症状可持续终身。ADHD常共患对立违抗障碍、品行障碍、情绪障碍、学习障碍、抽动障碍及适应障碍等，对患儿的学业、职业和社会生活等方面产生广泛而消极的影响。目前，学者们普遍认为ADHD是一种影响终身的慢性疾病,需要终身干预。对于全社会来说,ADHD被认为是重要的临床和公共卫生问题。

(一)流行病学

大多数文化中,注意缺陷多动障碍的患病率通常报道为3%~5%,男女比例为(4~9):1,成人患病率约为2.5%。我国报道学龄前儿童的患病率为4.31%~5.83%。学龄期男孩患病率最高,9岁时最突出,青春期患病率下降。家庭功能不良、低社会经济阶层、儿童有发育性损害和慢性身体疾病者患病率增高。随年龄的增长,共患学习困难和其他精神障碍的概率明显增高。65%以上的患儿共患一种或更多的精神疾病。共患病导致患儿的社会功能受损、临床疗效不佳和预后不良。

(二)病因及发病机制

ADHD病因复杂,至今不明,是遗传和环境等因素共同作用所致的一种神经发育性疾病。

1.遗传因素 研究表明,ADHD患儿的家族成员中此症的患病率较高,具有家族聚集性,因此认为该症是具有复杂遗传特征的家族性疾病,遗传度平均为0.76。分子遗传学研究发现,多巴胺受体D4基因、多巴胺受体D5基因、多巴胺转运体基因、5-羟色胺转运体基因、25kDa突触关联蛋白等基因可能增加ADHD的易感性。ADHD是一种复杂疾病,由多个微效基因与环境因素共同作用所致。

2.环境因素

(1)孕产期的有害因素:母亲孕期、围产期及出生后各种原因所致的轻微脑损伤可能是部分患儿发生本病的原因,如妊娠早期的感染、中毒、营养不良、药物、放射线、饮酒、吸烟、生产时脑损伤等均可引起神经发育异常。

(2)铅暴露:儿童体内的高血铅与ADHD有关,轻度的铅中毒会影响儿童的神经发育,导致患儿注意力不集中、多动与学习效率下降。食物添加剂如某些调味品,人工合成的染料等可与本症有关。

(3)其他因素:不良的社会环境、家庭环境、教育方式不当、儿童缺乏安全感和学习压力过大等均可增加儿童患本病的危险性。

3.大脑发育异常 研究报道发现,该症患儿大脑中去甲肾上腺素功能不足、多巴胺功能不足、5-羟色胺功能过度或相对不足,且存在脑发育延迟、脑发育偏离正常和觉醒不足;ADHD患儿全脑体积较正常对照减小,大脑灰质和白质均见减小,脑功能显示异常,特别是额叶激活低下。由于ADHD的异质性,表现在脑功能的结果常不一致。

(三)临床表现

注意缺陷多动障碍的核心特征为持续存在的(至少持续6个月)注意缺陷症状和(或)多动冲动症状,且这些症状超过了患儿年龄和智力发育相应的正常差异。症状的表现因年龄和疾病的严重程度有所不同。

1.注意障碍 ADHD的突出症状,特点是注意的集中性、稳定性和选择性等方面存在异常。注意障碍可影响患儿的学习、活动和生活等各个方面。表现为患儿不能集中注意力于一定的场合或事物，缺乏选择性集中注意，注意力集中的时间短暂，很容易受外界环境的影响而分散注意力。表现为患儿上课不专心，做作业时不能全神贯注，而是一心数用；经常因周围环境中任何视听刺激的影响而分心，如东张西望或接话茬。患儿做事难以持久，常常半途而废，不能坚持。患儿在活动中经常不仔细，常因为粗心发生错误。患儿由于分心，经常丢三落四，把书本、铅笔、文具等学习用品或生活用品忘在家或忘在学校。

2.活动过度　患儿活动水平明显高于正常儿童，在需要安静的场合或需要遵守规则的场合多动症状更为突出。患儿从小活动量大，有的在胎儿期特别好动；婴幼儿期比别的儿童多动、好哭，好破坏玩具；上学后喜欢追追打打，在教室内听课时也不停地搞小动作，上课坐不住，在座位上扭来扭去，下课后招惹同学、话多，吃饭、看电视时也不能安静坐着。ADHD患儿身上好像装了一个"发动机"，整天精力过剩，动个不停。有的睡觉时也特别好翻动，不能安静入睡。进入青春期后，患儿小动作减少，但可能主观感到坐立不安。

3.情绪不稳，冲动任性　患儿常情绪不稳，极易冲动，易激惹，情绪易受外界影响。行为冲动表现为在社会交往中缺乏控制力，在危险场合行事鲁莽，甚至违反社会规范。在遇到不愉快的刺激时，患儿往往不能控制自己的情绪，或做出愤怒反应，常因一些小事与同学争吵打架。患儿耐心差，不能等候，强行加入或打断他人活动，抢先回答别人尚未说完的问题，与人交流时不把别人的话听完就插嘴；在集体游戏或比赛中不能遵照游戏规则，不能等待按顺序进行。

4.认知障碍和学习困难　部分患儿存在空间位置觉障碍、视-运动障碍、听觉综合困难及视-听转换困难。虽然患儿智力正常或接近正常，但由于注意力不集中、情绪不稳定、活动过度和认知障碍而造成学习困难，学业成绩不佳。

5.共病现象　ADHD儿童常常共患其他发育障碍或精神障碍。研究报道称至少2/3的ADHD患儿共患其他精神障碍，其中约1/3共患对立违抗障碍，约1/3共患焦虑障碍，约1/4共患品行障碍，间歇性暴怒障碍可见于少数患ADHD的成人，但也明显高于人群平均水平。在成人中，反社会型和其他类型的人格障碍可能与ADHD共病。其他可能与ADHD共病的障碍包括强迫症、抽动障碍和孤独症谱系障碍。

ADHD共病现象不仅使患者的病情更为复杂，使患儿需要更多的干预治疗，还对患儿的预后有不同程度的不良影响。因此，了解ADHD儿童可能共患的障碍及其临床特点，对完善患儿的诊断、充分予以干预、改善患儿预后具有重要意义。

（四）心理评估

心理评估是诊断的重要组成部分。在应用心理评估时要考察心理测验和量表的信度、效度，年龄或性别等常模的特点，最好采用国内常模。

1.注意缺陷多动障碍诊断量表父母版（ADHD diagnostic scale）　直接来自DSM-4的18项症状学标准，用于评估个体注意缺陷、多动冲动的程度。苏林雁（2006）在全国12个大中城市抽样1 616名6～17岁儿童，制订了中国城市儿童常模父母版。

2.SNAP-Ⅳ问卷(The Swanson, Nolan, and Pelham-Ⅳ, 1992) 由Swanson等编制,是第一个用DSM症状组成的量表,由父母、教师评定。刘昱志等在台湾地区建立常模。

3.注意缺陷多动及攻击评定量表 用于评估儿童的注意不集中、多动和对立违抗行为,包括5项缺陷/活动过度和5项攻击行为。有教师、父母和青少年自评版,适用于ADHD治疗研究。

4.Conners评定量表 由康纳斯(Conners,1970)编制的用于评估儿童常见行为问题的量表。1978年修订并在国内广泛应用。Conners父母症状问卷和Conners教师评定量表主要评估儿童ADHD。苏林雁等(2001)在全国20个大中城市采样1 759例,制订了全国城市儿童常模父母版和教师版。

(五)病程与预后

ADHD的病程具有连续性。在学龄期前,以多动冲动表现为主,表现为单纯的ADHD。在学龄中期,注意不集中表现更为明显。在青春期,多动症状不明显,表现为内心的不安宁、烦躁和坐立不安,一些个体有加重的病程并伴有反社会行为。在学龄中期和青春期,常共病其他行为问题和情绪障碍。多数患儿的症状到少年期后逐渐减轻或缓解,但约30%的患儿症状持续到成年,并更容易共患各种精神障碍,如抑郁障碍、双相障碍、焦虑障碍、反社会人格障碍和酒药依赖等。ADHD儿童相比同龄人接受的学校教育更少,职业成就感更差。

ADHD预后不良的因素包括共患品行障碍、对立违抗障碍、情绪障碍(如抑郁、焦虑),以及智力偏低、学习困难和家庭功能不良。

(六)治疗

1.应遵循综合治疗的原则 综合治疗就是根据患儿的核心症状、严重程度、社会功能损害程度和具体需要,合理选择并综合运用药物治疗、非药物治疗(心理治疗、父母管理训练或学校干预等)方法,对患儿进行全面的干预,从而尽可能地改善患儿的核心症状、社会功能和目标预后。综合治疗的关键是根据患儿的不同临床特点和家庭背景,将各种治疗方法合理地进行选择。注意缺陷多动障碍诊疗流程图见图4-4。

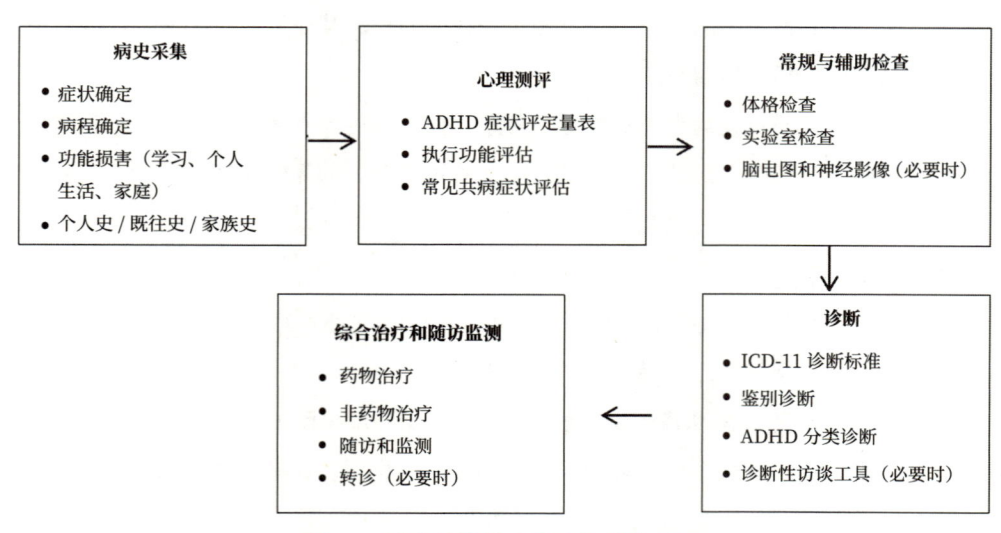

病史采集
- 症状确定
- 病程确定
- 功能损害(学习、个人生活、家庭)
- 个人史/既往史/家族史

→

心理测评
- ADHD症状评定量表
- 执行功能评估
- 常见共病症状评估

→

常规与辅助检查
- 体格检查
- 实验室检查
- 脑电图和神经影像(必要时)

↓

诊断
- ICD-11诊断标准
- 鉴别诊断
- ADHD分类诊断
- 诊断性访谈工具(必要时)

←

综合治疗和随访监测
- 药物治疗
- 非药物治疗
- 随访和监测
- 转诊(必要时)

图4-4 注意缺陷多动障碍诊疗流程图

2.常用治疗方法

（1）药物治疗：①中枢兴奋剂：是目前治疗ADHD的主要药物，包括哌甲酯、右哌甲酯。例如哌甲酯长效制剂（哌甲酯控释剂，专注达），哌甲酯短效制剂（利他林）。主要阻断多巴胺转运体，提高前额叶皮质和纹状体突触空隙内儿茶酚胺递质的浓度，增强突触后膜受体的作用。②选择性去甲肾上腺素再摄取抑制剂：主要有托莫西汀，作用机制可能与其对突触前膜去甲肾上腺素转运体的强效抑制作用有关。该药可用于治疗7岁以上儿童及成人ADHD，疗效与哌甲酯相当，特别是对共患抽动障碍的ADHD患者。③中枢去甲肾上腺素激动剂：主要有可乐定、胍法辛，可乐定可降低过高的警觉度，提高任务的指向性。可单独或与兴奋剂联合使用，治疗6~17岁的ADHD患儿。可乐定还可用于伴有抽动障碍的ADHD。剂型有片剂和透皮贴片。④多巴胺和去甲肾上腺素调节剂：主要有安非他酮，通过间接促进多巴胺和去甲肾上腺素神经递质来治疗ADHD。⑤抗抑郁剂：主要用于共患病的治疗，有三环类丙米嗪等，选择性5-羟色胺再摄取抑制剂舍曲林、氟伏沙明等。兴奋剂及托莫西汀应用无效的ADHD患儿，可选择作为二线药物。⑥中医方剂：国内有许多中医方剂，目前尚缺乏双盲随机对照研究证明其疗效。

（2）非药物治疗：①心理治疗：在ADHD治疗中，行为治疗（behavioral therapy）是一种重要的非药物治疗，经循证医学研究显示与兴奋剂同属一线治疗。通过行为治疗，可强化良好的行为，矫正不良行为，提高课堂任务的完成率，改善学业和行为操作，同时训练冲突解决的技能、问题解决策略、时间管理和学习技能。适合ADHD的行为治疗主要有：阳性强化法（positive reinforcement procedures）、暂时隔离法（time out）、消退法（extinction procedure）、示范法（modeling）和认知行为治疗（cognitive behavior therapy，CBT）。②父母管理训练：ADHD儿童治疗中一种重要的非药物治疗方法，核心是通过循序渐进的方法培训父母在家庭环境中管理孩子的行为，以改善ADHD的注意障碍、多动和冲动等核心症状。通过家长培训，提高家长对ADHD疾病及诊断的认识，理解儿童行为问题出现与持续存在的原因，促进家长在日常生活中改进方法，维持治疗效果。父母管理训练包括一般培训和系统培训。③学校干预：应用行为治疗和学习技能训练对ADHD儿童进行干预的重要方法。首要目标是最大限度地改善患儿的症状，提高其社会功能。通过行为控制的关联、集中注意力和遵守纪律等方面的训练，让患儿学会和保持适当的行为，减少破坏性行为发生，提高其自我照顾和独立完成家庭作业的可能性。

在治疗学龄期ADHD儿童时，医生与家长、教师和学校其他工作人员的及时沟通是必要的，可监测疾病的进展和治疗的有效性。

二、注意缺陷多动障碍患者的护理

（一）护理评估

1.健康史　患儿既往健康状况，有无较正常儿童易于罹患某些疾病。

2.生理功能　与同龄儿童比较，躯体发育指标如身高、体重有无异常；有无躯体畸形和功能障碍；有无饮食障碍（贪食或食欲减退）；有无营养失调及睡眠障碍（入睡困难、早醒、睡眠节律紊乱等）；有无受伤的危险；有无容易感染等生理功能下降。

3.心理功能

（1）认知功能：①注意力：患儿是否在上课时注意力涣散；做作业时是否边做边玩、不变换作业内容或时间明显延长；注意力是否容易受外界干扰；轻度患儿对自己感兴趣的活动注意力尚能集中，严重注意缺陷时对任何活动都不能集中注意力。②有无记忆力和智能障碍。

（2）情绪状态：有无焦虑、抑郁、恐惧、情绪不稳、易激惹或情感淡漠等异常情绪；有无低自尊、自卑心理等。

（3）意志行为活动：与同龄儿童相比活动量是否明显增多；在该安静的场合能否安静下来；是否有过分不安宁或小动作多，喜欢招惹别人；从事感兴趣的游戏活动时能否安静下来，能持续多久；控制力是否很差，是否容易受外界刺激而兴奋，行为是否冲动，有无做事不计后果，是否喜欢冒险的行为；有无撒谎、偷窃、逃学等品行方面的问题；患儿的伙伴关系是否良好。

4.社会功能

（1）生活自理能力：有无穿衣、吃饭、洗漱、大小便不能自理等。

（2）环境适应能力：①学习能力：有无现存或潜在的学习困难，学习成绩如何。②语言能力：有无言语沟通困难。③自我控制与自我保护能力：有无现存或潜在的自我控制力、自我防卫能力下降。④社交活动：有无人际交往障碍，是否合群。

5.其他　有无家庭养育方式不当、父母不称职；家长对疾病的认知是否正确或有无偏见；有无现存的或潜在的家庭矛盾和危机；有无家庭无法实施既定治疗方案的可能性存在等。

（二）常见护理诊断/问题

1.营养失调（低于机体需要量）　与活动过度有关。

2.有受伤的危险　与情绪不稳、活动障碍有关。

3.有暴力行为的危险　与情绪不稳定有关。

4.卫生/穿着/进食/如厕自理缺陷　与活动过度、注意缺陷有关。

5.社会交往障碍　与注意缺陷、多动有关。

（三）护理目标

1.患儿的饮食摄入均衡，营养状态正常。

2.患儿不发生躯体损伤。

3.患儿未出现对他人及自身的损害。

4.患儿的个人生活自理能力逐步改善。

5.患儿的社交能力逐步改善。

（四）护理措施

1.生活护理　　观察患儿的进食、睡眠、大小便的自理情况，根据存在的问题进行护理干预。给予高热量、高维生素的食物，保证每日水的入量，同时培养患儿按时进食的习惯。对于年龄较小、生活自理能力较差的患儿，需要做好患儿的日常生活护理，如注意冷暖、保证良好的卫生状况、定期洗澡、修剪指（趾）甲等。合理安排作息时间，保证充足的睡眠，培养良好的生活习惯。

2.安全护理　　主要是利用各种护理手段来稳定患儿的情绪，保证患儿的安全。要专人护理，控制患儿的活动区域，避免其接触危险物品。密切观察患儿情绪的变化，有发生意外的征兆及时给予控制。如患儿情绪激动时，避免激惹，耐心说服，及时给予引导，使患儿的愤怒与不满以正当的方式疏泄，必要时给予保护，保证患儿的安全。避免患儿从事竞争性较强或冒险的游戏，并向其讲解活动中存在的危险性。

3.心理护理

（1）建立良好的护患关系，使用共情技术，让患儿被他人排挤的沮丧情绪和注意力不能集中的苦恼得到宣泄。

（2）社会交往技巧的培训，帮助患儿融入集体，引导其自我介绍、加入活动和在互动中学会处理别人的挑衅、成功避免打架等。在与他人交朋友的过程中要倾听别人，不打断别人说话，能向朋友展示自己的兴趣爱好，说话之前先想一想自己的话是否会冒犯对方，自己的举动是否会伤害到对方。

（3）情绪的自我管理，学会认识和表达自己的情绪，能够处理愤怒，选择合理的宣泄途径。

（4）ADHD青少年容易被别人唆使和失控，要记得莽撞的参与只会陷入更大的麻烦，走开能帮助自己集中注意力并想到解决办法，一定要学会深呼吸。

（5）适应环境中规范的约束，及时鼓励和表扬其良好行为表现，不采取批评和惩罚的方式，必要时可以采取暂时隔离的方法。

（6）改变与父母互动的模式，合理表达自己的需要，不采取吵闹和对立违抗的方式。

（7）学会应对压力，每个人都会面对压力，学习应对压力的技巧有助于ADHD患儿适应社会环境，可以定期锻炼、与朋友见面、放松训练或与那些能帮助自己识别和处理压力的人交流。

（8）重新认识自己，ADHD虽然会带来很多麻烦，但是也会带来一定的优势，要充分利用自己的优势，避免病耻感带来的负面影响。ADHD患儿的优势有精力充沛、不断有新的想法出现、对新奇的事物有激情、行动力强，因此在运动领域有较大的发展空间。

4.教育训练

（1）生活自理能力训练：护理人员除了协助和督促患儿做好晨晚间护理外，还应在生活自理能力方面给予患儿指导和训练，如严格遵守作息时间，保持个人卫生，培养患儿饭后、便后洗手或晨晚间洗漱的良好习惯等。

（2）注意力的训练：通过游戏比赛等形式进行训练，使患儿集中注意力的时间逐渐延长，注意障碍逐渐得到改善。例如，训练患儿按照提供的图案装配某件玩具，按部就班，每做一个动作的同时大声讲出来，以集中自己的注意力，学会自我控制。父母也可以依据孩子的情况制订计划，并随着症状的改善做相应的调整。比如，孩子不到6岁，注意力最多维持5分钟，父母不妨为其拟定一个"10分钟计划"，告诉孩子无论玩玩具、画画还是看书，都必须坚持10分钟。如果孩子能坚持10分钟，父母就给他拟定一个"15分钟计划"。设定的计划比孩子能保持的"最高水平"长几分钟，使其稍稍努力就能达到。目标不宜设太高，会让孩子看不到希望，反而对训练不利。为了避免孩子不停看表，可借助定时器。

　　5.药物治疗的护理　　对需要用药物治疗的患儿，指导其遵医嘱按时服药，密切观察服药情况及服药后的表现，提高患儿的依从性。

　　6.健康教育　　使家长和教师明确患儿所患疾病的性质，不歧视、粗暴对待、打骂患儿。但要对患儿严格管理，建立简单的规矩，培养良好的习惯，如一心不能二用，吃饭时不能做其他事情，写作业时不能玩耍等。培养其做事有始有终的良好习惯。在训练中要有耐心，不断给予患儿强化鼓励。要加强家庭与学校的联系，共同教育。

（五）护理评价

1. 患儿的饮食摄入是否均衡，营养状况是否得到改善。
2. 患儿有无躯体受伤。
3. 患儿有无出现对他人及自身的伤害。
4. 患儿的生活自理能力是否得到改善。
5. 患儿的社交能力是否得到改善。

第四节　原发性抽动及抽动障碍

一、原发性抽动及抽动障碍的临床特点

　　抽动障碍（tic disorder）是一种起病于儿童和青少年时期，以单一或多部位运动抽动和（或）发声抽动为主要临床表现的一种综合征，是一种复杂的神经发育障碍。抽动障碍以抽动为主要临床表现。抽动是一种不随意、突然发生、快速、反复出现、无明显目的、非节律性的运动和发声。抽动不可克制，但在短时间内可受意志控制。

　　抽动主要分为运动抽动和发声抽动。运动抽动为随意肌不自主收缩产生的动作，发声抽动为气流通过鼻腔、口腔、咽喉部时上述肌肉不自主收缩产生的声音。每种抽动又分为简单和复杂两类。简单运动抽动为突然的、短暂的、没有意义的运动，是一个或少数几个肌群收缩所

致，如眨眼、侧视、翻眼、皱鼻、噘嘴、张嘴、咧嘴、做鬼脸、点头、摇头、耸肩、上肢的突然抖动、腹肌的抽动、踢腿等。复杂运动抽动是稍慢一些的、持续时间稍长的，似有目的的动作行为，是几个或多个肌群同时收缩的结果，如咬唇、咬舌、咬身体其他部位、打自己、触碰他人身体某部位、弯腰、后仰、旋转、跳跃等，还可表现为猥亵动作。简单发声抽动为突然的、无意义的发声，如吸鼻、清嗓、咳嗽、尖叫等，还可发出犬吠声、咯咯声、咕噜声等。复杂发声抽动为突然的、有意义的发声，如重复特别的词句，重复自己或他人说的词句。当所重复的词句为社会所不能接受的骂人话时，称为秽语。部分患儿在出现抽动前，会出现抽动部位的局部不适感，如痒感、紧迫感等，唯有抽动方可缓解。所有形式的抽动都可因应激、焦虑、兴奋、疲劳、感冒、发热而加重，因放松、全身心投入某事而减轻，睡眠时减少或消失。某些药物或食物，如哌甲酯、咖啡、茶等可能诱发或加重抽动。

原发性抽动及抽动障碍主要包括发声与多种运动联合抽动障碍（Tourette综合征，抽动秽语综合征）、慢性运动抽动、慢性发声抽动。无论哪一类，均有可能影响患儿的社会形象，损害患儿的社会功能，给患儿带来困扰，影响患儿情绪，使患儿丧失自尊。其中，发声与多种运动联合抽动障碍是最为严重的，呈长期慢性病程，常常严重影响患儿的社会功能，并有可能导致患儿残疾。

（一）流行病学

关于原发性抽动及抽动障碍的患病率，由于国内外研究所选择的人群及所使用的方法不尽相同，所报道的患病率也有所不同。但是，无论国内还是国外的研究，均显示原发性抽动及抽动障碍是儿童和青少年常见的一种神经发育障碍，在儿童和青少年中的患病率分别为5.9%～18%和2.9%～11%，并可发生于世界各民族和各社会阶层。原发性抽动及抽动障碍的各亚型患病率有所不同。在学龄儿童及青少年中，5%～20%曾有短暂性抽动障碍病史；3%～4%患慢性运动或发声抽动障碍，其中慢性运动抽动障碍患病率为0.3%～5%，慢性发声抽动障碍患病率为0.25%～0.94%；Tourette综合征的患病率为0.26%～3.8%。男孩更为多见。

（二）病因及发病机制

原发性抽动及抽动障碍的病因及发病机制复杂，且尚未完全阐明。其中，发声与多种运动联合抽动障碍的相关研究最多。可能是遗传因素、神经生化及环境因素等相互作用导致的结果。

1. **遗传因素**　目前的研究表明，抽动障碍与遗传密切相关。例如，在Tourette综合征患儿的一级亲属中，患Tourette综合征的风险是普通人群的10～100倍，慢性运动或发声抽动障碍的患病率为7%～22%，明显高于普通人群；Tourette综合征的同卵双生子同病率（55%～77%）明显高于异卵双生子（0～23%）；Tourette综合征与所有染色体部分区域的异常均有报道存在相关；尽管研究结果不一致，但有研究显示Tourette综合征与多巴胺（DA）受体基因、多巴胺转运体（DAT1）基因、单胺氧化酶A基因、色氨酸羟化酶基因等多个基因相关联。目前普遍认为原发性抽动及抽动障碍是一种多基因遗传疾病，但哪些基因是该障碍确切的易感基因，易感基因又如何导致患儿发病，还需要进一步研究和探讨。

2. 神经生化因素　目前的研究显示，原发性抽动及抽动障碍与神经生化因素相关，但关系非常复杂。患儿可能存在多个递质系统的异常，但需进一步研究探讨和确定。具体包括：①多巴胺活动过度或受体超敏。②苍白球等部位谷氨酸水平增高。③去甲肾上腺素功能失调。④5-羟色胺水平降低。⑤乙酰胆碱不足，活性降低。⑥双侧纹状体、苍白球、丘脑等部位γ-氨基丁酸功能降低。⑦基底节和下丘脑强啡肽功能障碍。⑧组胺系统功能失调。目前，受关注较多的是兴奋性氨基酸谷氨酸和多巴胺系统间相互作用的异常及抑制性氨基酸γ-氨基丁酸功能的不足。

3. 脑器质性因素　目前的研究显示，原发性抽动及抽动障碍与脑结构及脑功能异常相关。在EEG相关研究中，Tourette综合征患儿非特异性脑电图异常率明显高于普通人群。在磁共振相关研究中，Tourette综合征患儿存在运动区、前运动区、前额叶、侧眶额回皮质厚度的降低，且抽动严重程度与上述部位及顶叶、颞叶皮质厚度负相关；Tourette综合征患儿连接大脑皮质-纹状体-苍白球-丘脑网络的白质存在异常，皮质-基底节网络的功能成熟也显示延迟。在PET相关研究中，Tourette综合征患儿存在双侧基底节、额叶及颞叶皮质的代谢过度。以上结果均提示Tourette综合征患儿可能存在皮质-纹状体-苍白球-丘脑-皮质网络的异常。因此，皮质-纹状体-苍白球-丘脑-皮质网络的功能失调目前被认为是原发性抽动及抽动障碍的核心病理机制，可能由于多种原因导致的脑发育异常致使皮质过度活动的运动通路控制不足，以致患儿出现抽动症状。

4. 社会心理因素　抽动症状明显与心理压力和紧张有关。研究也证实应激可诱发具有遗传易感性的个体发生抽动障碍。

5. 其他因素　有研究报道该障碍可能与A组β溶血性链球菌感染引起的自身免疫有关。药物（中枢兴奋剂、抗精神病药）也可诱发该障碍。

（三）临床表现

原发性抽动及抽动障碍以抽动为主要临床表现，但不同亚型的症状、严重程度、功能损害、病程等各有特点。

1. 短暂性抽动障碍（transient tic disorder）　又称一过性抽动障碍、习惯性痉挛、暂时性抽动，是儿童期最常见、损害较轻的类型。多起病于3～10岁，其中4～7岁为最多，但也可早到2岁。主要临床表现为简单运动抽动，通常局限于颜面部、头、颈和上肢，少数可出现简单发声抽动。抽动持续时间不超过1年。

2. 慢性运动或发声抽动障碍（chronic motor or vocal tic disorder）　较为常见、损害较短暂性抽动障碍重的类型。通常起病于儿童早期。主要临床表现为一种或多种运动抽动或发声抽动，但运动抽动和发声抽动并不同时存在。其中以简单或复杂运动抽动最为常见，部位多涉及颜面部、头、颈、上肢。发声抽动明显少于运动抽动，并以清嗓、吸鼻等简单发声抽动相对多见。症状相对不变，持续至少1年，部分患儿的症状可持续数年甚至终身。

3. 发声与多种运动联合抽动障碍　较前述两种类型少见，但是最具有代表性、临床表现最复杂、损害最为严重、诊断和治疗最困难的一种类型。一般起病于2~15岁，平均起病年龄为7岁。主要临床表现为进行性发展的多部位、形式多种多样的运动抽动和一种或多种发声抽动，运动抽动和发声抽动同时存在。该类型的症状一般始于颜面部单一运动抽动，时有时无，以后逐渐发展为颈部、肩部、肢体、躯干的抽动，并持续存在。抽动形式也从简单到复杂，最后出现秽语。通常发声抽动较运动抽动晚1~2年出现，多为简单发声抽动，复杂发声抽动相对少，约15%的患儿存在秽语。该类型症状累及部位多，次数频繁，部分患儿的抽动会导致自伤，共患病多，对患儿情绪、自尊影响较大，对患儿功能损害明显，并有可能导致残疾。病程至少1年，多数患儿抽动持续终身。

4. 共患病　原发性抽动及抽动障碍患儿常常伴有的一种临床现象，其中，以Tourette综合征的共患病最为常见。在Tourette综合征患儿中，80%~90%至少存在1种共患病，50%以上至少存在2种共患病；其中，40%~80%共患注意缺陷多动障碍，11%~80%共患强迫症，13%~76%共患心境障碍，30%~40%共患其他焦虑障碍，20%~45%共患睡眠障碍，20%~30%共患广泛性发育障碍。共患病可以起病于抽动症状出现之前。共患病的存在不仅使患者的病情变得更加复杂，而且使患儿的社会功能、生活质量受到更大损害，因此，是一个在临床实践中特别需要关注和积极干预的问题。

（四）病程与预后

短暂性抽动障碍预后良好，患儿症状在1年内逐渐减轻和消失。慢性运动或发声抽动障碍的预后也相对较好，虽症状迁延，但对患儿社会功能的影响较小。Tourette综合征预后较差，其症状在10~14岁达高峰，对患儿社会功能的影响较大甚至损害严重，并有可能导致患儿残疾。患儿需较长时间服药治疗才能控制症状，但停药后症状易加重或复发。多数患儿的症状到少年后期逐渐好转，50%~90%的患儿抽动持续终身。

（五）治疗

应在全面评估和诊断的基础上，采用综合治疗的方法对抽动障碍及其共患病进行系统治疗。

1. 药物治疗　包括针对抽动症状的药物治疗和针对共患疾病的药物治疗。应综合患者的症状、年龄和躯体情况予以选择。

（1）针对抽动的药物治疗：具体如下。

1）氟哌啶醇：该药物治疗抽动效果较好，有效率为70%~80%。起始剂量为每日0.5mg，睡前服用，如效果不明显且无明显不良反应，可每周增加0.5mg，一般日量为0.5~6mg。服用期间应注意该药的不良反应，及时予以处理。

2）哌米青：该药疗效与氟哌啶醇相当。起始剂量为0.5~1mg，睡前服用。如疗效不明显且无明显不良反应，可增加1mg，一般日量为1~10mg。该药镇静作用及锥体外系反应均较轻，但约10%的患儿可出现心脏传导阻滞，故应注意监测患儿的心电图变化。

3）硫必利：该药疗效弱于氟哌啶醇，且不良反应较小。宜低量起始，常用剂量为每次50~100mg，每日2~3次。主要不良反应有头晕、无力、嗜睡等。

4）可乐定：该药为α₂肾上腺素能受体激动剂，可使30%～40%患儿的症状得到明显改善。该药尚可治疗注意缺陷多动障碍，因此，特别适用于共患注意缺陷多动障碍的患儿。该药有口服制剂和皮肤贴剂两种。使用口服制剂时，起始剂量为每日0.05mg，如效果不明显且无明显不良反应，可每周增加0.05mg，一般日量为0.05～0.3mg，分2～3次服用。使用皮肤贴剂时，20kg＜体重≤40kg者，每周外用1mg；40kg＜体重≤60kg者，每周外用1.5mg；体重＞60kg者，每周外用2mg。该贴剂使用方便，并可连续7天向体内恒速释放药物，血药浓度较稳定，药效发挥更充分，不良反应较口服剂型小。可乐定不良反应较小，部分患儿出现过度镇静，少数患儿出现头昏、头痛、乏力、口干、易激惹，偶见体位性低血压、心动过缓。长期大量服用停用时宜渐停药，以免引起血压急剧增高。

5）其他：利培酮、阿立哌唑、奥氮平、喹硫平、氟西汀、氯硝西泮等治疗抽动障碍也有一定疗效。

（2）针对共患病的药物治疗：具体如下。

1）共患强迫障碍：对于共患强迫障碍的原发性抽动及抽动障碍患儿，可合并使用舍曲林或氟伏沙明等药物予以治疗。美国FDA已批准舍曲林用于6岁以上强迫障碍儿童、氟伏沙明用于8岁以上强迫障碍儿童的治疗。

2）共患注意缺陷多动障碍：对于共患注意缺陷多动障碍的原发性抽动及抽动障碍患儿，首选托莫西汀进行治疗，也可选用可乐定或胍法幸。如疗效不显著，可选用抗抑郁药。对于注意缺陷多动症状较重、经上述治疗效果较差者，国外报道在使用氟哌啶醇或利培酮治疗抽动症状的基础上，可合并哌甲酯以改善注意缺陷多动症状。

3）共患其他精神障碍：对于共患其他精神障碍的原发性抽动及抽动障碍患儿，如心境障碍等，可根据患儿的具体情况，在治疗原发性抽动及抽动障碍的同时，选择合适的药物予以相应治疗。

无论选择何种药物治疗原发性抽动及抽动障碍患儿的共患病，均应注意合并用药时药物间的相互作用及药物不良反应。应尽可能选择药物间相互作用少、不良反应小的药物，并监测和及时处理各种药物的不良反应。

2.心理行为治疗 对于存在心理困扰的患儿，应加强支持性心理治疗、认知治疗、家庭治疗等，从而消除环境中不利因素对患儿的影响，改变患儿认知，改善家庭关系，改善患儿情绪，增强患儿处理问题的能力，增强患儿自信。

对于患儿存在的抽动症状，可以选择习惯逆转训练、韵律训练、放松疗法等进行治疗。最新系统综述显示，习惯逆转训练可有效治疗Tourette综合征和慢性运动与发声抽动障碍，综合行为干预可有效治疗Tourette综合征。

3.健康教育 应针对患儿存在的问题进行系统的健康教育，从而帮助家长和患儿。例如，了解原发性抽动及抽动障碍，消除误解和耻感；了解原发性抽动及抽动障碍的治疗方法，选择适合患儿的治疗方法，并积极配合治疗；了解原发性抽动及抽动障碍的影响因素，合理安排患儿生活，合理要求学习成绩，妥善安排作息时间，避免应激、焦虑、兴奋、劳累、感冒发热，避免饮用咖啡及茶等，合理使用药物，从而避免诱发或加重该障碍，促进患儿康复。

二、原发性抽动及抽动障碍患者的护理

（一）护理评估

1.健康史　患儿既往健康状况，有无较正常儿童易于罹患某些疾病。

2.生理功能　与同龄孩子比较，躯体发育指标如身高、体重有无异常；有无躯体畸形和功能障碍；有无饮食障碍；有无营养失调及睡眠障碍；有无受伤的危险（跌倒、摔伤）；有无容易感染等生理功能下降。

3.心理功能

（1）认知功能：有无注意力、记忆和智能方面的障碍。

（2）情绪状态：有无焦虑、抑郁、恐惧、情绪不稳、易激惹或淡漠迟钝等异常情绪；有无自卑心理。

（3）行为活动：是否有无法自控的挤眉弄眼、异常发声、肌肉抽动等行为。

4.社会功能

（1）生活自理能力：穿衣、吃饭、洗澡、大小便等是否能自理。

（2）环境的适应能力：①学习能力：有无现存或潜在的学习困难。②语言能力：有无言语沟通困难。③自我控制与自我保护能力：有无现存或潜在的自我控制、自我防御能力下降。④社交活动：有无人际交往障碍，是否合群。

5.其他　有无家庭养育方式不当、家长对疾病有无错误的认知；父母与患儿是否有情感的认同、有无沟通和感情的交流；有无现存或潜在的家庭矛盾和危机；家庭能否实施既定的治疗方案。

（二）常见护理诊断/问题

1.长期自我贬低　与抽动症状导致患儿的低自尊有关。

2.有受伤的危险　与运动性抽动症状有关。

3.家庭运作失常　与缺乏疾病知识有关。

（三）护理目标

1.患儿能够正确评价自己。

2.患儿未发生受伤的现象。

3.患儿及其家属能够了解疾病治疗和康复相关知识。

（四）护理措施

1.生活护理　保证患儿正常的生活需求，如睡眠、饮食及活动环境等。保证患儿有良好的个人卫生状况，做好晨晚间护理。定期给患儿洗澡、更衣、理发、修剪指（趾）甲，保持患儿

的清洁卫生。另外，食物添加剂等可促使这类儿童行为问题如活动过度和学习困难的发生，含咖啡因的饮料可加重抽动症状，因此，患儿的食物应避免使用食物添加剂、色素、咖啡因等。

2.心理护理　以耐心、关爱、同情、包容的态度与患儿建立良好的护患关系，取得患儿的信任和合作。患儿的抽动症状往往易受紧张、焦虑、情绪低落、生气、惊吓、过度兴奋、精神创伤等因素的影响而加重，护理人员对患儿及时的心理干预可以支持和帮助患儿消除心理困扰，减少情绪上的波动，缓解抽动症状，促进患儿的心理健康和社会适应性。

3.对症护理　密切关注患儿的心理变化，给予精神安慰与正面指导；结合行为疗法，当患儿发生抽动行为时采取分散注意力的方式弱化行为；与患儿家长沟通，建立良好的家庭环境；遵医嘱按剂量给药。

4.健康教育　讲解疾病的性质，使家长和患儿对疾病有更多的了解和理解，正确认识本病，知晓患儿出现的症状是疾病本身的病态表现，而非调皮或有意所为，帮助患儿消除因得病而产生的紧张和自卑心理；指导家长正确教育及耐心帮助患儿，不要批评、指责患儿的异常动作，也不要过分关注与提醒患儿出现的抽动症状，平时多关心照顾患儿，合理安排生活。患儿形成良好的性格，保持稳定的情绪，降低心理防御水平，有利于缓解抽动症状。

（五）护理评价

1.患儿能否正确认识疾病，能否正确评价自己。

2.患儿是否发生受伤的现象。

3.患儿及其家属是否了解疾病治疗和康复相关知识。

案例回顾

本案例中的患儿处于半独立生活状态。根据智力测验结果，智商在35～49。从幼年开始，患儿的智力和运动发育都明显比正常儿童迟缓，语言发育差，结合临床表现，该患儿为中度智力发育障碍。

第五章
精神分裂症和其他原发性精神病性障碍患者的护理

章前引言

　　精神分裂症（Schizophrenia）和其他原发性精神病性障碍（other primary psychotic disorders）是一组以现实检验能力显著受损和行为改变为主要特征的疾病。

　　精神分裂症是所有重大精神疾病综合征中最难以定义和描述的，具有认知、思维、情感、行为等多方面精神活动的显著异常。精神分裂症具有发病率较高、容易反复发作、病程时间长等特点，需要患者长期服用药物，而部分患者在病情好转或病情加重时，服药依从性会下降，出现不遵医嘱、不按疗程和剂量用药的情况。据世界卫生组织发布的《2022年世界精神卫生报告》，全世界有近10亿精神疾病患者，其中精神分裂症患者就有约2 100万。在我国，精神分裂症患病人数已经达到824.9万例，且人数在不断增长。

　　精神科护理人员在服务精神分裂症和其他原发性精神病性障碍患者的过程中，除了严格遵照医嘱执行外，还需要对患者用药进行指导、做好患者的安全防护、必要时对其进行心理干预、进行完善的健康教育等，使患者尽早回归正常生活。

学习目标

1. 理解精神分裂症的基本概念、临床表现及相应的护理措施。
2. 识记精神分裂症的病因、治疗原则。
3. 学会其他原发性精神病性障碍的临床特点及治疗原则。

思政目标

1. 培养良好的职业素养，尊重、关爱患者，与患者建立良好的治疗关系。
2. 通过学习掌握精神分裂症患者的临床特点，理解患者在精神症状支配下可能出现的危险行为，并采取有效的护理措施帮助患者。
3. 运用爱心、同理心为患者提供有效的康复训练，接纳、爱护、帮助患者康复和回归社会。

案例导入

患者男性，25岁，国家一级运动员。无明显诱因下逐渐出现性格改变，情绪不稳，容易发脾气，讲话时不许他人插嘴，症状持续加重。1周前出现严重行为紊乱，胡言乱语，多疑，听到脚步声便称有人害自己，认为同事在背后议论他，彻夜不眠，不吃不喝，情绪激动，言行举止不受控制，家人管理困难，送入院治疗。

思考题

1. 患者出现了哪些精神症状？
2. 根据症状，可能的精神科诊断是什么？

第一节　精神分裂症的临床特点

一、概述

精神分裂症是一种病因未明的重性精神障碍，多缓慢起病于青年或成年早期，具有感知觉、思维、情感和行为等多方面障碍及精神活动不协调，通常无意识障碍。自然病程多迁延，趋于慢性化，导致患者精神衰退和残疾。

1896年，克雷佩林首次以"早发性痴呆（dementia praecox）"作为独立的疾病进行描述，强调该病的特点是早发（praecox）和慢性退行性病程（dementia）。1911年，布鲁勒（Bleuler）提出本病的临床特点是精神分裂，核心是精神活动整合障碍，基本症状包括联想障碍、情感淡漠、矛盾意向和继之而来的内向性。他首次使用了"精神分裂症"这个概念。

二、病因及发病机制

精神分裂症的病因及发病机制目前尚不明确，研究提示可能与下列因素相关。

（一）遗传因素

目前研究提示精神分裂症是一种具有遗传倾向的疾病，具体遗传方式尚不明确。国内外关于精神分裂症的家系调查发现，精神分裂症患者家族成员患精神分裂症的概率高于普通人群，通常为普通人群的数倍，血缘越近，患病率越高。

（二）神经发育因素

1987年，Weinberger等提出了精神分裂症的神经发育假说，该假说认为胚胎期大脑发育过程中出现了某种神经病理改变，导致心理整合功能异常；进入青春期或成年早期后，在外界不良环境因素刺激下，出现精神分裂症的症状。

结构性影像学研究发现，精神分裂症患者的脑皮质体积缩小、脑室扩大（尤以侧脑室明显）、脑沟增宽、颞叶内侧结构（海马）及额叶体积缩小等，并且脑灰质变化在发病后更明显，呈现进展性体积缩小。功能性影像学研究发现，精神分裂症的前额叶、颞叶及边缘系统存在功能异常，前额叶功能低下是最为一致的研究发现，并且前额叶功能低下与阴性症状及认知缺陷症状密切相关。

（三）神经生化因素

1.多巴胺假说　20世纪60年代，有研究者提出精神分裂症的多巴胺（Dopamine，DA）功能亢进假说。该假说有较多证据支持，如可卡因及苯丙胺等精神活性药物可以提高突触间隙的DA水平，使人产生幻觉和妄想，溴隐亭等多巴胺激动剂可引起精神病样症状，氟哌啶醇等第一代抗精神病药物具有阻断多巴胺D_2受体的作用，可以有效控制精神分裂症的幻觉、妄想等阳性症状。

2.5-羟色胺假说　1954年，Wolley等提出精神分裂症可能与5-羟色胺（5-hydroxy-tryptamine，5-HT）代谢障碍有关，随后60年代就有人提出精神分裂症的5-HT假说。第二代抗精神病药物（如利培酮）可同时拮抗D_2受体及$5-HT_{2A}$受体，较少引起锥体外系反应，对阴性症状及认知缺陷症状也有一定疗效，因此在临床上广泛使用。

3.谷氨酸假说　有学者应用放射性配基结合法及磁共振波谱分析，发现精神分裂症患者某些脑区（如边缘系统及前额叶等）的谷氨酸受体结合力发生了变化，谷氨酸受体拮抗剂苯环己哌啶可引起幻觉和妄想，从而推测N-甲基-D-天冬氨酸（N-methyl-D-aspartate，NMDA）受体功能障碍在精神分裂症的病理机制中可能具有重要作用。Carlsson提出精神分裂症可能是由于皮质下DA系统和谷氨酸系统不平衡所致，第二代抗精神病药物的作用机制就是增加中枢谷氨酸的功能。

（四）心理社会因素

心理社会因素包括文化、职业、社会阶层、社会隔离及应激性生活事件等。一些精神分裂症患者的病前性格表现为内向、孤僻及敏感多疑等，某些患者的亲属也可能存在类似个性特征。有研究发现，病前6个月内，精神分裂症患者的应激性生活事件高于普通人群。

目前精神分裂症的病因尚未完全阐明，遗传因素及心理社会因素在精神分裂症的发病中均起重要作用，遗传因素可能是精神分裂症发病的基础，而心理社会因素可能是精神分裂症发病的促发因素。

三、临床表现

精神分裂症患者的临床症状复杂多样，不同类型、不同阶段的临床表现可能有较大差异。患者发病前常有一些前驱症状，包括：类似神经症的症状，如神经衰弱综合征、癔症样表现或疑病症状等；注意减退；动力和动机缺乏；生活习惯或行为模式的改变；性格改变，孤独敏感，喜怒无常；沉溺于一些玄奥或荒谬的想法，甚至自语自笑；与周围人或环境疏远，难于接近；睡眠障碍；多疑。这些前驱症状可能不具有特异性，且出现的频率较低、进展缓慢，可持续数周、数月或数年，一般会被误解为患者的思想或性格发生了问题，不易被理解为病态的变化，因此不为人们所重视，容易错过最佳的治疗时机而影响预后。

（一）思维障碍

思维障碍是精神分裂症的核心症状，主要特点是在意识清晰的情况下出现思维障碍。患者常有各种思维联想障碍、思维内容障碍及思维属性障碍。

1.思维联想障碍　正常思维过程是一系列概念有目的、合乎逻辑的联系过程，这一过程又称为联想。如果患者在意识清晰的情况下，联想缺乏目的性和逻辑性，联想范围松散，交谈时经常游离于主题之外，回答问题缺乏中心、抓不住要点，有的患者表现出明显的思维逻辑倒错，推理过程十分荒谬甚至古怪，既无前提，又缺乏逻辑依据，有的甚至因果倒置，不可理解，使人感到交流困难，常表现为以下形式。

（1）思维散漫。患者在交谈时经常游离于主题之外，尤其是在回答医生的问题时，句句说不到点子上，但句句似乎又都沾点儿边，令听者抓不住要点。

（2）思维破裂。病情严重者言语支离破碎，根本无法与之交谈。

（3）语词新作。有的患者不恰当地使用符号、公式、自造的字、示意图表达十分简单的含义，如一位女患者用"男女"表示男女平等，用"%"表示离婚。

（4）此外，还包括思维不连贯、词的杂拌、模仿语言、重复语言、刻板言语、思维贫乏、思维云集、持续语言、逻辑倒错性思维、病理性象征性思维等。

2.思维内容障碍　主要是妄想。妄想往往与患者的教育、文化背景不相符，是一种病理性信念，但患者坚信不疑。妄想的范围和内容多变，最常见的妄想是被害妄想与关系妄想，其他还有夸大妄想、疑病妄想、钟情妄想、嫉妒妄想、虚无妄想、非血统妄想、特殊意义妄想等。被害妄想表现为患者感到有人捉弄、诽谤、暗算或谋害自己，感到被跟踪、被监视、被投毒等。关系妄想是患者把周围环境中一些实际与他无关的现象理解为与自己相关，如周围人的言行、电视或报纸上的内容，患者认为与自己有关或针对自己。有些妄想虽不常见，但对诊断精神分裂症具有特征性意义，如被动体验，患者觉得自己的思想、行为被"仪器或某种力量"控制（被控制感），甚至认为某些仪器、电波或信号在操纵或影响自己（物理影响妄想）。

3.思维属性障碍　反映出患者自我和外在世界之间的界限丧失，如患者觉得自己的思想被别人知道了，至于别人通过什么方式知道的，患者却说不清楚（被洞悉感），感到脑子内出现了不属于自己的想法（思维被插入），或感到自己的思维被某种外力抽走了（思维剥夺）。

（二）感知觉障碍

幻觉是精神分裂症最常见的感知觉障碍。幻觉是一种虚幻的知觉，在没有客观感官刺激情况下体验到的知觉。听幻觉最为常见，主要表现为意识清晰情况下听见讲话声音（言语性幻听），"声音"可以是含糊或清晰的，可来自窗外、邻室或遥远地方，患者通常信以为真，会给患者的思维、情绪、行为带来不同程度的影响。幻听内容可以是争论性、评论性或命令性，如听见几个人评论自己，相互争论，甚至命令自己去执行某项活动。急性期患者往往对幻听比较敏感，并有相应的情绪或行为反应，而幻听对慢性患者的影响较小。某些患者可能不是通过耳朵听到，而是"感到"体内某个部位有声音，如"感到脑子内或肚子内有人说话"，这类症状被称为假性幻觉。其他幻觉包括视幻觉、触幻觉及嗅幻觉等。

感知觉障碍属于感觉与知觉的综合障碍，又称非真实感，即患者对周围环境失去真实感，突然感到周围的一切变得苍白陌生，失去生气，也缺乏情感上的联系，似在梦境中。

（三）情感障碍

主要表现为情感淡漠及情感不协调。

1.情感淡漠　早期表现是迟钝及平淡，受损的是细腻情感及高级情感，如亲情及友谊；随后患者对生活要求减退，兴趣减少；最终患者的情感体验日益贫乏，面部缺乏表情，不与他人目光交流，对一切显得无动于衷，丧失了与周围环境的情感联系。

2. 情感不协调 情感反应与其思维内容或周围环境不协调，如患者自诉有人陷害自己但没有紧张情绪，甚至面带笑容、轻松自如；家人突然离世而患者没有痛苦体验，甚至是笑嘻嘻的谈论。易激惹也可能是情感不协调的表现形式，轻微刺激或无明显刺激可引起患者明显而剧烈的情感反应，如发脾气。有些患者可能出现矛盾情感，对同一件事产生两种相反的、互相矛盾的情感体验，但患者对此既不自知又不能加以分析和判断，泰然自若地接受两种情感。

（四）意志行为障碍

意志减退或缺乏较为常见。意志减退表现为不能执行有目标的行为，缺乏意愿或动力，做事虎头蛇尾；对未来生活缺乏计划性和主动性；对生活、社交及学习的要求减退。随着病情进展，患者意志退缩，工作或学业很难继续，对自己前途漠不关心，活动减少，呆滞，个人生活料理疏懒，不讲卫生。某些患者可能出现病理性意志增强，如反复上访等。

不协调性精神运动性兴奋或精神运动性抑制症状也较为常见。不协调性兴奋患者的行为动作显得单调杂乱、无明确的动机和目的，与外界环境不协调，有时显得愚蠢幼稚，使人难以理解。精神运动性抑制患者可表现为木僵或亚木僵状态，在意识清醒状态下，言语动作完全或部分抑制或减少，患者可保持一种固定的姿势，不言、不动、不进食、不解大小便、面部表情固定，对刺激缺乏反应。某些患者可出现蜡样屈曲，肢体任人摆布，保持一个怪异或不舒服姿势较长时间，或者在床上保持头部悬空（"空气枕头"）姿势。有时患者对外界要求不但不执行，而且表现出抗拒或相反行为（违拗症）；或者相反，患者像机器人一样机械地执行外界的简单指令（被动服从）。精神运动性兴奋与抑制可以突然相互转化，如兴奋患者可突然转入抑制状态（如连续数天卧床不起），然后又突然出现兴奋冲动行为（如突然从床上跳起，打碎窗上的玻璃或掐其他病友的脖子）。

四、诊断要点

目前临床上主要结合病史、临床症状、病程、体格检查及实验室检查、心理测量结果等进行综合判断。ICD-11中精神分裂症的诊断标准如下。

（一）症状学及病程标准

1. 基本（必要）特征 至少具备下列症状中的2项，且症状在1个月或以上的大部分时间内持续存在。其中至少有1项症状来自于下述前4项。

（1）持续的妄想（如夸大妄想、关系妄想、被害妄想）。

（2）持续的幻觉（虽然可以出现任何形式的幻觉，但听幻觉是最常见的）。

（3）思维紊乱（思维形式障碍，如词不达意、联想松弛、言语不连贯、语词新作）。严重时，患者的言语如此不连贯以至于无法被理解（词语杂拌）。

（4）被动体验，被影响或被控制体验（如感觉个人的想法或行为不是由自己产生的，被强加的思维及行为，思维被抽走，或思维被广播）。注意：如果对上述现象予以妄想性解释，则考虑满足标准（1）。

(5) 阴性症状，如情感平淡，思维贫乏或言语贫乏，意志缺乏，社交缺乏或兴趣缺失。

(6) 明显的行为紊乱，可出现在任何形式的有目的的活动中（如奇怪的或无目的的行为，不可预知的或不恰当的情绪反应干扰的行为）。

(7) 精神运动性症状，如紧张性不安或激越、作态、蜡样屈曲、违拗、缄默或木僵。

上述这些症状必须不是其他躯体疾病（如脑瘤）所致，也不是物质滥用或药物（如皮质类固醇）作用于中枢神经系统的结果，包括戒断反应（如酒精戒断）。

2. 其他特征

(1) 精神分裂症的起病形式既可以是急性起病，数天内出现严重的异常表现，也可以是隐匿性起病，体征和症状是逐渐发展的。

(2) 前驱期通常在精神病性症状出现之前数周或数月。这个阶段的典型特征通常包括对工作或社交活动失去兴趣，忽视个人外表或卫生，睡眠周期颠倒，以及出现轻微的精神病性症状，伴有焦虑/激越或不同程度的抑郁。

(3) 急性发作间期可能存在残余期，其临床表现与前驱期相似。

(4) 精神分裂症患者常常感到明显的精神痛苦，个人、家庭、社交、学习、职业或其他重要功能损害。然而，痛苦感和心理社会功能损害并不是诊断精神分裂症的必要条件。

(二) 鉴别诊断

1. 妄想性障碍　精神分裂症和妄想性障碍都以持续妄想为特征，但妄想性障碍缺少其他特征性症状，如持续幻觉，思维紊乱，被影响、被动或被控制体验等。相对于精神分裂症患者而言，妄想性障碍患者的人格相对完整，社会功能和职业功能受损及衰退不明显，妄想可能具有一定现实性和可理解性。

2. 分裂型障碍　分裂型障碍的特点是患者的语言、感知觉、信念和行为等持久处于异常模式，类似于精神分裂症患者症状的弱化形式或人格障碍。精神分裂症与分裂型障碍的主要区别在于症状存在的强度，如果患者的症状严重程度达到精神分裂症的诊断要求，则诊断为精神分裂症。

3. 急性短暂性精神病性障碍　病程是最主要的鉴别点，精神分裂症的诊断要求精神病性症状持续至少1个月。另外，急性短暂性精神病性障碍患者的症状呈现波动性（强度）、多形性（妄想或幻觉内容多变，甚至每天都会发生变化）。而精神症状的快速变化及波动在精神分裂症患者中不常见。阴性症状常见于精神分裂症，但不出现在急性短暂性精神病性障碍中。

五、治疗与预后

(一) 治疗原则

1. 综合治疗原则　应采取抗精神病药物治疗、物理治疗、心理治疗（包括精神健康教育、家庭治疗等）和康复治疗等措施的综合运用，其目的在于提高疗效、改善依从性、预防复发，改善社会功能和更好提高患者的生活质量。

2.全病程治疗原则　抗精神病药物治疗是治疗精神分裂症最有效、最基本的治疗手段。精神分裂症的第一次发病是治疗的关键，药物治疗在此时效果最好，所需药量也较小，如能及时、系统、有效地控制疾病，痊愈的机会很大，预后也较好。精神分裂症的治疗分为以下三个阶段。

（1）急性期治疗：目的是控制症状、减少伤害、缩短病程。急性期治疗以药物治疗为主，抗精神病药物从小剂量开始，2周内逐渐加大至治疗量，直至症状控制，一般需要至少6～8周。为尽快控制症状、降低风险，可在药物治疗基础上加用物理治疗，如改良无抽搐电刺激治疗。急性期治疗应充分，以免症状复燃或恶化。

（2）巩固期治疗：目的是防止症状复燃、促使社会功能的恢复。继续使用急性期所有有效药物治疗至少6个月，监测不良反应的发生。病情无明显反复的情况下，治疗可进入维持阶段。此期间应配合心理治疗，提供支持，提高患者治疗依从性。

（3）维持期治疗：目的是缓解症状、防止复发、维持良好的社会功能并提高患者生活质量。维持期治疗的时间因人而异。多次发作者建议终身服药。维持期治疗可在密切观察下适当调整药物的剂量。

（二）药物治疗

抗精神病药物是精神分裂症的首选治疗方案。

1.总体用药原则　采用单一药物治疗原则。目前国内外治疗指南通常推荐首选第二代抗精神病药物，强调早期、足量及足疗程。治疗应个体化，因人而异。

2.药物选择

（1）经典抗精神病药物（第一代抗精神病药物）：主要包括氯丙嗪、硫利达嗪、奋乃静、氟奋乃静、氯普噻吨、氟哌啶醇、舒必利等，有口服、针剂等剂型。此类药物在临床上治疗幻觉、妄想、思维障碍、行为紊乱、兴奋、激越、紧张综合征等阳性症状具有明显疗效。此类药物能够有效地控制急性症状，减少精神分裂症的复发或恶化。但是此类药物也存在一定的局限性：不能改善认知功能；对阴性症状及伴发抑郁症状疗效不确切；引发锥体外系反应和迟发性运动障碍的比例高，常导致患者服药依从性差。

（2）非典型抗精神病药物（第二代抗精神病药物）：常用的有氯氮平、利培酮、奥氮平和喹硫平等。此类药物不但对阳性症状疗效较好，而且对阴性症状、认知症状和情感症状有效。此外，该类药物中绝大多数药物的不良反应相对较少，特别是所产生的锥体外系不良反应、过度的镇静作用等均明显轻于经典抗精神病药物，因此患者对药物的依从性较好，提高了患者的生活质量。

（三）改良电休克治疗

改良电休克技术主要用于控制精神分裂症患者的急性兴奋躁动、严重抑郁、自伤自杀和紧张木僵、违拗拒食状态等症状，起效较快。在药物治疗的基础上合并使用改良电休克治疗，可以缩短阳性症状的治疗时间，缩短住院周期，有利于患者尽快康复出院。不良反应主要为可恢复的短期记忆受损，需要提前做好宣教。

（四）心理治疗与康复

对于精神分裂症患者，心理治疗主要应用于急性期症状控制以后，患者精神症状逐渐消失，自知力逐步恢复，接触改善，能进行交流学习，有了解疾病性质、提高识别能力的需要，也有学习应对社会歧视、人际交往和伴发情绪和行为问题的需要。治疗方法上可以采用支持性心理治疗、集体心理治疗、家庭治疗等形式，对精神分裂症伴发的阴性症状和某些行为问题，可以借助行为治疗技术，如"代币治疗""奖惩治疗"来塑造患者的行为，增强患者对生活的主动性和参与性，延缓精神衰退。

心理社会干预是治疗精神分裂症的另一种重要手段，应与药物治疗密切结合，构成完整的心理社会康复。精神分裂症的心理社会干预方法主要包括家庭干预、社会技能训练、职业康复训练、认知行为治疗等。家庭环境、社会环境对精神分裂症患者病情的缓解、稳定至关重要，通过对患者家庭成员的心理教育或对患者进行社交技能训练等干预措施，可减少来自家庭和社会的不良刺激，降低复发率。当前，精神障碍的防治工作正逐渐从医院转向社区，以期促使慢性精神障碍患者及早重返社会。

（五）病程和预后

精神分裂症的预后与病因、临床特点、病程、治疗的及时性和系统性等因素密切相关。通常认为病前社会功能好的患者预后较好，经过早期诊断、早期治疗、系统的药物治疗、心理治疗、康复治疗及家庭治疗，大部分患者可以痊愈。目前认为总体而言，1/3的患者可取得显著持久的改善；1/3的患者虽有部分改善但时有复发并留有残疾；还有1/3的患者从未真正改善过，是永久性的严重残疾。

第二节 其他原发性精神病性障碍的临床特点

一、分裂情感性障碍

分裂情感性障碍（schizo-affective psychosis，SAP）是在一次发作中同时存在分裂性症状和情感性症状的一种精神障碍，具有反复发作倾向。分裂症状为妄想、幻觉及思维障碍等阳性精神病性症状，情感性症状为躁狂发作或抑郁发作症状。起病较急，病前可有不同诱因，间歇期缓解良好，个性无明显缺陷，社会功能恢复良好。部分患者有家族遗传史。

（一）临床表现

1. 有精神分裂症症状，同时具有明显抑郁或躁狂或混合发作征象。
2. 精神病性症状和情感症状同时或相差数天内发生。
3. 精神病性症状和情感症状共同存在至少1个月时间。
4. 病程呈间歇性发作，症状缓解后不留明显缺陷。
5. 发病年龄以青壮年为多见，女性稍多于男性。
6. 起病较急，病前可有应激诱因，病前有较好的适应环境的性格。
7. 前驱期通常在精神病性症状出现之前数周或数月。典型特征通常包括对工作或社交活动失去兴趣，忽视个人外表或卫生，睡眠周期颠倒，出现轻微的精神病性症状，伴有不同程度的焦虑或抑郁症状。

（二）治疗与干预

1. **药物治疗** 心境稳定剂、抗抑郁药和抗精神病药在分裂情感性精神障碍治疗中均占有一席之地。需根据患者目前的症状、病程、严重程度及患者个体情况综合考虑。

以精神分裂症症状为主者可用第二代抗精神病药物（奥氮平、喹硫平、利培酮等）或第一代抗精神病药物（氯丙嗪或氟哌啶醇）等。以情感症状为主者，表现为躁狂者首选锂盐治疗；表现为抑郁者选用抗抑郁药物；如病史存在双相者，用情绪稳定剂如锂盐维持治疗。兴奋躁动者可用物理治疗及时控制症状。对于难治性患者，可能需要心境稳定剂、抗抑郁药和抗精神病药联合治疗。

2. **心理社会干预** 主要包括家庭干预、社会功能治疗、认知行为治疗等。患者受症状支配，影响正常的家庭生活及社会功能，家人、朋友、同事等难以接受患者的变化，患者常常会感到明显的痛苦。因此，向患者及其家属讲解疾病的性质、病程变化、预后等可提高治疗的依从性，降低复发率，促进患者康复。

二、妄想性精神障碍

妄想性精神障碍（delusional disorder）又称偏执性精神障碍，是一组以长期持续性妄想为唯一或最突出临床特征的精神障碍。妄想性精神障碍的妄想内容和出现的时间多与患者的生活处境相关，具有一定的逻辑性、系统性。患者的人格相对完整。本病起病隐匿，病程进展缓慢，可持续终身。

（一）临床表现

1. 一种或一组相互关联的妄想发生和形成，时间上需要至少3个月（通常更长）。
2. 不同个体的妄想内容不同，尽管妄想的内容会随着时间而发展，但在同一个体则表现出显著的稳定性。常见的妄想种类包括被害妄想、躯体相关妄想（如在医学检查正常的情况下坚信器官腐烂或功能异常）、夸大妄想（如坚信自己发现了长生不老药，可以永生）、嫉妒妄想

（如坚信配偶不忠）和钟情妄想（坚信有人对自己情有独钟，通常是一个著名的或地位很高的陌生人）。

3.不存在明显和持续的幻觉、阴性症状或被影响体验、被动体验或被控制感。

4.除了与妄想直接相关的行为和态度外，情感、言语和行为通常不受到影响。

5.妄想内容比较固定，且是现实生活中有可能发生的事情；妄想的发展符合逻辑，可有一定的现实基础，结构比较系统严密，患者的情感、态度和行为与妄想系统相一致。在不涉及妄想内容的情况下，患者其他方面的精神功能基本正常，无精神衰退，人格保持比较完整，社会功能相对完好，病程进展较慢，妄想往往持久甚至持续终身。

（二）治疗与干预

1.药物治疗　抗精神病药物不仅可消除患者的焦虑和激越，还可减轻或消除妄想。对于敌对、攻击及存在自杀、自伤隐患的患者，有必要加以监管及强制性住院治疗。对服药依从性差的患者，可选择长效抗精神病药物制剂。

2.心理社会干预　患者大多缺乏自知力而不愿求医，治疗依从性差，心理干预有助于良好医患关系的建立，提高治疗的依从性，使患者对疾病的性质和治疗方法有所了解。常用的有支持性心理治疗、认知疗法和社交技能训练。在治疗过程中，治疗者对患者的妄想内容既不要支持也不要反对，不要试图立刻让患者动摇他的想法，治疗者以共情、接纳患者为宜，与患者建立信任关系，这样才有可能取得患者的配合。

三、急性短暂性精神病性障碍

急性短暂性精神病性障碍（acute and transient psychotic disorder）是一组短暂的精神病性障碍。该病起病急骤，缓解迅速。过去文献中也称为"一过性精神错乱（transient insanity）"或"一过性精神模糊（transient mental confusion）"。发病可在数小时内，急性起病，无前驱期症状，一般1个月内可痊愈。

（一）临床表现

患者可在2周内或更短时间内呈现急性精神病症状，包括妄想、幻觉、思维紊乱，或被动、被影响或被控制体验。精神运动性症状（如紧张症）也可出现。患者的言语、行为较紊乱，症状变化迅速，可伴有焦虑或易激惹。症状的性质及强度均可发生快速变化，这种变化可以隔天发生，甚至在一天之内发生。尽管患者有多种形式的不稳定性，但其临床症状表现较典型，包括情绪的反复无常、行为紊乱或怪异行为、缄默不语或尖叫、近期记忆受损。症状持续时间通常不超过3个月，绝大多数情况下持续数天到1个月。

（二）治疗与干预

1.药物治疗　首先考虑使用不良反应少的抗精神病药物，剂量不宜过大，维持期药量递减，时间不宜过长。

2.心理治疗　急性短暂性精神病性障碍的主要治疗手段。药物治疗辅以心理治疗，可提高药物的疗效和预防复发。通过精神分析、认知行为治疗等方法，可帮助患者宣泄情绪，正确处理应激源与疾病之间的关系。

第三节　精神分裂症的护理

一、护理评估

（一）健康史

1.个人史　评估患者生长发育过程，包括母亲孕期健康状况、成长及智力情况、学习成绩、就业情况、婚姻状况、有无烟酒及其他嗜好等，女性患者应评估月经史和生育史。

2.现病史　本次发病有无明显诱因，发病的时间，就诊原因（主诉），主要症状，对学习、工作的影响程度，就医经过，现在身体状况，已服药物等。

3.既往史　评估患者既往健康状况，既往精神疾病情况（包括过去是否有过发病、发病情形、治疗经过、是否坚持服药等），既往躯体疾病等。

4.家族史　家族成员中是否有精神障碍患者。

（二）生理功能

1.意识状态　患者的意识是否清晰。

2.生命体征　患者的生命体征是否正常。

3.全身营养状况　患者的饮食、营养状况，有无营养失调。

4.睡眠情况　患者有无睡眠异常、入睡困难、早醒、多梦等情况，睡醒后感受如何，是否有睡眠支持。

5.排泄　患者的大小便情况，有无便秘、尿潴留等。

6.其他　患者的个人卫生、衣着是否整洁，日常生活能否自理，是否有生活懒散、疲倦等情况。

（三）心理功能

1.病前个性特点　内向或外向；兴趣爱好。

2.应对方式　入院前应对压力和应激事件的方式方法。

3.对住院的态度　自愿住院还是非自愿住院，治疗依从性如何，是否承认自己有病及积极配合治疗。

4.感知觉障碍　重点评估有无幻觉，尤其是命令性幻听，评估幻听出现的时间、频率、内容，患者对幻听内容的感受及反应，是否出现伤害自己或他人的行为。

5.思维障碍　评估有无思维形式障碍，如思维破裂、思维散漫、思维贫乏、语词新作、逻辑倒错性思维等。有无思维内容障碍，如妄想等。如果存在妄想，评估妄想的种类、内容、性质、出现时间、涉及范围是否固定、有无泛化的趋势，对患者行为的影响。

6.情感反应　可通过患者的面部表情、姿势、动作、音调、面色等客观表现来判断，也可以通过患者的主观体验来判定情感反应，评估有无情感淡漠、情感迟钝、情感反应与周围环境是否相符；是否存在抑郁情绪、自伤自杀的想法等。

7.意志行为　意志行为是否减退；有无被动、退缩及异常行为；有无违拗、空气枕等现象；有无出走、攻击、自杀、伤人等行为；患者对未来是否充满希望、有无计划。

（四）社会功能

1.社会交往能力　患者病前的社会交往能力如何，有无与人交往的意愿；病前对于社会活动是否积极、退缩、回避等；学习、工作的胜任能力如何。

2.人际关系　评估患者的人际关系，有无人际困难，与亲属、朋友、同事、同学或其他人员相处情况等。

3.支持系统　家人对患者的关心程度、照顾方式，婚姻状况有无改变；对患者治疗的态度如何；患病后同事、同学、亲属与患者的关系有无改变等。

4.经济状况　经济收入如何，自主支配情况，对医疗费用支出的态度等。

二、常见护理诊断／问题

（一）生理方面

1.营养失调（低于机体需要量）　与幻觉、妄想、极度兴奋、躁动、消耗量明显增加、紧张性木僵而致摄入不足及违拗不合作有关。

2.睡眠型态紊乱　与幻觉、妄想、兴奋、环境不适应、警惕性高及睡眠节律紊乱有关。

3.便秘　与生活起居无规律、饮水量不足等有关。

（二）心理方面

1.思维过程障碍　与思维联想障碍、思维逻辑障碍、妄想等因素有关。

2.感知紊乱　与注意力不集中、感知觉改变有关。

3.对治疗依从性差　与幻觉妄想状态、自知力缺乏、木僵、违拗、担心药物耐受性及不适应新环境有关。

（三）社会方面

1.有对他人或自己实施攻击的危险　与幻觉、妄想、精神运动性兴奋、意向倒错及自知力缺乏等因素有关。

2.有自杀的危险　与命令性幻听、自罪妄想、意向倒错及由于焦虑抑郁状态而产生的病耻感有关。

3.社会交往障碍　与妄想、情感障碍、思维过程改变有关。

4.日常生活自理能力缺陷或下降　与丰富的精神症状、紧张性木僵状态、极度焦虑紧张状态、由于自伤或他伤导致行动不便及精神衰退有关。

三、护理目标

1.住院期间不发生攻击行为，学会控制情绪的方法，能用恰当的方法发泄愤怒。

2.住院期间学会正确的应对方法，不发生自杀、自伤行为。

3.配合治疗，并能说出服药后的反应。

4.能够自主进食，保证躯体需要量。

5.学会应对失眠的方法，睡眠情况得到改善。

6.保持良好的仪表仪容，生活能自理或在协助下自理。

7.能够区分现实与症状的差距，并能适应现实。

8.掌握预防便秘的方法，能定时如厕排便。

9.能表达内心感受，并愿意参与社会活动，能主动与医务人员交谈。

四、护理措施

（一）安全护理

1.提供安全的住院环境，病房设施安全，严格执行病区安全管理与检查制度。

2.加强危险品管理，禁止将危险物品带入病房，以防意外发生。

3.落实有效身份识别制度，按要求佩戴腕带。

4.密切观察患者病情，严格遵守分级护理制度，按时巡视病房，将重点患者安置于重点病室重点关注，并做好交接班。

（二）生活护理

1.个人卫生护理

（1）做好卫生宣教，促使患者养成良好的卫生习惯。

（2）注重口腔的清洁与卫生。

（3）做好个人卫生处置（毛发、皮肤、会阴），保持清洁、舒适。

（4）根据季节、冷暖、清洁情况调整衣着。

2.饮食护理

（1）一般采用集体进餐，集体进餐与良好的进餐环境都有利于调动患者的进餐情绪。

（2）就餐座位固定，及时查对患者，不要遗漏。患者的餐具以不易打碎的材料为主。

（3）评估进食情况，分析原因，对症处理。对抢食、暴食者安排单独就餐；因被害妄想而拒食者，可以让其自行拿取饭菜；因自责自罪而拒食者，可以把饭菜拌在一起，让其感觉是剩饭，从而诱导进食；对于衰退患者，安排专人看护，耐心等待，不可催促；对于兴奋躁动、违拗等不合作患者，需采取必要措施，遵医嘱给予静脉输液治疗或鼻饲，以保证患者机体的营养需要量。

（4）要重点观察捡拾异物的患者，严防吞食杂物、脏物。

（5）在进餐过程中加强巡视，谨防噎食窒息。

（6）会客时，关心家属所带的食品是否卫生适量，向家属做好饮食卫生宣教。

3.排泄护理　精神科患者因紧张、木僵、受精神症状支配等容易出现尿潴留，同时因服用抗精神病药物导致活动量减少、肠蠕动减慢，容易引起便秘，甚至因患者缺乏主诉而至肠梗阻，因此排泄护理在精神科护理中不容小觑。

（1）观察患者排泄情况并做好记录。

（2）重视患者主诉与主动询问患者排泄情况相结合，及时发现患者的排泄异常，积极对症处理，同时给予相关知识宣教。患者若排尿困难、尿潴留，给予诱导排尿、遵医嘱药物治疗或行导尿术；若排便困难、便秘，除遵医嘱给予缓泻剂、灌肠剂帮助排便外，鼓励患者多活动、多食瓜果蔬菜等粗纤维食物促进肠蠕动，以利于排便；若出现肠梗阻，给予禁食禁饮、胃肠减压术等对症治疗，做好相应的护理。

4.睡眠护理　为患者创造良好的睡眠环境，保持环境安静，温度适宜，避免强光刺激。护士巡视病房时要做到"四轻"，即说话轻、走路轻、关门轻、操作轻。观察患者睡眠情况，防止患者蒙头睡觉和假睡，并观察患者是否存在睡眠障碍，针对不同的原因对症处理。鼓励患者白天多参加文娱活动，减少睡眠时间。晚上睡觉前可以用热水泡脚，促进血液循环。避免服用咖啡、茶等兴奋类饮料。早醒的患者，晚间休息可以稍微晚一些，睡前可以看书、听音乐等，并注意睡前少喝水。睡眠节律异常的患者，应培养良好的作息规律。严重睡眠障碍患者，遵医嘱给予药物对症治疗。

（三）心理护理

1.建立良好的护患关系

（1）重视人文关怀。主动介绍病房环境、作息制度，使患者消除顾虑，尽快适应新环境；关心、体贴患者，尽可能地为患者提供帮助，有利于增进护患关系，提高患者配合程度；接触患者时要注意方式方法，态度真诚耐心，使患者感到被关心、被重视。

（2）尊重患者的人格，体谅患者的病态行为。对患者的精神症状予以理解接纳，不嘲笑、不歧视，不批判患者的观点及想法，理解患者的真实感受。尽量满足患者的合理需求使其感到被尊重。

（3）技术性治疗关系是护患关系的基础，是维系护患关系的纽带。护士具有娴熟的技术、应急处理的能力是取得患者信任、建立和维持良好护患关系的重要环节。

2.正确应用沟通技巧

（1）耐心倾听，鼓励患者用语言表达内心感受而非冲动行为，并做出行为约定。

（2）倾听时不要随意打断患者的谈话，对患者的谈话内容要有反应并运用共情更好地理解、帮助患者。与患者谈话结束时，用简短的话语反馈患者所要表达的意思，并给予分析指导，避免指责、说教。

（四）症状护理

1. 自伤、自杀的护理

（1）自杀风险的评估：包括患者的一般资料、是否有自杀和自伤行为史、有无生活应激事件、疾病症状表现、是否具有自杀征兆、发生自杀的风险等级等。

（2）密切观察病情：患者的言语、情绪及行为表现；对有自杀病史、言行消极、情绪低落、自罪自责及有藏药史的患者，要时刻掌握其行动，予以重点监护。

（3）与患者讨论自杀问题：自杀的计划、时间、地点、方式，如何获得自杀的工具等，并讨论面对挫折的态度和表达愤怒的方式，直截了当地沟通可大大降低患者的自杀危险性。

2. 幻觉状态的护理

（1）密切观察病情：加强护患沟通，建立信任关系，了解患者言语、情绪和行为表现，以掌握幻觉出现的次数、内容、时间和规律，以及类型和内容，并评估幻觉对患者行为的影响。

（2）沟通技巧：在护理过程中注意沟通的技巧，不轻易否定患者的幻觉，鼓励患者说出幻觉的内容，同时用温和而坚定的语气告诉患者："我相信你确实能够听到这些声音，可是我并没有听到，这些声音只在生病时才能听到，我想这些声音使你觉得不舒服。"

（3）根据幻觉内容给予个性化的处理：如教会患者利用幻听日记记录幻听发生的时间、频率、内容及自我感受；教会患者利用与他人交谈来减弱幻听的影响；鼓励患者参加集体活动，分散注意力；指导患者学会应对幻觉的方法，如寻求护士帮助，看电视或听收音机，打枕头宣泄情绪，大声阅读，散步，做手工，睡觉等。

（4）症状稳定期的护理：与患者讨论幻觉给其生活带来的困扰，鼓励患者表达内心感受，帮助患者辨别病态的体验，提高患者的现实检验能力。

3. 妄想状态的护理

（1）密切观察病情：妄想的临床表现多种多样，对于不同的妄想内容，根据症状特点采取不同的护理措施。护士要了解患者产生妄想的原因，避免与患者反复讨论妄想体验而强化妄想症状。同时要根据患者的病情和妄想的内容、涉及的范围，以及患者对妄想内容的反应，评估潜在的风险，合理安排病室，避免妄想内容泛化到病房内的医务人员或者其他患者身上，做好安全护理。

（2）沟通技巧：在护理过程中，护士要学会倾听，对患者的妄想内容不加批判、不急于纠正或与其争辩，防止患者加重妄想并产生对护士的敌意，甚至妨碍良好护患关系的建立。

（3）妄想动摇期的护理：随着治疗的进行，患者对妄想的病理信念逐渐淡漠或开始动摇，这时应抓住时机与患者进行治疗性沟通，启发患者进一步认识病态思维，帮助其分析病情、批判症状，讨论妄想对生活的不良影响，使患者逐渐恢复自知力。

4.兴奋状态的护理

(1) 密切观察病情:评估患者兴奋状态时的行为特点、规律和发生攻击行为的可能性,评估患者攻击行为发生的原因、诱发因素、持续时间等。掌握患者出现攻击行为的前驱症状,如言语挑衅、拳头紧握、来回踱步、激动不安等,提前做好防范,合理安置患者。当出现攻击行为时使用降解技术,确保患者及他人安全。

(2) 减少刺激:保持病室安静,减少周围环境的不良刺激,分开安置兴奋躁动的患者,以免他们互相影响。

(3) 有效控制:护士在与患者接触时保持情绪稳定、言语平和,尽量满足患者的合理需求,避免态度生硬引起患者激惹性增高。当患者出现攻击行为时使用降解技术,告知患者攻击行为发生的后果,指导患者正确表达自己的感受与想法。患者的攻击行为无法控制时,在多人协助下快速对患者进行保护性约束,保证患者及他人安全。

5.木僵状态的护理

(1) 密切观察病情:木僵状态的患者常表现为不言不语不动,对周围刺激无反应,缺乏自我保护能力,但有时又会突然出现短暂的紧张性兴奋和攻击行为,因此需做好风险评估、密切观察患者动态,及时采取措施,防止患者伤害他人或被他人伤害,保证患者自身及他人安全。同时因木僵患者完全丧失自理能力,为满足其基本需求,应安排专人看护照料。

(2) 基础护理:做好皮肤护理,保持清洁干燥,防压疮;做好口腔护理,及时清理口腔内积存的唾液,防呛咳窒息、吸入性肺炎。保证足够的摄入量及充足的营养,必要时可遵医嘱给予静脉输液或鼻饲治疗,以满足机体需要。同时还要注意患者的冷暖,房间的温度、湿度,防止患者躯体并发症的发生。

(3) 其他:木僵状态患者大多意识清楚,对外界事物能正确感知,且木僵缓解后可回忆,因此护士在为患者进行护理操作时做好必要解释,态度真诚,避免言语刺激,同时,注意保护性医疗制度,不可在患者面前谈论病情及无关的事情。

(五) 药物治疗的护理

对于服用抗精神病药物的患者应加强护理,从而提高患者的服药依从性,减少疾病复发。

1.严格执行操作规范,确保药物服下 精神分裂症患者大多对自身疾病缺乏认识,因此常会出现藏药、拒药的行为,在发药过程中,应一人发药,一人检查口腔,确保患者将药物服下。对于反复藏药或拒不服药且劝说无效者,遵医嘱改用其他方式给药。

2.观察药物疗效及不良反应 抗精神病药物在治疗精神症状的同时,也会存在各种不良反应。药物的不良反应严重影响患者的服药依从性、生活质量及身体健康。精神分裂症患者往往缺乏主诉,所以密切观察患者用药后的效果、及时发现药物的不良反应并予以恰当的处理是非常必要的。

3.提高患者服药的依从性 分析精神分裂症患者服药依从性差的原因,给予针对性的健康宣教。

(1) 帮助患者认识疾病发生的原因及服药治疗的重要性。

(2) 讲解疾病的预后与药物治疗的关系，使患者正确认识抗精神病药物治疗的重要性。

(3) 讲解药物知识、药物维持治疗与疾病预后的关系，消除患者对药物的错误认识和对不良反应的曲解。

（六）预防及健康指导

1. 彻底治疗，首次治疗要听从医生的意见足疗程治疗。

2. 坚持服药，是目前认为减少复发最有效的办法。

3. 教会患者及其家属有关精神分裂症的基本知识，使他们能及早识别疾病复发的早期征兆。

4. 让患者及其家属知道有关抗精神病药物的知识，使他们对药物的作用、不良反应有所了解。

5. 鼓励患者参加集体活动，保持良好的生活作息，避免精神刺激。

6. 保持和谐的家庭关系和良好的家庭氛围，多与家人沟通，适当参加一些家务劳动。

五、护理评价

1. 精神症状是否缓解，自知力是否恢复或部分恢复。

2. 是否学会控制情绪的方法，能用恰当的方法发泄愤怒，不发生攻击行为。

3. 是否学会正确的应对方法，不发生自杀、自伤行为。

4. 是否能够配合治疗及护理，主动服药，并能识别服药后的反应。

5. 日常生活情况是否得到恢复，是否能料理个人卫生。

6. 基本生理需求是否得到满足，饮食正常，掌握预防便秘的方法，定时排便。

7. 是否学会促进睡眠的方法，能有效保证正常的睡眠需求。

8. 是否实现症状的自我识别，了解所患疾病及所用药物的相关知识及服药的重要性。

9. 是否能参与社会活动，社会交往技巧是否恢复。

案例回顾

1. 患者出现的症状有被害妄想、关系妄想、思维形式障碍、行为紊乱、激越等。

2. 患者症状符合ICD-11精神分裂症诊断标准的基本特征≥2项，且时间超过1个月，因此可能的精神科诊断为精神分裂症。

第六章
心境障碍患者的护理

章前引言

　　心境障碍（mood disorders, MD）是一类常见的精神障碍，是由抑郁障碍和双相障碍组成的疾病类别，以明显而持久的情感或心境改变为主要特征，伴相应思维、行为改变，可有精神病性症状，如幻觉、妄想等精神障碍。其中，抑郁障碍（depressive disorder）是以与现实处境不相对称的、显著而持久的情绪低落为基本临床特点的一类心境障碍。双相障碍（bipolar disorder, BD）是临床上同时存在躁狂（或轻躁狂）发作和抑郁发作的一类心境障碍，躁狂发作和抑郁发作可反复循环或交替，常常呈发作性病程，也可以混合方式存在，每次症状发作往往持续一段时间，发作期对患者的日常生活和社会功能产生较大的不良影响。

学习目标

1. 理解抑郁障碍的临床特点。
2. 识记心境发作（抑郁发作、躁狂发作、混合发作、轻躁狂发作）的临床特点。
3. 学会为抑郁障碍、双相障碍患者进行整体护理。

思政目标

培养学生良好的职业价值感及爱岗敬业精神，能在临床实践中以精神科护理的伦理与法律为原则接纳精神障碍患者，学会运用同理心、爱心对待患者，维护患者的权利。

案例导入

患者女性，47岁，近半年来自觉胃口不佳、浑身无力，上班提不起精神，稍微干点活就特别疲乏；整天只想躺着，不想说话，不想与人打交道；吃一点东西就感觉胃消化不了，一直有胃胀感，一度怀疑胃出了问题而至医院就诊，但未查出明显异常。同时患者还感觉开心不起来，心情特别容易烦躁，看什么都不顺眼，容易发脾气，在家老公和孩子都不敢大声说话，而患者有时又感到特别委屈，一点小事就无缘无故地掉眼泪。

思考题

1. 本案例中患者发生了什么情况？
2. 请指出患者存在哪些症状？

第一节 抑郁障碍

一、抑郁障碍的临床特点

抑郁障碍是一类与处境不相称的以显著而持久的情绪或心境低落为主要特征的心境障碍，伴有不同程度的认知和行为改变。抑郁障碍患者的高自杀率已经成为重要的公共卫生问题。

据《2022年国民抑郁症蓝皮书》报告，目前我国患抑郁症人数为9 500万。中国精神卫生调查显示，我国成人抑郁障碍终身患病率为6.8%，其中抑郁症为3.4%。据世界卫生组织统计，全球约10亿人正遭受精神障碍的困扰，每40秒就有1人因自杀而失去生命，低收入和中等收入国家的自杀人数占全球自杀人数的77%。单次发作抑郁障碍发病群体呈年轻化趋势，青少年抑郁障碍患病率已达15%~20%，接近于成人，社会亟须重视青少年心理健康。

（一）病因及发病机制

抑郁障碍的病因及发病机制目前尚未完全阐明，可能是生物化学因素、心理社会因素等多方面共同作用的结果。

1. 生物化学因素

（1）遗传因素：抑郁障碍的重要因素之一。患者的一级亲属罹患抑郁障碍的风险是正常人的2~10倍，血缘关系越近，患病概率越高。对双生子的研究发现，同卵双生的同病率高于异卵双生。对寄养子的研究发现，抑郁障碍患病父母的亲生子女即使寄养到基本正常的环境中，仍具有较高的抑郁障碍发生率，显示遗传因素对疾病的发生起到直接的重要作用。分子遗传学研究发现，与抑郁障碍相关的基因包括载脂蛋白E（ApoE）基因、鸟嘌呤核苷酸结合蛋白3（GNB3）基因及5-羟色胺（5-HT）转运体基因（SLC6A4）。

（2）神经生化：神经生化失调节假说认为，抑郁障碍患者体内的去甲肾上腺素（NE）能、多巴胺（DA）能、5-羟色胺能神经递质系统长期的功能异常，引发受体功能产生适应性改变，这种改变不仅有受体本身数量和密度的改变，还会累及受体后信号转录功能，甚至影响基因转录过程。

（3）神经内分泌：抑郁障碍患者的下丘脑-垂体-肾上腺（hypothalamic-pituitary-adrenal，HPA）轴功能异常，表现为血中皮质醇水平增高、应激相关激素分泌昼夜节律改变等。肾上腺皮质激素异常为疾病提供了神经生物学基础，在此基础上，反复的应激导致垂体-肾上腺高反应，在功能和结构上对中枢神经系统均造成不良影响。

下丘脑-垂体-甲状腺轴（hypothalamic-pituitary-thyroid axis）也可能参与了抑郁障碍的发病。该学说的主要依据是相关激素分泌的节律性改变。此外，生长激素、催乳素、褪黑激素和性激素在抑郁障碍患者中也可见不同程度的分泌改变，其影响作用待进一步明确。

（4）神经免疫：人体免疫系统与中枢神经系统具有密切联系。情绪障碍和应激事件可以影响免疫功能，而免疫功能的改变可以成为抑郁障碍的病因。细胞因子假说认为，包括白细胞介素IL-2和IL-3、肿瘤坏死因子（TNF）、干扰素（IFN）α/β等的水平升高可导致抑郁样症状。

（5）脑电生理与影像：磁共振研究发现，抑郁障碍患者的杏仁核和内侧前额叶皮质为中心的内隐情绪调节环路，以及以腹侧纹状体/伏隔核、内侧前额叶皮质为中心的奖赏神经环路，都存在神经递质浓度等异常，可能涉及抑郁障碍患者不同的临床症状。

2.心理社会因素 一般来说，生活中的应激事件如亲人丧失、婚姻关系不良、失业、严重躯体疾病等是抑郁障碍发生的危险因素，均可导致抑郁障碍发生。精神创伤尤其是早年创伤显著增加成年抑郁障碍的发病风险。有研究发现，早期的负性经历与重性抑郁障碍的现患率及终身患病率显著相关，且早期不良经历越多，发生重性抑郁障碍的风险越高。

（二）临床表现

抑郁障碍的临床表现可分为情感症状群（核心症状）、认知-行为症状群、自主神经症状群三个方面。但在具体表现中，往往有些症状是相互重叠的，很难简单的划分。

1.情感症状群（核心症状）

（1）情绪低落：自我感受或他人观察到的显著而持久的情绪低落和抑郁悲观。患者自述"心情不好，高兴不起来"，终日愁眉苦脸、忧心忡忡、眉头紧锁、长吁短叹，典型的抑郁面容，严重者甚至表现为痛不欲生；情绪低落具有"晨重暮轻"的节律改变特点，即早晨醒来患者情绪最为低落，而傍晚时分低落的情绪和症状有所减轻；也有部分患者表现为"微笑型抑郁"。

（2）兴趣减退：患者对过去喜欢的各种活动或事物失去兴趣或者兴趣减低，做任何事情都提不起兴致，即便勉强去做也是为了摆脱现状，甚至发展到离群索居，回避人或事。

（3）快感缺失：患者体验快乐的能力下降，不能从事物或活动中体验快乐，即使是以前喜欢的事物或活动也是如此。

2.认知-行为症状群

（1）注意力集中和维持能力下降。精神运动性抑制，以思维发动迟缓和行为上显著而持久的抑制为主要特征。常表现为行为迟缓、被动、生活懒散、回避社交、不与人沟通或整日卧床，严重者蓬头垢面、不知洗漱、不修边幅，甚至达到亚木僵或木僵状态。

（2）自我价值感低或过分的、不适切的内疚感，对未来感到无望。患者出现抑郁时常有"三无"认知，即无用、无助、无望。"无用"即认为自己一无是处，充满失败感，生活毫无价值；"无助"即对自己的现状缺乏改变的信心；"无望"即对前途满是失望，一片茫然。

（3）反复想到死亡，反复出现自杀意念。在"三无"认知的基础上，患者往往会出现自责、自罪、自杀为主要表现的"三自"症状。患者对既往的轻微过失或错误严重自责，认为给家人和社会造成了巨大伤害和负担，因此产生深深的内疚感和罪恶感，约半数患者会出现自伤、自杀的想法。轻者感到活着没意思，想要自杀；严重者可出现"扩大性自杀"，患者认为活着的亲人也非常痛苦，想杀死亲人后再自杀，带着他们一起死以寻求解脱。

3.自主神经症状群

（1）睡眠障碍：可表现为显著的睡眠紊乱，如入睡延迟、夜间频繁醒来、早醒等，也可表现为睡眠过多。

（2）进食紊乱：可表现为显著的食欲改变，食欲增加或者减退，并伴有显著的体重改变，体重增加或者下降。

（3）精力减退、疲乏：常感到无力、懒散，即便是最低限度的活动也会有明显的疲劳感。

（4）性功能减退：患者可表现为无性行为意愿，或者能维持性行为，但无法从中体验到快乐。

（三）诊断要点

目前临床依据的抑郁障碍诊断标准来自《ICD-11精神、行为与神经发育障碍临床描述与诊断指南》。抑郁障碍以抑郁心境（如悲伤、易激惹、空虚）或快感缺失为特征，伴有认知、行为或自主神经系统症状，显著影响个体功能。抑郁发作可根据严重程度或缓解程度进行分类，中、重度发作还应根据是否存在精神病性症状进行标注。

1.单次发作抑郁障碍　出现1次抑郁发作或有1次抑郁发作史；没有提示存在双相障碍的躁狂发作、混合发作或轻躁狂发作史。

2.复发性抑郁障碍　至少2次抑郁发作史，可包括当前发作，2次发作之间有数月无明显的心境异常；没有提示存在双相障碍的躁狂发作、混合发作或轻躁狂发作史。

3.恶劣心境障碍　患者自我报告或他人观察到的持续性抑郁心境（即持续2年或2年以上），在一天的大部分时间，且在大多数的日子里均存在。儿童、青少年的抑郁心境可以表现为持续的易激惹；在疾病最初2年内，少于2周，症状的数量和持续时间未达到抑郁发作的诊断；可有短暂的无症状间歇期，但也没有少于2个月的稳定期。

4.混合性抑郁和焦虑障碍　持续2周或更久，每天大多数时间存在抑郁和焦虑症状；无论抑郁症状还是焦虑症状，单独看来，在严重程度、数量、持续时间上，均不足以诊断为其他任何一种抑郁障碍或焦虑即恐惧相关障碍；症状足够严重，导致明显的痛苦，或显著损害患者的个人、家庭、社会、教育、职业或其他重要领域功能。

（四）临床治疗

1.全病程原则　一半以上的抑郁障碍患者在疾病发生后的2年内会出现复发，为改善预后，降低复燃和复发，提倡全病程治疗。全病程治疗分为急性期治疗、巩固期治疗和维持期治疗。

（1）急性期治疗（8～12周）：以控制症状为主。尽量达到临床痊愈，同时促进患者社会功能的恢复，提高患者生活质量。

（2）巩固期治疗（4～9个月）：以防止病情复燃为主。此期间患者病情不稳定、易复燃，应保持与急性期一致的治疗方案，维持原方案、原剂量治疗。

（3）维持期治疗：持续、规范的维持期治疗可有效降低抑郁症的复燃/复发率，一般建议2～3年，对于多次反复发作或是残留症状明显者建议长期维持治疗。

2.个体化合理用药　选择抗抑郁药物时应遵循个体化原则，结合年龄、性别、伴随疾病、既往治疗史等因素，从安全性、有效性、经济性、适当性等角度合理选择药物。目前临床一线用药为选择性5-羟色胺再摄取抑制剂（SSRIs）、5-羟色胺和去甲肾上腺素再摄取抑制剂（SNRIs）。与疗效相近的三环类抗抑郁药相比，不良反应轻，安全性高，服药依从性好。伴有精神病性症状的抑郁障碍患者可联合应用抗精神病药物与抗抑郁药物。

3.物理治疗

（1）改良电休克治疗（modified electric convulsive therapy，MECT）：静脉麻醉后，通过对中枢神经系统适量的电流刺激，引起大脑皮质的电活动同步化，进而引起患者短暂意识丧失和不明显的抽搐，以达到治疗抑郁障碍的目的，适用于有严重自杀倾向、木僵、拒食、拒药、极度兴奋躁动者，或者药物治疗效果不佳的难治性抑郁障碍患者。

（2）重复经颅磁刺激治疗（repetitive transcranial magnetic stimulation treatment，rTMS）：通过影响深部脑组织如基底核、纹状体、海马、丘脑和边缘叶等局部大脑皮质的兴奋性和血流活动，改变脑内神经递质、细胞因子及神经营养因子而发挥作用。rTMS的不良反应有头痛、刺激部位皮肤损伤，严重者可诱发癫痫。

4.心理治疗　抑郁障碍患者均建议进行心理治疗。支持性心理治疗通过倾听、安慰、解释、指导和鼓励帮助患者正确认识疾病；认知行为治疗帮助患者认识并矫正自身的错误信念，缓解情感症状；精神动力学治疗让患者自我感悟，从而学习新的思考和情感表达方式；人际心理治疗可以帮助患者识别抑郁障碍的诱发因素，包括人际关系丧失、角色破坏和转变、社会性分离或社交技巧缺陷等，处理患者当前面临的人际交往问题；婚姻家庭治疗帮助患者发现和解决夫妻之间的问题，并以家庭为单位改善家庭应对功能，改善家庭成员的互动关系。

二、抑郁障碍患者的护理

对于抑郁障碍患者的护理，应综合考虑患者生理、心理、社会等多层次需要，患者如出现自伤、自杀等严重行为，应提前防范并在发生后采取紧急处理措施。

（一）护理评估

1.生理方面　患者的意识、生命体征、全身营养状况，是否存在身体不适主诉，如恶心、腹胀、腹痛、胃肠道不适、胸闷、气促等。

2.心理方面　评估患者的情绪状态，如有无情绪低落、兴趣缺乏、乐趣丧失；有无自杀观念或行为；有无自责、自罪感；有无思维迟缓、注意力和记忆力下降；有无幻觉、妄想症状；

有无睡眠障碍等。

3.社会方面　评估患者的社会文化背景、经济状况、工作学习环境、人际交往及人际沟通模式、家庭和社会支持系统等。

（二）常见护理诊断/问题

1.有自杀的危险　与抑郁、自责自罪、消极观念、自我评价低有关。

2.睡眠型态紊乱　与抑郁发作导致睡眠异常有关。

3.营养失调　与抑郁发作导致进食障碍有关。

4.焦虑　与抑郁发作导致错误认知有关。

5.个人应对无效　与抑郁情绪、精力不足、无助感等因素有关。

（三）护理目标

1.患者住院期间不发生自伤、自杀行为，并能通过正确方式宣泄不良情绪，消除消极想法。

2.患者睡眠异常情况能得到改善，能通过药物辅助、自行调节等形式保持正常睡眠。

3.患者进食形态得到改善，能通过正常饮食保持身体需要。

4.患者能正确认识到自身情绪状态，识别焦虑并接受情绪，通过正常途径改善不良情绪。

5.患者能评估自身认知不足，纠正并调节，逐渐消除病态认知，对自身建立正确、客观的评价。

（四）护理措施

1.加强安全管理

（1）建立健全预防管理体系：护士客观评估患者消极风险，密切观察病情，严格执行巡视制度。对有消极意念的患者，确保安置环境的设施、物品安全，根据评估风险等级安排巡视频次，尤其在重点时段，如夜间、凌晨、午休时段、交接班时段、节假日等人手薄弱时；重点区域应加强防范，如厕所、房间角落、窗帘处及视线盲区等。对患者可能采取的自伤、自杀方式，如自缢、烫伤、坠落、吞食异物等进行评估及防范。

（2）提供安全环境：对存在自杀风险患者应设置防自杀护理标识；定期落实环境、设施安全检查；病房保持光线充足、明亮，物品设施简洁，窗户限位装置处于有效状态；做好危险物品管理，对于评估存在中、高风险者，重点做好安全检查，同时做好家属安全宣教。

（3）提高防范意识：对患者进行动态评估，将预防自杀纳入工作重点；对中、高风险患者重点看护，警示风险做到工作人员人人知晓，将自杀风险书面告知家属，落实签名。

（4）严格交接班：护理人员熟悉有自杀风险患者的病情，做好心理护理，密切观察患者动态变化，防范意外发生；患者如不适宜单间安置，应加强看护；对有睡眠异常、情绪波动大的患者，通知医生及时处理，必要时遵医嘱行保护约束或由家属陪护。

2.睡眠护理　对有睡眠障碍的患者，调整睡眠时间及习惯，白天减少卧床及睡眠时间，适当增加活动；调整睡眠环境，睡眠时段保持安静、舒适、无人打扰；对于入睡困难、早醒等患者，遵医嘱给予睡眠药物治疗。

3. 饮食护理　针对患者不同的进食问题给予相应改善策略，如陪伴进食、选择患者喜欢的食物、少食多餐等，必要时采取喂食、鼻饲、静脉输液等措施。

4. 药物护理　抑郁障碍患者药物治疗时，必须做到"发药到手、看服到口、张口检查"，防止患者藏药或蓄积药物顿服造成不良后果。

5. 精神症状护理　建立良好、信任的护患关系，接纳患者病态表现，不强行说教、纠正，通过有效沟通鼓励患者表达个人感受，并适度共情；用稳定、温和的态度与患者沟通，给足患者反应和思考的时间，耐心倾听；运用语言交流技巧鼓励患者交流，不用评判、训斥的语句，如"你不应该……""你不能……"，以免引发患者回避沟通；不过度认同患者的悲观情绪或放大负性认知，可适度引导患者转向感兴趣、积极的内容，用讨论的形式帮助患者回忆愉快的经历和体验，建立正性情绪和认知；经常用鼓励的语言引导患者发现自己进步的每一个细节，强化正性情绪，体验快乐。

（五）护理评价

1. 患者的消极风险是否得到控制，未发生自伤、自杀等危险事件。
2. 患者睡眠情况是否得到改善，保持良好睡眠状态。
3. 患者饮食是否恢复正常，保证正常营养摄入。
4. 患者情绪是否得到有效控制，保持相对稳定状态。
5. 患者对疾病知识是否有一定了解，并能对自身状态有客观地评估，能采取有效措施应对。

（六）健康教育

1. 了解抑郁发作的影响因素，识别抑郁发作先兆。
2. 能有效管理服药，了解药物不良反应，并采取有效措施应对。
3. 了解抑郁障碍疾病知识，具备家庭护理、自我护理技能。
4. 坚持全病程治疗，定期复诊。

第二节　双相障碍

一、双相障碍的临床特点

双相障碍（bipolar disorder，BD）又称双相情感障碍，指临床上同时存在躁狂（或轻躁狂）发作和抑郁发作的一类心境障碍，是临床上常见的精神障碍之一。双相障碍一般呈发作性病程，可出现躁狂发作和抑郁发作反复循环或交替，也可以混合方式存在。每次发作症状往往持续一段时间，并对患者的日常生活和社会功能等产生不良影响。

2022年，国内双相情感障碍患病人数达到1 224.2万例，从2017年到2022年复合年增长率为1.6%；预计2025年患病人数将达1 275.1万例，2030年患病人数将达1 358.4万例，复合年增长率为1.3%。根据不同的数据，双相情感障碍的患病率在1%~3%，部分国家或地区可高达5%~7%。在成年人中，每100人中有1~3人患有双相情感障碍。在青少年中，双相情感障碍的患病率较高，为2%~5%。

（一）病因及发病机制

双相情感障碍患者的人数因地区、年龄、性别等因素而异。一般来说，在某些地区，女性患者略多于男性患者。此外，双相情感障碍的发病率呈现上升趋势，可能与环境、生活方式、社会压力等多种因素有关。

1. **遗传与环境因素** 双相障碍患者的生物学亲属患病风险明显增加，患病率为一般人群的10~30倍，血缘关系越近，患病风险越高。同卵双生子的同病率明显高于异卵双生子，寄养子研究也显示，患有双相障碍的亲生父母所生寄养子患病率高于正常亲生父母所生寄养子的患病率，充分说明遗传因素在双相障碍发病中占有重要地位。研究表明，应激、负性生活事件（如丧偶、离婚、婚姻不和谐、失业、严重躯体疾病、家庭成员患重病或突然离世）及社会经济状况等因素与本病的发病有明显关系。应激性生活事件与心境障碍，尤其与抑郁发作的关系更为密切。

2. **神经生化因素** 一些研究初步证实了中枢神经递质代谢异常及相应受体功能改变可能与双相障碍的发生有关，证据主要来源于精神药理学研究资料和神经递质代谢研究。

（1）5-羟色胺（5-HT）假说：该假说认为5-HT功能活动与情绪障碍大发作密切相关。5-HT功能活动降低可能与抑郁发作有关；5-HT功能活动增高可能与躁狂发作有关。一些抑郁发作患者脑脊液中5-HT的代谢产物5-羟吲哚乙酸含量降低、浓度越低，抑郁程度越重。伴有自杀行为患者比无自杀企图者更低。抑郁发作患者和自杀患者尸脑研究也发现5-HT含量降低。

（2）去甲肾上腺素（NE）假说：该假说认为NE功能活动减低可能与抑郁发作有关，NE功能活动增高可能与躁狂发作有关。研究报道，阻滞NE回收的药物（如选择性NE再摄取抑制剂等）具有一定的抗抑郁作用；络氨酸羟化酶抑制剂可以控制躁狂发作。

（3）多巴胺（DA）假说：该假说认为DA功能活动减低可能与抑郁发作有关，DA功能活动增高可能与躁狂发作有关。阻滞DA回收的药物、多巴胺受体激动剂和多巴胺前体具有抗抑郁作用；能阻断多巴胺受体的抗精神病药物可以治疗躁狂发作。

3. **神经内分泌因素** 许多研究发现，双相障碍患者有下丘脑-垂体-肾上腺轴、下丘脑-垂体-甲状腺、下丘脑-垂体-生长素轴的功能异常，尤其是下丘脑-垂体-肾上腺轴功能异常。

（二）临床表现

双相障碍的典型临床表现可以分为抑郁发作、躁狂发作和混合发作。

1. **抑郁发作（depressive episode）** 主要临床表现包括情感症状群、认知-行为症状群和自主神经症状群三方面。情感症状为情绪低落、兴趣减退、愉快感缺失等；认知-行为症状群包括维持注意力能力下降、自我价值感低、不适切的内疚感、对未来感到无望、反复想到死亡、反复自杀意念等；自主神经症状群包括显著的睡眠紊乱和食欲改变、精神运动性激越或迟缓、精力减退、疲乏，或最低限度的活动也出现明显的疲劳感。以往曾将情绪低落、思维迟缓和意志行为减退概括为"三低"症状，认为是抑郁症的典型症状，但以上症状并非出现在所有的抑郁发作中，而且症状出现往往相互重叠，并非简单划一，因而从情感症状群、认知-行为症状群、自主神经症状群三方面表现判断抑郁发作更为完善而科学。

（1）情感症状群：核心症状群，包括情绪低落、兴趣减退、愉快感缺失，往往会在一天中的大多时间存在。

1）情绪低落：抑郁发作最主要的、原发的症状。患者表现为显著而持久的情感低落。常源自患者的自我报告（自觉高兴不起来、情绪低落、悲伤）或者他人观察（流泪、外表颓废）。情绪低落具有"晨重暮轻"的节律特点，即早晨醒来患者情绪最为低落，而傍晚时分低落的情绪和症状有所减轻。情绪程度从闷闷不乐、愁眉苦脸到忧心忡忡，患者常眉头紧锁、长吁短叹，出现典型的"抑郁面容"，甚至感到悲观绝望、痛不欲生。还有一部分隐藏在微笑背后的抑郁被称为"微笑型抑郁"，患者内心抑郁、情绪低落，常常感到沮丧、无望和孤独，却戴着一副微笑的面具，表现出积极乐观的情绪。

2）兴趣减退：患者对以前喜爱的各种活动或事物兴趣下降或失去兴趣，做任何事都提不起劲，如文娱活动、体育运动等，同时对任何事物缺失评判兴趣，离群索居，不愿见人。

3）愉快感缺失：患者丧失了体验快乐的能力，不能从平日的活动中获取快乐，包括以前喜欢的活动。即便能够参加一些活动，但患者无法从中获取快乐感，有时活动是独自进行的，如阅读、看电视、看电影等，或者参与活动的目的是帮助自己摆脱悲观的情绪。

（2）认知-行为症状群：抑郁情绪常会影响患者认知，主要表现为记忆力下降、注意力障碍、学习能力降低、协调灵活性下降、对各种事物均做出悲观的解释。

1）思维迟缓、注意力集中和维持能力下降。患者体验到自己的思维无法集中和启动，思维联想速度缓慢，思考迟钝，感觉"脑子好像生锈了一样"，工作和学习能力下降。

2）自我价值感低，过分的、不切实际的内疚。患者对既往一些轻微过失或错误痛加自责，认为自己给家人或社会带来了巨大负担。有时无限放大自己的小过失，认为自己一无是处、毫无价值，充满了失败感。

3）对未来感到无望。患者对自己的现状缺乏改变的信心，对各种事物均做出悲观的解释，对前途一片茫然，毫无信心。

4）反复出现消极意念并伴有自伤、自杀行为。在无用、无助、无望即"三无"症状的基础上，约半数患者会出现自杀观念。轻者常常会想到与死亡有关的内容，或感到活着没有意思。重者会有生不如死的感觉，认为"结束自己的生命是一种解脱"，之后则会主动寻找自杀的方法，并反复寻求自杀。

（3）自主神经症状群：具体如下。

1）睡眠障碍：抑郁障碍常伴随的躯体症状之一。多数患者表现为早醒，一般比平时早醒2~3个小时，醒后不能继续入睡。有的患者表现为入睡困难，睡眠不深。非典型性抑郁障碍患者也可出现睡眠过多的情况。

2）进食紊乱：抑郁障碍对患者食欲的影响尤为明显。轻者表现为食不甘味，但进食量不一定出现明显减少；重者饮食欲望明显下降，体重下降也较明显，导致营养不良。非典型性抑郁障碍患者也会有食欲亢进和体重增加的情况。

3）精神运动性迟滞或激越：精神运动性迟滞表现为行动迟缓、生活被动懒散，不想做事，不愿与周围人交往，常独坐一旁。或整日卧床，不愿上班，不愿外出，闭门独居。患者吃、喝、个人卫生都无法顾及，甚至发展为不食、不语、不动，可达到抑郁性木僵。精神运动性激越则相反，表现为思维繁杂混乱，静不下心来，心烦意乱，坐立不安，但又不知道自己因何烦恼。

4）精力减退、疲乏：患者表现为无精打采，疲乏无力，懒惰，不愿见人。与精神运动性抑制相伴随，患者常感到自己整个人都垮了、散架了，常诉说"什么都没做也感到疲惫不堪"。

2. 躁狂发作（manic episode）　典型表现是情感高涨、思维奔逸、活动增多的"三高"症状，患者常出现一种以欣快、易激惹、自大为特征的极端心境状态，活动增多或主观体验精力旺盛，至少持续1周。

（1）情感高涨：躁狂发作的主要症状。典型表现为自我感觉特别良好，主观感觉兴高采烈、得意扬扬、乐观热情。患者高涨的情绪极其有感染力，让周围人感到其谈吐风趣幽默。有时患者不典型的情感表现为激惹，容易因微小的事情而大发雷霆，严重时有冲动和攻击的语言和行为。

（2）思维奔逸：患者思维联想速度明显加快。表现为患者的语速急促，脑子反应敏捷，语速跟不上思维的速度。患者讲话滔滔不绝、眉飞色舞甚至手舞足蹈，主题随意切换且切换很快，严重时出现音联、意联或音韵联想、随境转移。

（3）意志活动增强：患者自觉精力旺盛、能力强、兴趣广泛，能做大事，故而不断计划、整日忙碌；因思维奔逸、随境转移，故而往往虎头蛇尾、有始无终。有的表现为爱结交朋友，与陌生人一见如故，爱管闲事，爱打抱不平，行为鲁莽，不计后果，爱与人开玩笑，语言轻佻甚至粗鲁。好装饰打扮，但并不得体。严重时由于自控能力下降，可出现攻击他人和毁物的行为。

（4）夸大观念及夸大妄想：患者的思维内容多与情感高涨一致。在情感高涨的背景下，谈吐内容常夸大，涉及健康、容貌、能力、学识、地位和财富。自我评价过高，说话漫无目的，认为自己能力很强，才华出众。严重时可表现为夸大妄想、关系妄想等。由于患者说话具有感染力，常常使人信以为真。

(5) 其他：患者睡眠需求量明显减少，无困倦感，每天只睡2～3个小时，但仍述睡眠足够，精力充沛。可有食欲增加。性欲亢进，有时与人过分亲密，甚至对异性出现骚扰行为。多数患者在疾病早期没有自知力。

3.混合发作　抑郁发作和躁狂发作可在一次发作中同时出现，如抑郁心境伴有连续数日至数周的活动过度、语言急促，躁狂心境伴有激越、精力和本能活动降低等。抑郁发作和躁狂发作也可快速转换，因日而异，甚至因时而异。如果在一次疾病发作中，两类症状在大部分时间里都很突出，则应归为混合发作。

（三）诊断要点

1.双相障碍Ⅰ型　至少有1次躁狂发作或混合发作史，典型病程为交替出现的抑郁发作、躁狂发作、混合发作。同时应对目前心境发作类型、抑郁发作严重程度、有无精神病性症状、缓解程度进行区分和标记。

2.双相障碍Ⅱ型　至少有1次明确轻躁狂发作史和1次明确的抑郁发作史，没有躁狂发作和混合发作史。同时应对目前心境发作类型、抑郁发作严重程度、有无精神病性症状、缓解程度进行区分和标记。

3.环形心境障碍（cyclothymic disorder）　长期（至少2年）存在心境不稳定，表现为多次轻躁狂期和抑郁期（在儿童和青少年中，抑郁心境可表现为持续的易激惹）。轻躁狂期症状可满足或不满足躁狂发作的诊断要求；多数时间存在心境症状。可有短暂无症状间歇期，但时间不超过2个月；无躁狂发作或混合发作史。症状非常严重会导致明显痛苦，或显著损害患者个人、家庭、社会、教育、职业或其他重要领域的功能。

（四）临床治疗

双相障碍治疗应遵循以下原则：①综合治疗原则。应采取精神药物治疗、心理治疗（包括家庭治疗）、物理治疗、康复训练等。其目的在于改善患者社会功能及更好地提高患者生活质量，预防复发和自杀。②个体化治疗原则。个体对精神药物治疗的反应存在很大差异，制订治疗方案时需考虑患者性别、年龄、主要症状、躯体情况、是否合并使用药物、发病次数、既往治疗史等多方面因素。治疗过程中需要密切观察治疗依从性、治疗反应、不良反应及可能出现的药物相互作用等，以便及时调整。③长期治疗原则。双相障碍几乎终身以循环方式反复发作，应坚持长期治疗原则。④心境稳定剂为基础的治疗原则。无论双相障碍为何种临床类型，都建议以心境稳定剂为主要治疗药物。⑤联合用药治疗原则。根据病情需要，可及时联合用药，心境稳定剂可与苯二氮䓬类药物、抗精神病药物、抗抑郁药物联合使用。

1.躁狂发作　各类躁狂发作均以药物治疗为主，特殊情况下可选用改良电休克治疗。

（1）药物治疗：以心境稳定剂为主。包括锂盐（碳酸锂）、丙戊酸盐等。临床上常采用药物联合治疗，以提升疗效和治愈率。在急性发作期，第二代抗精神病药物联合锂盐或丙戊酸盐的疗效较单一使用心境稳定剂更好。

1）锂盐：治疗躁狂发作的首选药物，既可用于躁狂的急性发作，也可用于缓解期的维持治疗。碳酸锂一般起效时间为7~10天，从小剂量开始，逐渐增至治疗量。宜饭后服用，减少对胃的刺激。锂盐治疗剂量与中毒剂量较接近，治疗中除密切观察病情变化和治疗反应外，应监测血锂浓度，并根据病情变化和血锂浓度调整剂量。锂盐的不良反应主要有恶心、呕吐、腹泻、多尿、多饮，手抖乏力，心电图的改变等。

2）抗癫痫药：当碳酸锂治疗效果不佳或患者不能耐受碳酸锂治疗，可选用此类药物。目前临床上主要使用丙戊酸盐（钠盐和镁盐）。丙戊酸盐常见不良反应为胃肠道症状、震颤、体重增加等。

3）抗精神病药物：对严重兴奋、激惹、有攻击行为或伴有精神病性症状的急性躁狂患者，治疗早期可短期联用抗精神病药物。患者服用时要注意过度镇静、直立性低血压、体重增加和糖脂代谢异常等不良反应。

4）苯二氮䓬类药物：躁狂发作治疗早期常联合使用苯二氮䓬类药物，以控制兴奋、激惹、攻击、失眠等症状。对不能耐受抗精神病药物的急性躁狂患者，苯二氮䓬类药物可代替抗精神病药物，与心境稳定剂合用。因其不能预防复发，长期使用可能出现药物依赖。

（2）物理治疗：主要包括改良电休克治疗和重复经颅磁刺激治疗。参照第一节相关内容。

（3）心理治疗：参照第一节相关内容。

2.抑郁发作　参照第一节相关内容。

二、双相障碍患者的护理

（一）护理评估

1.生理方面　健康史包括个人成长发育史、既往史、生活方式、特殊爱好、家族史、过敏史等；患者营养状况与体重变化，有无食欲旺盛或减退、性欲亢进等；睡眠情况，有无睡觉时间过长或入睡困难；生活自理程度；冲动暴力情况等。

2.心理社会方面　病前个性特征、生活事件、应对挫折与压力的方式、对治疗的态度及家庭社会的支持系统。

3.精神状况　对患者的精神症状进行全面评估，包括情感与认知特点。抑郁发作评估有无自杀行为，躁狂发作评估有无冲动、暴力、外逃、伤人毁物等行为。还可借助量表作为辅助检查工具。

（二）常见护理诊断/问题

1.与躁狂发作有关的常见护理诊断/问题

（1）有暴力行为或受外伤的风险：与精神症状、易激惹有关。

（2）睡眠型态紊乱：与精神运动性兴奋、精力旺盛有关。

（3）营养失调（低于机体需要量）：与兴奋消耗过多、进食无规律有关。

（4）自我认同紊乱：与精神症状、思维障碍有关。

2.与抑郁发作相关的常见护理诊断/问题　包括自杀的危险、睡眠型态紊乱、营养失调、焦虑、个人应对无效等。

（三）护理目标

1.躁狂发作的护理目标

（1）患者能有效控制行为，不发生冲动、伤害自己或他人的行为。

（2）生活恢复规律，睡眠恢复正常。

（3）患者恢复正常饮食习惯，满足机体营养需求。

（4）患者能正确认识疾病和自身情绪状况，理性客观调整认知及行为。

2.抑郁发作相关护理目标　包括住院期间不发生自伤、自杀行为；改善睡眠型态；调整进食习惯；恢复自理能力，改善自我认知等。

（四）护理措施

护理应遵循个性化原则。每个双相障碍患者有各自的临床特点及个性特征，存在一定的个体差异，因此决定了制订护理计划、实施护理措施也应该具有个体性。

1.躁狂发作的护理

（1）加强安全管理，做好意外防范：躁狂发作患者由于精神活动异常高涨，易发生冲动、伤人、毁物等暴力行为，因此安全管理尤为重要。

1）建立健全预防管理体系。对每位新患者进行暴力及攻击行为风险评估，了解其发生攻击行为的诱因、既往有无暴力攻击行为。并根据评估风险等级落实标识、巡视及交接班制度。对患者进行动态评估，对中、高风险患者的警示做到工作人员人人知晓，将暴力风险书面告知家属，落实签名。

2）提供安全环境：对存在暴力攻击及冲动风险患者应安置于安静、舒适的休养环境中，家具颜色淡雅，避免鲜艳的色彩、噪音等不良因素。定期落实环境设施安全检查，做好危险物品管理。极高风险患者安置于Ⅰ级病室24小时重点监护，每30分钟巡视一次并采取相应防范措施。观察攻击预警信号，识别攻击行为的先兆表现。

3）提高暴力防范意识：严格执行病区各项规章制度，规范各项操作；如有情绪不稳定、激惹性增高的患者，及时联系医生，有效控制精神症状；密切观察病情，及时发现攻击行为的先兆特征，如患者出现不满、气愤、幻觉妄想症状加重等，必须提高警惕，必要时采取保护措施；接触有攻击行为的患者时注意避免激惹性语言，保持一定距离，占据易于脱离危险的方位。

（2）做好精神症状护理：建立良好、信任的护患关系，合理安排有意义的活动，引导患者把过剩的精力运用到正性活动中去，避免或减少其可能造成的破坏。对于爱挑剔的患者，护理人员应态度友善，并鼓励其与他人合作，避免争论和公开批评。对于表现夸大的患者，不要讥笑和责怪，应以缓和、肯定的语言陈述现实状况，从而增加患者的现实感。护理人员应运用治疗性沟通技巧帮助患者改善人际交往缺陷，提高社交能力。

（3）加强睡眠护理，改善睡眠状态：合理安排患者活动，适当增加日间活动量，提供良好睡眠环境，保持安静、舒适、无打扰，保证睡眠质量。

（4）做好饮食护理，满足营养需要：躁狂患者由于终日忙碌、活动过度而忽略了食物的摄入，护理人员应为患者提供充足的食物和水，根据患者情况安排进食，食物形式可多样化，必要时可提供直接用手拿的食物等。

（5）做好药物治疗护理：帮助患者明确维持用药对于巩固疗效、减少复发的意义。有针对性的帮助患者制订坚持服药的计划。在药物治疗过程中，密切观察患者的合作及依从性、药物不良反应，特别是锂盐治疗时，尤应注意血锂浓度监测。若发生恶心、呕吐、手指细小震颤等反应时及时报告医生，如实记录并采取相应措施。

2.抑郁发作护理　抑郁发作的护理措施包括安全护理、睡眠护理、饮食护理、用药护理、症状护理等。参照第一节相关内容。

（五）护理评价

1.躁狂发作的护理评价

（1）患者精神症状是否得到控制，是否发生暴力、冲动及外伤的行为。

（2）患者睡眠型态是否得到改善，能否保持正常睡眠节律。

（3）患者过多活动是否得到改善，饮食习惯是否恢复，能否满足机体营养需要。

（4）患者能否正确认识、了解疾病，能否认识到自身存在症状，情绪、行为异常是否得到改善。

2.抑郁发作的护理评价　包括症状改善情况、睡眠饮食情况、药物治疗情况、自我认知情况等，参照第一节相关内容。

（六）健康教育

1.了解双相障碍发病的影响因素，识别疾病发作先兆。

2.有效管理服药，了解药物不良反应，并采取有效措施应对。

3.了解双相障碍疾病知识，具备家庭护理、自我护理技能。

4.坚持全病程治疗，定期复诊。

案例回顾

1.患者出现了抑郁发作。

2.患者的症状包括情感症状群，即核心症状群，表现为情绪低落、兴趣减退、快感缺失；自主神经症状群，表现为显著的食欲改变、精力减退、疲乏、躯体不适主诉；认知行为症状群，表现为无望、无助感。

第七章
焦虑与恐惧相关障碍患者的护理

章前引言

恐惧与焦虑均为警示信号,是正常的具有自我保护作用的反应,但如果在没有危险或者应激源的情况下出现,或者个体反应过度,且影响正常的社会功能,则可能构成精神卫生问题。其特征包括过度的焦虑和恐惧,以及相关行为紊乱,导致患者个人、家庭、社会、教育、职业或其他重要领域的苦恼和(或)损害。

在ICD-11中,焦虑与恐惧障碍被列为新的单独疾病类型,包括广泛性焦虑障碍、惊恐障碍、场所恐惧障碍、特定恐惧障碍、社交焦虑障碍、分离焦虑障碍和其他特定或未特定的焦虑与恐惧相关障碍。

学习目标

1. 识记焦虑与恐惧相关障碍的临床特点及护理。
2. 理解焦虑与恐惧相关障碍的病因、主要治疗方法。
3. 学会焦虑与恐惧相关障碍的发病机制。

思政目标

理解和接纳患者的焦虑、恐惧症状，关心爱护患者，帮助患者增强战胜疾病的信心。

案例导入

王女士，25岁。近1年来出现不明原因的担心新婚丈夫在上下班途中被人抢劫或出车祸，担心身体健壮且不到50岁的父母突然死亡；整日忧心忡忡、紧张，特别容易受到惊吓，对声音敏感，焦虑，烦躁，坐立不安；常因小事发脾气，事后又后悔；胸闷，心慌，因口干饮水多而频频上洗手间，夜间难以入睡或易于惊醒。王女士多次到各大医院就诊，做了大量的躯体检查，包括脑部检查，未查到明确病灶和病因，多数怀疑心脏或神经系统方面的问题，为此服用了很多相应的药物，均未取得明确的疗效。

思考题

1. 王女士可能得了什么病？
2. 为何王女士就诊多家医院、做了多项检查都不能得到确诊？

第一节　焦虑与恐惧相关障碍的临床特点

焦虑与恐惧相关障碍（anxiety or fear-related disorder）是一组以焦虑症状和恐惧症状为主要临床表现的精神障碍的总称，包括广泛性焦虑障碍、惊恐障碍、场所恐惧障碍、特定恐惧障碍、社交焦虑障碍、分离焦虑障碍和其他特定或未特定的焦虑与恐惧相关障碍。其特点是过度恐惧和焦虑，以及相关的行为障碍；症状严重者可影响个人、家庭、社会、教育、职业或其他重要的社会功能。焦虑与恐惧相关障碍是全球范围内最为常见的精神及行为障碍，可造成经济负担加重和生存质量严重下降。上述不同的精神障碍的区别在于恐惧的焦点不同，即引起恐惧或焦虑反应的刺激物或者情境不同。

一、广泛性焦虑障碍

广泛性焦虑障碍（general anxiety disorder，GAD）是以紧张、担忧、恐惧和各种难以描述的躯体不适为临床表现的一组精神疾患，以慢性起病、广泛和持续性的焦虑为主要特征，常常伴有头昏、胸闷、心悸、呼吸困难、口干、尿频、出汗等自主神经活动亢进和运动性不安等症状。

2019年发布的中国精神卫生调查显示，广泛性焦虑障碍的年患病率为0.2%，终身患病率为0.3%，女性患病率高于男性。

（一）病因及发病机制

目前病因尚不清楚，可能与以下因素相关。

1.遗传因素　焦虑人格的个体在应激状态和不良社会因素的影响下容易发生焦虑，而焦虑人格的特质与遗传密切相关。

2.神经生物学因素

（1）神经影像学：研究发现，广泛性焦虑障碍的青少年杏仁核、前额叶背内侧体积增大，杏仁核、前扣带回和前额叶背内侧活动增加，并与焦虑的严重程度呈正相关。

（2）神经生化：乳酸学说认为，乳酸过高可引起代谢性酸中毒，而其导致的一系列生化改变会使具有焦虑倾向的个体产生焦虑的表现。神经递质学说认为，中枢神经系统的去甲肾上腺素系统、5-羟色胺系统、γ-氨基丁酸系统等神经递质系统的正常、平衡与否可以影响焦虑的产生。

3.心理因素　行为主义理论认为，焦虑是对某些环境刺激的恐惧而形成的一种条件反射。心理动力学理论认为，焦虑源于内在的心理冲突，是童年或少年期被压抑在潜意识中的冲突在成年后被激活，从而形成焦虑。在临床上，一些焦虑障碍的患者病前可追溯有应激性生活事件，特别是威胁性事件，后者更易导致焦虑发作。

（二）临床表现

广泛性焦虑障碍可见于任何年龄阶段，其发病年龄变异性较大，45～55岁年龄组患病比例最高，女性患者是男性的2倍，且起病缓慢。临床主要表现为以下四个方面。

1.精神性焦虑　过度担心是精神焦虑的核心症状。表现为经常担心未来可能发生的、难以预料的某种危险或不幸。有的患者经常性莫名地处于一种提心吊胆、惶恐不安的强烈内心体验中，却不能明确意识到担心的对象或内容，称为自由浮动性焦虑（free-floating anxiety）。有时患者担心的是现实生活中可能发生的事情，但其担心程度明显与现实不相符。警觉性增高也是其常见的精神症状，表现为对外界刺激敏感，有时出现惊跳反应。注意力难以集中、入睡困难、易醒、易激惹也常见于广泛性焦虑障碍患者。

2.躯体性焦虑　包括运动性不安与肌肉紧张。运动性不安可表现为搓手顿足、不能静坐、不停地来回走动、无目的的小动作多。肌肉紧张表现为主观上的一组或多组肌肉不舒服的紧张感，严重时有肌肉酸痛，多见于胸部、颈部及肩背部肌肉；紧张性头痛也很常见；有的患者可出现肢体的震颤，甚至语音发颤。

3.自主神经功能紊乱　表现为心动过速、胸闷气短、头晕头痛、皮肤潮红、出汗或苍白、口干、吞咽梗阻感、胃部不适、恶心、腹痛、腹胀、便秘或腹泻、尿频等。有的患者可出现早泄、勃起功能障碍或月经紊乱、性欲减退等症状。

4.其他症状　广泛性焦虑障碍患者常合并疲劳、抑郁、强迫、恐惧、惊恐发作、人格解体等症状体验，但这些不是疾病的主要临床表现。

（三）诊断要点

ICD-11中广泛性焦虑障碍的诊断要点如下：患者有明显的焦虑症状，焦虑对象无所不在（即自由浮动性焦虑），如惶惶不可终日或担心内容为日常琐事，通常涉及家庭、健康、财务、学习或工作，连同其他症状，如肌肉紧张、运动性不安、交感神经过度活动、主观体验紧张、注意力难以保持、易激惹、睡眠障碍等。这些症状至少出现数月，导致个人、家庭、社会、教育、职业或其他重要功能的显著困扰或损害。

（四）治疗及预后

广泛性焦虑障碍具有高复发性的特点，病程迁延。基本治疗原则为综合治疗、全病程治疗、个体化治疗。具体目标为缓解或消除焦虑症状及伴随症状；恢复患者社会功能，提高生命质量；预防复发。

急性期治疗主要是控制焦虑症状，因患者症状不同、缓解速度不同，急性期治疗时间不定。巩固期治疗主要为预防复燃，一般至少需2～6个月。维持治疗主要是防止复发，一般至少为12个月。维持期治疗结束后，可以根据病情缓慢减少药物剂量，直至终止治疗。

治疗方法包括药物治疗、心理治疗、物理治疗等，根据患者情况有机结合治疗。患者发病年龄越早、症状越重，社会功能损害越显著，预后越不理想。

1.药物治疗　新型抗抑郁药如SNRIs、SSRIs及5-羟色胺1A受体部分激动剂被推荐作为广泛性焦虑障碍的一线治疗药物。苯二氮䓬类药物起效快，治疗初期可以短期联合使用，以快速控制焦虑症状。待其他抗焦虑药起效后，需缓慢减少苯二氮䓬类药物的剂量，以免产生苯二氮䓬类药物依赖。

2.心理治疗　可以与药物治疗合用，也可以单独使用，视患者情况而定。如果患者的病因与社会因素或现实因素有关，接受治疗的时间会相对较短，如果患者病前具有明显的人格特征，则治疗过程就会较长。另外在对患者进行治疗的同时，也应对与其具有社会关系的人群特别是家属予以关注。

（1）解释性心理治疗：为使患者更好地配合治疗，应向患者宣教焦虑症的相关知识。①每天按时用药。②某些药物可能几周后才会起效（如非苯二氮䓬类药物）。③症状改善后需要继续服药。④不要自行停药。⑤安排日常活动或自己喜欢的运动。⑥药物起效时间、疗程和可能发生的不良反应及对策等。

（2）认知行为疗法：包括认知重构和暴露疗法，可以矫正患者对于焦虑的错误认知，减轻患者焦虑的躯体症状。

（3）生物反馈疗法：利用生物信息反馈的方法训练患者学会有效放松，从而减轻焦虑。

3.物理治疗　目前临床上也在尝试用重复经颅磁刺激、针灸治疗等物理疗法对广泛性焦虑障碍进行治疗，效果有待更多的数据证实。

二、惊恐障碍

惊恐障碍（panic disorder，PD）又称急性焦虑发作，是一种反复出现、不可预期的惊恐发作的焦虑障碍。主要特点为反复出现、突然发作的强烈害怕、恐惧或不适，可有濒死感或失控感，或伴有明显的心血管和呼吸系统症状，如心悸、呼吸困难、窒息感等。2019年发布的中国精神卫生调查结果显示，我国惊恐障碍的年患病率为0.3%，终身患病率为0.5%。起病年龄呈双峰模式，第一个高峰出现于青少年晚期或成年早期，第二个高峰出现于45～54岁。儿童时期发生的惊恐障碍往往不易被发现或表现出与教育相关的回避行为。

（一）病因及发病机制

1.遗传因素　家系和双生子研究结果显示，惊恐障碍具有一定的遗传度。遗传学研究也发现基因中存在与惊恐障碍相关联的位点。

2.神经生物学因素　神经生物学研究结果提示，惊恐障碍与脑干CO_2感受器超敏，GABA系统、NE系统、5-HT系统失衡，前脑对边缘系统和脑干的抑制作用下降有关。

3.心理社会因素　行为理论认为惊恐障碍是与既往生活中的创伤事件形成的条件反应。精神分析流派认为，惊恐障碍是个体潜意识中的冲突。

（二）临床表现

惊恐障碍的特点是莫名突发惊恐，间歇期有预期焦虑，部分患者有回避行为，不限于特定的刺激或情况，常伴濒死感和自主神经功能紊乱症状，一般历时5~20分钟，可自行缓解。发作后一切正常，不久后可再发。惊恐障碍常表现为以下三个方面。

1. 惊恐发作（panic attacks）　患者在进行日常各种活动时，突然出现强烈的恐惧感，感到自己马上就要失控（失控感）、即将死去（濒死感），这种感觉使患者痛苦万分，难以承受。同时患者会伴有一些躯体的不适，如心悸、胸闷或胸痛、过度换气或喉头梗塞感，有的伴有冷汗、头晕、震颤、面部潮红或苍白、手脚麻木、胃肠道不适等自主神经症状，患者会呼救、惊叫或逃离所处环境。一般为突然发作，持续20分钟左右，不超过1小时即可自行缓解，但不久可突然再发。患者意识清晰，事后能够回忆。

2. 预期焦虑（apprehensive expectation）　大多数患者一直担心是否会再次发作，从而在发作后的间歇期仍表现为紧张不安、担心害怕等明显的焦虑情绪，需数小时到数天才能恢复。

3. 回避行为　约60%的患者在发作间期因担心再次发作时无人在侧，或发作时被围观的尴尬，而采取明显的回避行为，如不去热闹的地方，不独处，甚至不愿乘坐公共交通工具。

（三）诊断要点

ICD-11中惊恐障碍的诊断要点如下。

1. 反复出现的惊恐发作，以数个典型症状快速同时出现为特征，强烈恐惧或忧虑散在发作，包括但不限于下列症状：心悸或心率加快、出汗、颤抖、呼吸急促感、窒息感、胸痛、恶心或腹部不适、眩晕感或头晕感、发冷或潮热、刺痛感或四肢缺乏感觉（即感觉异常）、人格解体或现实解体、害怕失控或"发疯"、濒死恐惧。

2. 至少部分惊恐发作是非预期的，这些发作不限于特定的刺激或环境，而是"突如其来"的。

3. 惊恐发作后，患者持续（如数周）担忧或担心再次发作，或担心其可被感知的负面意义（如生理症状可能是心肌梗死的症状），或采取某些行为避免再次发作（如仅在有可信的人陪伴时才肯出门）。

4. 惊恐发作不限于另一种精神障碍引发焦虑的情况。

5. 症状并非其他健康问题（如嗜铬细胞瘤）的表现，也不能归因于物质或药物（如咖啡、可卡因）作用于中枢神经系统的直接效应或其戒断反应（如酒精、苯二氮䓬类药物）。

6. 症状导致个人、家庭、社会、教育、职业或其他重要方面的功能严重损害。如果功能得以维持，则只能通过巨大的额外努力实现。需要注意的是，惊恐发作可发生于其他焦虑及恐惧相关障碍，也可见于其他精神障碍。因此，单是惊恐发作并不足以做出惊恐障碍的诊断。

（四）治疗及预后

惊恐障碍的部分病例会在几周内完全缓解，但病程超过6个月的患者容易发展为慢性波动性病程。40%的患者伴有抑郁发作，预后更差，极端患者有自杀未遂史，尤其需要重视。治疗目标为减少惊恐发作，改善预期焦虑和回避行为，提高社会功能。

1. 心理治疗　认知行为疗法是治疗惊恐障碍的有效方法，通过改变对惊恐的灾难性思维和放弃回避行为来帮助患者减少恐惧，包括认知重建疗法和暴露疗法等。

2. 药物治疗　苯二氮䓬类对惊恐发作起效快，但长期使用可形成药物依赖。对伴有抑郁情绪的患者可以用抗抑郁药进行治疗。临床上也常用苯二氮䓬类药物联合抗抑郁药进行治疗。

惊恐障碍的急性期治疗常为8～12周，巩固和维持期治疗一般需1年。如病程长、发作反复，或伴有抑郁、其他焦虑障碍者，则治疗常需数年。

三、场所恐惧障碍

场所恐惧障碍（agora phobia）是指患者对某些特定场景（如乘坐公共交通或处于空旷场所等）出现明显不合理的恐惧或焦虑反应，患者有回避行为，并因此影响正常生活。

2019年发布的中国精神障碍流行病学资料显示，我国场所恐惧障碍的终身患病率为0.4%，年患病率为0.2%。场所恐惧障碍可在儿童期发病，发病高峰多在青少年和成年早期，2/3的患者在35岁之前发病，女性患病率大约是男性的2倍。

（一）病因及发病机制

相关研究结果显示，场所恐惧障碍遗传度达61%，也与儿童期的负性和应激事件有关，如与父母分离、被虐待或攻击等。认知行为理论认为，场所恐惧障碍是患者高估所害怕场景的危险性所致。患者将所面临的场景看成是一种危险，在这种场景中会出现惊恐样症状或惊恐发作，或令人不安的躯体症状，从而在"身临其境"或即将要面对此境时产生情绪、生理和行为等一系列恐惧反应，而这些反应会进一步强化患者原有的认知偏见，使患者产生回避行为或安全行为。患者不断强化回避行为和安全行为，以致形成病态的习惯性行为。

（二）临床表现

场所恐惧障碍主要表现为，患者因害怕某些场合诱发惊恐发作或其他尴尬情况但又难以逃离或难以获得帮助而恐惧不安，这些场景包括乘坐公交车、飞机等交通工具，处于人群拥挤或空旷的地方。患者在行为上表现为极力回避这些场所，如不愿单独出门，不愿到人多热闹的地方，不愿乘车旅行，或需要他人陪伴。患者回避这些场所，甚至可能完全不能离家。患者常常有期待性焦虑，持续地恐惧下一次发作的可能场合和后果。患者恐惧的程度可以是焦虑不安，此时称为场所恐惧不伴惊恐发作，而恐惧达到惊恐发作时称为场所恐惧伴惊恐发作。患者明知这样的强烈恐惧不合理、不必要，但又无法控制，伴有明显的焦虑不安及自主神经症状。症状常持续数月而使患者感到极度痛苦，或导致其个人、家庭、社交、教育、职业和其他重要领域的功能明显受损。

（三）治疗及预后

场所恐惧障碍的远期预后一般较好，部分患者转为慢性，社会功能受到影响。起病急、有明确的发病原因、病前人格健康、良好的社会支持、病程短、较高的治疗动机提示预后良好；反之，预后较差。

场所恐惧障碍的治疗要遵循焦虑障碍的治疗原则，强调全病程和综合治疗。主要包括心理治疗与药物治疗，两者可以分别使用或联合使用。

1. 心理治疗　治疗场所恐惧障碍最为有效的是行为疗法，包括系统脱敏疗法或暴露疗法，可有效缓解患者对场所的恐惧感。

2. 药物治疗　苯二氮䓬类如劳拉西泮、阿普唑仑等药物对场所恐惧障碍患者能快速起效，可用于短期治疗。对伴有抑郁情绪的患者可以联合抗抑郁药进行治疗。

四、社交焦虑障碍

社交焦虑障碍（social anxiety disorder，SAD）是在某种或多种人际处境中，担心其行为被他人做出负性评价，而出现持久强烈的恐惧和回避行为的一种焦虑恐惧障碍。患者竭尽全力避免社交场合，因此严重影响其社交关系、生活质量和职业前景。2019年发布的中国精神障碍流行病学资料显示，我国社交焦虑障碍的年患病率为0.4%，终身患病率为0.6%。社交焦虑障碍发病年龄较早，一般起病于儿童中期，平均发病年龄为15岁，儿童、青少年与成人的年患病率相仿，女性与男性的比例约为2∶1，发达国家高于发展中国家。

（一）病因及发病机制

社交焦虑障碍的病因和发病机制尚不清楚，但与遗传和环境因素高度相关，遗传度为30%~65%，遗传因素会增加社交焦虑障碍的易感性。神经生物学研究显示，5-HT、肾上腺素、催产素水平与社交焦虑障碍的发病有关。

在社交焦虑障碍的发生和发展中，可能的危险因素有儿童期的过度保护、忽视和虐待、行为被过分控制或批评、父母婚姻不良、缺乏亲密关系、学校表现不佳等。部分患者可能经历过创伤性、"羞辱性"的社交事件。

（二）临床表现

社交焦虑障碍的主要特点是对暴露在陌生人面前或有可能被众人注视的社交、工作场合感到明显和持久的害怕，担心别人会嘲笑、负性评价自己，在别人有意或无意的注视下，患者往往更加拘束、紧张不安，因此常常回避社交行为。患者表现为在进行社交活动时，如社交互动（如交谈）、被观察（如饮食）或在他人面前表演（如演讲），会出现害羞、笨拙、局促不安、手足无措、担心当众出丑或被他人负面评价等，因而拒绝当众讲话、吃饭，甚至不去公共厕所，严重时导致自我社会隔离。患者明知这种恐惧不合理却无法自控。社交焦虑障碍的症状常持续至少数月，导致个人、家庭、社会、教育、职业或其他重要功能领域的重大困扰或严重损害。

社交焦虑障碍典型的社交焦虑情境：被介绍给别人，与上级见面，与异性会面中开始交谈，约会，接电话，接待来访者，在被人注视的情况下写字、吃东西，公开场合讲话，上厕所，在商店与人谈价或试穿衣服。患者常见的生理表现为脸红、不自然、气促、出汗、心悸、血压变化、恶心、无力甚至昏厥等。

（三）治疗及预后

社交焦虑障碍的药物治疗首选抗抑郁药，能有效缓解社交焦虑障碍患者的焦虑、恐惧症状。心理治疗首选认知行为治疗，对消除患者的社交恐惧症状、改善患者的社会功能有明显作用。药物治疗和心理治疗可同时应用，并至少维持12个月。

部分患者经过正规治疗，可以获得相对满意的效果。但有部分患者经过药物治疗和心理治疗之后，效果仍然不是很满意，甚至长期带有社交恐惧的症状，但是仍然提倡患者及时就诊、正规治疗。

五、其他焦虑与恐惧相关障碍

其他焦虑与恐惧相关障碍还有特定恐惧障碍、分离焦虑障碍等。

1.特定恐惧障碍（specific phobia） 以过度惧怕特定的情境或物体为主要特征的一种焦虑与恐惧障碍。患者主要表现为对存在或预期的某种特殊物体或情境而出现的不合理恐惧，患者通常害怕的不是物体或情境本身，而是可能随之而来的后果，因此出现回避行为。

最常见的恐惧对象有某些动物（如狗、猫、蛇、老鼠）、昆虫（如蜜蜂、蜘蛛）、登高、雷电、黑暗、密闭环境（如飞机机舱）、外伤或出血、锐器及特定的疾病（如性病、艾滋病）等。通常患者能够认识到自己的恐惧是不合理的和过分的。

2019年发布的中国精神障碍流行病学资料显示，我国特定恐惧障碍的年患病率为2.0%，终身患病率为2.6%。大多发生在儿童期或成年早期，女孩多于男孩，部分严重患者可持续到成年。

2.分离焦虑障碍（separation anxiety disorder） 个体离开熟悉的环境或与依恋对象分离时存在与年龄不适当的、过度的、损害行为能力的害怕或焦虑。主要表现为持续担心伤害或某些其他意外事件导致与依恋对象分离；或不愿或拒绝上学或工作；或在与依恋对象分离的场合出现躯体症状，如头晕、恶心、呕吐等；或出现过度情绪反应，如烦躁、哭喊、发脾气等。患者多起病于6岁以前，病程至少持续1个月。

第二节　焦虑与恐惧相关障碍的护理

一、护理评估

（一）健康史
1. 个人成长史　患者是否有应激源刺激和不良社会因素的影响。
2. 既往史　患者既往是否患过焦虑或其他精神障碍。
3. 家族遗传史　患者是否有精神疾病家族史。

（二）精神状况
1. 焦虑/惊恐发作　患者是否出现提心吊胆、惶恐不安等强烈的内心体验；是否有注意力难以集中、入睡困难、易醒、易激惹等症状。
2. 其他　患者是否出现突然的恐惧感，并伴有一些躯体的不适，如心悸、胸闷等。

（三）躯体状况
1. 患者是否出现运动性不安，如搓手顿足、不能静坐、不停地来回走动、无目的的小动作多等症状。
2. 患者是否出现肌肉紧张，如肌肉不舒服的紧张感、严重时肌肉酸痛、紧张性头痛等症状。
3. 患者是否出现心动过速、胸闷、气短、头晕、头痛、皮肤潮红等自主神经功能紊乱症状。

（四）社会状况
患者所在家庭的养育方式、幼年的生活环境、所受教育程度及患者成年后的行为模式等。

（五）辅助检查
1. 实验室及影像学检查　证明是否有器质性病变，如心脏病、甲状腺功能亢进等。
2. 量表评估　可采用汉密尔顿焦虑量表（HAMA）、焦虑自评量表（SAS）、惊恐相关症状量表（PASS）、惊恐障碍严重度量表（PDSS）等对患者的焦虑与恐惧症状及其程度进行评估。

二、常见护理诊断/问题

焦虑与恐惧障碍的临床表现广泛，包括患者的主观感受和客观表现、精神症状和躯体不适，因此护理诊断涉及十分广泛，这里仅就其精神症状及具有共性的躯体症状提出如下护理诊断以供参考。

1. 焦虑/恐惧　与紧张、惊恐和各种难以描述的躯体不适有关。
2. 社会交往障碍　与对社交活动的恐惧和回避有关。
3. 有自杀、自伤的危险　与焦虑、恐惧症状持续时间长，伴有抑郁有关。

4. 有自理能力下降的危险　与焦虑、紧张不安导致精力下降有关。

三、护理目标

1. 患者的焦虑、恐惧症状缓解，或能接受症状。
2. 患者能恢复正常或改善睡眠型态。
3. 患者的社会功能恢复正常或得到改善。
4. 患者未发生自杀等意外事件，或被及时发现和制止。
5. 患者的基本生理需要得到满足，舒适感增加。

四、护理措施

（一）减轻焦虑恐惧症状或接受症状

在对焦虑与恐惧障碍患者进行护理时，护士应遵循的原则为接受患者症状，理解患者，帮助患者认识症状、减轻症状，或者能够带着症状生活。具体措施如下。

1. 建立良好的护患关系　使患者对医务人员产生信任感，并对治疗抱有信心。与患者接触的过程中，不能简单地否认或评判患者的症状，护士需耐心倾听患者的叙述，接受患者的症状。

（1）鼓励患者表达自己的情绪和不愉快的感受，协助其识别和接受负性情绪及相关行为。

（2）帮助患者注意症状之外的其他事情，如参加力所能及的劳动，以终止负性和应激性思维。

（3）帮助患者矫正扭曲的认知，从而使患者改善或消除适应不良的情绪和行为。

（4）重建正确的疾病概念和对待疾病的态度，如顺其自然，接受症状，或转移注意，尽量忽视症状。

（5）可用说明、解释、分析、推理等技巧使患者认识其症状行为，以帮助患者接受症状。患者的痛苦在于，知道自己的症状是不正常的，力图摆脱它，但又摆脱不掉，循环往复反而进一步造成心理冲突，形成恶性循环。如果让患者在心理上"听其自然"，放弃对疾病的抗拒，切断恶性循环，反而可以使症状减轻或消失。

2. 心理护理　提供支持性心理护理，耐心倾听患者的诉说，了解患者的感受和体验，对患者的痛苦给予高度的理解和尊重。帮助患者学会放松，教给患者渐进式肌肉放松法、腹式呼吸放松法和冥想法等放松技巧来缓解焦虑症状。

（1）渐进式肌肉放松法：最早由美国生理学家艾德蒙·雅各布森（Edmund Jacobsen）于20世纪30年代创立，后逐步完善，是目前广为应用的放松方法。该法通过全身主要肌肉收缩-放松的反复交替训练，使人体验到紧张和放松的不同感觉，因比较和体验而产生放松感，最后达到身心放松的目的。具体做法：①在一个安静的场所，按照下列部位的顺序进行收缩-放松训练：优势手的手掌（握拳-松拳）、前臂（上抬-放下）和肱二头肌（绷紧-

放松），非优势手的手掌、前臂和肱二头肌，前额（抬眉-放松），眼（紧闭-放松），颈（头后仰-放松）和咽喉部（张嘴-放松），肩背部（双肩上耸-放松），胸（吸气后绷紧-放松），腹（收腹-放松），臀部（绷紧-放松），大腿（绷紧-放松），小腿（脚尖向上，脚尖向下），脚（内收外展）。②每处肌肉紧张时，保持5~7秒，注意肌肉紧张时的感觉。然后很快地彻底放松肌肉，并细心体察肌肉放松时的感觉。每处肌肉一张一弛做2遍，其他肌肉保持放松。

（2）腹式呼吸放松法：每次可连续进行4~10分钟，或者更长时间。具体做法：①保持坐姿，身体向后靠并挺直，松开束腰的皮带或衣物。②将双掌五指并拢，掌心向下轻轻放在肚脐上。③把肺想象成一个气球，用鼻子慢慢地吸足一口气，将这个气球充满气，直到感到气球已经全部胀起。这个状态保持2秒。④给气球充气时，应当能看到手朝离开身体的方向移动。这一向外的运动可以帮助检查是否已将空气送达肺的底部。再用嘴巴慢慢、轻轻地吐气，观察手向靠近身体的方向移动。反复数次，直到掌握腹式呼吸，并能达到腹式呼吸的深度要求。⑤学习控制呼吸的速度。在呼吸时数"1，2，3，4……"，要求自己慢慢地均匀地数数，用4个节拍吸气，再用4个节拍吐气，如此循环。

（3）冥想法：以10分钟冥想法为例进行介绍。具体做法：①在安静的地方舒适地坐下，挺直腰背。②做5次深呼吸（用鼻子吸气，再用嘴呼气），然后轻轻地闭上眼睛。③将注意力集中在身体坐着时的躯体感觉、脚放在地板上的躯体感觉上。留意身体哪些部位感到舒适和放松，哪些部位感到不适和紧张。④留意自己的情感，比如现在处于什么心情。⑤专注于呼吸，留意身体哪个部位最能强烈地感受到呼吸时的起伏感觉；留意每次呼吸所带来的感受，注意每次呼吸的节奏；将注意力集中到起伏感觉上，缓缓地数呼吸次数，吸一次气数1，呼一次气数2，一直数到10；重复这个过程，循环5~10次。⑥结束：注意力不需再集中，任由思绪转换20秒；将注意力带回到躯体感觉上，即身体在椅子上的感觉、脚放在地板上的感觉；准备好之后，缓缓地睁开眼睛，站起来。

（二）改善睡眠状态

1. 通过各种心理护理措施帮助患者认识睡眠障碍，纠正不良睡眠习惯，重建规律、有质量的睡眠模式。

2. 建立信任的护患关系，使患者学会自行调节情绪，消除因焦虑、惊恐、自主神经功能紊乱而导致的睡眠型态紊乱。

3. 白天安排或陪伴患者从事多次短暂的活动，减少卧床时间。

4. 睡前予以牛奶或温水洗澡，营造安静的睡眠环境。

5. 遵医嘱给予必要的安眠药物。

（三）提高应对能力和改善社会功能

1. 与患者共同探讨其压力源及诱因，与患者一起制订适合患者的压力应对方式，并提供环境和机会让患者学习和训练新的应对技巧。

2. 反复强调患者的能力和优势，忽略其缺点和功能障碍，以利于患者增强信心和减轻无助无用感。

3. 用行为示范方法让患者学会处理压力。

4. 协助患者获得家庭的理解和可及的社会支持。

5. 帮助患者改善自我照顾能力，协助患者增强对社会环境和家庭的适应能力，鼓励患者努力学会自我调节，尽早摆脱依赖性。

6. 指导患者的配偶和亲友建立积极有爱、关心、帮助患者的家庭气氛。

（四）保障患者安全

1. 密切观察患者的情绪变化，对有抑郁情绪、自杀或自伤倾向的患者，注意防范患者发生自杀、自伤的情况。

2. 做好安全检查，避免环境中的危险物品和其他不安全因素，以防止患者在症状影响下发生意外情况。

（五）满足生理需要，提高躯体舒适度

1. 提供基础护理，满足患者在饮食、睡眠、排泄等生理方面的需求。

2. 主诉躯体不适的患者，注意区别是心因性还是器质性问题，如为后者需及时向医生反馈，遵照医嘱给予相应处理。

3. 鼓励患者在体力允许的情况下逐步进行力所能及的自我照护。

（六）惊恐发作的护理

1. 急性发作期间　患者惊恐发作时，护士须镇静、沉稳，立即帮助患者脱离诱发惊恐的因素或环境，治疗和护理需有条不紊地进行，并需一直陪伴患者直到其发作缓解；护士要态度和蔼，耐心倾听和安抚患者，对其表示理解和尊重；将患者和家属分开或隔离，以免互相影响；为患者创造有利于治疗的环境，必要时设专人陪护；如患者表现出挑衅和敌意时，应适当予以限制。

2. 间歇期间　为患者创造良好的病室环境，以消除各种不良的感官刺激，给予正性引导，传授患者关于惊恐障碍及其生理影响的知识，帮助患者战胜惊恐。患者理解什么是惊恐障碍和有多少人在遭受惊恐障碍的痛苦，能够使他们的症状减轻。运用认知干预的方法，帮助患者辨别出可能诱发惊恐的因素，如特殊的情景或者想法。当患者明白惊恐发作与哪些诱发因素相关，这些诱发因素引起惊恐发作的可能性就会降低甚至趋无。可用内感性暴露的方法帮助患者减轻症状：①让患者反复想象暴露于惊恐发作时体验到的感觉，如心悸或者头晕的感觉。②教会患者通过控制过度换气或体力活动（如跑步、疾步上楼以引起心跳加速）减轻恐惧感。③让患者体会和了解到这些感觉不一定进一步发展成为完全的惊恐发作。教会患者放松技术，以便患者在急性发作时能够自我控制；做好家属工作，争取家庭和社会的理解和支持。

五、护理评价

1. 患者焦虑/恐惧症状是否缓解，或患者是否接受症状，能够带着症状生活。
2. 患者的睡眠型态是否改善。
3. 患者的社会功能是否恢复正常或得到改善。
4. 患者是否未发生自杀等意外事件，或被及时发现和制止。
5. 患者基本的生理需要是否得到满足，或患者的舒适感是否增加。

案例回顾

1. 王女士可能得了广泛性焦虑障碍。
2. 根据王女士目前就诊的情况，只做了大量躯体和脑部检查，并未进一步进行精神心理症状相关检查，未查到明确病灶和病因，因此未能得到确诊。因患者有焦虑、烦躁、紧张、坐立不安等症状，考虑患者可能存在精神心理障碍，需前往精神专科或心理门诊就诊，进一步进行精神专科检查，以明确诊断。

第八章
强迫及相关障碍患者的护理

章前引言

　　强迫症（obsessive-compulsive disorder，OCD）是以强迫观念和强迫行为为主要特征的一种心理疾病，表现为强迫意识和强迫行为与反强迫同时存在且相互对抗。如不及时干预，强迫症患者的强迫信念和强迫症状将会更加严重，并伴随一系列焦虑和烦躁情绪，甚至丧失社会功能。强迫行为如反复洗手、核对等，是一种耗费时间的、不必要的重复性行为；强迫观念长期存在于患者的大脑中，会使患者产生焦虑不安的情绪。强迫信念是指强迫症患者脑海里反复出现的固定观念，包括三个领域：责任/威胁评估、重要性/控制思维和完美主义/确定性。研究发现，一种强迫信念领域可表现为一种或多种强迫症状形式，强迫信念对强迫症状的产生有重要影响，且强迫症患者在压力增大时病情会加重。本章主要介绍强迫及相关障碍的临床特点及护理措施。

学习目标

1. 理解强迫及相关障碍的临床表现。
2. 识记强迫症的概念、临床表现及治疗原则，强迫及相关障碍患者的护理。
3. 学会强迫症的病因与发病机制，躯体变形障碍的临床表现与治疗。

思政目标

培养学生良好的职业价值感及爱岗敬业精神，愿意与患者建立良好的治疗关系，关心尊重患者，平等对待每一位患者。培养学生的同理心，理解接纳患者的孤独、焦虑和困惑的感受，并能积极关注到患者严谨认真、遵守规则等优点，帮助患者接纳症状、减少病耻感，树立康复的信心。

案例导入

李某，女，17岁。自从进入高中后，在学校，她不让老师和同学靠近自己，因为她总感觉别人很脏。除了上学，她平时基本不外出，因为总感觉外面充满了病毒，病毒会入侵她的身体。在家里，她总是反复地洗手，挂在阳台上的衣服也不能与家里人的衣服挨在一起，否则就得重洗。

思考题

本案例中李某这样反复洗手正常吗？这和生活中我们正常的洗手有何不同？

第一节　强迫及相关障碍的临床特点

强迫及相关障碍指的是具有类似持续性、闯入性、非己所欲的强迫性思维、先占观念及反复的强迫行为，同时具有相似的病理生理基础、治疗手段及相同临床特征的一类精神障碍，包括强迫症、躯体变形障碍、囤积障碍、拔毛障碍、皮肤搔抓障碍等。

一、强迫症

强迫症是一种以反复出现的强迫观念与强迫行为为主要临床表现的精神疾病。多数患者自知这些观念与行为没有必要或者不正常，违反了自己的意愿，但却无法摆脱，为此感到焦虑和痛苦。

本病病程迁延，易致慢性化，致残率较高，严重者可影响社会功能。很多患者基于病耻感或者对疾病的错误认知，早期不愿主动寻求医治。临床上56%～85%的强迫症至少与一种其他精神障碍共存，如抑郁症、广泛性焦虑障碍、精神分裂症等。因此既易误诊，又会影响到治疗策略的选择。

世界卫生组织已将强迫症列为人类第十位致残性疾病。强迫症约占精神障碍患者的25%，精神科门诊就诊患者的8.4%～16.2%。世界范围的终身患病率为0.8%～3%。各国家研究报告平均发病年龄为19～35岁，女性患病率略高于男性。儿童及青少年是强迫症的高发群体，患病率为2%～4%，且低龄男孩多见。

（一）病因及发病机制

1.生物学因素　神经系统疾病，如颞叶痴呆、帕金森病、额叶或者颅底损伤及某些细菌感染均会表现出强迫样症状，这表明强迫症可能存在着某些神经解剖学上的结构异常。

强迫症患者可能存在皮质-纹状体-丘脑-皮质的神经环路结构和功能异常，从而导致眶额皮质与前扣带回的高度激活，表现出强迫思维与继发性焦虑。强迫症的神经生化学主要涉及中枢神经系统的5-HT、DA、谷氨酸及GABA能神经元的功能异常。能增加前额皮质眶部与尾状核头部代谢的因素均能导致强迫症状，谷氨酸参与其神经传递。治疗强迫症的一线药物能选择性抑制突触前膜对5-HT的回收，DA阻滞剂能够增强SSRIs抗强迫作用，这些药物治疗的有效性进一步支持强迫症患者可能存在某些神经递质的异常。另外，强迫症也与遗传有关，其有明显的家族聚集性，强迫症患者的父母、兄弟姐妹、子女具有高于普通人群的患病率。

2.心理因素　强迫症可能是心理冲突和心理防御机制相互作用的结果。患者往往在幼年经历某些精神创伤，对过去创伤的情感需要无法得到满足而产生了心理压抑。当他们遭遇生活事件后，被压抑的情感体验就会通过转移、置换等心理防御机制而转化为强迫症状。

行为主义学派认为，强迫行为大多是通过操作性条件反射形成的。从具有强迫思维而焦虑的患者中发现，患者在实施某些行为时焦虑症状会有所减轻，焦虑症状的减轻使这些行为得到巩固，每当强迫思维再次出现时他们就实施这些行为来减轻症状，就形成了所谓的强迫行为。

认知理论认为，患者常常存在许多错误的信念，而形成强迫症状。研究表明，大多数强迫症患者患病前即表现出强迫的人格特质，主要表现为：①凡事追求完美，甚至吹毛求疵。②行为拘泥于形式，生活细节力求程序化与仪式化。③遇事总反复思考、核对，怕出差错，即使勉强做出决定，事后还是唯恐有错，有强烈的不安全感。

3.社会因素　生活事件可成为此病的诱导因素，如工作变动、亲人丧失、人际关系紧张等。青少年学习压力过大，父母管教过于严厉，父母教育方式存在较大差异也可诱发此病。

（二）临床表现

患者的临床症状复杂多变，涉及思维、情绪、意志行为等。此病的特征是"自我强迫"。"自我强迫"是一种意识现象，指当一个人感到他的某种观念、意图或者行为既来源于自我，又不能有意识的控制且反复出现，因无法摆脱主观意识而遭受强迫。

强迫症的主要表现为患者意识到必须对它加以抵制而又无能为力，因此伴有紧张不安的痛苦体验。强迫症的基本症状是强迫观念与强迫行为。对于具体患者而言，可以是单一的强迫观念或行为，也可以是强迫观念和强迫行为并存，或某一症状更为突出，个体差异较大，部分严重患者甚至可出现妄想。

1.强迫观念　反复闯入患者意识的观念，患者明知没有必要，却无法摆脱，因而苦恼与焦虑。强迫观念是本病的核心症状，在强迫症患者中表现最为常见，有以下几种形式。

（1）强迫表象：以刻板形式反复闯入患者头脑中的观念、冲动思维，内容常常为暴力、猥亵或者毫无意义。患者试图抵制却不成功。如患者吞咽唾液时总感觉像是在咽尿，只要咽唾液就产生此想法，患者极度反感和痛苦，却摆脱不掉。

（2）强迫性穷思竭虑：患者对一些常见的事情、概念或是现象反复思考，究其缘由，自知毫无现实意义又不能自控，因此十分痛苦。比如反复思考："为什么女的要叫妈妈，而男的要叫爸爸呢？"

（3）强迫怀疑：患者反复怀疑自己言行的正确性而出现反复检查、核对。比如出门后反复怀疑是否带手机，反复怀疑门是否关好等。

（4）强迫对立观念：患者脑中出现一个观念或者看到一句话，便不由自主地联想起与其性质对立的另一个观念或词句。比如看到"拥护"两字，立即想到"反对"等。

（5）强迫联想：患者由一个观念联想到另一个观念。当强迫症患者看到、听到或想到某件事时，就不由自主地联想到与其相关的一些令人不愉快的情境。比如患者看见枕头上有头发，就联想到生病住院、头发掉光等。

（6）强迫回忆：患者不由自主地反复回忆经历过的事情，无法摆脱，深感苦恼。

（7）强迫意向：患者自觉一种强烈的内在冲动，想去做某种违背自己意愿的事情，但实际上并不会转变为行动。比如看到电插头就想去摸，但实际上并不会去摸。

2.强迫行为　患者通过反复的行为或者仪式化动作，以阻止或者降低强迫观念所致焦虑与痛苦，多继发于强迫观念。临床常见的表现形式有以下几种。

（1）强迫检查：患者为减轻强迫怀疑所致焦虑而采取的行为，表现为过度的反复检查，比如检查门窗、煤气是否关好，钱物是否藏好等。

（2）强迫洗涤：患者为消除受到脏污、毒物或者细菌污染的担心而反复洗手、洗澡、洗衣物与餐具等。

（3）强迫询问：患者为缓解穷思竭虑或者消除疑惑，不断要求他人做出解释或者保证。反复询问"是不是""会不会""对不对""有没有"等问题。

（4）强迫计数：患者对数字发生强迫观念，整日沉浸于无意义的计数动作，对生活中出现的各种数字都要反复默记，浪费大量时间却不能自控。

（5）强迫性仪式动作：一些反复出现的、刻板的、过分的程序化或仪式化动作，通常是为了对抗某种强迫观念所致焦虑而逐渐发展起来的，如出门前手拍胸部10下以示逢凶化吉等。

3.回避行为　强迫症的伴随症状。患者为了减轻焦虑心理，经常性回避诱发强迫思维或者强迫行为的人、地点或者事物，导致患者在行动时经常表现出犹豫不决、行为迟缓等症状。

4.其他　强迫思维或者行为可以引起患者较大的情绪反应，如焦虑、抑郁与恐惧。儿童、青少年起病时常合并抽动等肌肉运动异常的表现，如发声抽动，局部肌肉或躯体抽动，或不由自主的重复行为，如鼓掌或者抚摸某物品等。患者一般在抽动之前会出现局部躯体的不适感，并在抽动后缓解。

（三）诊断要点

1.诊断标准

（1）主要症状表现为强迫观念或强迫行为，或者两者皆有。

（2）症状须占据一定时间，例如每天出现1小时或1小时以上。

（3）症状引起患者明显的痛苦，导致患者生活、家庭及工作等方面功能的损害。

2.自知力　强迫症患者的自知力水平可分为以下三个方面。

（1）自知力良好：患者能够认识到强迫信念可能不是真的，或者可以接受它们不是真的。

（2）自知力较差：患者意识到强迫信念可能是真的。

（3）自知力缺乏：在大部分或者全部时间内，患者完全确信强迫信念是真的。

（四）治疗要点

强迫症的治疗包括药物治疗、心理治疗和物理治疗。

1.药物治疗　强迫症最主要的治疗方法之一。选择性5-羟色胺再摄取抑制剂（SSRIs）是目前的一线药物，包括氟西汀、氟伏沙明、舍曲林、帕罗西汀、西酞普兰等。药物治疗原则是全病程治疗，包括急性期治疗、巩固期治疗及维持期治疗三个阶段。

（1）急性期治疗：急性期药物治疗应从推荐的一线药物中选择，一般建议治疗10~12周，应足疗程、足量。药物治疗需几个月，而不是像治疗抑郁障碍需数周，治疗剂量也要比抗抑郁治疗量大。

（2）巩固期、维持期治疗：急性期药物治疗效果显著的患者，可进入为期1~2年的巩固期及维持期治疗。经过长期维持治疗，病情保持痊愈的患者停药后仍然存在24%~89%的复发风险，故应谨慎考虑停药。

2.心理治疗　对强迫症患者具有非常重要的意义，包括支持性心理治疗、行为治疗及认知行为治疗等。暴露及反应阻止疗法是目前治疗强迫症的基础疗法，是强迫症治疗指南推荐的心理疗法，也是国际公认的主要治疗方法。心理治疗可以使患者正确认识自身个性特征与疾病特点，并客观地判断现实情况及周围环境，学习合理的应对方式，同时增强自信心。

3.物理治疗　常作为强迫症的增效治疗。重复经颅磁刺激因相对安全、无创而较常采用。

（五）病程及预后

多数病例起病缓慢，病程较长，呈波动性。

1.预后良好的指标　病前人格较为健全，起病具有明显的诱因，社会功能保持良好，早发现早治疗。

2.预后不良的指标　病前有明显的人格障碍，起病于童年时期。

二、躯体变形障碍

躯体变形障碍（body dysmorphic disorder，BDD）指的是患者身体外表并无缺陷或者轻微缺陷，却总认为自己存在缺陷，或者过分夸大其轻微缺陷，觉得自己丑陋不堪、令人厌恶且已引起他人注意，为此而苦恼的一种精神疾病。

（一）病因及发病机制

病因与生物、心理、社会文化多重因素有关。社会文化、家庭成员、同龄人对外表的过分关注，童年时期遭受过多的讥讽、嘲笑或者虐待，都可成为躯体变形障碍的危险因素。

（二）临床表现

1.躯体变形观念　患者思维长期被错误观念占据，总认为自己的外形有缺陷、丑陋（实则正常或相对正常），并为此极端痛苦。患者通常关注的身体部位有头发、鼻、耳、口、乳房、臀部、阴茎等，可同时涉及身体多个部位。患者认为关注的部位存在缺陷，丑陋，不对称，过大或过小，不成比例；也可埋怨头发稀疏、痤疮、瘢痕、面色苍白及发红等。大多数患者抱怨的部位比较固定，也有一些表述模糊，只感觉自己外形存在缺陷，却不能具体。

2.反复求证行为　常花大量时间用于检查、修饰、掩饰自己认为的缺陷，向朋友及家人反复征求对自己外表的评价，以期得到这些部位是正常的保证。即使他人给出了答案，患者还会将自己的缺陷部位同别人进行比较来反复求证，且感到自己的缺陷受到他人注意、谈论、讥笑，对此痛苦不已。这些频繁的行为不仅会加重患者的压力和焦虑，并会令其辍学或不能正常工作，甚至回避社交场所，以致影响社会功能。

3.自杀观念与行为　带有浓厚的强迫色彩的行为，伴有主观痛苦体验，尤其可伴随抑郁，增加自杀风险。自杀观念及自杀未遂发生率通常较高。

（三）治疗和预后

此病治疗通常比较困难，预后较差。伴有显著抑郁症状的患者应用抗抑郁药物有效。治疗强迫症有效的心理治疗方法如行为治疗、系统脱敏等，对躯体变形障碍患者也常有效。

三、其他强迫相关障碍

（一）囤积障碍

囤积障碍是指对无用或价值不大的物品的无休止的收集和不愿丢弃，从而占用了大量空间的强迫性障碍。患者存在相信将来需要这些囤积的物品，或囤积物品在将来会有价值等歪曲信念。患者强烈依恋这些物品，难以舍弃；如若舍弃，则会感到巨大的痛苦。

囤积障碍通常起病于青少年早期，可持续终身。男女无异，独居者多见。囤积障碍、强迫症、精神分裂症等有较高的共病率。此病病因未明，与遗传、童年心理创伤等相关；病程较长，治疗困难。尽管囤积障碍与强迫症相似，但治疗强迫症有效的方法对囤积障碍却效果甚微。

（二）拔毛障碍

拔毛障碍是指反复出现的、无法克制的拔掉毛发的冲动与行为导致相应部位毛发明显缺少的一种慢性疾病，又称拔毛癖。

拔毛障碍常与强迫症、焦虑障碍等共病。此病病因未明，多有诱因，如压力过大、父母分离等。拔毛部位可涉及身体的任何有毛发的区域，其中以拔除头发最常见，眉毛、睫毛等亦可。患者拔毛的部位相对固定，不同患者拔毛部位不同。患者拔毛前通常有不断增长的紧张感，拔毛后会有片刻轻松感、满足感。患者常常为其极度失控行为感到羞愧和痛苦。

由于反复的拔除对毛发的生长造成影响，以致影响外观，因此患者会回避社交。患者常以戴帽子及假发、画眉毛等方式来掩饰那些没有毛发的区域，甚至有患者会咀嚼、吞食拔下的毛发，导致毛发在胃肠道集结成团，出现恶心、呕吐、肠梗阻等。治疗方式主要有认知行为治疗及药物治疗。

（三）皮肤搔抓障碍

皮肤搔抓障碍又称皮肤抓痕障碍，以反复强迫性地搔抓皮肤为特征，旧称病理性皮肤搔抓症。

此病常起病于青春期，多数患者不能意识到治疗的必要性及有效性，求助率不到20%。此病引发患者痛苦并影响其社会功能。此病的核心症状是反复强迫地搔抓皮肤，试图克制却难以自我控制。许多患者每天至少花费1小时搔抓皮肤，甚至玩弄、吞咽抠剥下来的皮肤。有些患者是撕口唇黏膜或抠咬指甲。

脸部是最常见的搔抓部位。诱因可能是皮肤疾病。多数患者采用指甲搔抓，还可用皮肤摩擦、切割、牙咬等。搔抓可带来严重的瘢痕，组织损害如局部皮肤感染等，亦可出现全身并发症。

患者在搔抓皮肤或者结痂时可出现满足感、放松感、快感，或皮肤的不规则感、身体不适感有所减轻。可伴有焦虑、厌恶等各种情绪。治疗方式通常为药物治疗及认知行为治疗联合进行。

（四）嗅觉牵涉障碍

嗅觉牵涉障碍是指以持续认为身体存在臭味或者其他令人不快的气味（如口臭）的先占观念为特征的强迫性疾病。然而这些气味在他人看来微不足道或者难以被察觉，气味即使存在，别人也不太关注。

先占信念通常为坚信别人会注意、会评价、会议论等内容的自我牵连观念。一些患者会因其自我感知的体臭、口臭，在社交场合中出现严重的焦虑。可伴有反复检查气味的来源、涂抹香水或使用除臭剂、反复洗澡刷牙等。此类患者往往缺乏自知力，甚至妄想。该症以男性及独居者居多，平均发病年龄在25岁。

第二节　强迫及相关障碍的护理

一、护理评估

在对强迫症患者的评估过程中，护士需在最短时间内建立治疗性护患关系，在充分信任患者的基础上全面地观察患者，认真、细致的询问。可借助量表，如耶鲁-布朗强迫症状量表（成人版与儿童版）、国际精神访谈量表、强迫活动检查量表、Maudsley强迫症问卷、人格测验等对患者进行评估。与此同时，重视家属、朋友、同事提供的疾病相关信息。

（一）生理评估

1. 生命体征　包括意识状态、生命体征是否正常。
2. 一般状态　包括饮食、营养状况，有无营养失调表现；睡眠情况，有无入睡困难、早醒、多梦、睡中易醒等；二便情况；生活自理能力，是否完全自理或是部分自理。
3. 躯体状况　包括是否有心慌、汗多、烦躁等自主神经功能紊乱情况；是否伴有一些躯体的症状，如头痛、胃痛、胸闷等；有无器质性病变。
4. 健康史

（1）现病史：包括发病时间、具体症状、是否进行治疗及治疗情况等。

（2）既往史：包括既往健康情况，是否曾患精神类疾病，曾经治疗情况等。

（3）家族史：包括家族成员的健康情况，是否有精神障碍患者，父母的性格特征等。

（4）过敏史：包括患者食物、药物的过敏史，强迫洗涤清洁用品是否有过敏史。

（5）个人成长史：包括孩童时期的成长环境，父母的教养方式，家庭相处模式，成长过程中是否存在创伤（如被拒绝、被苛责、被忽视、缺乏温暖、紧张、受虐等）。

（二）心理功能评估

1. 人格特质　患病前的人格特质，包括病前性格是否为强迫性人格。

2. 应对方式　包括日常生活中应对压力的方式，处理不同压力事件的能力，应对压力的支持系统如何，患者自身对强迫症状的应对方式等。

3. 思维及认知情况　包括自我认知水平，存在强迫思维相关情况，存在的错误认知，哪些行为是由错误认知引起的（对所患疾病的认知情况）等。

4. 情感　包括强迫症状是否引起情绪反应，情绪表现如何，是否稳定，有无沮丧、烦躁、焦虑、紧张不安及厌世等。

5. 行为　包括是否已出现回避行为，强迫症状有无导致其他异常行为，有无自伤、自杀、冲动、出走等危险因素存在。强迫观念和强迫行为是否同时存在等。

（三）社会评估

评估患者的社会背景、受教育程度。近期有无生活事件，内容及强度。家属对其患病前后的态度。患者对住院所持态度如何。各方面支持系统如何，社交与人际关系是否受影响等。

（四）强迫及相关症状的评估

1. 患者存在哪些强迫观念，具体内容是什么，每天出现的频次，是否存在诱因，是否伴随强迫行为等。

2. 患者存在哪些强迫行为，具体表现是什么，每天出现的频次、时间及持续时间。是否存在诱因，是否存在伴随症状等。

3. 患者设法摆脱强迫的努力程度与抵抗行为，以及最终的效果。

4. 患者强迫观念及强迫行为对日常生活造成的影响。

5. 对拔毛障碍患者需注意观察拔毛处皮损情况（有无感染），患者对拔除毛发有无咀嚼、吞食现象，有无毛发在胃肠道结团而出现的全身症状（贫血、疼痛、恶心、呕吐，甚至肠梗阻及肠破裂等）。

6. 对皮肤搔抓障碍患者要注意观察搔抓部位皮肤情况，有无感染及感染引发的全身反应（败血症等）。

二、常见护理诊断/问题

1. 焦虑　与环境改变、强迫症状影响有关。

2. 睡眠型态紊乱　与强迫症状影响、焦虑情绪有关。

3.认知改变　与对强迫症状存在错误认知有关。

4.生活自理能力下降　与强迫行为有关。

5.皮肤完整性受损　与强迫洗涤有关。

6.知识缺乏　缺乏强迫症相关知识。

7.个人应对无效　与强迫行为、强迫观念有关。

8.潜在并发症　自杀、自伤行为，与情绪抑郁、在症状影响下可能采取过激行为有关。

9.社会交往障碍　与强迫行为及回避行为有关。

三、护理目标

1.住院期间焦虑症状减轻或消失，心态平和，可以面对疾病。

2.睡眠改善，并掌握一定睡眠卫生知识与应对失眠的方法。

3.明确疾病症状与自己的错误认知相关，已建立正确认知。

4.强迫症状缓解，对生活影响减少，可以正常生活。

5.手部皮肤损伤愈合，手部皮肤正常。

6.患者及其家属了解强迫症相关知识，并掌握一些应对技巧。

7.能够接受尚存的强迫症，并可以带着症状去生活。

8.住院期间无自伤行为（自伤、自杀倾向）。

9.可以与医护、家人、亲友沟通交流，且能倾诉自我想法，社会功能正常。

四、护理措施

（一）生活护理

因强迫症状及焦虑情绪会引起患者的睡眠障碍与食欲降低，所以住院期间需重视患者的生活护理。

1.饮食护理　创造宽敞、安静、良好的就餐环境，合理安排并保证充足的进餐时间。提供易消化、营养丰富的食物，尽力满足个性化进餐需求。随时观察患者进食情况，适时调整饮食方案。

2.睡眠护理

（1）观察睡眠型态，评估睡眠与焦虑、抑郁、强迫思维及强迫行为的相关性。

（2）与患者共同分析强迫症状（睡前的强迫仪式动作，强迫洗涤等），这些症状均会对睡眠造成影响，告知患者随着强迫症状的改善，睡眠会得到改善。

（3）做好睡眠卫生知识宣教：如生活规律，相对固定睡眠时间，白天午睡时间不超过30分钟等；睡前避免过度兴奋，如长时间聊天、看情节激烈的电影等；睡前不饮用浓茶、咖啡、可乐等，不可过饱，睡前排空二便等。

(4) 采用中医护理技术改善睡眠，如耳穴压豆、刮痧等。

（二）安全护理

1. 提供安全的住院环境　病室安静、整洁，光线、温湿度适宜，避免噪声。

2. 采取干预措施　分散注意力、安排文娱活动等，以减少洗涤次数或避免发生损害。

3. 严重强迫洗涤患者护理　若患者手部皮肤破损，立即对症护理，避免进一步加重或感染等情况。若患者手部裂口较多，用无菌纱布包扎等。

4. 拔毛障碍患者的护理　若患者反复拔除同一部位的毛发，可用纱布将此部位覆盖。若患者既往严重吞食毛发，注意观察有无毛发在胃肠道集结成团的症状（贫血、肠梗阻等），早发现、早处理，避免严重并发症。

5. 皮肤搔抓障碍患者的护理　严密观察患者搔抓部位的情况，及时给予对症处理，严防局部感染及全身反应。

6. 对强迫伴有严重焦虑、抑郁患者的护理　特别是躯体变形障碍且有自杀意念的患者，应密切观察其情绪变化，注意发现自杀先兆，加强安全意识、安全巡视，强化危险品管理，严防出现自伤、自杀等危险行为。

7. 对强迫行为无法自控且冲动躁动患者的护理　应耐心、态度温和地陪伴患者，鼓励其表达情绪，协助患者合理控制情绪，避免引发暴力行为。

（三）用药护理

1. 详细讲解用药知识　包括治疗原则、用药情况、用药疗程、药物不良反应等，并重点强调药物起效慢、疗程长，患者需做好心理准备。护士语言应通俗易懂，保证患者及其家属理解并配合，家属需鼓励、督促及协助患者用药，以提高患者用药的依从性。

2. 观察药物不良反应　观察患者是否出现如下不良反应：嗜睡，乏力，双手细微震颤，视物模糊，头晕，排尿困难，血压升高，直立性低血压，恶心，呕吐，腹泻，等等。一旦出现，立即遵医嘱对症处理。

3. 用药期间生活护理　让患者保持稳定情绪，保证充足睡眠、合理营养，以保证药物治疗顺利进行。

4. 应用中医特色护理技术　艾灸、耳穴压豆、刮痧等可促进气血调和，减轻药物带来的各种不适。

（四）对症护理

1. 强迫洗涤患者的护理

（1）密切观察患者每日洗手、洗衣物、洗澡的频率、次数和时间，反复洗涤时患者的精神状态，有无其他伴随症状等。

（2）每日评估患者洗涤处皮肤的情况，如有无破损、发白、角质层软化等现象，及时掌握患者皮肤损伤及好转情况，做好记录和交接班。

（3）让患者使用刺激较小的清洁用品，保证水温适宜，将损害降至最低。

（4）每次洗手后及临睡前，及时协助患者涂护手霜或药膏，加强对皮肤的保护。

（5）合理饮食，保证营养，增加局部皮肤抵抗力。

（6）患者自觉强迫洗涤次数过多、时间过长且痛苦难忍时，可以实施保护措施及限制行动。

（7）适当安排文娱活动，分散患者注意力，减少强迫洗涤频次。

2.其他强迫行为患者的护理

（1）观察强迫行为的内容、方式、频次、伴随症状及情绪状态；观察强迫行为对生活的影响程度及用药反应。

（2）向患者讲解治疗方案、药物治疗的同时，行为矫正也至关重要。

（3）对于过度强迫行为的患者与其达成矫正计划，如规定起床、洗漱及换衣服等的时间和频次，鼓励并督促其逐渐实施，对患者能独立完成的行为给予正向强化，增强其信心。

（4）鼓励患者参加病区文娱活动，培养兴趣爱好，弱化强迫行为。

（5）鼓励患者与强迫行为共存，顺其自然、为所当为，带着症状积极面对生活。

（6）指导患者通过冥想、正念减压等身心调节法积极应对强迫症状带来的焦虑情绪，从而更好地应对强迫症状，逐渐减少强迫行为。

（五）心理护理

1.在准确、全面评估患者的基础上，尽快建立治疗性护患关系，掌握患者心理状态，为心理护理方案的实施奠定基础。

2.耐心倾听并积极关注患者强迫行为发生时的情绪反应，表达同理心，允许其发泄不良情绪，表达提供帮助的意愿。

3.与患者共同分析既往应对压力事件的方式，协助其建立良好的应对方式，适当给予肯定。

4.不要过多对患者表现出的强迫行为进行说教，以免加深其内心的挫败感与痛苦。

5.协助患者梳理错误的认知，如"把念头当作事实""这件事必须这样做""事情一定会那样""做事一定要尽善尽美"等，帮助患者分析其强迫症状中存在哪些错误认知。

（六）健康指导

1.注意个性的培养，不要提出过多刻板的要求。早发现强迫倾向并早干预。

2.学习疗愈情绪创伤的方法，如如何缓解痛苦情绪，如何在沮丧中振作精神。

3.鼓励患者带着症状生活，不纠结、不强迫，顺其自然、为所当为。

4.鼓励家属正确面对疾病和患者的表现，给予患者多方面的支持。

五、护理评价

1.患者情绪是否稳定，有无焦虑、恐惧、紧张等不良情绪。

2.患者是否学会促进睡眠的方法，并有效保证其睡眠的正常需求。

3.患者是否明确自身存在的错误认知，且可以改进。

4. 患者社会功能是否恢复。

5. 患者手部皮肤是否存在伤口或者伤口是否愈合。

6. 患者能否正确认识应激事件，并学会正确应对方法。

7. 患者是否接受了症状，并能够顺其自然和带着症状生活。

8. 患者住院期间有无意外事件与并发症的发生。

9. 患者是否能与人正常交流，并且人际适应良好。

案例回顾

李某这样反复洗手是不正常的。这与我们生活中正常的洗手不同，属于强迫洗涤。强迫洗涤指患者为消除受到脏污、毒物或者细菌污染的担心而反复洗手、洗澡、洗衣物与餐具等。

第九章
应激相关障碍患者的护理

章前引言

　　应激相关障碍（stress-related disorders）是一组与暴露于一个或一系列应激性、创伤性事件或不良经历直接相关的精神障碍。其症状、病程与预后均与应激因素密切相关。这一组中的每一种精神障碍都有一个可识别的压力源。尽管并非所有经历创伤的个体都会发展为应激相关障碍，但未经历压力源的情况下一般不会发生应激相关障碍。

　　在ICD-11中，应激相关障碍分为创伤后应激障碍、适应障碍、延长哀伤障碍、复杂性创伤后应激障碍、反应性依恋障碍、去抑制性社会参与障碍，区别是应激事件引起的症状的性质、模式、持续时间及相关的功能损害不同。

　　由于应激相关障碍的概念和诊断标准不一致，以及该病病程短暂、部分病例可自行缓解，因而对该病患病率的统计产生影响，导致不同国家报道的患病率存在一些差异。从患病年龄来看，应激相关障碍的患病年龄分布较广，从少年到老年均可见，尤以青壮年多见。

学习目标

1. 识记应激相关障碍的病因及发病机制。
2. 理解应激相关障碍的主要治疗方法。
3. 学会应激相关障碍的概念、临床特征和护理。

思政目标

培养学生良好的职业价值感及爱岗敬业精神，学会理解和接纳应激相关障碍患者的症状和心理痛苦。履行个人义务，给予患者尊重和关爱，提升患者就医体验。

案例导入

孙某是一位工龄20年的建筑工头。某天下午，工地突发火灾，死伤20余人。孙某未能及时撤离，导致全身60%的皮肤烧伤，被送入医院烧伤科救治。自入院当天晚上起，孙某出现高声喊叫："快！从这里出去！121、121……"护士将其叫醒，问他这是哪儿，他说在家。几分钟后，孙某又开始惊恐地高声喊叫，内容含糊不清，好像与火灾有关，同时双手用力挥舞。

> **思考题**
> 1. 本案例中孙某处于什么状态？有哪些表现？
> 2. 护理人员应如何帮助他？

第一节 应激相关障碍的临床特点

一、病因及发病机制

（一）病因

应激相关障碍的病因很明确，一般来说，突如其来且超乎寻常的威胁性和灾难性事件及长期的生活事件是其发病的直接病因。这些应激源对个体来讲是难以承受的创伤性体验，或对生命安全具有严重的威胁，如经历战争和暴力犯罪事件，经历自然或人为灾难。也可能是因反复经历或接触创伤性事件，如复杂性创伤后应激障碍是因长期经历家庭暴力或虐待导致。适应障碍的病因可能是较轻的生活事件，如一般的生活事件（失业、离婚）或在特定发展阶段发生的生活事件（升学、退休）。童年缺乏关爱、被虐待或忽视型教育模式是反应性依恋障碍和去抑制性社会参与障碍的发病原因。

不是所有经历创伤的个体都会发展为应激相关障碍，同样的创伤性事件对不同人群（如年龄、性别、职业等）的影响也不同。人格缺陷、不成熟的应对方式、缺乏社会适应能力、缺乏社会支持都是应激相关障碍的危险因素。

（二）发病机制

应激相关障碍的发病机制比较复杂，至今仍未完全阐明。一般认为，机体在应激状态时由于中枢神经系统、神经生化系统、神经内分泌系统、免疫系统等相互作用，影响机体内环境平衡，引起各器官功能障碍、组织结构变化，从而导致各类应激相关障碍的发生，出现一系列生理、心理的改变。生理方面表现为心率增快、呼吸急促、血压增高、肌肉紧张、出汗、尿频；认知方面表现为记忆力下降、注意力不集中；情感方面表现为情绪不稳、焦虑不安、紧张恐惧；行为方面表现为兴奋激越或意志行为减退。

二、临床表现

（一）创伤后应激障碍

创伤后应激障碍（post-traumatic stress disorder，PTSD）是指个体经历突发性、威胁性或灾难性生活事件而延迟出现和长期持续存在精神异常的一类精神障碍。其临床表现以再度体验创伤为特征，并伴有情绪的易激惹和回避行为。突发性、威胁性或灾难性生活事件常为个体经历、目睹或遭遇威胁到一个或多个涉及自身或他人的实际死亡，或受到死亡的威胁，或严重的受伤，或躯体完整性受到威胁。

1.核心症状　包括创伤性再体验症状、回避与麻木症状和警觉性增高症状。

（1）创伤性再体验症状：在重大创伤事件后，患者无法控制地以各种形式重新体验创伤经历。这种反复体验性症状使患者痛苦不堪，一方面患者难以控制症状发生的时间和次数，另一方面症状会引发个体强烈的痛苦感觉，就像再次经历创伤事件一样。闯入性症状较常见，主要有以下三种形式。

1）短暂"重演"性发作，在无任何因素或相关物的影响下，创伤情景经常不由自主地出现在患者的联想和记忆中，或使患者出现错觉、幻觉，仿佛又完全置身于创伤性事件发生时的情景，重新表现出事件发生时所伴发的各种强烈情感反应和明显的生理反应，如心跳、出汗、面色苍白，持续的时间可从数秒到数天。此种短暂"重演"性发作的现象称为"闪回"。

2）暴露于与创伤性事件相关联或类似的事件、情景或其他线索时，患者出现强烈的情感痛苦或生理反应。如事件发生的周年纪念日、相近的天气及各种场景因素都可能引发患者的心理与生理反应。

3）处于睡眠状态时以梦魇的形式出现，表现为患者的梦境反复重现创伤性事件或患者做噩梦。

（2）回避与麻木症状：回避与创伤性事件有关的刺激，以及对一般事物的反应显得麻木，反映患者试图在生理和情感上远离创伤。

1）回避表现：回避谈及与创伤有关的话题，回避可能勾起恐怖回忆的事情和环境，或不能回忆（遗忘）创伤性经历的某些重要方面。

2）麻木表现：患者整体上给人以木然、淡然的感觉。如对周围环境的一般刺激反应迟钝，很少参加活动或没有兴趣参加；情感淡漠，与他人疏远，有脱离他人或觉得他人很陌生的感受；难以体验和表达细腻的情感（如无法表达爱恋）；对未来失去憧憬，如很少考虑或计划未来的学习、工作或婚姻等。

（3）警觉性增高症状：表现为自发性的高度警觉状态，反映患者长时间处于对创伤事件的"战斗"或"逃跑"状态。警觉性过高的症状在创伤暴露后的第一个月最为普遍，具体表现为：①难以入睡或易醒。②易产生惊跳反应，遇到类似的场面或轻微的感觉刺激表现出容易受到惊吓，出现惊恐反应，如紧张、恐惧、心慌、心跳、面色苍白、出冷汗等，或表现为易激惹。③难以集中注意力。

2.临床表现与年龄　随年龄的不同，临床表现有所差异。主要为年龄越大，重现创伤体验和易激惹症状越明显。成年人大多主诉与创伤有关的噩梦、梦魇；儿童因为语言表达、词汇等大脑功能发育尚不成熟等因素的限制，常常无法清楚叙述噩梦的内容，仅表现为从梦中惊醒、在梦中尖叫或主诉头痛、胃肠不适等躯体症状。

3.间歇期和维持期　PTSD症状通常在创伤后延迟出现，即经过一段无明显症状的间歇期后才发病，间歇期为数日至数月，甚至长达半年。症状一旦出现，则可持续数月至数年。大多数患者可自愈或治愈，少数患者由于病前人格缺陷导致预后不良、迁延不愈或转化为持久的人格改变、社会功能缺损。

（二）复杂性创伤后应激障碍

复杂性创伤后应激障碍（complex post-traumatic stress disorder，C-PTSD）是长期、

反复经历创伤事件后出现的一种精神障碍。C-PTSD与PTSD的区别在于：①C-PTSD所遭遇的创伤性事件为难以或不可能逃脱的长时间或重复性事件（如长时间家庭暴力、反复性侵害或身体虐待等），而PTSD遭遇的创伤性事件多为一过性事件。②C-PTSD除了PTSD的核心症状外，还存在严重的人际关系障碍、负性自我认知和情绪调节障碍。

C-PTSD的人际关系障碍表现为不能持久维持良好的人际关系，包括过度依赖他人、取悦他人、控制他人；或表现为对人际关系敏感，警觉性或防御性增强，难以建立亲密关系。负性自我认知表现为认为自己一无是处、自暴自弃，常有羞耻感、内疚感、失败感，并可能出现消极观念和自杀行为。情绪调节障碍表现为情绪不稳定，无快乐的体验；经常出现冲动攻击和破坏性行为。C-PTSD的以上症状会导致患者有明显的人际、家庭、社会关系损害，以及社会功能损害。

（三）适应障碍

适应障碍（adjustment disorder）是指在明显生活改变或环境改变时产生的短期、轻度的烦恼状态和情绪失调，常有一定的行为改变和生理障碍，但不出现精神病性症状。常见的生活环境改变有丧偶、离婚、失业、更换新工作、移居国外、离退休、经济危机等。发病往往与生活事件的严重程度和个体人格特质、应对方式等有关。

适应障碍的临床症状差异较大，常见症状包括：①焦虑和抑郁症状，表现为无望感、哭泣、心境低落等抑郁情绪，或惶惑不知所措、紧张不安、注意力难以集中、胆小害怕和易激惹等焦虑情绪，可伴有心慌、震颤、胃肠不适等躯体症状。②品行障碍，表现为对他人利益的侵犯或不遵守社会准则和规章、违反社会公德，如逃学、说谎、打架斗殴、毁坏公物等。③行为退缩表现，表现为孤僻离群、不注意卫生、生活无规律、尿床、幼稚言语或吸吮手指等。成年人多表现为抑郁症状，青少年多表现为品行障碍，儿童则多表现为退缩现象。

适应障碍患者均可出现生理功能障碍，如睡眠不好、食欲缺乏、头痛、疲乏、胃肠不适等症状，同时可因适应不良的行为而影响到日常活动，导致社会功能受损。

适应障碍患者通常在应激性事件或生活改变发生后1~3个月起病，病程一般不超过6个月。应激因素消除后，或随着时间推移，适应障碍可自行缓解，也可能会转为更严重的其他精神障碍。

（四）延长哀伤障碍

延长哀伤障碍（prolonged grief disorder，PGD）是指丧失亲人之后持续的哀伤反应，往往超过6个月，且难以随着时间的推移而得到缓解。延长哀伤障碍的高危患病群体包括女性、老年人、文化程度低者、经济收入低者。此外，有流产史、儿童期分离焦虑、童年虐待、父母离世、与逝者关系亲密、对亲人的去世缺乏心理准备、缺少有效的社会支持等因素都会增加延长哀伤障碍的风险。

延长哀伤障碍的临床特征是以丧亲事件为中心，表现为持续性的、极度的痛苦体验。患者对逝者过度追忆，常沉浸在对逝者的缅怀之中，不愿接受逝者已逝的现状；对与逝者相关的事物过度敏感，有意识地避免与已逝者相关的事物；难以正常生活，自我定位混乱，不愿接受生活中新的角色，觉得生活无意义；情感麻木，与外界隔离、疏远，不接受他人的帮助，难以与他人建立亲密关系。这些症状往往超过半年，随着时间的推移也难以减轻。患者的社会功能受到显著影响，生活质量严重受损，甚至有自杀风险。

（五）反应性依恋障碍

反应性依恋障碍（reactive attachment disorder，RAD）是指由于在生命早期被忽视或虐待，基本情感需要未能得到满足，使得患儿不能与父母或照料者建立健康的依恋关系，从而表现为持续性的社交和情绪障碍。

被寄养或遭受过严重忽视的幼儿可能患此病，如从小生活于孤儿院、父母有严重精神问题或父母物质滥用不能履行职责、各种原因导致与父母长期分离等情况。严重被忽视是诊断该病的必要条件，也是该病的唯一已知风险因素。

反应性依恋障碍的本质特征是由于严重被忽视，儿童和成人照料者之间缺乏依恋关系或依恋关系不足。其临床表现可以在婴儿期即出现，如对照料者表现出情感退缩式的行为模式，不去寻求安慰或者对安慰无反应；不参与他人活动或互动游戏，不寻求支持或帮助；基本无笑容，常有恐惧、悲伤、烦躁等表现。

在发育程度上还不能形成选择性依恋的儿童，一般不诊断为反应性依恋障碍，因此诊断该病需儿童年龄至少为9个月。此外，5岁以上儿童是否发生该疾病尚不确定。

（六）去抑制性社会参与障碍

去抑制性社会参与障碍（dis-inhibitory social engagement disorder，DSED）常起病于5岁前，与生命早期被忽视有关，其核心表现为超出了社会预期的、亲疏不分的社交行为异常。

与反应性依恋障碍一样，严重被忽视是诊断该病的必要条件，也是该病的唯一已知风险因素。可能发病的原因包括生活在孤儿院，长期与父母分离，父母未能履行职责，经常更换照料者等。诊断该病的年龄需为至少9个月。

患有去抑制性社会参与障碍的儿童表现为无法区别依恋对象，亲疏不分，对陌生人过分亲近，缺乏社交边界，可以轻易跟随陌生人离开。为吸引他人注意，可有过激行为甚至攻击行为。青少年患者表现为频繁的关系冲突和依旧亲疏不分的社交模式，如将新认识的人认定为最好的朋友，但朋友关系变化不定，且常有同伴冲突。

三、治疗与预后

应激相关障碍的治疗主要为心理治疗与药物治疗相结合。治疗的关键在于尽可能去除精神因素或脱离引起精神创伤的环境，转移或消除应激源。多数情况下，随着应激源的消退，应激反应会逐渐恢复正常。但发生在儿童时期的应激相关障碍，其症状可持续到青春期。适应障碍的预后较好，PTSD、C-PTSD、PGD等的预后较差。

（一）心理治疗

心理治疗为主要的治疗手段。根据患者病情的特点，选用指导性咨询、支持性心理治疗、精神分析治疗、认知行为治疗等方法，通过疏泄、解释、支持、鼓励、指导等手段，帮助患者摆脱痛苦，认识疾病，面对现实，配合治疗，提高适应能力。

（二）药物治疗

如患者精神症状明显，需进行药物治疗对症处理，为心理治疗打好基础。对焦虑、恐惧不安者，可使用抗焦虑药；对抑郁症状突出者，可选用丙米嗪、阿米替林或选择性五羟色胺再摄取抑制剂（SSRIs）等抗抑郁药；对有妄想、幻觉、兴奋躁动者可应用抗精神病药，如氯丙嗪、氟哌啶醇等经典抗精神病药，或奥氮平、利培酮等新型抗精神病药。症状消失后可继续服药数周再停药。

（三）其他治疗

对于严重抑郁、有自杀和自伤行为，或明显冲动、有伤人毁物行为的患者，可采用改良电休克治疗，以迅速控制症状，保证患者和周围人的安全。对于创伤后应激障碍患者，可采用经颅直流电刺激治疗。对于木僵、抑郁等进食较差的患者，可给予补充营养、纠正水和电解质平衡等支持疗法。

第二节 应激相关障碍的护理

一、护理评估

对应激相关障碍患者的护理评估主要包括应激源、精神状况和行为方式、生理、心理、社会功能等方面的内容，其中尤其要注意有无危及生命和安全的行为存在，如自杀、自伤、拒食、拒水、冲动、伤人等。对应激源、应对方式、人格特征的评估则有助于选择针对性的护理措施。

（一）应激源评估

应评估应激源的发生原因、种类、强度、持续时间、发生频率、当时情景、与患者的切身利益关系是否密切、与疾病发生的关系等。

（二）精神状况和行为方式评估

1.精神状况评估　　包括感知觉症状，如有无幻觉、妄想等；情感状态，如有无抑郁、焦虑、恐惧、淡漠等；以及意识状态等。

2.行为方式评估　　有无现存或潜在的冲动、伤人、自杀、自伤、木僵等；有无退缩和品行障碍行为。

（三）生理功能评估

评估躯体的一般情况和各器官的功能水平，以及营养、饮食、睡眠和排泄等情况。

（四）心理应对方式和认知评估

评估患者平时对压力事件的处理方式，处理压力事件所需的时间，患者对应激事件的认识、对该疾病的态度。

（五）社会功能评估

评估患者的人际交往功能、日常生活能力、职业功能、社会角色等状况；评估患者社会支持来源、强度、性质和数量，以及患者家属对本病的认识情况，对患者所持的态度。

二、常见护理诊断/问题

1. 有自杀、自伤或暴力行为的危险　与应激事件引起的焦虑情绪、抑郁情绪、冲动行为有关。

2. 个人生活能力下降的危险　与应激事件导致的情绪不稳有关。

3. 睡眠型态紊乱　与遭受应激事件、环境改变有关。

4. 情绪调控受损　与长期面对应激事件，主观感觉不安，无法停止担心，反复出现闯入性症状导致的焦虑、抑郁、紧张有关。

5. 个人应对无效　与遭受创伤性事件、个人应对机制不良、支持系统不足有关。

三、护理目标

1. 患者不发生自杀、自伤、伤人行为。

2. 在患者自理能力下降期间，其基本生理需要能得到满足。

3. 患者能恢复正常的睡眠型态。

4. 患者情绪稳定，无焦虑、恐惧、紧张等不良情绪。

5. 患者能正确认识应激事件，学会正确应对方法，获得相应支持系统。

四、护理措施

应激相关障碍的护理包括生理、心理和社会功能等多方面的综合护理，由于应激源不同、患者表现不同，对不同类型的患者进行护理时应有所侧重。对急性期患者，护理的重点在于保障患者的安全、满足患者的基本生理需要及稳定患者情绪；对缓解期患者，主要在于增强其应对能力。对创伤后应激障碍患者的护理，疾病早期以保障患者安全、消除情绪障碍为主，后期以帮助患者建立有效应对机制为主。对适应障碍患者的护理，主要在于帮助患者提高对应激的应对能力。

（一）脱离应激源

由于应激相关障碍的病因较为明确，均为应激事件所引起，因此对于应激相关障碍，最首要的护理措施是帮助患者尽快消除精神因素或脱离引起精神创伤的环境，包括对患者康复后生活或工作方面的指导或安排、必要时重新调换工作岗位、改善人际关系、建立新的生活规律等，以转移或消除应激源，最大限度地避免进一步的刺激和丧失。同时提供安静、宽敞、温度适宜、色彩淡雅及陈设简单、安全的环境，减少各种不良环境因素对患者的刺激和干扰。由于应激相关障碍患者富有暗示性，不宜将此类疾病的患者安排在同一房间，以免增加症状或使原有症状更加顽固。通过脱离应激源，减弱不良刺激的作用，可消除患者的创伤性体验，加速症状缓解。

（二）安全护理

创伤后应激障碍、延长哀伤障碍、复杂性创伤后应激障碍患者常常因情绪低落而有自杀、自伤行为。因此对以上患者需严加观察和护理，防止各种安全问题的发生。

1. 评估患者　评估自杀、自伤、攻击行为的危险程度。

2. 密切观察　注意有无自杀、自伤、攻击行为的征兆出现。一旦发现患者有明显的自杀、自伤、攻击行为征兆时，应立即采取措施，保证患者及周围人员的安全。

3. 提供安全舒适的环境　将患者安置于易观察的房间，并保证房间内设施安全、光线明亮、整洁舒适、空气流通。对各种危险物品，如刀剪、绳索、药物、玻璃等，需妥善保管。定期进行安全检查，发现危险物品或安全隐患要及时处理，杜绝不安全因素。

4. 自杀高风险患者的护理　加强沟通，掌握患者病情、心理活动的变化，并利用各种机会，运用沟通技巧，鼓励患者表达思想、情感，争取动摇和消除患者的自杀意念。患者需在护理人员的视线范围内活动，避免患者独处，必要时设专人陪护。尤其在夜间、清晨、节假日等容易发生自杀的时段，更要严加防范。

（三）生理护理

1. 维持营养和水、电解质平衡　应激相关障碍患者常常由于抑郁情绪不思进食，或者处于木僵、退缩状态拒绝进食，而营养状况较差。因此，保证患者的正常入量，维持营养和水、电解质平衡是生理护理中的一项重要工作。护理人员可先了解患者的饮食习惯，尽量满足其口味，以促进和提高食欲；或安排患者与其他患者一起进餐，或采用少量多餐方式，也同样可以取得提高其食欲的效果；对抑郁、退缩状态患者，必要时需专人耐心劝导并协助喂食。如上述方法均未奏效，可按医嘱行鼻饲管进食流质食品，或静脉补液，以保证患者的进食量。

2. 协助料理个人生活　退缩状态的应激相关障碍患者常丧失料理自己日常起居的能力，甚至穿衣、梳理、如厕都无法进行。因此，需要护理人员对患者的生活料理提供帮助。对于终日卧床、个人生活完全不能自理的患者，护理人员需要做好各项基础护理，包括口腔护理、皮肤护理、排泄护理、会阴护理等，以保证患者的各项基本生理需要得到满足，避免发生长期卧床所致的并发症如压疮、口腔溃疡等。当患者的病情开始缓解，意志行为逐步增强时，应鼓励患者自行料理个人卫生。

3.改善睡眠　睡眠障碍是应激相关障碍患者比较常见的症状，尤其是合并抑郁或焦虑情绪的患者，睡眠障碍更为突出。因此，改善患者的睡眠是一项重要的护理工作。具体措施可参阅第十章第二节"睡眠-觉醒障碍的护理"相关内容。

（四）心理护理

1.建立良好的护患关系　良好的护患关系是实施心理护理的基础。如果不能与应激相关障碍患者建立良好的沟通和合作关系，则心理干预技术难以实施，也就难以达到干预的最佳效果。与患者建立良好护患关系的措施：①主动接触患者；以真诚、友善的态度关怀、体谅、尊重患者；接纳患者的病态行为，不批评和指责；无条件的积极关注。②耐心倾听，不催促患者回答或打断谈话。③操作前耐心解释，以取得患者的合作，减少刺激。④运用非语言沟通技巧如静静的陪伴、抚触、鼓励关注的眼神，以传达护士的关心和帮助。

2.给予支持性心理护理

（1）保持与患者密切接触。每日定时或在治疗护理中与患者交谈。

（2）鼓励表达。鼓励患者倾诉疾病发作时的感受和应对方法。

（3）认同接纳。对患者当前的应对机制表示认同、理解和支持；强调患者对应激事件的感受和体验完全是一种正常的反应。

（4）合理解释、指导。对患者的症状进行解释，帮助患者认识疾病的性质，以解除患者的思想顾虑，树立战胜疾病的信心；对疾病的发生、发展情况进行适当的讲解，帮助患者分析疾病症状和导致不良心境的原因和危害性，使患者认识到恶劣心境有害于身心健康；帮助患者分析病因及处理和解决好应激源；鼓励、指导患者正确对待客观现实。

（5）帮助宣泄。鼓励患者用言语描述、联想、回忆、表达及重新体验创伤性经历等，以达到宣泄的目的；讨论创伤性事件包括患者的所见所闻、所思所想，减少患者可能存在的自我消极评价；鼓励患者按可控制和可接受的方式表达焦虑、激动，允许自我发泄如来回踱步、哭泣等，但不过分关注。

（6）强化疾病可以治愈的观念。

（7）鼓励患者参加活动。根据患者的承受能力安排适当的活动，让患者多与他人交往以分散其对创伤体验的注意力，减轻孤独感和回避他人、环境的行为。

3.帮助患者纠正负性认知　积极的、建设性的思维方式可以改变个体对问题的看法并减轻应激与焦虑水平。当患者情绪稳定时，可进一步采取认知治疗方法帮助患者分析和了解自己的心理状态，认识与情绪抑郁和适应障碍有关的心理因素，纠正自己的负性认知，并建立积极的应对策略。

（1）帮助患者找到自己的负性自动思维。通过提问、指导患者想象或角色扮演来探寻其在负性情感反应和创伤之间起中介作用的歪曲认知，并要求患者归纳出其中的一般规律，自己找出认知上的误区。

（2）告诉患者其认知评价（即各种想法）是如何导致不良情绪反应和行为表现的。

（3）指导患者通过现实的检验发现自己的消极认知和信念是不符合实际的，并找出认知歪曲与负性情感的关系，从而纠正这些认知障碍。

4.暴露疗法技术　　暴露可以通过想象、虚拟现实技术等实现，也可以是真正进入某种情境，如在车祸后重新乘车或驾驶车辆，让患者面对与创伤有关的特定的情境、人、物体、记忆或情绪。反复的暴露可使患者认识到其所害怕和回避的场所已经不再危险，以帮助患者面对痛苦的记忆和感受，控制情绪，理性处事，正视现实，最大限度地消除不合理理念。

5.帮助患者学习应对技能

（1）教会患者管理焦虑的方法，以更好地应对应激。主要的方法有放松训练（系统的肌肉放松）、呼吸训练（学习缓慢的腹式呼吸）、正性思维（用积极的想法替代消极想法）、自信训练（学会表达感受、意见和愿望）、思维阻断法（默念"停"来消除令人痛苦的想法）。帮助患者学习问题解决法以处理压力情景。指导患者通过对应激情景的模拟想象、实践、排演等方法，学会运用以下步骤解决现实生活中的问题：①明确目前存在的困难和问题。②提出各种可能解决问题的方法。③罗列并澄清各种可能解决问题的方法的利弊及可行性。④选择最可取的方法，并立即做出决定。⑤考虑并计划具体的完成步骤或方案。⑥付诸实践并验证结果。⑦小结和评价问题解决的结果。

（2）帮助患者学会应激处理的各种积极、有效的认知和行为技能，并在实际生活中加以运用。积极有效的认知行为技能包括：①选择性忽视。有意不去注意自己的挫折和精神痛苦，对创伤性事件不去感知、不接触、不回忆。②选择性重视。重视自己的优点和成绩，发掘自己有别于他人的优势和长处。③改变原有的价值系统。用一颗平常心去看待事物，不与他人做对比、不计较得失、学会放弃、接受自己的长处与缺点。④改变愿望满足的方式。放弃目前难以实现愿望的方式，采取其他方式实现愿望。⑤降低自己的期望值。将自己的期望值降低，使之更符合现实。⑥转移刺激。采用户外散步、运动、听音乐、看电视、与人交谈等方式，转移自己对应激的注意力。

（3）帮助患者运用社会支持系统应对应激：①协助患者找到现在或过去能关心、支持自己的人，以帮助患者寻求适当的支持系统或社会资源。②指导患者重新调整和建立社会支持，鼓励其调动一切可以利用的社会支持资源，以减轻应激反应，促进身心康复。

6.家庭干预

（1）帮助患者和家属学习疾病知识，使患者和家属对应激相关障碍的发生有正确的认识，消除模糊观念引起的焦虑、抑郁。

（2）帮助家属理解患者的痛苦和困境，做到既能关心和尊重患者，又不过分迁就或强迫患者。

（3）指导家属协助患者合理安排工作、生活，恰当处理与患者的关系。

（五）药物护理

遵医嘱给予相应治疗药物，如抗焦虑药、抗抑郁药、抗精神病药等，指导患者和家属了解和自行观察药物的作用和不良反应。

五、护理评价

1. 患者是否发生自杀、自伤、伤人行为。
2. 患者的生活自理能力是否提高，生理需要是否得到满足。
3. 患者的睡眠型态是否得到改善或恢复正常。
4. 患者是否学会调整和控制情绪。
5. 患者的适应能力是否改善。

案例回顾

1. 孙某目前处于创伤后应激障碍早期阶段。他在睡着状态高声喊叫，同时双手用力挥舞，表现出核心症状中的创伤性再体验，即睡眠时梦魇。

2. 护理人员应及时叫醒孙某，保障他的安全，满足他的基本生理需要，并落实心理安抚，稳定其情绪。

第十章
心理因素相关生理障碍患者的护理

章前引言

心理因素相关生理障碍（physiological disorders related to psychological factors）是指一组与心理社会因素有关的，以进食、睡眠和性行为异常为主的精神障碍。

进食、睡眠和性行为是人类的基本生理功能，这些功能能否维持正常直接影响到个体的心理活动。随着生活、工作和学习节奏日益加快，各种冲突和社会竞争不断增多，心理因素相关生理障碍的发病率也随之不断提高。这类疾病主要源于多种相互联系和相互影响的心理因素，如家庭因素、生活事件、行为方式、情绪、个人人格特征等，以人的自主神经系统、内分泌系统和免疫系统为活动中介，导致人体生理功能受到损害。本章主要介绍其中的进食障碍和睡眠—觉醒障碍。

学习目标

1. 理解进食障碍、神经性厌食症、神经性贪食症、失眠障碍的定义，以及进食障碍和睡眠-觉醒障碍的治疗和预后。
2. 识记进食障碍和睡眠-觉醒障碍常见类型的临床表现。
3. 学会进食障碍和睡眠-觉醒障碍的护理措施。

思政目标

培养学生对进食障碍与睡眠-觉醒障碍患者的同理心、尊重和关爱态度，提高学生对护理心理因素相关生理障碍患者的专业自信。

案例导入

王某，女，18岁，身高165cm，进食极少，逐渐消瘦1年。从去年开始，因为学习紧张、压力大，经常不吃早餐就去上学，午餐、晚餐进食很少。因考试后成绩不理想而心中不快。学校体检时发现自己的体重比另一个同学重1.5kg，认为自己太胖。随后不愿吃东西，吃前还会先计算热量，很少吃米饭，不吃肉、蛋，仅吃蔬菜，多吃一点就会呕吐，一年中体重从56kg降到40kg，但仍然觉得自己太胖，还在继续节食。医生建议其到专科医院接受系统的治疗。

思考题

1. 针对患者的病情，护士应配合医生采取哪些护理措施？
2. 护士需从哪些方面对患者进行护理评估？围绕住院期间的护理目标，护士在护理工作中应注意什么问题？

第一节　进食障碍

　　进食是人们赖以生存的基本生理需要之一。尽管由于社会文化、环境、风俗等因素的影响，人们具有不同的进食习惯，但是健康的进食行为应满足人的生理需要、保持人的身体健康。进食障碍（eating disorders）是指以异常的饮食行为，对食物、体重及体型的关注为特征的一组精神障碍，主要包括神经性厌食症、神经性贪食症和暴食障碍。进食障碍较易发生于生活在城市中的青少年及年轻女性群体。国际进食障碍流行病学报道，目前所有进食障碍终身患病率约为5%；成人神经性厌食的患病率约为0.6%，其中女性神经性厌食的终身患病率为0.9%，而男性为0.3%，女性高于男性，发病率呈增高趋势。

一、神经性厌食症

　　神经性厌食症（anorexia nervosa，AN）是以持续性的能量摄取限制，强烈害怕体重增加、变胖，或有持续性妨碍体重增加的行为，对自我的体重或体型产生感知紊乱为临床特征的一类进食障碍。神经性厌食症的起病年龄一般在13～20岁，发病的高峰年龄段分别是13～14岁和17～18岁。神经性厌食症的死亡率高达5%～20%，在所有精神障碍中死亡率最高。

（一）病因及发病机制

　　神经性厌食症的病因及发病机制尚未完全阐明，可能与以下因素有关。

　　1.生物学因素　遗传因素在神经性厌食的发病中起着相当重要的作用。双生子研究发现，神经性厌食遗传率在33%～84%。神经性厌食具有家族聚集性，在女性第一级亲属的先证者中，其患病率比一般人群高8倍。与进食行为有关的神经内分泌中枢功能失调可能是进食障碍的生物学基础，如下丘脑-垂体-性腺轴等系统异常。此外，神经递质如5-羟色胺、去甲肾上腺素及免疫调节功能也存在异常。

　　2.心理因素　神经性厌食症患者具有内向、敏感、缺乏自信、自我评价低、低自尊、完美主义、刻板主义、强迫、易焦虑、易冲动等个性特征。

　　3.社会文化因素　神经性厌食具有浓厚的文化色彩，本病的发生与患者所处社会的文化观念有关。在现代社会文化观念中，多以女性身材苗条为自信和成功的代表，以"瘦"为美。大量媒体宣传也将追求苗条作为社会时尚，受到公众的推崇。

（二）临床表现

　　1.心理和行为特征　患者在心理上"迷恋"低体重，抗拒体重增加，拒绝维持健康体重。很多患者存在体像障碍，对自身体型的感知歪曲，如明显已经很消瘦了，仍觉得自己很胖。在行为上，刻意减少摄入量和增加消耗，表现为严格限制饮食、过度运动、催吐、导泻、滥用药物等。

2.精神症状　最常见的是抑郁症状,其次包括焦虑、强迫、情绪不稳定、易激惹、失眠等,严重者可出现自伤、自杀观念和行为。通常随着病程进展,体重下降越多,上述问题越凸显。

3.躯体症状　神经性厌食症的生理特征为显著的低体重,同时常伴随生理功能紊乱症状,主要为营养不良相关症状,涉及全身多个系统。

(1) 外表：消瘦、虚弱、苍白、毛发稀疏。

(2) 消化系统：腹胀、便秘最多见,也可见恶心呕吐、腹泻等。

(3) 内分泌系统：女性闭经,以第二性征消退最多见,也可见甲状腺功能减退的症状如怕冷,或雄激素水平增高的症状如毳毛、痤疮等。

(4) 心血管系统：如皮温低、肢端发绀,心率、血压下降,疾病晚期和再喂养阶段可有心力衰竭表现（如呼吸困难）。

(5) 血液系统：三系均可减少,红细胞减少可见贫血表现,白细胞减少可增加感染概率,血小板减少可见皮下出血、紫癜现象。

(6) 泌尿系统：肾脏浓缩功能下降表现为多尿,后期肾衰竭时表现为少尿和水肿。

(7) 骨骼系统：骨量减少和骨质疏松导致骨痛和骨折风险增加。

(8) 生殖系统：子宫幼稚化、不孕不育等。

此外,呕吐、过度运动、药物滥用也会带来相应的躯体问题,可表现为电解质紊乱造成的虚弱无力、抽搐、心慌、心律失常,过度运动后的运动损伤,药物滥用的相应症状,多见心慌、多尿、腹泻、兴奋,甚至出现精神病性症状。

(三) 诊断要点

ICD-11中神经性厌食症的诊断要点如下。

1.由患者自身造成的显著低体重,即低于正常体重范围的最低值。成年人为BMI<18.5kg/m^2,BMI<14kg/m^{2}为显著低体重；儿童/青少年低于体重的最低预期值（BMI小于与其年龄相对应的BMI百分位的第5个百分点）。如果体重半年内下降超过20%,即使没有达到低体重的标准,也可视为满足这个诊断条目的要求。

2.尽管BMI低于正常体重范围的最低值,仍然强烈害怕体重增加,或害怕变胖,或有持续的妨碍体重增加的行为。

3.对自己的体重或体型有体验障碍,对体重或体型的自我评价不恰当,或对目前低体重的严重性缺乏认识。

(四) 治疗与预后

治疗原则包括：①尽早确诊,尽早开始营养重建。②重视内科的监测评估,确保患者的躯体安全。③本病尚无针对性的治疗药物,但神经性厌食症共病率高,共病心境障碍、焦虑障碍、强迫障碍、孤独谱系障碍等会严重妨碍神经性厌食症的治疗,故应重视共病的识别和治疗,可针对妨碍治疗的情绪困扰、睡眠问题、行为问题给予对症药物治疗。④心理治疗,如行为治疗、认知治疗、家庭治疗等；为患者及家庭提供全面的心理教育，建立治疗联盟，提供系统的心理行为干预，实现全病程管理。有充分的证据表明，针对疾病早期阶段的干预措施是至关重要的，早期治疗会有更好的结局。

二、神经性贪食症

神经性贪食（bulimia nervosa，BN）又称贪食症，是以反复发作的暴食和防止体重增加的补偿行为，以及对体型和体重过度关注为主要特征的一类进食障碍。神经性贪食症起病年龄多为18～25岁，发病率为1%～6%，女性明显多于男性。大部分患者由神经性厌食症发展而来；在减重治疗的患者中，暴食障碍的患病率高达20%～30%。

（一）病因及发病机制

病因并不明确，可能与心理、社会和生物学等方面因素有关。患者往往存在着追求完美、调整心理冲突能力较差的心理特点。常用不恰当的暴食行为解除内心的压力和矛盾，又在社会上以瘦为美的审美趋势和目标的影响下担心肥胖，以至于形成暴食-恐肥-关注-诱吐-暴食的恶性循环链。此外，研究表明同卵双生子的同病率比异卵双生子的同病率高；中枢神经系统中存在单胺类神经递质代谢异常及多巴胺能系统和内啡肽等代谢异常的现象。

（二）临床表现

1.心理和行为特征

（1）频繁的暴食发作：暴食发作是神经性贪食症主要的临床症状，常在患者心情不愉快的情况下发生。暴食发作时患者常有强烈的失控感，一旦开始暴食，很难自动停止。暴食时进食速度很快，所食之物多为平时严格控制的"发胖"食物。

（2）暴食后的补偿行为：暴食行为之后继之以补偿行为，以防止体重增加。常见的补偿行为有自我诱吐、过度运动、禁食、滥用泻药、灌肠剂、利尿剂、减肥药、加速机体代谢的药物如甲状腺素片等。当食物被清除或消耗掉后，又可产生暴食行为，继之再采取各种补偿行为，形成恶性循环。

（3）对进食、体重和体型的先占观念：大多数神经性贪食症患者体重在参考范围，但患者过度关注自己的体重和外形，在意别人的看法，对身体体型明显感到不满；少数患者有体像障碍，即使已经很瘦，但看到镜中的自己仍然感觉很胖，因而厌食，后诱发贪食。

2.精神症状　神经性贪食症患者主要表现为情绪波动性大，易产生不良情绪及冲动行为，如愤怒、焦虑不安、抑郁、孤独感、自伤、自杀等行为。神经性贪食症共病抑郁障碍、双相情感障碍及出现物质滥用、冲动行为的概率远高于神经性厌食症。

3.躯体症状

（1）消化系统：急性胃扩张、反流性食管炎、食管-贲门黏膜撕裂综合征（Mallory-Weiss综合征）、胰腺炎、便秘或腹泻。

(2) 皮肤和头面部：用手抠吐者，手背被牙齿咬伤而出现瘢痕（称为Russell征）。频繁呕吐患者容易出现龋齿、牙齿过敏、咽痛、咽部红斑、唾液腺分泌增多、腮腺良性肿大等。

(3) 电解质紊乱：由于反复暴食、呕吐、导泻，神经性贪食症患者容易出现电解质紊乱，如低钾血症、碱中毒、低钠血症、低镁血症和低磷血症。

(4) 心血管系统：神经性贪食症患者由于呕吐、导泻等行为而致脱水、水和电解质失衡，可诱发心脏功能异常。催吐药可导致心脏传导阻滞和心律失常。

（三）诊断要点

ICD-11中神经性贪食症的诊断要点如下。

1. 表现为频繁而持续的暴食发作（如每周1次或更多，持续至少1个月）。暴食发作定义为在独立的一段时间内，体验到对进食行为失去控制，个人进食明显增多，或较平常明显不同，无法停止进食，或无法对进食类型或数量进行控制。

2. 暴食发作伴有反复的、不适当的补偿行为以预防体重增加（如自我诱吐、滥用泻药或灌肠剂、剧烈运动）。

3. 个体存在与体重或体型相关的先占观念，这种先占观念对自我评价有强烈的影响。

4. 个体无显著的低体重，不满足神经性厌食症的诊断要求。

（四）治疗与预后

1. **心理治疗** 对成人神经性贪食症有确定的短期和长期疗效，且危害小，可作为首选治疗方法。其中认知行为治疗是首选，若认知行为治疗无效，也可换用其他治疗方法，如人际心理治疗、辩证行为治疗和精神动力性心理治疗。

2. **药物治疗** 氟西汀是唯一被美国食品药品监督管理局批准用于治疗神经性贪食症的药物。当氟西汀疗效不佳时，可以考虑其他的SSRIs类药物。神经性贪食症共病单相抑郁障碍可使用第二代抗抑郁药进行治疗，共病焦虑障碍可使用第二代抗抑郁药和苯二氮䓬类药物进行治疗。

本病的自然病程和预期后果目前没有流行病学统计资料。一些回顾性资料的研究显示，治疗后患者的症状可以缓解，治愈率并不乐观，常有反复发作，也有久治不愈者。

三、暴食障碍

暴食障碍（binge-eating disorder）是一种以周期性出现的暴食行为为特征的进食障碍。暴食障碍的患病率高于神经性贪食症，世界卫生组织对14个国家的研究数据显示其终身患病率为1.9%。多见于肥胖人群，女性多于男性，男女比例约为1∶1.75。多起病于20岁左右，可持续到中年以后。

（一）病因及发病机制

暴食障碍确切的病因和发病机制目前仍不清楚。个体和环境因素均在本病的发病过程中起着重要作用。压力大是导致暴食行为的重要心理因素；不同种族对胖瘦及饮食文化的理解可影响暴食障碍的发病率。基因多态性研究显示，与暴食行为相关的有人类肥胖基因（FTO）、多巴胺受体基因和μ阿片受体基因。

（二）临床表现

1. 反复发作性暴食　暴食行为的表现与神经性贪食行为基本一致，表现为反复发作、不可控制、冲动性暴食。患者每周至少暴食1次，持续几个月以上，暴食发作时，患者感到进食失控，对吃什么、吃多少难以控制，进食量远超正常。但与神经性贪食症不同的是，患者暴饮暴食后往往并不表现出自我诱导呕吐、滥用泻药或灌肠剂、剧烈运动等不适当的清除行为。

2. 失控感　暴食发作时感觉到对进食不能控制，停不下来，对吃什么、吃多少都难以控制。是青少年期的主要表现。

3. 躯体和精神症状　暴食障碍患者中肥胖的比例较高，可表现为高血压、高甘油三酯血症、空腹血糖增高及代谢综合征。患者常因进食过多而伴有负罪感或厌恶等负面情绪，30%~80%的患者出现焦虑、抑郁症状。

（三）诊断要点

ICD-11中暴食障碍的诊断要点如下。

1. 反复发作的暴食。暴食发作以下列2项为特征。

（1）在一段固定的时间内进食（如在任何2小时内），食物量大于大多数人在相似时间段内和相似场合下的进食量。

（2）发作时感到无法控制进食（如感觉不能停止进食，或无法控制进食品种或数量）。

2. 暴食发作与下列3项（或更多）有关。

（1）进食比正常情况快得多。

（2）进食直到感到不舒服的饱腹感。

（3）在身体没有感到饥饿时进食大量食物。

（4）因进食过多感到尴尬而单独进食。

（5）进食之后感到厌恶自己、抑郁或非常内疚。

3. 对暴食感到显著的痛苦。

4. 在3个月内平均每周至少出现1次暴食。

5. 暴食与神经性贪食症中反复出现的不适当的代偿行为无关，也并非仅仅出现在神经性贪食症或神经性厌食症的病程中。

（四）治疗与预后

暴食障碍治疗的基本原则是改善认知、降低暴食行为和减轻体重。开展最多的主要是认知行为治疗，通过纠正负性认知从而减少负性情绪和不当的进食行为，能有效控制暴食行为。躯体治疗主要针对心血管问题、2型糖尿病和代谢综合征进行治疗。

一年的随访研究显示经治疗后暴食行为可明显改善，但中长期随访研究显示在3年后每周大于2次暴食行为发作的比例上升。

四、进食障碍的护理

（一）护理评估

对进食障碍患者需要进行全面的综合评估，包括生理、心理、社会、文化等各方面。需详细进行体格检查，尤其要重点注意生命体征，体重与身高和年龄的比例，皮肤，心血管系统，利尿剂、导泻剂的滥用及呕吐的情况。其他方面还包括心理疾病史、药物滥用史、家庭情况评估等。

1．神经性厌食症

（1）评估患者体重变化情况及患者所认为的理想体重是多少。

（2）评估患者对自身身材和自我概念的看法、相关的心理社会因素。

（3）评估患者的饮食习惯和结构，包括种类、量、偏好及对食物的认识。

（4）评估患者的节食情况，包括开始的时间等。

（5）评估患者抵消行为和清除行为的情况。

（6）评估患者再喂养风险。

（7）评估患者与家属的关系及家属对疾病的认知和态度。

（8）评估患者的情绪状况和有无自杀、自伤倾向。

（9）评估患者是否共病抑郁障碍、焦虑障碍、双相情感障碍、创伤后应激障碍、酒精物质滥用、人格障碍等。

（10）常用评估工具有进食障碍检查自评问卷第6版、进食态度自评问卷、进食障碍调查量表第2版。

2．神经性贪食症

（1）评估患者体重变化情况及患者所认为的理想体重是多少。

（2）评估患者对自身身材和自我概念的看法、相关的心理社会因素。

（3）评估患者暴食的频率和每次暴食的量。

（4）评估患者清除食物的方法。

（5）评估患者有无过度运动。

（6）评估患者与家属的关系及家属对疾病的认知和态度。

（7）评估患者的情绪状况和有无自杀、自伤倾向。

（8）评估患者是否共病抑郁障碍、焦虑障碍、双相情感障碍、创伤后应激障碍、酒精物质滥用、人格障碍等。

（9）常用评估工具有ED调查量表、进食态度测试、ED自评检查问卷。

（二）常见护理诊断/问题

1. 营养失调（低于/高于机体需要量）　与厌食/贪食有关。

2. 有体液不足或有体液失衡的危险　与液体摄入量减少、自行诱吐、使用利尿剂或导泄剂有关。

3. 有便秘或有便秘的危险　与进食不足、滥用导泄剂有关。

4. 个人/家庭应对无效　与自我发展延迟、害怕丧失对生活的控制感有关。

5. 自我概念紊乱　与自我发展延迟、家庭功能不良、对自身体像不满有关。

6. 焦虑/抑郁　与无助感、对生活缺乏控制有关。

（三）护理目标

1. 短期目标

（1）患者营养状况逐步改善。

（2）患者躯体症状好转，水、电解质失衡得到纠正。

（3）患者便秘情况好转，养成定时排便的习惯。

2. 长期目标

（1）患者能达到健康目标体重（即女性患者达到月经周期和排卵期正常时的体重，男性患者达到睾丸功能正常时的体重）。

（2）患者能够养成健康的饮食习惯。

（3）患者对自己的体重和体型有更为现实的认识。

（4）患者能够建立适宜的应对机制，述说对环境的控制感增强，无助感和焦虑症状显著减轻；预防复发。

（四）护理措施

1. 饮食护理

（1）神经性厌食症：具体如下。

1）保证营养，维持正常体重。营养治疗一般遵循经口进食、起始少量、逐渐增加的原则。可以安全地口服或使用鼻饲喂养。研究发现，营养重建后获得的较高BMI与较短的病程及较低的复发率相关。当患者出现营养不良、电解质紊乱，首要的护理措施是保证患者的入量，维持水、电解质平衡。保证患者在每周进食的基础上增加热量和营养物质的摄入，每日热量摄入在1 400~1 500cal，分5~6餐完成（3次正餐，2~3次加餐）。对再喂养综合征风险高的患者，住院治疗期间应严密监测其液体出入量，以防止负荷过大。

2）再喂养综合征患者的护理。应从每天800~1 200cal起始给予营养配餐，逐渐加量，数天内加至每天1 800~2 200cal。再喂养综合征的发生与再喂养速度、方式直接相关，应循序渐进增加所需能量，以较低能量开始能预防再喂养综合征。再喂养前应监测电解质，主要是磷酸盐、钾和镁，电解质严重失衡的患者不建议肠外营养，持续的鼻饲泵入较每日3~4次集中喂养更为安全、有效。特别是在预防患者低血糖方面，鼻饲较日常进食和静脉补充更为安全、有效。

3）个性化护理。根据患者的体重、是否存在不适当的抵消行为（如过度运动）和（或）清除行为（如自我诱吐、使用泄剂或利尿剂）的情况，以及患者达到标准体重和正常营养状态所需的热量，与营养师和患者一起确定健康体重目标，制订体重增长计划，鼓励患者按计划进食。如对于厌食严重患者，进食、进水要从少量开始，逐步缓慢增量，食物性质也应从液体、半流质向软食、普食过渡，使患者胃肠道能逐渐适应，同时能减轻饱胀感。如果患者严重缺乏营养又拒绝进食，在劝其进食的基础上可辅以胃管鼻饲。在体重恢复过程中要特别注意体重增加的速度，应以每周增加0.5~1kg为宜，过快易导致急性胃扩张和急性心衰。

4）其他护理。使用固定体重计每日定时测量患者体重。密切观察和记录患者的生命体征、出入量、心电图、实验室检查结果（电解质、酸碱度、白蛋白等），直至以上项目指标趋于平稳为止。评估皮肤、黏膜的色泽、水分和完整性。如有异常，及时向其主管医生汇报。

（2）神经性贪食症：具体如下。

1）由医生、营养师共同评估，根据患者的具体情况制订适应其需求的个性化饮食计划。在符合患者以往饮食习惯的前提下，逐步限制高脂、高糖食物和进食量，以使患者易于接受，并逐渐建立规律、适量的饮食习惯。

2）定期监测患者的饮食摄入和体重变化，及时发现问题并采取相应的干预措施。

3）护理人员要督促患者进食，准确记录出入量，患者进食时态度要和蔼、耐心，生活上要多加体贴，以增强患者康复的信心。患者进餐时工作人员可在旁陪同或示范进餐，敦促其细嚼慢咽；餐后及时清理回收餐具。防止患者运动过度或采取隐藏食物、引吐、导泻等行为。做好食品的管理，早餐与午餐间加一定量的水果，以减轻患者的饥饿感。

2．心理护理

（1）纠正体像障碍：对于有体像障碍的患者，应改变其歪曲认知，重建正常饮食习惯。首先应与患者建立相互信任的关系，向患者表示关心和支持，使患者有被接纳感。评估患者对肥胖的感受和态度，鼓励患者表达对自己体像的看法，包括喜欢的和不喜欢的方面、对体像改变的感受，以及重要关系人物的看法和态度对自己的影响。其次，将患者实际的身体尺寸与其主观感受做比较，帮助患者认识其主观判断的错误。鼓励患者进行适当的自身修饰和打扮，鼓励患者总结自己的优点，尤其是身体、形象方面的长处。帮助患者认识"完美"是不现实的，并帮助其认识自己对"完美"的理解。鼓励患者参与决策，以增加患者对环境的控制感，并通过正向反馈如表扬、鼓励等，帮助患者学会接受现实的自己。可使用正念减压治疗训练放松，扩大注意范围，转移注意力。采用认知行为治疗帮助患者识别异常的认知结构，调整认知误区，平缓患者对外貌关注的先占观念。

（2）重建正常进食行为模式，预防复发。

1）帮助患者正确理解身材与食物的关系，制订宣教计划帮助患者认识营养相关问题，如减肥、节食是增加暴食发生的因素，以及长期节食对认知功能的影响等，以帮助患者认识自身经历。向患者说明低体重对健康的危害，但不对患者的错误认识进行批评。

2) 对于厌食的患者，要提供安静、舒适的进食环境，鼓励患者自行选择食物种类，或提供适合患者口味的饮食。并对患者的进食时间加以限制，一般要求不超过30分钟，以保证患者的进食速度。患者进餐时，护士应陪伴在旁，并至餐后至少1小时，以确保患者按量摄入食物，无诱吐发生。对于患者餐后的异常行为，如长时间沐浴或过度活动等要进行限制。当患者体重增加或主动进食时，应给予一定奖励。如果患者体重减少或拒绝进食、过度运动、诱吐时，则取消奖励作为惩罚。利用正强化和负强化的方法，帮助患者恢复正常的饮食行为模式。

3) 对于贪食的患者，要制订限制饮食的计划，在符合患者以往饮食习惯的前提下，逐步限制高脂、高糖食物的摄入和减少进食量，使患者易于接受，逐渐建立规律适量的饮食习惯。

3.其他护理　做好精神症状评估，如有无抑郁、自杀的危险和滥用药物的情况，根据情况进行相应的心理护理。对患者的家属进行宣教，指导他们关注患者的病情，并鼓励患者参与家庭治疗和集体治疗，通过调整家庭的互动模式，使家庭系统具有更好的功能来支持患者康复，从而使得家庭系统中个体的症状得以改变，这对于因家庭矛盾冲突而患病的患者具有更重要的意义。

（五）护理评价

1. 患者是否恢复健康目标体重。
2. 患者正常的饮食形态是否恢复。
3. 患者水、电解质紊乱是否已纠正。
4. 患者躯体症状是否好转，便秘是否改善。
5. 患者是否能客观地评价自己的形象。
6. 患者是否学会使用正确的应对策略来应对压力而不是采取不当的进食行为。
7. 患者是否得到足够的家庭与社会支持。
8. 患者的焦虑、抑郁等精神症状是否改善。

第二节　睡眠-觉醒障碍

睡眠是人或动物周期性出现的自发、可逆的静息状态，表现为机体对外界刺激反应性降低和意识暂时中断。抑制过程从大脑皮质逐渐扩展，到达皮质下各神经中枢，是机体必需的一种生理现象。它为个体提供了恰当的生理及心理环境，使人们在夜里有良好的休息，在白天能进行适当的活动。如果正常睡眠的启动和调节过程发生障碍，就会产生各种睡眠障碍。生理、心理、社会、环境等多种因素可导致睡眠-觉醒障碍。睡眠-觉醒障碍既可以是独立存在的原发性疾病，也可以继发于某种躯体疾病或精神障碍。睡眠-觉醒障碍包括失眠障碍、嗜睡障碍、睡眠相关呼吸障碍、睡眠-觉醒节律障碍、睡眠相关运动障碍、异态睡眠等。本节主要介绍失眠障碍、嗜睡障碍、睡眠-觉醒节律障碍、异态睡眠。

一、失眠障碍

失眠障碍（insomnia disorder）是指尽管有适当的睡眠机会和环境，但仍对主观睡眠质量和（或）时间感到不满的睡眠障碍，主要表现为入睡困难、睡眠维持困难、早醒，并对工作、生活、人际关系等社会功能产生影响。失眠障碍是最常见的睡眠障碍，它可以独立诊断，也可与精神障碍、躯体疾病或物质滥用共病。在成年人群中，30%~48%的人至少报告过1次失眠相关症状，中国人群失眠障碍的患病率约为12%，农村高于城市，女性高于男性，老年人高于其他人群。

（一）病因及发病机制

引起或促发失眠障碍的因素众多。常见因素有心理社会因素、环境因素、生理因素、精神疾病因素、药物与食物因素、睡眠节律变化因素、躯体疾病因素、生活行为因素、个性特征因素。此外，人格特征、遗传因素等也是引起失眠的原因。

目前尚未有被广泛接受的发病机制和假说。失眠发生和维持的主要假说是过度觉醒假说和3P假说。3P指的是predisposing（易感因素）、precipitation（促发因素）和perpetuating（维持因素）。

（二）临床表现

失眠障碍根据失眠持续时间的不同分为慢性失眠和短期失眠。本节主要介绍慢性失眠。

1. **失眠症状** 以睡眠起始困难或睡眠维持困难为主要表现，部分患者兼而有之。

（1）睡眠起始困难：尽管有充足的睡眠机会和环境，但往往花费半个小时甚至更长时间才能入睡，是患者最常见的主诉。

（2）睡眠维持困难：睡眠表浅和早醒等，如夜间经常醒来并难以再次入睡，或早晨醒来的时间远远早于期望的起床时间。患者在就寝时感到紧张、焦虑而无法入睡。这种不良的情绪常造成患者对时间认知上的偏差，感到入睡前的时间非常漫长，而入睡后的时间很短暂。

2. **觉醒期症状** 失眠往往引起非特异性觉醒期症状，但程度轻重不一，表现为次日日间功能损害。患者醒后有疲乏感或全身不适感，白天感到困倦、焦虑、抑郁、易激惹。因为工作或学习效率下降，常常犯错或表现欠佳，患者对失眠的焦虑、恐惧心理可形成恶性循环，从而导致症状持续存在。严重的失眠患者伴有精神疾病的比例显著升高，其中最常见的是抑郁，占失眠人群的15%。

（三）诊断要点

睡眠时间的长短不能作为判断失眠严重程度的标准，因为睡眠时间和深度有很大的个体差异。大部分成人需7~9小时睡眠，有的人长期睡眠时间为3~4小时，但自感精力充沛、无任何痛苦。而部分人虽然睡眠时间不短，却对睡眠质量感到苦恼。个体对自身睡眠的主观评定很不可靠，因此要得出较为准确的诊断，最好将失眠的主观标准与客观标准结合起来。值得指出的是，几乎所有人都有过难以入睡或睡眠不深的经历，但只是一过性的，属于正常现象，如果这种情况持续时间较长，并影响了躯体功能，符合以下诊断标准，才应考虑为非器质性失眠障碍：①主诉入睡困难、难以维持睡眠或睡眠质量差。②这种睡眠紊乱每周至少发生3次并持续1个月以上。③日夜专注于失眠，过分担心失眠的后果。④睡眠量和（或）质的不满意引起了明显的苦恼或影响了社会及职业功能。

（四）治疗

1. 非药物治疗　失眠障碍的治疗首先应针对病因，消除或减轻导致失眠的各种因素，增强患者自我控制失眠障碍的信心。一般采用心理治疗为主，包括睡眠认知行为疗法（CBT-Ⅰ）、行为治疗、刺激控制疗法、睡眠限制、睡眠放松训练、正念等，最常见的是CBT-Ⅰ。CBT-Ⅰ结合了行为治疗、刺激控制、睡眠限制等多种心理治疗，是失眠的一线治疗方案，基于网络的CBT-Ⅰ治疗也在逐步推广。但在临床实践中，临床医生对于这些方法的掌握、应用及患者的依从性是限制心理治疗起效的关键因素。适当配合镇静催眠药物治疗，以及补充/替代性治疗包括锻炼、放松训练疗法、生物反馈疗法和中医治疗，均有助于睡眠的改善。

2. 药物治疗　药物作为辅助治疗手段，可短期使用，避免长期用药，一般不超过4周，尤其是慢性失眠患者，长期用药往往无效，且可导致药物依赖。常用催眠药物为苯二氮䓬类，苯二氮䓬类按清除半衰期长短可分为超短效、短效、中效、长效。使用时应根据睡眠障碍的情况来选用不同类型的苯二氮䓬类药物。

二、嗜睡障碍

嗜睡障碍（hypersomnolence disorders）是以日间过度思睡及睡眠发作为主要特征的睡眠障碍。本节主要介绍发作性睡病和特发性睡眠增多。

（一）临床表现

1. 发作性睡病　以难以控制的思睡、发作性猝倒、睡眠瘫痪、入睡幻觉及夜间睡眠紊乱为主要临床特征。本病最基本的症状是白天有不可抗拒的、短暂的睡眠发作，发作时常在1～2分钟内进入睡眠状态，时间一般持续数分钟至十余分钟。日间过度思睡、猝倒、入睡前幻觉和睡眠瘫痪合称发作性睡病四联症。

（1）日间过度思睡（excessive daytime sleepiness, EDS）：发作性睡病的主要临床表现，绝大多数患者有EDS症状。具体表现为：白天难以遏制的困倦或睡眠反复发作，患者在单调、无刺激的环境中更容易入睡，日间小睡可暂时缓解睡意，并可保持一段时间清醒。一些患者可能在行走、吃饭、说话等活动时突然睡眠发作，呈现出一些无意识的行为或不刻板的动作。无论患者夜间睡眠时间长短，EDS每日均会发生，并伴有持续注意力和精神运动警觉性的下降。

（2）猝倒：1型发作性睡病最具特征性的临床表现，发生率约75%，通常在EDS出现后1年内发生，也可表现为首发症状，先出现猝倒发作的患者并不罕见，容易被误诊或漏诊。目前公认的观点是，猝倒发作与清醒期快速眼动睡眠片段插入相关，患者在清醒期突然进入快速眼动睡眠导致骨骼肌失去张力，表现为清醒期突然发生肌张力下降伴警觉性下降，但意识相对保留。

本病的发病机制不清，可能与多基因易患性、自身免疫因素、感染等影响睡眠与觉醒相关神经环路的功能有关。发作性睡病的发病率不高，约为0.1%，有遗传倾向。本病起病于儿童或青春期，中国人的高峰发病年龄<10岁。男女均可患病，国内的一项回顾性研究结果显示国内伴猝倒的发作性睡病患者男女比例为2∶1。病初主要表现为睡眠过多，逐渐发展为猝倒，到中年后病情稳定，有终身带病的可能。

2.特发性睡眠过多　以日间过度思睡但不伴猝倒为基本特征。患者早晨或小睡后觉醒困难（宿醉睡眠），觉醒耗时过长、难以醒转、反复再入睡，伴易激惹、无意识行为和意识模糊，呼吸及心率增快，常可伴有抑郁情绪。本病病因较多，包括心理社会因素、精神障碍及躯体器质性疾病等。部分患者有家族遗传倾向。

（二）诊断要点

1.白天睡眠过多或睡眠发作，无法以睡眠时间不足来解释；和（或）清醒时达到完全觉醒状态的过渡时间延长。

2.几乎每天发生睡眠紊乱，且超过1个月，或反复的短暂发作，引起明显的苦恼或影响到社会和职业功能。

3.无发作性睡病的附加症状（如猝倒、睡眠瘫痪、入睡前幻觉、醒前幻觉等）或睡眠呼吸暂停。

4.日间嗜睡症状既不是由药物、酒精、躯体疾病所致，也不是精神障碍的一部分。

5.没有可表现出日间嗜睡症状的任何神经科及内科情况。

（三）治疗

1.发作性睡病　尚无特效疗法，一般治疗包括保持有规律、充足的夜间睡眠；白天有计划地安排工作期间短时小睡；在职业选择方面应避免驾驶、高空或水下等作业；及时有效地干预心理症状等。药物治疗针对日间思睡可选择性地给予如莫达非尼、咖啡因、哌甲酯等，药物应从小剂量开始，症状改善后及时停药。还可用其他抑制快速眼动睡眠的药物，如抗抑郁药。

2.特发性睡眠过多　病因不明，主要是对症治疗，首先消除发病的诱导因素。注意睡眠卫生、保持健康生活方式、限制卧床时间可能有帮助。

（1）一般治疗：包括保持有规律、充足的夜间睡眠；白天有计划地安排工作期间短时小睡；在职业选择方面应避免驾驶、高空或水下等作业；及时有效地干预心理症状等。

（2）药物治疗：使用中枢神经兴奋剂保持日间清醒，如莫达非尼、哌甲酯。

三、睡眠-觉醒节律障碍

睡眠-觉醒节律障碍（sleep-wake rhythm disorders）指由于内源性睡眠时钟的结构或

功能调节紊乱，或与外部环境如光照明暗时相不一致，或与个体所需求的学习、工作及社会活动时间不匹配而引起的睡眠-觉醒紊乱。主要病因有遗传因素、环境因素、个体生活节律失常和心理社会压力。

（一）临床表现

1.睡眠-觉醒时相延迟障碍　最常见的临床类型，常见于青少年及年轻人。表现为相对于常规或社会接受的作息时间，患者入睡和觉醒时间呈习惯性延迟，通常延迟≥2小时。典型患者凌晨2～6点入睡，无约束条件下睡眠持续时间正常，觉醒时间在日间10～13点。当需要上学或上班时，患者很难在社会接受的起床时间醒来。

2.睡眠-觉醒时相提前障碍　表现为相对于常规或社会接受的作息时间，患者睡眠时段提前，通常提前≥2小时。典型患者晚上6～8点入睡，凌晨2～5点觉醒。由于长期早睡早起，患者诉早醒或失眠和晚间过度困倦。若患者按照前移的时间表作息，可提高睡眠时间和睡眠质量。其常见于老年人。

（二）诊断要点

1.患者的睡眠-觉醒形式与特定社会中的正常情况及同一文化环境中为大多数人所认可的睡眠-觉醒节律不一致。

2.在主睡眠时段失眠，在应该清醒时嗜睡，该情况几乎每天发生并持续1个月以上，或在短时间内反复出现。

3.睡眠的量、质及时序的不满意状态使患者深感苦恼，或影响其社会或职业功能。

（三）治疗

联合采用睡眠卫生教育及行为指导，重置昼夜节律包括采用调整睡眠时间、定时光照、服用褪黑素、定时运动等方法，进行必要的药物治疗，按需服用催眠剂与促觉醒药物。

四、异态睡眠

异态睡眠（parasomnias）是指在入睡、睡眠期间或从睡眠觉醒过程中发生的非自主性躯体行为或体验，包括睡眠相关的各种异常、复杂运动、行为、情绪、感知觉、梦境和自主神经系统活动认知过程的异常。异态睡眠可出现在非快速眼动期（如睡行症、睡惊症）、快速眼动期（如梦魇障碍）或睡醒转换期间，其中以梦魇障碍的发生率最多，有近一半的人曾有过梦魇经历。

（一）临床表现

1.梦魇障碍（nightmare disorder）　发生在快速眼动睡眠期间的以恐怖不安或焦虑为主要特征的梦境体验，常常导致觉醒，事后患者能够详细回忆。梦境内容通常涉及生存、安全类恐怖事件，如被怪物追赶、攻击，或是伤及自尊的事件。显著特征是患者醒后对梦境中的恐怖内容能清晰回忆，伴有心跳加快和出汗，但患者能很快恢复定向力，处于清醒状态，部分患者难以再次入睡,有的在一晚上会反复出现几次。近一半的成年人曾有过梦魇经历,其中女性多于男性,在儿童中一般3~6岁多见,半数始发于10岁前,无性别差异,随年龄增长逐渐减少。梦魇发作频繁者,夜间睡眠受扰,日间功能受损,日久可引起头昏、注意力不集中、易激惹等,甚至导致焦虑、抑郁。

2.睡惊症(sleep terror disorder) 指在夜间睡眠后较短时间内出现的极度恐惧和惊恐发作,伴有强烈的言语、运动形式和自主神经系统的高度兴奋状态。患者表现为在睡眠中突然惊叫、哭喊、骚动或坐起,双目圆睁,表情恐惧,大汗淋漓,呼吸急促,心率增快(可达150~170次/分),有的还伴有重复机械动作,有定向障碍,对别人的问话、劝慰无反应,历时数分钟而醒来或继续安睡。患者此时若醒来,仅能对发作过程有片段回忆,次晨完全遗忘,且无梦境体验。睡惊症通常发生在睡眠的前2/3段,持续1~10分钟。发病原因可能与遗传有关,发热、过度疲劳或睡眠不足也会增加该病的发作。本病多发生于儿童,以5~7岁为最多,至青年期消失,偶有成年病例。本症难以与一些器质性疾病所导致的相似症状相鉴别,如中枢神经系统的感染、肿瘤等。另外,癫痫的自动症如果出现在夜间也难以与睡惊症鉴别。脑电图检查对这些疾病的鉴别有帮助。

3.睡行症(sleep walking,SW) 又称梦游症,是睡眠和觉醒现象同时存在的一种意识模糊状态。起始于睡眠的前1/3阶段,主要表现为患者在睡眠中突然起身下床徘徊数分钟至半小时,或走出家门、进食、穿衣等。睡行时患者表情茫然、双目向前凝视,难以唤醒。有时可自言自语,但口齿欠清,常答非所问,无法交谈。一般历时数分钟,少数持续0.5~1小时,继而自行上床或随地躺下入睡。次日醒后对所有经过不能回忆,若在睡行期内强行加以唤醒,患者可有短暂的意识模糊。睡行症多发生于生长发育期的儿童,以11~12岁年龄段为最多,大多于青少年时期自行停止。

(二)治疗

对异态睡眠的治疗包括减少发作次数和防止发作时意外事故的发生这两个方面。

1.一般治疗 消除或减轻发病的诱发因素如减少心理压力。保持日常生活规律,避免过度疲劳和高度紧张,养成良好的睡眠习惯。睡行症发作时不要试图唤醒,注意保证其睡眠环境的安全性,如睡前关好门窗、收好各种危险物品、清除障碍物等,以防睡行发作时外出走失或引起伤害自己及他人的事件。

2.药物治疗 可以使用苯二氮䓬类、中枢兴奋剂、小剂量的三环抗抑郁药等,这些药对减少异常睡眠的发作有一定疗效。偶尔几次睡行症发作者无须治疗,发作频繁且造成痛苦时应给予药物治疗,可用中、长效制剂苯二氮䓬类药物(氯硝西泮或地西泮等)加深睡眠,也可使用抗抑郁药如阿米替林、丙米嗪、氯米帕明、氟西汀、曲唑酮等。

3.心理行为治疗 对年轻患者可采用包括自我催眠疗法和松弛练习等心理行为治疗,合并药物治疗效果更佳。

五、睡眠－觉醒障碍的护理

（一）护理评估

对睡眠障碍患者的评估应是多方面的，包括生理、心理和药物史等，有的患者还需要接受睡眠多导监护仪的测试及其他睡眠生理功能的检查。对睡眠的评估不能简单地问患者"昨晚睡得怎么样"，而是必须明确患者是否存在入睡困难、早醒、再次入睡的难易度及次日的精神状况等。还可以选择性地使用评估工具对患者的睡眠状况进行主观层面的评估，采用睡眠日志评估与分析睡眠质量及睡眠-觉醒节律，睡眠日记是一种主观睡眠的"客观"评估方法。以24小时为单元，从当日早8点至第二日早8点，记录每小时的活动和睡眠情况，连续记录2周。采用匹兹堡睡眠质量指数（Pittsburgh sleep quality index，PSQI）、失眠严重程度指数（insomnia severity index，ISI）和Epworth嗜睡量表（Epworth sleepiness scale，ESS）分别评估睡眠质量、失眠的严重程度和嗜睡程度。另外，睡眠信念与态度量表（dysfunctional beliefs and attitudes about sleep，DBAS）可用于评估失眠患者对睡眠的错误信念或行为的严重程度，分数高的患者失眠慢性化风险较高，更需要接受认知行为等心理治疗。

（二）常见护理诊断/问题

1. 睡眠型态紊乱　与社会心理因素刺激、焦虑、睡眠环境改变、药物影响等有关。
2. 疲乏　与失眠、异常睡眠引起的不适状态有关。
3. 焦虑　与睡眠型态紊乱有关。
4. 恐惧　与异态睡眠引起的幻觉、梦魇有关。
5. 应对无效　与长期处于失眠或异常睡眠有关。
6. 有外伤的风险　与异常睡眠引起的意识模糊有关。

（三）护理目标

1. 患者能恢复正常睡眠型态。
2. 患者日间能保持清醒状态，感觉精力充沛。
3. 患者焦虑情绪显著改善。
4. 患者恐惧情绪显著改善。
5. 患者能建立适宜的应对方式及高质量的睡眠模式。
6. 患者治疗期间未发生外伤。

（四）护理措施

1. 失眠患者的护理　重在心理护理，通过各种心理护理措施帮助患者认识失眠，纠正不良睡眠习惯，重建规律、有质量的睡眠模式。

（1）消除诱因：①建立信任的护患关系：由心理因素、不愉快情绪导致的失眠，心理护理的重点在于建立良好的护患关系、加强护患间的理解和沟通，了解患者深层次的心理问题。②支持性心理护理：失眠患者常因陷入失眠→担心→焦虑→失眠这样的恶性循环，而致失眠久治不愈。运用支持性心理护理帮助患者认识心理刺激、不良情绪对睡眠的影响，使患者学会自行调节情绪，正确面对心理因素，消除失眠诱因。

（2）创造良好的睡眠环境：温馨舒适的睡眠环境有助于改善睡眠质量、延长睡眠时间，舒适的睡眠环境包括适宜的卧室温度、舒适的寝具、柔和的灯光等。睡觉时室内温度在20~23℃最为适宜。此外，好的睡眠需要相对安静的环境，尽量避免在噪声干扰下睡觉。噪声可导致入睡困难和觉醒。

（3）饮食护理：饮食习惯对个体睡眠也有较大影响，科学饮食是睡眠卫生中重要的构成部分。首先，一定要吃早餐，不吃早餐会打乱生物钟，易导致失眠。人体的内脏也有生物钟，三餐按时吃饭可以调整体内的运作机制，这对睡眠有好的影响。其次，不在睡前饮食。晚餐最好在睡前2~3小时进行，不要吃太多东西，否则胃部的消化活动在睡眠后还在进行，身体会处于兴奋状态，影响入睡。尼古丁、酒精、咖啡因都会对睡眠结构、睡眠质量等有影响，睡前不应该接触此类物质。

（4）适度运动：主要包括运动时间、运动量、运动方式三个方面。运动时间以白天为宜，睡前3小时内应避免大量运动，睡前剧烈运动往往会加重失眠。运动量因人而异，正常人一天的运动量一般应在30分钟以上，最好每天坚持运动。运动方式以有氧运动为宜，如散步、快走、慢跑。对于中老年人来说，运动后"心率＋年龄"不应超过170。如60岁的老人，运动后的心率不应超过110次/分，否则就是过度运动。不要透支体力，劳逸结合才是最好的工作、学习、娱乐方式。

（5）人的睡眠质量会受到生活事件、情绪起落、环境改变等多种因素的影响，会呈现很自然的高低起落。睡眠是很自然的事情，偶尔没睡好也是正常的事情。过分的关注睡眠反而会引起失眠，我们称之为心理性失眠。患者常常努力地让自己入睡但往往越是这样做越难以入睡，越是增加睡眠前的兴奋和焦虑程度，从而形成恶循环，更难入睡。因此，日常生活中应放平心态、顺其自然。

2.其他睡眠障碍患者的护理　对嗜睡障碍、异态睡眠等睡眠障碍患者的护理主要在于保障患者发作时的安全、消除或减轻发病的诱发因素以减少发作次数，以及消除患者和家属的恐惧心理。

（1）保障患者安全：对患者和家属进行健康宣教，帮助其增加对该病的认识，增强他们的安全意识，有效防范意外的发生。对于睡行症患者，要保证夜间睡眠环境的安全，如给门窗加锁，防止患者睡行时外出、走失；清除环境中的障碍物，防止患者绊倒、摔伤；收好各种危险物品，防止患者伤害自己和他人。嗜睡、发作性睡眠患者要避免从事可能因睡眠障碍而导致意外的各种工作或活动，如高空作业、开车、带危险性的操作等。

（2）消除恐惧心理：多数患者和家属对异态睡眠、发作性睡病等都有恐惧心理，甚至带有迷信的看法，影响他们生活的往往不是疾病本身，而是他们因为对疾病不了解所产生的惧怕、恐慌心理。因此对此类患者及其家属要进行详尽的健康宣教，帮助他们认识该病的实质、特点及发生原因，以纠正其对该病的错误认识，消除恐惧、害怕心理。同时又要客观面对该病，做好终身带病生活的思想准备。

（3）减少发作次数：帮助患者及其家属认识和探索疾病的诱发因素，尽量减少可能诱使疾病发作的因素，如睡眠不足、饮酒等；重建和维持规律的生活方式，避免过度疲劳和高度紧张，白天定时小睡等有助于减少发作次数。发作频繁者可在医生指导下服用相应药物，也可达到减少发作的目的。

（五）护理评价

1. 患者的正常睡眠型态是否恢复，醒后有无疲倦感，是否对睡眠质量感到满意。
2. 患者日间是否能保持清醒、精力充沛。
3. 患者的焦虑情绪是否改善。
4. 患者因异态睡眠所致的恐惧情绪是否改善。
5. 患者是否学会避免失眠相关恶性循环的应对策略。
6. 患者治疗期间是否发生外伤。

案例回顾

1. 首先与医生共同保证患者的营养摄入，重建正常的进食行为模式，必要时遵医嘱静脉输液，维持水、电解质平衡。与患者建立相互信任的关系，纠正体像障碍。帮助患者学会接受现实的自己，调整认知误区，缓解和消除患者对外貌的先占观念。患者进餐时，护士应陪伴在旁至餐后至少1小时，以确保患者按量摄入食物，防止补偿行为的发生。鼓励患者与病友多接触，学会通过非语言方式表达自己的想法和感受，积极参加集体活动及文娱活动。

2. 护理评估：评估患者体重变化情况及患者所认为的理想体重是多少；评估患者的饮食习惯、节食情况；评估患者再喂养风险；评估患者与家属的关系，对疾病的认知和态度；评估患者有无自杀、自伤倾向；评估患者是否共病抑郁障碍、焦虑障碍等；常用评估工具有进食障碍检查自评问卷第6版、进食态度自评问卷、进食障碍调查量表第2版。

护士应注意患者的体重、情绪、进食行为习惯、生命体征、实验室指标、排便情况。

第十一章
物质使用和成瘾行为所致障碍患者的护理

章前引言

精神活性物质有害使用在全球范围内已经成为严重的公共卫生问题和社会问题。据《2021世界毒品报告》显示，全球约有2.75亿人使用毒品，超过3 600万人因吸毒患有精神障碍疾病。我国精神活性物质的使用情况也日趋严重，海洛因、冰毒等滥用仍维持较大规模，大麻吸食人数逐年上升，新精神活性物质的滥用时有发现，且包装形态不断变化，有的甚至伪装成食品饮料，如"毒奶茶""毒糖果"，更具伪装性、隐蔽性、诱惑性。吸食含合成大麻素、"笑气"、氟胺酮等替代物质的人数也有所增多。此外，酒精、烟草、苯二氮䓬类药物滥用及成瘾人数也呈现增加趋势，给个人、家庭及社会带来严重不良影响。

《ICD-11精神、行为与神经发育障碍临床描述与诊断指南》对精神活性物质使用障碍的归类做了重新调整，将物质使用与成瘾行为所致障碍归于一个疾病单元，指主要由于使用精神活性物质或者由于反复的特定奖赏及强化行为发展而来的精神和行为障碍，包括物质使用所致障碍（disorders due to substance use）和成瘾行为所致障碍（disorders due to addictive behavior）。

学习目标

1. 理解物质使用与成瘾行为的基本概念，物质使用与成瘾行为所致障碍的临床特点与护理要点。
2. 识记物质使用与成瘾行为所致障碍的分类、防治原则与治疗方法。
3. 学会评估物质使用与成瘾行为所致障碍患者存在的护理诊断和护理问题，实施有效的护理措施和健康指导。

思政目标

培养预防物质依赖与成瘾行为的意识，能理解和接纳患者因物质使用和成瘾行为而出现的戒断症状，尊重、关爱患者，具有帮助患者控制成瘾行为的专业自信与实践能力，帮助患者恢复社会功能、维持身心健康。

案例导入

王先生，35岁。11年前开始出现肾区绞痛，后诊断为先天性输尿管狭窄。疼痛发作时需注射地佐辛缓解疼痛，使用一段时间后觉得起效较慢，遵医嘱使用哌替啶。起初只在疼痛发作时注射哌替啶，后在感到即将要痛时去医院谎称疼痛寻求药物，甚至为了获得欣快感而通过不合规手段购买后自行注射。一旦停用，即出现打哈欠、流眼泪、烦躁、身上像有虫子在爬、难以入睡等症状。一次自行大量注射后出现意识不清、四肢阵发性抽搐、大小便失禁，被送往当地医院就诊。入院时患者意识模糊、嘴唇发绀、瞳孔缩小呈针尖样。辅检：尿吗啡样代谢物阳性。

思考题

1. 王先生的表现属于什么症状？
2. 护士应该采取何种首要的护理措施？

第一节 物质使用和成瘾行为概述

一、基本概念

1.精神活性物质（psychoactive substances） 能够影响人的情绪和行为、改变意识状态，并有致依赖作用的一类化学物质。人们使用这些物质的目的在于取得或保持某些特殊的心理、生理状态。精神活性物质又称成瘾物质。而毒品是社会学概念，指具有很强成瘾性并在社会上禁止使用的化学物质，在国内主要指阿片类、大麻、可卡因及国家规定管制的其他能够使人形成瘾癖的麻醉药品和精神药品。

2.新精神活性物质（new psychoactive substances） 又称"策划药""实验室药品"，是不法分子为了逃避打击而对管制毒品进行化学结构修饰得到的毒品类似物，具有类似管制毒品的麻醉、兴奋或致幻作用。

3.依赖（dependence） 一组认知、行为和生理症状群。使用者尽管明白滥用成瘾物质会带来问题，但仍然继续使用。而且自我用药会导致耐受性增加、戒断症状和强制性觅药行为。所谓强制性觅药行为是指使用者冲动性使用药物，不顾一切后果，是自我失去控制的表现。传统上将依赖分为躯体依赖和心理依赖。躯体依赖又称生理依赖，是由于反复用药而造成的一种病理性适应状态，主要表现为耐受性增加和戒断症状。心理依赖又称精神依赖，使使用者产生愉快满足或欣快的感觉，驱使使用者为寻求这种感觉而反复用药，表现为渴求状态。

4.滥用（abuse） 在ICD-11分类系统中称为有害使用（harmful use）。是一种适应不良方式，由于反复使用药物导致了明显的不良后果，如不能完成重要的工作、学业，损害了躯体和心理健康，甚至违法犯罪等。滥用强调的是不良后果，滥用者没有明显的耐受性增加或戒断症状，反之就是依赖状态。

5.耐受性（tolerance） 一种状态，药物使用者必须增加使用剂量方能获得所需的效果，或使用原来的剂量达不到使用者所追求的效果。

6.戒断状态（withdrawal state） 停止使用药物或减少使用剂量或使用拮抗剂占据受体后所出现的特殊的心理生理症状群。其机制是长期用药后突然停药引起的适应性反跳。不同药物所致的戒断症状因其药理特性不同而不同。一般表现为与所使用药物的药理作用相反的症状。例如，酒精（中枢神经系统抑制剂）戒断后出现的是兴奋、不眠等症状群。

二、精神活性物质的分类

精神活性物质分类方法不一，可以根据流行的先后时间分为传统毒品和新型毒品，也可以根据其生物活性分为兴奋剂和抑制剂。在此主要根据精神活性物质的药理特性分为以下种类。

1. **中枢神经系统抑制剂（depressants）** 能抑制中枢神经系统，包括酒精、阿片类、镇静催眠或抗焦虑药物等。

2. **中枢神经系统兴奋剂（stimulants）** 能兴奋中枢神经系统，如咖啡因、苯丙胺、甲基苯丙胺、甲卡西酮、可卡因等。

3. **大麻（cannabis, marijuana）** 世界上最古老的致幻剂，使用后可使人产生欣快感，增加剂量可产生幻觉。导致幻觉的主要成分为四氢大麻酚。

4. **致幻剂（hallucinogen）** 能改变意识状态或感知觉的物质，如麦角酰二乙胺（LSD）、仙人掌毒素、氯胺酮（K粉）等。

5. **挥发性溶剂（solvents）** 如丙酮、汽油、稀料、甲苯、嗅胶等。

6. **其他** 包括尼古丁、分离性麻醉剂氯胺酮、苯环己哌啶等，以及以苯乙胺类、哌嗪类和植物类的恰特草、鼠尾草等为主的新精神活性物质。

各种精神活性物质在药理特性方面也会有一定的交叉，并非决然分开。此外，随着策划药（实验室药品）的出现，其种类也随之增加。

三、物质使用和成瘾行为的相关因素

越来越多的研究已证实成瘾是一种慢性复发性脑疾病，成瘾行为的形成是生物、心理、社会等多因素相互作用的结果，它们之间相互交叉、相互影响、互为因果。

（一）社会因素

1. 成瘾物质的易获得性。
2. 家庭因素，如家庭矛盾、单亲家庭、长期被寄养、家庭成员间缺乏沟通、家庭成员犯罪吸毒、家庭成员有精神疾病史等，这些均为青少年吸毒的重要危险因素。
3. 同伴影响及同伴间压力等。
4. 文化背景和社会环境等因素的影响。

（二）心理因素

开始使用成瘾物质往往是出于心理因素，如好奇、追求刺激、情绪不良等。有研究者提出"成瘾素质"，指物质滥用者多有明显的个性问题，如反社会性、情绪调节能力差、易冲动、缺乏有效防御机制和应对技能、追求新奇和即刻满足心理、易受挫折等人格特征。由于成瘾物质的特殊作用，对心理有强化作用。一方面，使用物质后的快感和社会性强化作用对物质使用起到增强作用（正性强化）；另一方面，物质有缓解负性情绪的作用，加之物质成瘾后戒断反应和其他不良后果的出现，需要不断使用物质应对不良情绪、戒断反应及其他不良反应（负性强化）。

（三）生物因素

1. **遗传学因素** 大量研究已证明，动物对某些药物依赖的形成具有显著的遗传性。如不同品系的小鼠对吗啡依赖的形成具有显著差异，有些品系的鼠极易形成阿片类依赖的动物模型，有些品系则很难形成成瘾行为。家系、双生子及寄养子研究均发现药物滥用的易感性与遗传密切相关。

2.脑内的"奖赏系统" 奖赏系统是由一些特定的大脑结构和神经通路组成的网络，主要包括腹侧被盖区、伏隔核、前额叶、海马和杏仁核，在处理奖赏相关的认知过程中发挥着重要的作用。其中，以腹侧被盖区和伏隔核构成的奖赏通路最为关键。研究发现，脑内最重要的欣快中枢是边缘中脑多巴胺系统，负责加工与成瘾行为相关的信息，如情绪状态、环境刺激、过去经验及其他关键变量。大多数成瘾物质，如海洛因、吗啡、可卡因、安非他明、尼古丁和酒精等，尽管它们的作用机制不同，但都激活边缘中脑多巴胺系统及其他相关脑区，刺激多巴胺释放、抑制多巴胺摄取或直接兴奋多巴胺受体而使多巴胺含量增加、功能增强，产生积极的强化作用，使个体获得愉悦、兴奋的情绪体验。此外，上述多巴胺能神经递质通路并非孤立存在，而是存在于γ-氨基丁酸能、谷氨酸能、脑啡肽能、大麻素系统等多种紧密联系的神经递质通路系统之中，其中的每一种系统都在成瘾的发生、发展过程中起到了重要作用。

3.代谢速度 代谢速度不同，对精神活性物质的耐受性就不同，依赖行为发生的易感性也不同。如天生缺乏乙醛脱氢酶的个体，饮酒后乙醇代谢成乙醛，但乙醛不能继续转化为乙酸，乙醛堆积，导致严重的不良反应，从而阻止个体继续饮酒，也就不太可能成为酒依赖者。

四、物质使用和成瘾行为所致障碍的分类

ICD-11中物质使用与成瘾行为所致障碍包括两大类障碍：物质使用所致障碍和成瘾行为所致障碍。

1.物质使用所致障碍 物质的有害性使用模式和物质依赖，包括物质过量中毒、物质戒断或撤药反应、物质所致精神障碍与其他障碍。

2.成瘾行为所致障碍 与物质无关的一种成瘾形式，特点为反复出现的、具有强迫性质的冲动行为，尽管成瘾者深知此类行为所产生的不良后果，但执意坚持，从而对生理、心理健康和社会安宁产生不良影响。行为成瘾者具有失控、渴求、快感与耐受性、戒断症状等与物质依赖共同的病理生理改变。成瘾行为常伴随物质滥用，两者共病现象常见。主要包括赌博障碍、游戏障碍等。

（1）赌博障碍：又称病理性赌博，表现为持续而反复的赌博行为模式，赌博在个人生活中占据主导地位，对其社会、职业、生产及家庭价值观与责任感都造成损害。

（2）游戏障碍：表现为持续和反复使用游戏的行为模式，导致个人、家庭、社交、学业、职业或其他重要领域功能的显著损害。

五、物质使用和成瘾行为所致障碍的防治原则

（一）物质使用所致障碍的防治原则

1.脱毒治疗　治疗的第一阶段，包括治疗急性中毒、控制戒断症状和维持治疗。良好的脱毒治疗有利于患者参与长期康复治疗。

2.个体化治疗　患者具有不同的临床特点，需要根据每位患者特有的问题和治疗需求选择个体化的治疗方案，以帮助患者恢复正常的家庭、职业与社会功能。

3.综合性治疗　成瘾物质不仅导致依赖与滥用问题，还可导致一系列心理、社会、职业和法律等方面问题。为了使治疗更有效，还需要关注成瘾相关问题，采用综合措施全面治疗，如积极采取药物治疗，重视心理治疗，坚持长期康复治疗。

4.持续监测与评估　定期对患者进行评估和客观监测，如采用尿毒品检测来了解患者使用成瘾物质的情况等。根据评估调整治疗方案，确保治疗计划符合患者需求的变化。

5.治疗共患精神障碍　物质使用所致障碍患者中精神疾病共病的患病率高，应对此加以鉴别和诊断，以便进行合理地治疗。

（二）成瘾行为所致障碍的防治原则

针对成瘾行为所致障碍，目前主张药物治疗和心理治疗相结合。治疗药物包括抗抑郁药物等。心理治疗方法包括认知行为治疗、动机强化治疗和家庭治疗等，可采用个体治疗、团体治疗等方式。此外，社会干预也是治疗的重要环节，包括改变家庭和社会环境，为患者的康复提供支持性环境等。

第二节　物质使用和成瘾行为所致障碍的临床特点

一、酒精使用所致障碍

WHO发表的2018年全球酒精与健康报告指出，全球每年约300万人死于饮酒，占全部死亡人数的5.3%；平均每20位死者中有1人死于饮酒，而在饮酒相关的死亡人数中，男性占3/4。报告显示，全球范围内饮酒呈现下降趋势，但中国却呈现相反趋势，中国人均酒精消耗量增加，戒酒率下降。中国人群的终身戒酒率由2005年的50.9%下降到2016年的42.1%，6%的男性和1%的女性居民死于酒精相关疾病。酒文化作为一种特殊的文化形式，在中国传统文化中有其独特的地位。随着人们生活水平的提高、购买力的增强，我国酒的消耗量日益增加，同时与饮酒有关的负性后果也越来越突出，已成为亟待解决的重要问题。

（一）临床表现

1. 急性酒精中毒　患者一次大量饮酒后表现出自制力差、兴奋话多、言行轻佻、不加考虑等类似轻躁狂的兴奋期症状；随后出现言语零乱、步态不稳、困倦嗜睡等麻痹期症状。可伴有轻度意识障碍，但记忆力和定向力多保持完整，多数经数小时或睡眠后恢复正常。中毒症状的严重程度与血中酒精浓度有关，血中酒精浓度上升越快、浓度越高，症状就越严重，但存在一定的个体差异。

2. 酒精依赖　长期饮酒后出现的特定饮酒模式。主要表现为特定饮酒方式、特征性的觅酒行为、耐受性增加、戒断症状、晨饮、对酒精的渴求、多次戒断但屡戒屡败。

3. 酒精戒断综合征　酒精依赖的患者在突然停止饮酒后出现的一系列心理和生理不适症状。可表现为以下症状。

（1）单纯性酒戒断反应：一般发生在断酒后6～12小时，开始有手抖、出汗、恶心，之后出现焦虑不安、无力等精神症状，患者有强烈的饮酒渴望。此时如果还没有酒喝，症状逐渐增加，在断酒后24～36小时，可见发热、心悸、唾液分泌增加、恶心呕吐等，体征上可有眼球震颤、瞳孔散大、血压升高等，戒断反应在48～72小时达到高峰，之后症状逐渐减轻，4～5天后躯体反应基本消失。

（2）酒精性癫痫：大约30%的患者在戒酒期间出现癫痫样痉挛发作，表现为意识丧失、四肢抽搐、两眼上翻、角弓反张、口吐白沫等，持续时间不定，一般在5～15分钟后意识恢复，严重时可有生命危险。

（3）酒戒断性谵妄：严重的慢性酒中毒患者如突然断酒，大概在断酒后3～4天可能出现震颤谵妄。表现为意识清晰度下降，定向力差，知觉异常如常见形象歪曲而恐怖的毒蛇猛兽、妖魔鬼怪，患者极不安宁、情绪激越、大喊大叫。最重要的特征是全身肌肉有粗大的震颤，上述症状昼轻夜重。此外有发热、大汗淋漓、心跳加快、血压升高等自主神经系统症状。可出现白细胞升高、脑电图异常、肝功能异常等。如果处理不当，患者可因高热、脱水、衰竭、感染、外伤而死亡，死亡率在5%左右。

4. 酒精所致精神病性障碍

（1）酒精性幻觉症：慢性酒依赖患者出现的持久的精神病性障碍，也可能是酒依赖患者突然停饮后（一般在48小时后）出现幻觉，表现为在意识清晰状态下出现生动、持续性的视听幻觉。

（2）酒精所致妄想：慢性酒精中毒或酒依赖患者出现的关系妄想或其他不同类型的妄想，其中以嫉妒妄想多见，坚信配偶对自己不忠，与其他异性发生不正常关系。

（3）酒精所致人格障碍：与饮酒前比较，患者习惯的行为模式发生显著改变，尤其是情感、需要和冲动行为的变化，需具备长期饮酒史并排除其他脑病或功能障碍的病史。

5. 酒精所致神经系统障碍

（1）韦尼克脑病：缺乏维生素B_1所致，表现为眼球震颤、眼球不能外展和明显的意识障碍，伴定向障碍、记忆障碍、震颤谵妄等。大量补充维生素B_1可使眼球震颤症状很快消失，但记忆障碍的恢复较为困难。

（2）科萨科夫综合征：表现为记忆障碍、虚构、定向障碍三大特征，患者甚至几乎完全丧失近期的记忆，或回忆过去实际经历过的事物时在发生的时间、地点、情节上张冠李戴。由于记忆损害，患者在被要求回忆往事时为了摆脱困境，以随意想出的内容填补记忆的空白，即虚构。

（3）酒精性痴呆：慢性酒精中毒致大脑功能损害，出现人格改变、记忆障碍，最后发展为痴呆，表现为失语、失认、失用、生活不能自理、大小便失禁等。

（二）治疗

1. 急性酒精中毒的治疗　救治原则基本上同其他中枢神经抑制剂中毒的救治相似，包括催吐、洗胃、生命体征的维持、加强代谢等一般性措施。轻度急性酒精中毒不需要特殊治疗，一般采用卧床、休息、保暖、饮水、防止吸入性肺炎的处理原则。严重者可以采用中枢阿片受体拮抗剂纳洛酮治疗。重度酒精中毒昏迷、呼吸抑制、低血压休克可使用纳洛酮0.4～0.8mg静脉推注，必要时可20分钟重复一次，也可用纳洛酮1.2～2.0mg加入液体中持续静脉滴注，可重复使用直至患者清醒。

2. 戒断症状的治疗　急性酒精戒断或戒酒的主要治疗目标是通过降低谷氨酸活性或增加GABA活性来阻止失控的兴奋。传统这是通过使用苯二氮䓬类药物来实现。停止饮酒后，戒断症状会在几个小时内出现。使用长效的苯二氮䓬类药物可以预防或抑制戒断症状，让戒断症状维持在足够低的水平以使患者正常活动，或者逐渐完全戒断。临床选用地西泮，剂量一般为每次10mg，3～4次/日，首次剂量可更大些，口服或者静脉给药。由于酒依赖者的成瘾素质，应特别注意用药时间不宜超过5～7天，以免发生对苯二氮䓬类药物的依赖。如果在戒断后期有焦虑、睡眠障碍，可试用抗抑郁药物或助眠药物对症处理。

二、阿片类物质使用所致障碍

阿片类物质是指任何天然或合成的、对机体产生类似吗啡效应的一类药物。按其来源可以分为三类：天然的阿片生物碱，如吗啡、可待因等；半合成的衍生物，如海洛因（二乙基吗啡）、双氢可待因等；合成的阿片类镇痛药，如哌替啶、美沙酮、喷他佐辛等。阿片类物质具有镇痛、镇静、镇咳、呼吸抑制、缩瞳、催吐、止泻及致欣快感等药理作用。临床上可用于治疗中度至重度疼痛、心源性哮喘、腹泻等疾病，但同时也具有较强的成瘾性和耐受性，滥用易产生依赖。

（一）临床表现

1. 急性中毒　一次大量使用阿片类药物可造成急性过量中毒，表现为意识障碍、呼吸抑制、瞳孔缩小三大主征，还可出现皮肤湿冷、体温下降、发绀、脉弱、心率减慢、血压下降、肌肉松弛、下颌松弛、舌后坠、气道阻塞、肺炎、肺水肿、呼吸衰竭、休克，甚至引起死亡。

2.戒断症状　海洛因等阿片类药物使用产生依赖后，在减少或停用时可出现戒断症状。戒断症状一般在停止吸食后8～12小时出现，36～72小时达高峰。主要表现为：打哈欠、流眼泪鼻涕、畏寒、起鸡皮疙瘩等自主神经系统症状，全身肌肉、关节、骨骼等疼痛症状，焦虑、烦躁、坐立不安、心神不定、抑郁等情绪症状，恶心、呕吐、食欲缺乏等消化道症状，浑身乏力，全身不适，顽固性失眠等。也可出现瞳孔扩大、呼吸脉搏加快、心跳加快、血压波动等，少数体质差、戒断症状重者可导致死亡。

3.躯体并发症　海洛因作用于人体多个系统，长期使用阿片类药物如海洛因可导致食欲不振、便秘、性功能下降、营养不良、抵抗力低下，伴发各种躯体感染或传染病，出现多种躯体和精神并发症，如注射不洁药物，还可导致各种血液传染病毒如HIV、肝炎等传播，严重危害患者的身心健康。

4.人格改变　阿片类物质依赖后可出现情绪和人格改变，变得孤僻、懒惰、无上进心，对什么都没有兴趣，反应迟钝、记忆力下降；戒断后常有持续数周的抑郁情绪。

5.家庭社会危害　阿片类物质使用影响家庭关系和子女的健康成长，使用者离婚率高，其子女多出现行为和精神问题。使用者常用偷、抢、骗等非法手段获得财产或阿片类物质，不仅自身劳动力丧失，而且破坏社会的安定。

（二）治疗

1.急性中毒治疗　当患者阿片类物质使用过量或中毒时，应主要采取两方面的措施：一般治疗措施，包括清理和保持呼吸道通畅、有效供氧，建立静脉通道、及时给药和注意生命体征变化、对症支持治疗；阿片受体拮抗剂的使用，尽早、及时、足量和足疗程的使用纳洛酮是抢救阿片类物质过量急性中毒的首选方案，可反复使用和维持足够的治疗时间。意识障碍较轻者首剂量0.4mg肌内或静脉注射，意识障碍明显者首剂量2mg静脉注射，必要时可重复使用，总量可到20mg/d，持续观察时间不少于24～48小时。使用纳洛酮可能诱发戒断反应，如烦躁、焦虑、行为紊乱等，应加强护理、严防意外。

2.戒断症状治疗　急性戒断症状的治疗多以同类药物替代治疗为主，旨在有效控制戒断症状，为后续治疗奠定基础。稽延性戒断症状需对症治疗，主要作用在于防止复发。戒断症状轻者可不使用药物，仅需对症处理。

（1）替代治疗：理论基础是利用与滥用物质有相似作用的药物来替代，以减轻戒断症状的严重程度，使患者能较好地耐受；然后在一定的时间内逐渐减少替代药物，最后停用。目前常用的治疗阿片类物质使用所致障碍的替代药物有美沙酮和丁丙诺啡，使用剂量视患者的情况而定。

1）美沙酮替代递减治疗：治疗原则为控制症状、逐日递减、先快后慢、只减不加、停药坚决，首次剂量为20～40mg/d口服，4小时后若症状控制不理想可酌情增加5～10mg/d，原则上不超过60mg/d；稳定控制戒断症状后维持原剂量1～2天；逐日递减前日剂量的20%，减至

5～10mg/d时，改为每1～3日减1mg，直至停药。

2）丁丙诺啡替代递减治疗：丁丙诺啡是阿片μ受体的部分激动剂，镇痛作用是吗啡的25～50倍，给药途径为非肠道或舌下给药，常用其舌下含片。依照患者使用阿片类药物的种类不同，可在末次使用阿片类物质后12～24小时开始给药，在患者出现早期或轻微戒断症状时开始给药效果更佳，用药最初的1～3日剂量应尽量充足。第一次给药剂量为1～6mg，首次用药2小时后，根据戒断症状控制的情况决定是否需要追加剂量，追加剂量为首剂的30%～60%。第2～3日后可酌情逐渐减量，每日可减少20%～30%，直至停药。治疗周期为10～14日。

（2）非替代治疗：用于控制和缓解阿片类物质戒断症状的药物包括中枢α_2肾上腺素受体激动剂（可乐定、洛非西定）和某些中药及成药等非阿片类药物。临床上仅适用于轻至中度阿片类物质使用障碍者。

3.维持治疗　长期应用作用相同的合法药物替代非法阿片类物质，防止患者复发或通过非法手段获取并使用非法物质。目前广泛使用的方法包括美沙酮维持治疗、丁丙诺啡维持治疗及丁丙诺啡/纳洛酮复方制剂维持治疗。

4.社会心理干预

（1）动机强化治疗：采用一定的心理治疗策略帮助成瘾患者建立并增强治疗动机，做出改变自己物质滥用行为的治疗方式。适用于不愿意改变当前成瘾行为或对于行为改变处在犹豫不决阶段的物质依赖者。可通过反馈、建议、提供改变菜单、共情、增强自我效能感等步骤来帮助物质依赖者认识自己的问题，从而做出改变成瘾行为的决定。

（2）复吸预防：①采用认知行为治疗方法，帮助患者增加自控能力以避免复吸。主要目的在于：改变导致适应不良行为的认知方式；改变导致吸毒的行为方式；帮助患者应付急性或慢性渴求；促进患者社会技能、强化患者不吸毒行为。基本的方法为：讨论吸毒、戒毒的矛盾心理；找出诱发渴求、复吸的情绪及环境因素；找出应付内外不良刺激的方法、打破复吸的恶性循环。②正念防复吸治疗（mindfulness-based relapse prevention，MBRP）将正念冥想和认知行为治疗相结合，通过提高患者对触发因素、习惯性思维模式及自动反应的自我意识，培养患者接纳目前体验，帮助患者摆脱习惯性思维模式及自动行为反应。基本的方法为：正式的正念冥想练习，包括全身扫描、坐禅、想象式冥想和山式冥想、正念瑜伽等；非正式的正念冥想，包括日常生活中的正念冥想、应对策略如呼吸技术、健康的生活方式等；家庭练习，包括每日追踪表等。

（3）团体治疗：团体治疗使患者有机会发现他们之间共同的问题、制订出切实可行的治疗方案；能促进他们相互理解，让他们学会正确表达自己的情感、意愿，使他们有机会交流戒毒成功的经验和失败的教训；也可以促进患者在治疗期间相互监督、相互支持，促进他们与医师保持接触，有助于预防复吸、促进康复。

（4）家庭治疗：家庭成员间的不良关系是导致物质滥用、治疗后复吸的主要原因。有效的家庭治疗技术能打破否认，打破对治疗的阻抗，促进家庭成员之间的情感交流。

三、镇静、催眠、抗焦虑药物使用所致障碍

镇静、催眠、抗焦虑药物包括的范围比较广，在化学结构上差异也很大，但均对中枢神经系统具有抑制作用；属于处方用药，若使用不当易产生滥用或药物依赖；主要包括巴比妥类、苯二氮䓬类、非苯二氮䓬类受体激动剂这三大类药物。巴比妥类药物是较早的镇静催眠药，包括司可巴比妥（速可眠）和戊巴比妥等，临床上主要用于治疗失眠，目前应用较少。苯二氮䓬类药物的药理作用是抗焦虑、松弛肌肉、抗癫痫、催眠等，不同的苯二氮䓬类药物作用时间长短差异很大，如地西泮为20~80小时。由于这类药物安全性较好，目前临床应用远远超过巴比妥类药物，滥用可能性更大。非苯二氮䓬类受体激动剂可选择性作用于γ-氨基丁酸A型$α_1$受体而发挥改善睡眠的作用，由于其疗效确切，对睡眠结构的影响很小，无快速眼动睡眠反跳现象，同时其成瘾性和撤药反应较少，在过去几十年使用量逐渐增加，目前已成为欧美等国家治疗失眠的一线药物，但与苯二氮䓬类具有相同的成瘾性及戒断症状。

（一）临床表现

1. 急性中毒　镇静、催眠、抗焦虑药物的中毒症状与醉酒状态类似，表现为冲动或攻击行为、情绪不稳、判断失误、说话含糊不清、共济失调、站立不稳、眼球震颤、记忆受损，甚至昏迷。

2. 戒断症状　症状严重程度取决于滥用的剂量和滥用时间的长短。常在停药后12~14小时出现，表现为厌食、虚弱无力、焦虑不安、头痛、失眠等，随之出现四肢震颤。停药后2~3日症状达高峰，出现呕吐、体重下降、心动过速、血压下降、四肢震颤加重、全身肌肉抽搐或癫痫大发作、高热、谵妄，严重者甚至危及生命。

3. 药物依赖　长期大量服用镇静、催眠、抗焦虑药可出现依赖。表现为心理上依赖药物，无法摆脱药物的控制；时常感到渴求药物的作用，尽管可能会破坏健康和生活；需要大量使用药物以达到期望的效果，药物的用量增加和使用频率增高，可能引起身体的负担和急性中毒。长期大量服用后表现为消瘦、疲乏无力、面色苍白、性功能下降、失眠、焦虑不安等。有的患者还出现人格改变，如易激惹、说谎、欺骗、偷窃、缺乏责任感等。

（二）治疗

1. 急性中毒治疗　常规处理：保持呼吸道通畅、纠正缺氧，维持血压，洗胃排出毒物，对症支持治疗；拮抗剂的使用：必要时使用拮抗剂如氟马西尼、纳洛酮；使用中枢兴奋剂如尼可刹米静脉注射，直至血压、呼吸、肌张力和反射恢复正常；碱化尿液，利尿促排。

2. 戒断治疗　治疗原则是逐渐减少药物剂量直至停药。根据患者的反应来调整减药速度。建议使用固定剂量，每周减量；如果是多种镇静催眠药合并使用，则建议转换为1种镇静催眠药进行替代递减，通常推荐地西泮。推荐的撤药方法：起始剂量以在第1个24小时内患者能够耐受戒断症状的最低日总剂量为准，大约每周减少50%的起始剂量，之后每2周减少10%~25%，直到停用。通常持续时间为4~8周。在减量过程中如出现戒断症状，可临时增加

小剂量药物，待稳定后再减慢减量速度。

3. 心理治疗　许多依赖者存在心理方面的问题，这些心理问题会导致药物依赖的形成与维持，而治疗后的一些心理社会因素可导致复发。因此，结合心理行为治疗可提高患者的治疗依从性，促进康复与预防复发。多种心理行为干预适用于药物依赖的治疗，包括动机强化治疗、认知行为治疗、预防复发治疗、家庭婚姻治疗等，可根据患者的具体情况选择使用。

四、兴奋剂使用所致障碍

中枢神经系统兴奋剂又称精神兴奋剂，是指主要通过增加单胺类神经递质活性而发挥主要效用的药物，主要包括可卡因和苯丙胺类兴奋剂。我国可卡因滥用量远远低于西方国家，且目前非法毒品市场迅速转变，在一些区域甚至是彻底转变，合成毒品日益成为主导。在我国，苯丙胺类药物已成为主要新增滥用物质，故以下主要讨论苯丙胺类药物的问题。

苯丙胺类兴奋剂（amphetamine-type stimulants，ATS）指苯丙胺及其同类化合物，包括苯丙胺（安非他明，amphetamine）、甲基苯丙胺（冰毒，methamphetamine）、3,4-亚甲二氧基甲基苯丙胺（摇头丸，MDMA，ecstasy）、麻黄碱（ephedrine）、芬氟拉明（fenfluramine）、西布曲明（sibutramine）、哌甲酯（methylphenidate）、匹莫林（pemoline）、伪麻黄碱（pseudoephedrine）等。其中甲基苯丙胺是世界上最主要的非法合成毒品，犯罪分子正试图采用新的合成技术、建立新的基地和使用不受管制的前体物来逃避执法和监管。尽管一些物质已经被批准用于医疗，如哌甲酯和匹莫林等可用于治疗儿童多动症等，但以下主要关注它们非医疗、娱乐性使用的后果。

苯丙胺类兴奋剂是一种作用于中枢神经系统的有效的兴奋剂，具有强烈的中枢神经兴奋作用和致欣快作用。低剂量时会使人增加警觉性，保持清醒，减轻疲劳感，抑制食欲，提升情绪，增加言语活动及掌控感。随着使用剂量的增加，其效应伴随着焦虑症状的恶化或者再次产生，可能从躁动不安和非特异性焦虑症状发展为强迫性行为、惊恐发作、偏执和偏执型精神病。长期使用苯丙胺类兴奋剂可出现刻板性行为或类偏执型精神分裂症表现，包括妄想（被害妄想、关系妄想多见）、视或听幻觉（幻听多见）、敌对性和冲动性行为、躁狂-抑郁状态、人格和现实解体、认知功能损害、焦虑状态等；由于自知力缺乏，还可出现明显的暴力、伤害和杀人犯罪倾向。

（一）苯丙胺类物质使用所致障碍的临床表现

1. 急性中毒　表现为中枢神经系统和交感神经系统的兴奋症状。轻度中毒表现为瞳孔扩大、血压升高、脉搏加快、出汗、口渴、呼吸困难、震颤、反射亢进、头痛、兴奋躁动等症状；中度中毒表现为精神错乱、语妄、幻听、幻视、被害妄想等精神症状；重度中毒时出现心律失常、痉挛、循环衰竭、出血或凝血、高热、胸痛、昏迷甚至死亡。

2. 依赖综合征　大多数人是从偶尔滥用过渡到规律性滥用，然后再发展到依赖。依赖者为了不断获得用药后的欣快感受，用药间隔时间会越来越短，剂量也会很快增加，长期大量滥用后出现躯体和精神症状。躯体症状为困倦、体重减轻、营养不良、运动困难和步态不稳，及其他躯体不适主诉。精神症状为抑郁情绪、易激惹、注意力和记忆力损害。

3.苯丙胺性精神病　由滥用苯丙胺类兴奋剂引起的中毒性精神障碍，可在长期用药中逐渐出现，也可在一次使用后发生。其症状表现与偏执型精神分裂症相似，可出现错觉、幻觉、敏感、多疑、偏执、被害妄想等精神病性症状，多数患者在停止滥用后的数周内可以自行恢复，使用抗精神病药可缩短病程、改善症状。

（二）苯丙胺类物质使用所致障碍的治疗

1.急性中毒的治疗　急性中毒患者常出现高热、代谢性酸中毒和肌痉挛症状，处理的原则是足量补液，维持水、电解质平衡，利尿、促进排泄。降温措施可用物理降温（冰敷、乙醇擦浴）；肌肉松弛是控制高体温的有效方法，可静脉缓注硫喷妥钠或用肌肉松弛剂琥珀胆碱，注意呼吸和肌肉松弛情况，必要时可重复给药。同时应给氧、气管插管、保持呼吸道通畅、止痉，有条件者可行透析治疗。

2.戒断症状的治疗　目前尚无可推荐的替代药物。大部分患者经过充足的睡眠和补充营养，症状可在几日后逐渐消失，不需要特殊处理。抑郁、焦虑、乏力等症状严重者可对症使用药物。抑郁症状明显者可使用选择性5-羟色胺再摄取抑制剂等新型抗抑郁药物。焦虑症状明显者建议使用苯二氮䓬类药物，如口服劳拉西泮等。

3.精神病性症状的治疗　ATS滥用可在用药期间或用药后立即出现精神病性症状，长期使用也可出现类似偏执精神分裂症的表现，表现为幻觉、妄想、意识障碍、伤人行为等，绝大部分患者停止吸食后，症状会逐渐缓解直至消失，一般不超过1个月，并在6个月内痊愈。症状严重而持续者，有明显兴奋激越行为，可选择抗精神病性药物，首选非经典型抗精神病性药物治疗，如奥氮平、喹硫平、利培酮等。对于精神病性症状存续时间较短的患者，一般症状消失后不主张继续使用抗精神病药物。

4.社会心理干预　包括动机强化治疗、团体治疗、家庭治疗、防复吸干预等。多数研究表明，社会心理干预针对某些问题如复发等可起到良好的治疗效果。

五、尼古丁使用所致障碍

尼古丁是全球使用最广泛的三种精神活性药物之一，另外两种是咖啡因和酒精。尼古丁广泛的使用和公认的毒性使其受到极大的重视。根据世界卫生组织的统计，烟草每年使全球400万人丧生，其中70%来自于发展中国家。今后若干年内，此数字将上升至1 000万，成为全球最大的健康负担之一。据《中国吸烟危害健康报告2020》，我国吸烟人数超过3亿，2018年15岁以上人群吸烟率为26.6%，其中男性吸烟率为50.5%。

(一) 烟草使用所致障碍的临床表现

1. **躯体危害**　香烟的燃烟中含有化学物质多达4 000种,其中气相中含有近20种有害物质,粒相有害物质达30余种,有致癌作用。吸烟容易导致缺血性心脏病、心绞痛和呼吸困难及多种躯体疾病,涉及呼吸道、消化道、心血管、中枢神经系统等。尼古丁(烟碱)是烟草中主要的依赖性成分。

2. **尼古丁依赖**　表现为心理依赖和躯体依赖。心理依赖主要是对烟草(尼古丁)的强烈渴求及焦虑、抑郁、不安情绪等;躯体依赖主要为出现血压升高、心率减慢、注意力不集中、睡眠障碍等。长期吸入尼古丁可导致机体活力下降、记忆力减退、工作效率低下,甚至可造成多种器官受累的综合病变。

3. **戒断症状**　当依赖形成后突然戒断时,会出现唾液分泌增加、血压下降、头痛、失眠、易激惹等戒断症状,使吸烟者难以摆脱尼古丁的控制。

(二) 烟草使用所致障碍的治疗

从群体的角度看,提高公众对吸烟危害的认识,制定法律限制烟草产品的各类广告、特别是针对青少年的广告和各类推销活动,规范烟草工业的行为、提高烟税等都非常必要。从个体的角度看,可以通过药物治疗、心理治疗、中医中药治疗等来减少烟草使用。

1. 药物治疗

(1) 尼古丁替代疗法(nicotine replacement therapy, NRT):通过向人体提供NRT药物以达到代替或部分代替从烟草中获得的尼古丁,从而减轻尼古丁戒断症状,如注意力不集中、焦虑、易怒、情绪低落等。NRT药物安全,符合成本效益,市场上有5种不同的NRT产品(贴剂、口胶剂、喷鼻剂、吸入剂、舌下含片),以不同方式提供尼古丁,目前尚无证据表明彼此疗效上的差别。疗程应持续8~12周,而少数吸烟者可能需要治疗更长时间(5%可能需要继续治疗达1年)。心肌梗死后近期(2周内)、严重心律失常、不稳定心绞痛患者慎用。

(2) 安非他酮(缓释剂):一种抗抑郁药,作用机制可能包括抑制多巴胺及去甲肾上腺素的重摄取及阻断尼古丁乙酰胆碱受体。安非他酮是口服药,剂量为每片150mg,至少在戒烟前1周开始服用,疗程为7~12周。不良反应有口干、易激惹、失眠、头痛和眩晕等。

(3) 伐尼克兰:一种新型非尼古丁戒烟药物,有助于缓解停止吸烟后对烟草的渴求和各种戒断症状;同时,它的拮抗特性可以阻止尼古丁与受体的结合,减少吸烟的快感,降低对吸烟的期待,从而减少复吸的可能性。

(4) 可乐定:α_2受体激动剂,可以有效对抗去甲肾上腺素的兴奋作用,从而抑制或缓解戒断症状的出现,多用于阿片类脱毒治疗。多项研究表明,与安慰剂相比,可乐定可以明显减轻戒烟后出现的焦虑不安、紧张、烦躁、吸烟渴求等症状。

(5) 疫苗疗法:尼古丁疫苗是一种新颖的方法。尼古丁本身是一种非免疫原性分子,必须偶联(附着)在蛋白质载体上才能产生抗体。其原理是,尼古丁一旦与抗体结合,就无法穿过血脑屏障。这减少了它的奖赏作用，有助于尼古丁戒断。但是疫苗并不能减少对药物的渴求，它只能阻止药物进入大脑。

2．心理治疗　主要包括心理教育干预、行为技巧训练和认知行为干预。心理教育干预的内容包括对吸烟与健康的关系的认识，了解戒烟策略和戒烟过程中可能遇到的问题，以及有关上述议题的集体讨论。行为技巧训练包含学会在吸烟场所自我监控，学习时常回想拒绝吸烟的方法和技巧，并随时提醒自己放松等方法。认知行为干预包括改变对吸烟及戒烟的认识，改变对与吸烟有关的生理状态和情绪体验的认识。在实际操作中，上述三种干预往往同时进行。

3．中医中药治疗　目前尚缺乏可缓解或消除戒断症状的制剂。戒烟片、戒烟茶、戒烟酒等制剂中多含有鱼腥草、薄荷等。鱼腥草具有鱼腥味，服用后使人产生恶心的感觉，从而形成一种恶性刺激，也可视为厌恶疗法的另一手段。针灸治疗多采用耳针针刺穴位，可减少戒烟过程中出现的渴求、坐立不安、焦虑和体重增加等症状。目前已有电针仪、电刺激仪、激光穴位治疗仪等替代传统的针灸，操作更为方便。此外，运用气功、太极拳和穴位按摩等也可达到缓解紧张、焦虑情绪和克服戒断症状的目的，如在治疗和康复过程中配合其他治疗可起到较好的疗效。

六、氯胺酮使用所致障碍

氯胺酮（ketamine）是一种分离性麻醉药，俗称K粉，临床上用于手术麻醉剂或者麻醉诱导剂。氯胺酮可诱发解离和精神模拟效应，包括易激惹、妄想、幻觉和行为异常等。这种致幻作用和精神依赖性使氯胺酮在全球范围内出现不同程度的滥用，且日趋严重，已被联合国毒品和犯罪问题办公室列入"新精神活性物质"。滥用人群中，青少年群体占据主要部分，往往呈群体性，滥用者间互相影响，带有很大的盲目性和盲从性，且对后果缺乏正确的认知。滥用者采取口服（可随意勾兑进饮料、红酒中）、静脉注射、肌内注射、鼻吸等多种方式。滥用者在极度兴奋、纵欲和放松状态下易发生各种越轨和违法犯罪行为。滥用对青少年身心健康构成极大危害。

（一）临床表现

氯胺酮使用者可以出现一种分离状态：可以表现为狂喜、偏执状态或厌烦等，伴有知觉损害，甚至昏迷。服用氯胺酮后常会有"去人格化""去真实感"、体像改变、梦境或幻觉，以及恶心、呕吐。有些梦境或幻觉是愉悦的，有些则是不愉悦的。常见的症状有意识障碍、麻木、幻觉、谵妄、焦虑、共济失调、痛感缺失、肌肉僵硬、攻击或暴力行为、人格解体、眼神茫然和失眠等。痛感缺失可造成使用者的人身伤害。连续数天使用氯胺酮后，使用者可有记忆方面的问题，甚至出现精神分裂症样的表现。

（二）治疗

1．对症处理　部分滥用者在停用后有轻至中度的失眠、焦虑反应，可使用中小剂量的抗焦虑药，如苯二氮䓬类药物，但此类药物不能长久使用，以免产生依赖。

2.急性中毒　首要任务是快速镇静，可以使用镇静催眠药物，一般采用静脉或肌内注射的给药方式。如给予氯硝西泮2g肌内注射，或4mg加入500mL生理盐水（或林格氏液）静脉滴注维持；当患者兴奋时，适当调快滴速，当患者安静时，放慢滴速。由于症状所致患者不能配合治疗，必要时予以保护性约束，以免患者出现伤人和自伤行为。氯胺酮半衰期比较短，急性幻觉、妄想、谵妄状态一般会在24小时内完全消失，少数滥用者的幻觉妄想会持续1~2周，可以使用抗精神病药物进行短期治疗，症状消失后减量至停药。

七、挥发性吸入剂使用所致障碍

挥发性吸入剂是一种可吸入的、具有精神活性作用的挥发性物质，毒性强且具有致命性。虽然其他物质也可以以吸入的方式使用（如尼古丁、四氢大麻酚、可卡因、甲基苯丙胺），但是"吸入剂"主要用来特指一系列只能用吸入方式使用的物质，如三氯甲烷、丁烷、甲苯、一氧化二氮等。近来一氧化二氮（"笑气"）的滥用逐渐显著，特别是在青少年群体中，我国也不例外。"笑气"滥用至少可以追溯到100年前，当时是作为全麻药物被用于医学领域，但当其被作为麻醉剂使用时，人们发现其有使人沉醉的作用。

（一）临床表现

一氧化二氮被存储在用作装奶油发泡剂的小金属罐中，其主要致死原因是急性缺氧，这是由肺部的氧气被一氧化二氮等气体置换后引起的，如果不及时供氧则会导致严重的缺氧和死亡。长期使用会致神经系统并发症（如周围神经病、脊髓病变等），可出现肢体麻木无力、共济失调等临床症状，这与一氧化二氮引起的维生素B_{12}缺乏或失活有关。

（二）治疗

1.药物治疗　可用维生素B_1、维生素B_{12}、复合维生素B、叶酸、甲钴胺、谷维素片、三磷腺苷二钠注射液等补充营养、改善神经功能；葡醛内酯片、肌苷片保护肝脏；阿普唑仑、劳拉西泮、地西泮等镇静；丙戊酸钠稳定情绪；米氮平、盐酸帕罗西汀等抗抑郁；富马酸喹硫平、奥氮平、阿立哌唑等抗精神病治疗。

2.心理治疗　以同理、一致、真诚、关爱与支持的态度，让患者感受到被了解、重视、关心，建立良好的护患关系。讲解相关危害知识和对不合理信念的探讨，促进患者形成正性思维，提高康复的信心。对于患者下肢无力的躯体表现及其带来的困扰情绪，主要采用音乐冥想和呼吸放松技术训练进行干预，通过自省提高对自身生理反应的敏感觉察度和控制力，使患者了解自己内心真实需要和缓解不良情绪的持续影响。

3.中医物理治疗　包括经颅磁治疗（低频）、穴位推拿、针灸、中医足疗、中药足浴、中医经络推拿和贴耳穴等。

八、赌博障碍

赌博障碍（gambling disorder）是一种持续或反复的赌博行为模式。它不仅是一种简单的不良行为，还是一种持续性和复发性的脑病。赌博者本人往往生活受控于赌博行为，包括对下一次赌博的渴求和试图弥补以前损失的无休止的绝望。该病给家庭带来巨额的经济与心理负担，也使赌博者无法维持正常的工作与生活，甚至走上自杀、违法犯罪的道路。

（一）临床表现

根据ICD-11的诊断标准，赌博障碍表现为持续而反复的赌博行为模式，包括线上的或线下的，同时有以下表现：①控制赌博行为的能力受损（如对开始赌博、频率、强度、持续时间、结束赌博、赌博行为的背景失去控制）。②赌博在生活中的优先程度不断增加，超出其他的兴趣或日常活动。③虽然已出现负面后果，但赌博行为仍持续或不断升级。这种行为模式足够严重，导致个人、家庭、社交、学业、职业或其他重要领域功能的显著损害。赌博行为模式可以是持续性的、发作性的或反复性的。诊断赌博障碍要求赌博行为及其他相关特征是明显的，并且持续了一段时间（至少12个月）。如果在满足所有其他诊断要求的基础上症状十分严重，则持续时间的要求可适当放宽。

（二）治疗

迄今为止，尚未发现针对赌博障碍的治疗指南。考虑到赌博障碍和其他成瘾性疾病的相似性，多项临床研究试验均关注FDA批准的用于物质滥用的治疗方法，包括阿片受体拮抗剂、心境稳定剂、抗抑郁药，以及各种心理治疗（如认知行为治疗、厌恶治疗、动机强化治疗等）。

九、游戏障碍

游戏障碍（gaming disorder，GD）是一种行为成瘾，好发于亚洲、青少年、男性群体，全球的发病率为3%～8%，我国为4.7%～6.0%，是全球性的公共卫生问题。近年来GD发病率明显增长，问题也日益突显，导致了众多躯体、精神行为、认知功能及社会问题，给个人、家庭及社会都造成了严重的负担，特别是对青少年的学习、生活与社会功能均造成了严重影响。

（一）临床表现

1.渴求增加　奖赏系统在成瘾的形成和维持中发挥着重要作用。大量研究发现，游戏成瘾与传统成瘾个体在奖赏系统上表现出极高的一致性，主要表现出渴求增加、耐受性增强、戒断反应等临床特征。游戏所带来的快感会增强个体玩网络游戏的欲望，进而驱动个体发展到成瘾状态。

2.冲动控制能力下降　成瘾的核心要素是人们对自身冲动控制能力的降低。有效的冲动控制能力会促使个体抑制自身的游戏冲动，制止过度的游戏行为，进而达到远离游戏的结果。但大量研究发现，游戏成瘾个体表现出行为控制能力受损的特征，这与对传统物质成瘾的研究结果一样。游戏成瘾个体无法对游戏行为产生足够的控制力，容易被游戏所吸引且沉溺其中无法自拔。而反过来，游戏产生的快感会进一步削弱游戏成瘾者对自身行为的控制能力，然后他们会进一步追求游戏带来的快感，最终形成恶性循环。

3.决策能力受损　决策过程是一个权衡利弊的过程。人们通常认为，如果让游戏成瘾者注意到自身游戏行为所带来的巨大危害会帮助其走出困境。但是，游戏成瘾者往往并非如此，他们不去考虑过度沉溺游戏带来的负面影响，部分原因在于游戏成瘾者决策能力的受损。在做决策时，他们不能很好地考虑现有的条件和结果进而权衡利弊做出选择。他们在行为上表现出宁愿选择当前即刻能够得到的短暂快感，也不愿为长远的大的收益而等待。对游戏成瘾者来说，游戏行为可以迅速给他们带来快感和满足；相反，他们通常不选择为学业成绩、人际关系、事业发展等长远目标而努力。

（二）治疗

由于游戏成瘾的个体已经无法有效控制自己的过度游戏行为，因此，专业的干预与治疗是非常必要的。但目前尚未有较为公认的针对游戏障碍的干预措施。因此，不同的研究者从各自专业角度出发，并提出了不同的干预措施和干预流程。综合当前的大量研究，对游戏成瘾的干预手段和策略主要包括药物疗法、心理疗法以及综合治疗策略。

第三节　物质使用和成瘾行为所致障碍的护理

一、护理评估

护士可通过观察、访谈、躯体和精神检查等方法收集与患者有关的健康资料，并对患者生理、心理、社会文化方面进行全面评估。

（一）物质使用与成瘾行为的评估

1.物质使用与成瘾行为史　用药种类、方式、用药持续时间、每次用药量、目前用量及间隔时间等；饮酒史、饮酒量、饮酒模式等；吸烟史、对尼古丁依赖程度等；赌博或游戏行为的时长、频次，所造成的后果等。

2.治疗情况　既往戒毒、戒酒或戒烟史等，是否被迫或自动就医，治疗用药及效果，药物不良反应等情况。

（二）生理评估

1.一般情况　患者生命体征，皮肤完整性是否受损，包括观察有无明显的用药注射痕迹、针眼瘢痕，沿静脉走向有无色素沉着或静脉是否呈条索状；营养状况包括有无营养不良、极度消瘦等。

2.神经系统状况　注意患者腱反射、周围神经损伤情况，如感觉麻木、动作迟缓、不协调及步态不稳等。

3.躯体戒断症状　有无打哈欠、流涕、发热、肌肉疼痛、腹痛、恶心呕吐、腹泻、震颤、共济失调、睡眠障碍等。

4.并发症　有无肝肾功能损害、消化道疾病、感染性疾病、性病、神经系统疾病等。

5.辅助检查　血、尿、便常规检查，血生化、心电图、脑电图检查等。

（三）心理评估

1.认知功能

（1）有无感知觉的改变，如出现皮肤蚁走感、幻听、幻视等症状。

（2）有无思维内容障碍及思维过程方面的改变，如被害妄想等。

（3）有无智力与记忆损害，如遗忘、错构、虚构等。

（4）有无注意力减退和定向力障碍。

（5）有无自知力。

2.情感反应

（1）戒断时有无焦虑、抑郁、烦躁等情绪。

（2）急性中毒时有无兴奋吵闹、躁动、易激惹或情绪不稳。

（3）停药或减少成瘾行为时有无对以往行为产生自责、负罪感、自卑感等。

3.意志行为

（1）用药或成瘾行为动机：是否好奇心重、追求刺激快感、逃避困境等。

（2）生活规律：是否改变原有的生活方式，自理能力是否影响到社会功能。

（3）觅药行为：有无说谎、偷窃、收集、藏匿、不惜使用一切手段持续用药；自杀、自伤、攻击等行为。

4.人格特征

（1）有无人格不成熟或缺陷，如经受不住挫折、易冲动、反社会倾向等。

（2）是否缺乏自信及决策能力，是否内心孤独、有自卑感、退缩、不合群、缺乏爱心等。

（四）社会评估

1.社会功能　工作、学习、人际交往及生活自理能力有无减弱。是否沉溺于游戏、赌博，有无逃学、旷工、欺骗、偷窃等不良行为或破坏社会治安的行为等。

2.家庭功能　与家庭成员关系是否受损，是否存在婚姻关系破裂、子女教育不良或受虐待等情况。

3.社会支持系统　家庭成员有无嗜酒史、物质滥用史或沉溺赌博者，家庭成员及亲友对患者的支持及关心情况。

二、常见护理诊断/问题

（一）生理方面

1. 营养失调（低于机体需要量） 与酒、烟、药滥用所致的缺乏食欲、胃肠功能紊乱、营养不良，或以酒、药取代摄入有营养的食物，或不良饮食习惯等有关。

2. 舒适度减弱（流涕头痛等） 与急性戒断反应有关。

3. 睡眠型态紊乱 与物质依赖所致欣快作用、行为模式异常、戒断症状等有关。

4. 有受伤的危险 与意识不清及躁动、全身衰竭、肢体肌张力下降及头晕、眩晕和晕厥有关。

5. 有中毒的危险 与过量服用精神活性物质、过高估计耐受程度等有关。

6. 有感染的危险 与共用或重复使用注射器、皮肤消毒不严或不消毒、溶剂达不到无菌、机体抵抗力下降等有关。

（二）心理方面

1. 急性意识障碍 与酒精或药物过量中毒、戒断反应等有关。

2. 思维过程紊乱 与酒精或药物过量中毒、物质依赖导致中枢神经系统受损、戒断反应有关。

3. 冲动控制无效 与好奇心重、寻求刺激、逃避现实或困境等有关。

4. 自我认同紊乱 与缺乏正向反馈、家庭关系不良、社会支持缺乏等有关。

5. 个人应对无效 与认知歪曲、支持系统缺乏等有关。

6. 有暴力行为的危险（针对自己或他人） 与酒精或药物中毒、戒断反应或个人应对机制无效有关。

（三）社会方面

1. 自理能力缺陷 与躯体并发症、戒断症状等有关。

2. 家庭运作过程改变 与家庭成员缺乏对物质依赖与成瘾行为的认识有关。

3. 社会交往障碍 与用药或成瘾行为不被社会接受、人格改变、行为退缩等有关。

三、护理目标

（一）生理方面

1. 患者营养状况得到改善。

2. 患者戒断症状得到有效控制。

3. 患者睡眠状况好转。

4. 患者未发生受伤。

5. 患者未发生中毒。

6. 患者未出现感染。

（二）心理方面

1. 患者意识恢复清晰。
2. 患者思维过程正常，能正确认识物质依赖或成瘾行为问题。
3. 患者能认真执行戒毒、戒酒或戒烟计划，逐步控制成瘾行为。
4. 患者能自我认同，有效处理和控制情绪。
5. 患者能运用合适策略应对压力，应对机制积极。
6. 患者未发生自伤或伤害他人的行为。

（三）社会方面

1. 患者自理能力逐步恢复。
2. 家庭成员能正确认识物质依赖或成瘾行为问题。
3. 患者能表现适当的职业和社会角色功能，社会交往改善。

四、护理措施

（一）生活护理

1. **饮食护理** 患者饮食多不规律，大多数食欲下降、厌食，戒断症状严重时甚至拒绝进食。指导患者认识到营养对身体的重要性，观察患者每餐进食情况，给予清淡、易消化、高蛋白质、高热量、高维生素、营养丰富的食物。严格按时按量进食，增强机体抵抗力。对无法进食、拒食或昏迷者可鼻饲食物或静脉营养支持，维持水、电解质的平衡，保证营养代谢的需要。

2. **睡眠护理** 患者均存在不同程度睡眠障碍，如难以入睡、早醒、昼夜节律颠倒，尤其在戒断后往往出现顽固性失眠。患者成瘾与睡眠障碍有直接因果关系，要积极安抚患者情绪，采取措施协助患者改善睡眠状况，如指导患者建立规律的作息习惯，白天鼓励其多参与文娱活动和体育锻炼；改善睡眠环境，保持安静、舒适、光线适中；睡前不宜太饿或太饱，不宜大量饮水；睡前避免剧烈运动，过度兴奋；听一些轻柔的音乐，睡前用温水泡脚。严密观察和记录患者的睡眠情况。

3. **个人卫生护理** 加强口腔护理、皮肤护理、排泄护理，保持床单位清洁、干燥、舒适。营养不良患者常发生周围神经损害，对疼痛异常敏感，护理时要注意动作轻柔，以减轻患者的痛苦。

（二）安全护理

定期安全检查，加强危险品管理，严禁成瘾物质、违禁品被带入病房。患者出现严重戒断反应时，往往不能克制生理上的痛苦和心理上的依赖，常常会采取一些消极的行为，如要求提前出院，设法出走。护理人员应加强巡视，将患者安置在易观察、无危险物品的房间，且要在护理人员的视线范围内活动。要密切关注患者的言谈举止，分析掌握其心理活动和需求，保证患者的安全。对于有跌倒高风险的患者，提醒其行走时动作宜缓慢，洗澡、上下楼梯时有人陪伴；患者出现躁动不安、易激惹、冲动，必要时给予隔离或保护性约束。

（三）对症护理

1.过量中毒护理　病房内备好抢救药品及器材，如纳洛酮等，配合医生做好危重患者的抢救和护理。首先要确认是何种物质中毒，再给予适当的处理方法，如洗胃、给予拮抗剂等。急性酒精中毒患者入院后要尽快使用纳洛酮，使其快速清醒。此外，要密切观察患者的生命体征变化，保持水、电解质与能量代谢的平衡，保持呼吸道通畅，做好口腔护理及皮肤护理，预防并发症。

2.戒断症状护理　密切观察患者的生命体征和意识状态，观察和及时处理可能出现的戒断反应，适时用药。一般脱瘾者在流泪、流涕、呵欠之后相继出现全身症状，以全身酸痛、心悸、胸闷、发热、畏寒、出汗居多，要密切观察，尽早发现症状，把握最佳给药时间，减轻患者痛苦。患者在戒断反应期间应卧床休息，避免剧烈活动，减少体力消耗；站立时要缓慢，不应突然改变体位。酒依赖者突然断酒后若出现震颤、谵妄，要遵医嘱对症给药，密切观察病情变化，抽搐发作时专人护理，去枕侧卧位，解开衣领，将患者下颌托起，以防下颌脱位，上下磨牙之间放置牙垫，防止舌咬伤，保证呼吸道通畅，必要时吸痰、给氧，严重抽搐时要防止患者摔伤和骨折。详细记录抽搐发作的次数、持续时间及程度，为医生提供治疗的依据。

3.精神症状护理　对于存在精神症状（如幻觉、妄想）的患者，注意观察意识状态和精神症状出现的频率、时间及严重程度，加强巡视，避免患者受到伤害或伤害他人，防止意外的发生。人格障碍表现为易激惹、冲动，甚至违反规章制度、不服从治疗，接触中应注意方式，既要坚持原则，又要正确疏导，避免直接冲突。对于兴奋躁动者，可根据病情设专人护理，必要时给予保护性约束，防止患者自伤或伤人。

4.并发症护理　对有心血管疾病、肝肾功能损害、神经系统损害及传染性疾病等并发症的患者加强病情观察。对心血管疾病患者，应密切监测血压、脉搏等；对肝功能异常等疾病患者，要减少刺激性食物对消化系统的损害；对于患者的神经系统损害，如指端震颤、共济失调等，应加强照顾，防止发生跌倒或其他意外；对传染性疾病患者，应注意防止交叉感染。

（四）用药护理

严格执行给药流程，按时给药、看药下肚，注意患者有无藏药行为，观察患者用药后心率、呼吸、血压、瞳孔、意识的变化和不良反应，如氟哌啶醇、安定，观察有无出现直立性低血压或锥体外系症状；服用戒酒硫期间禁止饮酒，可引起恶心、头痛、焦虑、胸闷、心率加快和过敏性皮炎等不良反应。

（五）心理干预

1.建立良好的治疗性护患关系　尊重患者，耐心倾听，保持非批判性态度，给予情感支持，增强治疗动机，降低阻抗，提高患者自信心与自我效能。

2.认知干预　向患者提供有关物质依赖与成瘾行为的知识，与其讨论滥用物质或行为成瘾的原因，识别和改变患者的不合理认知，减少或消除不良情绪或如物质滥用等适应不良行为。

3.矫正不良行为　在戒断期间，护理人员要努力规范患者行为，对其操纵行为或不合理要予以适当设限，严加防范患者因戒断症状而出现的觅酒或觅药行为。

4.应对技能训练　帮助患者发展各种应对技能，如交流技能、提高自信心、拒绝物质（行为）滥用技能、问题解决、情绪管理及应对渴求等，提高其有效地应对与成瘾相关的心理应激，降低滥用风险，保持戒断状态。

5.预防复发　与患者讨论和制订出院后的防复吸计划，主要内容包括引导患者承担自身责任、练习社交技巧、与家人沟通、饮食运动作息规律及识别和应对高危情境的方法，通过一系列良好生活模式的出院前预演，提高患者出院后康复效果。

（六）社会支持

1.鼓励指导患者做力所能及的工作及参加文娱活动，培养兴趣爱好，减少患者对于成瘾性药物和行为的注意力，以此减少需求，淡化心理渴求。

2.社交技能训练　物质依赖或成瘾行为者往往存在人格缺陷，人际交往能力不足和技巧缺乏。可对患者进行社会交往技巧训练，提高人际互动能力和技巧，帮助患者回归社会，减少其对物质、赌博或游戏的依赖性。

3.家庭支持系统　评估患者家庭功能及家庭成员之间的沟通方式，增强家庭成员之间的情感联系，建立良好的家庭支持系统，正确引导及改善其家庭关系，帮助其真正回归家庭，融入社会。为家属分析滥用原因，使其认识到滥用与家庭生活问题的关系；改善夫妻或亲子的沟通方式，增强家属信心并端正患者治疗动机，提高患者对治疗的依从性；引导其承担责任，掌握社交技巧，改善与家人的沟通习惯，规律饮食和作息习惯，掌握应对高危情境的方法，防止复吸。调动主观能动性，增强患者的工作意志、责任感，健全个性，改善人际关系，促进身心康复及培养一定社会能力。

4.自助与互助组织　由戒毒康复者或正在接受治疗的成瘾患者组成，旨在通过成员间自助互助走向康复之路。自助与互助组织形式很多，如"匿名戒毒互助协会""匿名戒酒会"等。戒毒自助与互助组织在国际上非常普遍，是戒毒康复的主要措施。应鼓励患者参与康复互助组织的活动，互助与自助相结合，依靠集体的力量来解决共同的问题，重新回归正常生活。

（七）健康指导

1.加强对成瘾物质和成瘾行为相关的预防宣传和教育，提高对成瘾物质和行为危害的认知及警惕性，宣传戒烟和文明饮酒、不酗酒，合理适度使用网络产品。

2.严格执行药政管理法，加强药品管理和处方监管，加大法律宣传和检查工作，严格掌握精麻类药物的临床适应证。

3.加强对高危人群的重点教育和管理，了解成瘾相关的知识，提高识别能力、拒绝技巧和防范意识。

五、护理评价

（一）生理方面

1. 患者营养状况是否有显著的改善。
2. 患者戒断症状和精神症状是否得到控制。
3. 急性中毒患者生命体征是否正常，有无并发症。
4. 患者睡眠状态是否恢复正常。
5. 患者是否发生受伤。
6. 患者是否出现感染。

（二）心理方面

1. 患者能否控制自己的情绪和行为。
2. 患者对物质依赖或成瘾行为有无正确认识。
3. 患者是否按计划戒毒、戒酒或戒烟以控制成瘾行为。
4. 患者能否运用策略积极应对压力。
5. 患者有无发生冲动或自伤行为。

（三）社会方面

1. 患者与家庭的关系是否得到改善。
2. 家庭成员能否正确认识物质依赖与成瘾行为，协助患者康复。
3. 患者能否表现适当的家庭、职业和社会角色功能，主动承担社会责任。

案例回顾

1. 王先生表现出了阿片类物质急性中毒症状。

2. 阿片类物质使用过量或中毒时，护士应采取的首要护理措施是：清理和保持呼吸道通畅，有效供氧，建立静脉通道，注意生命体征变化和对症支持治疗；遵医嘱尽早、及时、足量和足疗程的使用阿片受体拮抗剂纳洛酮，该药物是抢救阿片类物质过量急性中毒的首选药物。此外，应加强安全护理，严防意外。

第十二章
人格障碍患者的护理

章前引言

　　人格障碍指的是在没有认知过程障碍和智力缺陷的情况下，人格明显偏离正常，表现出介于正常人和精神障碍患者之间的行为特征。虽然具有人格障碍的人生活在我们的周围，但他们的异常行为往往不被人们所认知。正因为他们所患的疾病具有隐匿性的特点，所以可能会引起扰乱社会秩序的事件，轻则扰乱一个家庭，重则造成凶杀案甚至更严重的事故。

　　人格障碍患者往往终身具备某种异常人格，难以治愈。在临床工作中，人格障碍患者也是令精神科护士最棘手的个案，有人曾用香蕉由外向内变黄的例子形容人格障碍的顽固性。本章将重点介绍对自身和社会影响较大的三种人格障碍患者，即偏执型人格障碍、边缘型人格障碍及反社会型人格障碍。

第十二章 人格障碍患者的护理

学习目标

1. 理解人格和人格障碍的概念。
2. 识记偏执型人格障碍、边缘型人格障碍及反社会型人格障碍患者的临床特点和护理要点。
3. 学会依赖型人格障碍、强迫型人格障碍、分裂样人格障碍及表演型人格障碍患者的临床特征。

思政目标

培养良好的职业价值感及爱岗敬业精神，具有良好的沟通能力及全心全意为患者服务的精神。能在临床实践中正确运用精神科护理的知识，对不同人格障碍的患者采取针对性的措施。履行个人义务，学会运用同理心、爱心对待患者，维护患者及自身的权利。

案例导入

王某，男，28岁。王某毕业于一所知名大学，从事互联网行业的工作。王某平时表现平淡、冷漠，遇事缺乏耐心，很难与他人建立亲密的关系，常因为不合适的人际交往而陷入冲突。王某对他人缺乏理解及同情心，常常表现自私，全然不顾及他人的感受；情绪波动大，经常出现愤怒和焦虑的情绪。

思考题

本案例中的王某属于何种人格障碍？

第一节 人格障碍的临床特点

人格（personality）是由人格倾向性和人格心理特征两个方面组成的，具体体现在对人或者对事的态度、信仰、欲望、价值观和行为方式等方面。人格的形成是由生理因素和环境因素所决定的，是个体在遗传和环境的交互作用下逐渐形成的独特的身心结构，一般到青春期即可固定下来。一种特定的人格一旦形成，往往是持久的、相对稳定的，可以通过心理活动和行为表现出来。

一、概述

人格障碍（personality disorder）是指个体的行为和对生活的体验长期、持续且明显的与其所生活的社会文化形式不一致。

当一个人具有人格障碍时，其人格特征是多变的、不适应的，严重地损害社会或者占有欲过强，常与社会生活发生严重的冲突，明显影响自身的人际关系和职业功能。人格障碍大多在儿童或少年期开始形成，到青春期定形，经常持续在生命的整个过程。

人格障碍的诊断首先基于个体在情绪、认知、人际关系和对冲动的控制等方面显著偏离主流社会文化，且对个体的社会功能、人际关系等带来明显的损害或者导致主观痛苦。

二、分类

因ICD-11分类做了重大改变，所以本书就DSM-5与ICD-10对人格障碍的分类进行比较，两者分类略有不同（表12-1）。

表12-1 人格障碍的分类比较

DSM-5	ICD-10
偏执型	偏执型
分裂样	分裂样
分裂型	分裂型障碍
反社会型	反社会型
边缘型	情绪不稳-冲动型 情绪不稳-边缘型
自恋型	自恋型
表演型	表演型
强迫型	强迫型
焦虑（回避）型	焦虑型
依赖型	依赖型
其他或未特定	其他或未特定

对社会和家庭影响较大的人格障碍有偏执型人格障碍、反社会型人格障碍及边缘型人格障碍。ICD-11认为人格障碍的严重程度取决于个体在人际关系中出现问题的严重程度或者履行预期社会与职业角色的能力和意愿，根据严重程度将人格障碍划分为轻度人格障碍、中度人格障碍及重度人格障碍。轻度人格障碍指的是人格问题仅影响人格功能的部分方面，能够保持一些人际关系，且能胜任工作要求，一般不会对自身及其他人造成重大伤害，因而在一些场合问题表现并不明显。中度人格障碍指的是人格问题会影响到人格功能的多方面，因而影响到社会角色、职场与私人关系中的表现，经常并且持续性地与他人产生冲突。往往伴有对自身或者他人的伤害，但未达到长期损害或者是危及生命的程度。重度人格障碍指的是广泛而严重的人格问题，影响到几乎全部人格功能，患者几乎没有朋友，工作能力丧失或者严重受损，无法履行社会职能，通常伴有对自我或者他人的严重伤害。

三、流行病学特点

有关人格障碍的流行病学调查在我国尚缺乏权威性报道。美国学者的研究表明，所有人格障碍在人群中的发病率为13%。

四、病因与发病机制

造成人格障碍的原因未明，据现有研究是由生物、心理、社会等多种原因引起的。

（一）缺乏应有的爱

儿童早期因失去双亲并缺少能替代双亲的人；儿童早期因被遗弃并受继父、继母的歧视、虐待；儿童早期因父母亲的脾气不好，经常遭受打骂，或因幼儿及青少年时期遭受侮辱等。久而久之，在情感上变得冷漠且与他人保持较远的距离，不能将自身的情感融于他人的心境，逐渐导致性格偏差，形成人格障碍。

（二）教育方式不当

双亲过分溺爱孩子，使孩子产生以自我为中心的思想，导致对别人的意见听不进去，长大了变得无视父母、师长，甚至蔑视学校及社会的制度法规。反之，若双亲或教师期望过高，经常训斥孩子，使孩子承受了巨大的心理压力，易导致孩子形成逆反心理乃至人格扭曲。

（三）人格成长受挫

当孩子处于18~36月龄、开始蹒跚学步时，一方面想要离开家长，另一方面又不时回到家长那儿寻求感情依赖，唯恐家长离开。这时如果家长不去帮助孩子自立，反而感情用事地溺爱孩子，也就剥夺了孩子应有的自立的能力。相反，当孩子大哭大闹缠住家长不放并且依赖他人时，家长却奖赏孩子。家长对待孩子的矛盾行为常导致孩子形成脆弱依赖的性格。孩子长大后不能将积极和消极两方面的品质集中在同一个人身上，而是把人分为绝对的好人或绝对的坏人，因之产生强烈的情感。

（四）家庭和社会环境

不和谐的家庭、恶劣的社会环境与不合理的社会制度等都为人格障碍的形成提供了条件。由于孩子受到家庭和社会上不良方面的影响，得不到正常的教养，久而久之便形成了与正常社会不相融的人格。

（五）遗传

研究表明，在人格障碍与其他精神障碍患者的亲属中，患人格障碍与其他精神障碍的概率明显高于正常人，说明人格障碍的发生与血缘有关，血缘关系越近，人格障碍发生率越高。

五、常见人格障碍患者的临床特点

对社会和家庭影响较大的人格障碍包括偏执型人格障碍（paranoid personality disorde）、反社会型人格障碍（antisocial personality disorder）和边缘型人格障碍（borderline personality disorder）等。

（一）偏执型人格障碍

1.敏感多疑　患者认为周围的人都对自己别有用心，总是无端的猜疑，特别是对亲人和朋友，认为别人都在伤害、欺骗、剥削自己。有的经常怀疑、嫉妒、考验、侦查配偶的行踪，甚至将配偶或其他家庭成员告上法庭。

2.人际关系紧张　患者对周围的人与事极度的敏感，经常将别人说的话看成是对自己的进攻，因而具有高度的警惕性与极强的自我防卫心理。患者外表显得严肃认真、孤单阴沉、死板且缺乏幽默感；内心常满怀委屈和怨恨，有着强烈的敌意和报复心理，心胸狭隘，固执己见，过于自尊与自信；行动上鬼鬼祟祟，遮遮掩掩，拐弯抹角，一生处于紧张不安的状态。人们大多不愿意与偏执型人格障碍患者接触，认为他们浑身是刺且异常挑剔，很难与他们维持关系。

（二）反社会型人格障碍

1.易冲动　患者办事常没有目标，对他人的阻挠和干预经常回报以疯狂的挑衅和报复。患者可能会引起扰乱社会秩序的事件，轻则扰乱一个家庭，重则出现枪击案或者凶杀案等。

2.缺乏内疚感　患者以自我为中心，缺乏道德准则，做了坏事或者不道德的事从没有内疚感。即使有时做错了事会说对不起，但根本不是出于真心，转眼之间便会继续做坏事。

3.冷酷无情　患者表面上看很有魅力，似乎智商很高，实则缺乏爱心、冷酷无情、爱撒谎、不诚实，做事当面一套、背后一套。性生活不掺有感情，仅仅是为了得到眼前的满足，而不考虑他人的感受，常令配偶反感。不能从亲身经历中获得有益的体验。

4.生活层次低下　患者社会活动层次低下，有些甚至从小染上吸毒恶习。从患者的履历中常可发现打架斗殴、酗酒、偷盗或强奸等。因患者个性不成熟，所以体验不到成熟的快乐。

（三）边缘型人格障碍

1.不定性情感　患者情感活动不稳定，常突然出现情感低落、忧虑或烦躁、沮丧等。不能承受压力，在别人看来是生活中的常见问题，但在患者眼里这些问题犹如祸从天降，因而经常怒气冲冲，表现出不适宜的、过于强烈的愤怒，且缺乏对愤怒情绪的控制，受连累的往往是亲人和朋友。

2.自残行为　患者总觉得自己不如人，因此依赖他人，发狂似的企图避免事实上的或者想象中的被人抛弃。总想成为他人帮助的中心人物，很少有满意的时候，心情总处于焦虑状态。为了发泄心中的不平衡，经常有自我伤害的行为或者威胁要自我伤害，如割腕、用烟头烫身体、酗酒等。

3.人际关系不稳定　患者长期在自我形象、性定位、长期目标、职业选择、交友及期待别人评价自己等方面不确定。总是在极度的理想状态与极度的贬低状态间变化。一生总在寻找完美的人，从一种人际关系跳到另一种人际关系，甚至在工作和生活中常采用操纵行为。

4.生活层次低下　患者长期空虚无聊，经常出没于酒吧等娱乐场所，常酗酒或吸毒，企图用酒精和毒品来麻醉自己，以减轻焦虑的情绪。性生活轻率，常有多个性伴侣。在生活中挥霍钱财，花钱缺乏计划性，随意性较强。甚至工作中有偷窃、投机取巧与行贿受贿等问题。

（四）其他常见的人格障碍

1.依赖型人格障碍　患者以缺乏自信、过度依赖他人为特征。自尊低下，内心无助，低估自己的能力，惧怕独处。做事被动、顺从，自我怀疑，想方设法摆脱责任。无论是在人际关系中，还是在工作与治疗过程中，患者时刻都在寻找能够为其提供帮助的人。

2.分裂样人格障碍　患者以行为和观念奇特、情感冷漠、孤独偏爱、脱离社会与人际关系差为特点。对任何事情漠不关心，缺乏感觉。性格孤僻，内向刻板，缺乏幽默感，喜独来独往，很难适应社会，因此疏远、脱离社会，工作与生活尽可能地远离人群，甚至是隐居生活。

3.表演型人格障碍　患者一生的处事方式都具有戏剧性，以自我为中心，用过分夸大的言行举止来表现自己。想方设法地吸引别人的注意力，得到别人的注意就感到很满足，没人理睬就变得空虚无聊。处理人际关系非常轻率，总想操纵他人，与配偶缺乏深厚的感情。由于患者强烈的情感反应与行为变化，常常伴有吸毒、草率做决定或易受伤等问题。

4.自恋型人格障碍　患者过高地评价自己，头脑中充满无限的成功、权力、智慧与幻想，同时忽视别人的感受，为此造成与他人的社会关系紧张。因为总是抬高自己的地位而忽视他人的态度，所以往往会侵犯他人的利益，特别是对一些弱者。在他们骄傲自大的背后，有着强烈的惭愧感与被抛弃感，他们夸张地表现自己是因为内心缺乏自信。

5.强迫型人格障碍　患者以过分谨小慎微、严格要求或者追求完美但内心有不安全感为特征。在生活和工作中总是处于紧张与焦虑状态，通过自己独特的行为来抵消焦虑与恐惧，而焦虑与恐惧的行为是由于他们失去对某些情境、事物与人的控制。具体的强迫型人格障碍表现有清洁癖、过分节俭甚至吝啬，严重者会出现强迫行为或者强迫思维。

6.冲动型人格障碍　患者以情感爆发、难以自制的冲动为特点，男性多于女性。患者对事态缺乏预见能力与计划性。自控能力非常差，极易激惹，常常因微小的刺激便与人争吵甚至暴力伤人，或有自杀或杀人行为。常出现在反社会型人格障碍中。

7. 焦虑型人格障碍　患者以经常紧张、焦虑为特点。做事缺乏自信，总是提心吊胆，生怕出错。对他人的批评与评论非常敏感，生怕别人不能接受自己。习惯性夸大现实生活事件和情境，总想回避某些日常活动。生活中求稳，害怕改变与创新。可出现在多种人格障碍中。

六、诊断要点

（一）症状标准

个体的内心体验及行为特征在整体上与社会文化所期望和接受的范围明显偏离，而且这种偏离是广泛的、稳定的和长期的，并至少具备下列一项：①认识异常偏离。②情感异常偏离。③控制冲动与对满足个人需求异常偏离。④人际关系异常偏离。

（二）严重标准

特殊行为模式的异常偏离使患者与其他人感到痛苦或者社会适应不良。

（三）病程标准

开始于童年、青少年时期，至少已持续2年。

（四）排除标准

人格特征的异常偏离并非躯体疾病或者精神障碍的表现或后果。

七、治疗要点

人格障碍的治疗主要采用心理治疗，纠正患者的异常行为，必要时配合药物治疗。当患者出现精神病症状时，可服用氯丙嗪、氟哌啶醇等抗精神病药物。出现情感不稳定时，可服用碳酸锂、卡马西平来稳定情绪。如患者易冲动且常伴有抑郁，选用抗抑郁药物常有较好的效果，比如服用氟西汀。患者焦虑明显时可用苯二氮䓬类药物。但仅用药物疗法将不能治愈人格障碍。由于人格障碍患者的社会功能严重受损，又因护理人员在处理患者的复杂问题时经常受挫，因此在临床工作中，精神科护理人员常需花费相当多的时间与精力来处理人格障碍患者的问题。

第二节 常见人格障碍的护理

一、护理评估

（一）起病特点

人格障碍常于童年或者少年时起病，到青春期开始定形。

1.偏执型人格障碍患者是否在童年时期出现孤独、敏感、言语刻薄，到成年早期（青春期）是否表现出猜疑与偏执。

2.反社会型人格障碍患者是否在15岁之前（幼年时期）有明显行为失常表现，如学习成绩不良，不遵守学校纪律，经常逃学，被开除，离家出走，过早性行为，说谎，虐待动物，破坏公物，偷窃等。

3.强迫型人格障碍患者是否在幼年时期表现为过分要求严格和完美无缺。

4.依赖型人格障碍患者是否在幼年时期表现出对他人的依赖与过分的需要他人保护。

（二）生理状况

人格障碍患者以心理与行为问题为主，很少有生理症状。但人格障碍和其他疾病同时出现时，可出现生理症状。

（三）心理行为状况

人格障碍是人格特质的过分发展与病理性增强。不同类型的人格障碍有其特有的心理或者行为的异常表现。

1.偏执型人格障碍患者有无极度的敏感和多疑。

2.反社会型人格障碍患者有无对抗社会或者犯罪史。

3.边缘型人格障碍患者有无性情不稳定与承受压力无能的特点。

4.依赖型人格障碍患者有无缺乏自信与过度依赖的特点。

5.分裂样人格障碍患者有无行为、观念奇特与情感冷漠的特点。

6.表演型人格障碍患者有无以自我为中心和过分夸大言行来表现自己的特点。

7.自恋型人格障碍患者有无过分夸大自我重要性的特点。

8.强迫型人格障碍患者有无过分谨小慎微、严格要求或者追求完美的特点。

9.冲动型人格障碍患者有无情感爆发、难以克制冲动的特点。

10.焦虑型人格障碍患者有无经常性紧张焦虑的特点。

（四）人际关系状况

人格障碍患者由于其思维及行为方式与现实的文化不一致，因此常出现人际关系紧张。比如偏执型人格障碍患者是否有因敏感多疑而造成人际关系不融洽。反社会型人格障碍患者是否将所有的感情都倾注在自己身上，不懂得也不可能真正地关心与爱别人。边缘型人格障碍患者是否有人际关系紧张而不稳定，经常把敌意投向所依赖的人，把亲戚、朋友搞得精疲力竭。依赖型人格障碍患者是否对批评相当敏感，当感到人际关系紧张或者有冲突时便非常焦虑不安。

（五）辅助检查

大约65%的反社会型人格障碍患者的脑电图显示异常，呈慢波与尖峰信号。部分冲动型人格障碍患者的脑电图显示慢波增加，脑脊液检查发现5-HT代谢异常。由于人格障碍本身通常不伴有躯体器质性的问题，所以实验室检查常无阳性指征。但临床上常为患者做常规检查，即心电图、胸片、腹部B超及全套肝肾功能生化检查等，以利于鉴别诊断和了解全身重要脏器功能。此外，还可以做脑电图、头颅CT或者MRI检查以排除脑部重大病变。

二、常见护理诊断/问题

1. 焦虑　与内心空虚、自尊低下和过度紧张有关。
2. 有对他人施暴的危险　与不能控制冲动、充满敌意和情感不成熟有关。
3. 有对自己施暴的危险　与性情不稳定、易冲动和自我认识扭曲有关。
4. 自我概念紊乱　与缺乏自信有关。
5. 偏执多疑　与缺乏信任感有关。
6. 社交障碍　与不能正确地自我评价和缺乏人际沟通技巧有关。
7. 个人应对无效　与急切满足眼前的欲望或者心愿、自私及操纵行为有关。
8. 卫生/穿着/进食/如厕自理缺陷　与过分依赖他人、对生活缺乏自信有关。

在上述护理诊断中，偏执型人格障碍患者多出现偏执多疑，反社会型人格障碍患者多出现对他人施暴的危险，边缘型人格障碍患者常出现自我概念紊乱及对自己施暴的危险。此外，这三种人格障碍患者均可出现社交功能障碍。反社会型人格障碍和边缘型人格障碍患者均有个人应对无效。

三、护理目标

1. 患者能描述使其轻松或焦虑的感觉，并能识别焦虑何时加重。能用一种以上适宜的方式来发泄、减轻焦虑。觉得轻松的时候多于焦虑的时候。
2. 患者能用语言表达愤怒与受挫感，能采用社会接受的方式发泄不满，而不采取进攻行为。控制冲动的意识有所增强。
3. 患者能用谈话、写信、体力活动等方式表达心中的感受，并消除任何自我伤害的想法。若出现自杀想法，能亲自或者委托他人与护理人员联系，以避免自残行为的发生。
4. 患者能确认引起低自尊的行为。能肯定地表达自己的意见与优点，能正确评价自己，确认自己的价值，增强自信与自尊。

5. 患者逐渐能接受护理人员与其他人对自己的接近和有利于心身健康的帮助。最终能实际评价生活情形，增强与他人（特别是家人和朋友）的互相信任。

6. 患者能现实性地自我评价，并说出影响社交活动的感觉。能与其他合适的人一起从事一些日常活动，增加与他人的互动，提高沟通技巧，并能他人相处共事。

7. 患者能承认自己的操纵行为。能用语言表达对操纵行为的认识。并能找出至少一种以上适当的方法来满足自己的需要，而不是采取操纵行为。

8. 患者的自信心逐渐增强，开始需在外界的协助下自理生活，逐渐能独立生活与工作。

四、护理措施

（一）建立治疗性信任关系

护士应当与患者建立良好的治疗关系，充分理解患者，并帮助患者找出影响人际关系的因素。认真听取偏执型人格障碍患者带有多疑情感的陈述，在患者用语言进行攻击或者企图找借口来掩盖自己多疑的感受时，切忌直接反驳，以表示对患者的尊重。护士一定要时刻检查自己的情绪，即使患者令人恼怒时，也要以和蔼友善的态度对待患者，当患者感受到能与你愉快相处时，他们的多疑也就减少了。但对偏执型人格障碍患者切记不要过分的热情，以免引起患者多疑。

（二）指导患者参与日常活动

偏执型人格障碍患者由于多疑经常独处，常把自己与他人隔开，以此来减少彼此间的烦恼。护士应首先帮助患者找出并表达影响社交的因素及感受，然后再纠正受损的社交功能。在与患者进行沟通交流时，要清楚、简单地说明问题，以减少误解。在患者能信任他人之前，先与患者所信任的人进行交谈。鼓励患者参与集体活动，但要避免竞争，因为偏执型人格障碍患者对小的细节、符号及不起眼的怠慢都很敏感，会引发怒气。反社会型人格障碍和边缘型人格障碍患者均可因操纵行为而影响其社会关系，护士应指导患者用社会上能接受的方式与人交往，并向其说明操纵行为是一种不健康的行为及操纵行为所带来的后果。

（三）针对冲动行为的护理

反社会型人格障碍与边缘型人格障碍患者忍受挫折的能力非常弱，做事无计划，只针对眼前的利益草率行事，缺乏考虑，经常出乎人的意料，动辄冲动，甚至因冲动导致进攻与恐怖行为。护士应帮助患者探究诱发冲动的因素，讨论这些行为给自己及他人带来的危害与痛苦，以及可以用什么方式代替冲动。在与患者谈论如何在社交活动中避免因冲动而扰乱别人时，要向其解释他们的行为会给别人带来什么样的反应及影响，使他们意识到自己的行为是不正常的。

（四）针对进攻行为的护理

进攻是指任何语言的或者非语言的，现实的或者潜在的针对他人或事物的凌辱，经常发生在反社会型人格障碍患者的个人需要未能如愿时，比如个人的名声、地位、基本需要、愿望、欲望等方面。护士首先要与患者一起找出诱发进攻的因素，即察觉坏的兆头，鼓励他们用自己的语言表达感受，发泄受挫感，而不是采用进攻行为。帮助患者提高解决问题的能力以应付挫折及紧张心理。当患者无法调节自己的愤怒心情并且将要对别人发动进攻或者有暴力行为时，护士应及时制止患者的行为，清楚、明确、严肃地向其讲明破坏行为可能造成的后果，并让他们知道应该对自己的行为负责。必要时考虑隔离或者约束，也可根据医嘱用镇静药物控制患者的进攻行为。

（五）针对自残行为的护理

首先，在边缘型人格障碍患者的自残行为间歇期，护士应评估患者以前的自我伤害史，包括自我伤害的行为方式。探索患者在自残行动前的异常想法，同时帮助他们回忆自残想法出现时的情境，找出过去引起敌意的人际关系情况。护士应与患者共同探讨如何合理的疏导愤怒的感觉或者情绪，一旦患者不能控制自己的情绪，一定要去寻求护士的帮助。与患者一起探索采用建设性而不是消极的破坏性的方式表达不满情绪。鼓励患者用语言表达愤怒而非采用自残行为。在发生暴力行为前，护士应该告诉患者，我们不允许你伤害自己及他人。如果患者有自残行为，护士应调节自己的情绪，既要关心患者，积极地抢救，又不要过分地关注患者自残后伤口的情况，而更应注意导致患者自残的想法及感觉。

（六）健康教育

人格障碍的发生、形成、预防和干预都与家庭有着密不可分的关系。因此，对人格障碍患者及其家属采用健康教育，是为了让家庭成员正确地了解该疾病的特点，配合医生和护士的治疗和护理，从而帮助患者更好地恢复人格。在患者住院后，护士应该立即开始家庭治疗，因为家庭成员或者配偶在有意或是无意地促成和支持患者的行为。治疗应针对家庭中的每一个成员，让他们了解自己在应对患者的行为方面应起到的重要作用。

1. 根据家庭成员对本病的了解情况，护士应该向家庭成员讲明人格障碍的形成与患者早期所受到的社会与家庭的环境影响息息相关。因此，家庭的每个成员在重建患者健康人格方面都应担负起应有的责任。

2. 家庭成员应该了解常见人格障碍的临床特征及护理，自始至终地以积极的态度去帮助患者。

3. 患者给社会和家庭所造成的影响是巨大的、持久的，为此家庭成员应有充分的心理准备。护士应该让家属知道患者的行为是令人难以接受的，但作为家庭成员又必须接受。创造舒适的家庭环境，并与患者保持正常的人际关系是家庭护理的核心。

五、护理评价

（一）偏执型人格障碍患者

1. 患者是否对自己的无端多疑有所认知。

2.患者与家庭成员及其他人的社会关系是否得到改善。改变通常是缓慢的，不能急于求成，要重视患者微小的改进，逐渐增加患者对他人的信任，以此改善人际关系。

（二）反社会型人格障碍患者

反社会型人格障碍患者的行为转变是非常缓慢的，如果某一目标不能在特定的时期内完成，比如在住院期间，应从家庭、社区、社会等方面安排长远目标。反社会型人格障碍患者的出院指征如下。

1.患者能自主控制冲动。

2.患者开始与其他人建立互相信任的关系。

3.患者能及时发现自己的焦虑并加以控制，或焦虑减轻。

4.患者或家庭能主动参与或支持治疗。

（三）边缘型人格障碍患者

护士应用护理程序对边缘型人格障碍患者进行护理时，如果治疗和护理成功，患者将表现出以下几方面。

1.患者能用非防御的方式表达感情，很少表现出可怜相。

2.患者很少产生冲动与对其他人表现出敌意，能心平气和地处理矛盾，以及能用适当的方式发泄内心的不满。

案例回顾

王某的表现与反社会型人格障碍有关。反社会型人格障碍患者常常表现为冷漠、无情、自私和缺乏责任感。他们往往违反社会规范和法律，无视他人的权益和感受。反社会型人格障碍是一种严重的人格障碍类型，患者可能会对他人和社会造成严重伤害。

第十三章
神经认知障碍及相关疾病患者的护理

章前引言

　　1994年出版DSM-4，2013年出版DSM-5，两者变化不可谓不大。在DSM-4中，排在儿童、青少年精神障碍之后的"谵妄、痴呆及遗忘和其他认知障碍"一章，在DSM-5中演变为"神经认知障碍"。这也成为本章名称的由来。依据ICD-11，神经认知障碍（neurocognitive disorders，NCD）指的是以获得性而非发育性的神经认知功能原发性缺损为特征，以谵妄、遗忘、痴呆等认知缺陷为主要临床表现的综合征。神经认知障碍反映的是先前认知水平的下降，包括谵妄、轻度神经认知障碍和重度神经认知障碍。发病后可能导致脑部功能受损，影响患者的正常生活，给家庭带来沉重的负担。2020年，我国60岁以上人口达2.64亿人，60岁以上痴呆前兆患病率为15.5%，其中认知障碍患者5 384万人，痴呆患者1 507万人，为社会带来巨大负担。

第十三章 神经认知障碍及相关疾病患者的护理

学习目标

1. 理解神经认知障碍相关脑部和躯体疾病的病因、临床表现、诊断和治疗原则。
2. 识记痴呆、谵妄、遗忘三大综合征的临床表现和治疗原则；与神经认知障碍有关的常见脑部疾病的分类及概念。
3. 学会根据患者具体情况给予神经认知障碍有关的常见脑部疾病患者护理诊断及措施。

思政目标

尊老爱老是中华民族的传统美德。在充分了解神经认识障碍的基础上，培养学生尊老爱老的同理心与爱心，培养学生的社会责任感。在关心阿尔茨海默病群体的基础上，关注阿尔茨海默病患者照护者的心理健康，培养学生以患者为中心、以家庭为中心的护理理念。

案例导入

患者女性，81岁。3年前开始出现近记忆减退：在家找不到自己的东西；反复说一件事，重复说几次，却不记得自己曾经说过；不能记起当天进食情况；对周围环境的变化缺少反应，如不知道孩子几时回家，水电费反复看几次却不知道自己已经看过了。性格改变，急躁，易发脾气。8个月前，患者开始认为自己的父母还健在，有时每天几次要去见自己的父母，反复告知仍不相信，带患者到父母的坟地后，才相信父母已经过世了。有时候把老伴当成自己的父亲。每日睡眠增多，间断入睡，个人生活有时需要家属协助料理。2周前，患者开始认为家里丢了东西，反复翻找、收拾，称自己要出去上学，外面有很多人在等她。近几日，患者晚上不睡觉，或翻找东西，或在屋子里乱走。

精神检查：患者神志清楚，定向力好，有明显记忆力减退、睡眠障碍。衣着整洁，表情自然，生活自理能力较差。对医务人员及家属友好，注意力较集中，对答切题，声音平和，自知力部分存在。

思考题

1. 本案例中患者可能的诊断是什么？
2. 护理评估包括哪些？
3. 主要的护理措施包括哪些？

第一节 神经认知障碍概述

一、神经认知障碍的临床特点

神经认知障碍以获得性而非发育性的神经认知功能原发性缺损为特征。神经认知功能特指与大脑功能直接相关的基于神经的认知技能和能力，包括但不限于注意力/集中注意力、记忆、语言、视觉空间/感知技能、处理速度和执行功能（如解决问题、做出判断）。这组障碍不包括那些出生时或发育期出现的、以神经认知功能缺陷为特征且被归类为神经发育障碍的疾病。

神经认知障碍具有相对明确的病理与生理机制，涉及多种脑部和躯体疾病，包括谵妄、轻度神经认知障碍（mild NCD）和重度神经认知障碍（major NCD），如遗忘属于轻度认知障碍，痴呆则属于重度认知障碍。这组疾病在临床评估期间的表现可能因文化和语言因素而异，也应尽可能考虑性别及其相关因素。

二、常见综合征

（一）谵妄

根据ICD-11，谵妄（delirium）被定义为以注意力障碍（指向、集中、维持及注意的转移）和意识障碍（对环境定性能力减弱）为特征，在短时间内产生并在一天内症状呈现波动变化的一种综合征，通常伴随着其他认知损伤，如记忆障碍、定向力障碍、言语紊乱、知觉感知障碍及睡眠觉醒周期的改变等。

谵妄常伴随广泛性的认知障碍和相应的精神及行为症状，因通常起病较急且具有可逆性，故又称为急性脑综合征（acute brain syndrome）。谵妄是神经认知障碍疾病的常见并发症，在综合性医院住院患者中的发生率为5%~15%，在重症监护病房、烧伤病房及创伤病房的住院患者中发生率更高。谵妄的发生会导致住院时间延长、病死率升高和医疗费用增加，约40%的谵妄患者会发展为慢性脑病综合征。

1.病因及发病机制　导致谵妄的原因很多，可分为易感因素和诱发因素。易感因素包括高龄、痴呆、功能性残疾、严重的共病等。诱发因素包括药物使用、外科手术、麻醉、严重的疼痛、感染、急性疾病、突然加重的慢性疾病等。患者存在的易感因素越多，谵妄发生所需的诱发因素越少。谵妄确切的发病机制迄今尚不清楚，目前认为与各种原因导致的脑神经递质及结构改变有关。

2.临床表现　在短时间内（数小时或数天）出现注意力、定向和意识紊乱，以注意障碍和意识障碍为临床特征，通常表现为严重的意识模糊或短暂的全面神经认知损害的症状，并且病情随着潜在的病因而波动。

(1) 注意障碍：主要表现为定向、聚焦、维持及变换注意力的能力下降，进而导致患者在对话过程中常停留在先前问题中而不能随着问题的改变恰当转移注意力，患者也很容易因无关的刺激而分神。

(2) 意识障碍：主要表现为患者对环境、人物的认知清晰度下降。轻度谵妄表现为神志恍惚，反应迟钝，问答不切题，注意力不能集中；中度谵妄表现为神志混浊，胡言乱语；重度谵妄患者可达昏迷。谵妄常进展较快，一天之内症状常呈现昼轻夜重的波动，又称日落效应。

(3) 记忆障碍：以瞬时记忆和近记忆障碍最为明显，患者对病中经历多不能回忆，部分患者在恢复期还可出现错构和虚构。

(4) 定向障碍：表现为时间、地点定向障碍，严重者可出现人物定向障碍。

(5) 知觉障碍：主要表现为丰富、生动的错觉和幻觉，内容以恐怖性最常见。如药片被看成小虫，看到房间里有猛兽在走动。因此，临床中对表现出幻觉的患者要考虑神经认知障碍的可能。

(6) 睡眠-觉醒障碍：一些患者的谵妄症状仅于夜间出现，白天清醒时间缩短，呈现困倦和嗜睡，而在夜间出现兴奋躁动或激动不安。甚至出现昼夜颠倒现象。

(7) 情绪行为障碍：如焦虑、抑郁、恐惧、易激惹、愤怒、欣快和情感淡漠，但是上述情绪状态间会有快速的、不可预测的转换，在夜间或缺乏外界刺激的情况下，这种紊乱的情绪状态往往会表现为呼喊、咒骂、尖叫、呻吟或者制造其他声音等。

3. 诊断　一般根据典型的临床症状即可做出诊断，即急性起病，同时有意识、知觉、注意、思维、记忆、情感和行为障碍，以及睡眠-觉醒周期紊乱，病程虽短暂但易变化，特别是症状会清晰地呈现出昼轻夜重等特点。另外，还可根据病史、体格检查及辅助检查来明确病因。谵妄患者的脑电图显示为弥漫性慢波，并与认知障碍的严重程度相关。

4. 治疗　谵妄是一种临床急症，必须尽快明确潜在病因并给予处理，以免造成脑组织不可逆的损害。治疗包括病因治疗、支持治疗及对症治疗。病因治疗即对原发脑器质性疾病或躯体疾病进行积极治疗。支持治疗一般包括维持水、电解质平衡，适当补充营养，将患者置于安静且昼夜分明（白天光线充足，夜晚黑暗宁静）的医院病房，陈设安全，最好有亲人陪伴以减少患者的恐惧、焦虑及激惹。对症治疗即针对精神症状给予精神药物治疗。无论选择何种药物，为避免加深意识障碍，均应低剂量起始、短期治疗。

（二）痴呆

痴呆（dementia）是一组较严重的、持续的认知障碍。临床上以缓慢出现的智能减退为主要特征，伴有不同程度的人格改变，但无意识障碍。因起病缓慢，病程较长，故又称慢性脑综合征（chronic brain syndrome）。痴呆可发病于各年龄阶段，但以老年期最常见，而且年龄越大，患病率越高。流行病学调查发现，65岁以上的老年人中，中重度痴呆的发病率为3%～5%，随着年龄的增加，发病率升高，80岁以上老年人的患病率可达20%或更高。

1.病因 引起痴呆的病因很多，包括中枢神经系统疾病、内分泌障碍和代谢障碍、中毒等（表13-1）。痴呆的发病机制因病因不同而各异。

表13-1 引起痴呆的病因和具体类型

病因分类	具体类型
中枢神经系统疾病	脑变性疾病：阿尔茨海默病、额-颞叶痴呆、亨廷顿病、克-雅病、帕金森病、路易体痴呆 脑血管病：血管性痴呆 颅内感染：脑炎、脑膜脑炎、艾滋病痴呆、神经梅毒 颅内占位性病变：慢性硬膜下血肿、慢性脑脓肿、脑肿瘤、颅脑外伤
内分泌障碍和代谢障碍	内分泌障碍：艾迪生病、库欣综合征、高胰岛素血症、甲状腺功能减退、垂体功能减退、甲状旁腺功能亢进、甲状旁腺功能减退、肝功能衰竭、肾衰竭、肺功能衰竭、慢性电解质紊乱、血卟啉病、肝豆状核变性 维生素缺乏：烟酸、叶酸、维生素 B_1、维生素 B_{12} 等缺乏
中毒	酒精、药物、一氧化碳、重金属等

2.临床表现 痴呆的发生多缓慢隐匿，因而患者及其家属往往说不清何时起病，其典型的特征是特定的神经认知功能受损，病程呈渐进式发展。

（1）近记忆受损是最早的核心临床表现，如患者忘记进屋要取的物品、刚说过的话（家人会觉得患者变啰唆了）。患者的早期症状常常被患者乃至家人用年龄增加、疲劳、注意力不集中等原因合理化而失去早期诊断的机会。随着病情的进展，患者远记忆也受损，患者常常以虚构来弥补记忆的缺损，出现思维缓慢、贫乏，对一般事物的理解力和判断力越来越差，可出现计算困难，时间、地点和人物定向障碍。

（2）另一个早期症状是学习新知识、掌握新技能的能力下降，在面对不熟悉的工作时会有疲乏、沮丧与易激惹的表现。此外，患者的抽象思维、概括、综合分析和判断能力呈进行性减退。当记忆全面受累、理解判断力受损时，可能会引起短暂、变化多样、不成系统的妄想观念（如被偷窃、嫉妒和被迫害妄想）。此阶段患者还常有昼夜不分、不知归途、无目的漫游的表现。

（3）患者可出现情绪不稳，或勃然大怒，或易哭易笑，或焦虑不安不能自制。后期患者呈现淡漠、迟钝或抑郁消极，或无动于衷。有些患者外出乱跑、捡拾垃圾藏于屋内，部分患者会出现违反道德准则的行为（如偷窃等）。当智能全面衰退、痴呆严重时，患者自理能力丧失甚至失去言语对答能力（重度痴呆患者表现为缄默），还会有大小便失禁的现象。患者的人格也会改变，主要表现为兴趣下降、主动性差、社会性退缩、不爱清洁、不修边幅、暴躁易怒、自私多疑，有的患者也可表现脱抑制行为，如冲动、幼稚行为等。

3.诊断 可根据以下几个方面进行诊断。

（1）病史，了解患者是否有家族史，是否有卒中、脑外伤或酒精及药物滥用等病史，首次发病时间，是否伴有头痛、步态不稳或大小便失禁等症状。

（2）智能检查有助于确定患者是否有意识障碍及全面或局部的认知功能不全。

(3) 了解患者是否有社会功能下降的表现。

(4) 实验室检查，包括血常规，血清钙、磷，血糖，肝功能、肾功能和甲状腺功能，血维生素B_{12}和叶酸的检查，以及梅毒血清的筛查。

(5) 体格检查及影像学检查，检查患者是否有神经系统定位体征及神经系统影像学表现，有助于明确病因。

4.治疗　首先应及早治疗病因，其次需评估患者认知功能和社会功能损害的程度，以及精神症状、行为问题和照料环境。治疗原则是提高患者的生活质量，减轻患者给家庭带来的负担。

（三）遗忘综合征

遗忘综合征（amnestic syndrome）又称科尔萨科夫综合征（Korsakoff syndrome），是脑部器质性病变导致的选择性或局灶性认知功能障碍，是以近事记忆障碍为主要特征或唯一临床表现的综合征。患者意识清楚，其他认知功能保持完好或可以维持，但为了补偿记忆障碍或遗忘的缺陷，只能付出大量额外的努力（如补偿策略），常产生错构或虚构现象。

1.病因与发病机制　最常见的病因是长期大量饮酒导致维生素B_1缺乏，造成间脑和边缘叶结构损害。其他如脑外伤、缺氧、一氧化碳中毒、血管性疾病、脑炎、第三脑室肿瘤等也可导致遗忘障碍。

2.临床表现　主要临床表现是严重记忆障碍，特别是近记忆障碍，注意力和瞬时记忆正常，但患者很难学习和回忆新知识，常有错构和虚构。虚构是遗忘综合征的特征性表现。患者记不住病友及工作人员的姓名，严重时在病区找不到厕所及自己的病房。有些患者为了掩盖会编造或虚构一些情节，有些患者无此症状。有些患者除记忆力受损外，其他认知功能和技能相对正常。由于患者言谈举止大体如常，显得较理智，故早期易被忽视。

3.诊断　患者通常意识清晰，有记忆障碍，但一般不影响瞬时记忆；有嗜酒史或其他脑部病变的证据。应注意与心因性（癔症性）遗忘症、癫痫发作后遗忘相鉴别。

4.治疗　由于大脑已经发生局灶性器质性病理改变，因此预后不好，且疗效不佳。目前主要采用对因治疗，如酒精依赖者戒酒并补充维生素B_1。其次是帮助患者制订康复训练计划，如训练记忆电话号码，坚持每天读报、看新闻，积极参加各种社交活动，保持积极向上的心态。

第二节　脑部疾病所致神经认知及精神障碍

一、常见脑部疾病所致神经认知及精神障碍的临床特点

（一）阿尔茨海默病

阿尔茨海默病（Alzheimer's disease，AD）是一种起病隐匿、进行性发展的慢性神经退

行性疾病，临床上以记忆障碍及失语、失用、失认等认知障碍为主要特征，同时伴有精神行为异常和社会生活功能减退。其病理特征为老年斑、神经元纤维缠结、海马锥体细胞颗粒空泡变性及神经元特异性的神经递质缺陷。一般症状持续进展，病程通常为8~10年。AD是最常见的痴呆类型，约占痴呆总数的50%以上。65岁以上老年人的患病率约为5%，而85岁以上老年人的患病率为20%~50%；发病率与年龄呈正相关。

1. 病因与发病机制　尚未完全明确，可能与以下因素有关。

（1）遗传因素：约5%的患者有明确的家族史。近年来发现三种早发型家族性常染色体显性遗传的阿尔茨海默病致病基因，分别是位于21号染色体上的APP基因、位于14号染色体上的早老素1基因（presinilin 1，PS1）、位于1号染色体上的早老素2基因（presinilin 2，PS2）和位于19号染色体上的载脂蛋白E（APOE）基因。

（2）β-淀粉样蛋白代谢异常：目前认为β-淀粉样蛋白的生成和清除失衡是神经元变性和痴呆的始动因素，可诱导tau蛋白过度磷酸化、炎症反应、神经元死亡等一系列病理过程。

（3）神经递质障碍：阿尔茨海默病患者的大脑中存在广泛的神经递质异常，这些递质对学习和记忆等认知功能有重要的作用。随着疾病进展，患者脑内乙酰胆碱水平迅速下降，而乙酰胆碱的缺乏与认知功能障碍密切相关，这也是目前阿尔茨海默病治疗获得有限疗效的重要基础。

2. 病理改变　阿尔茨海默病患者的大体病理呈弥漫性脑萎缩，重量较正常大脑轻20%以上或小于1 000g，脑回变窄，脑沟变宽，尤以颞、顶、前额叶萎缩明显，第三脑室和侧脑室异常扩大，海马体萎缩明显。镜下病理以老年斑、神经元纤维缠结和神经元减少为主要特征。

（1）老年斑（senile plaques，SP）：SP的中心是β-淀粉样蛋白，周围有无数蛋白和细胞片。正常老年人的脑组织中也可出现SP，但数量比阿尔茨海默病患者明显为少。老年斑形成的同时伴随着广泛的进行性大脑突触的丢失，这与最早的临床表现即短时记忆障碍有关。

（2）神经元纤维缠结（neurofibrillary tangles，NFTs）：电镜下呈螺旋样细丝，主要组成是高度磷酸化的微管相关蛋白，即tau蛋白。神经元纤维缠结也可见于正常老年人的颞叶和其他神经系统变性疾病，但在阿尔茨海默病患者的脑中数量多，分布范围广，与临床症状相关。

（3）广泛神经元缺失：神经毡广泛，神经元缺失，代之以星形胶质细胞增生和小胶质细胞增生。

（4）其他病理征：包括海马锥体细胞的颗粒空泡变性，轴索、突触异常断裂和血管淀粉样变等。

3. 临床表现　通常起病隐匿，主要表现为持续性、不可逆的智能衰退。按严重程度分为早、中、晚期，但各期存在重叠与交叉，界线并不明显。

（1）早期：患者症状轻微，以近记忆力障碍为首发症状，也可伴有相对较轻的远记忆力障碍。表现为对刚发生的事、刚说过的话不能记忆，忘记熟悉的人名，但对年代久远的事记忆相对清楚。早期因患者社会功能尚可，记忆障碍往往不容易被发现。

（2）中期：患者认知障碍加重，表现为掌握并运用新知识及社交的能力下降。严重时出现定向障碍，一般先出现时间定向障碍，再出现空间定向障碍。时间定向受损，表现为不知道今天是何年何月何日，不知道现在是上午还是下午。地点定向受损，此时患者经常迷路，常在熟悉环境中找不到方向，如找不到厕所在哪儿，走错房间等。同时有语言功能障碍，如语言不畅，用词不当，不能列出同类物品的名称，理解及复述能力差。患者还可出现不同程度的失用，如穿衣、刷牙、梳头、吃饭等感到困难，难以完成。患者逐渐对简单的计算也感到吃力。精神和行为障碍比较突出，常可见患者情绪不稳，易激惹，挫折感强，一些患者会出现幻觉（以幻视较多见）、妄想（以被窃和嫉妒较多见），这一时期需要家人进行日常监护。

（3）晚期：患者的判断力、认知力消失殆尽，幻觉和妄想更为显著。语言能力严重退化，最终丧失语言功能。患者行走能力逐渐丧失，甚至不能站立，终日卧床，大小便失禁。病程晚期逐渐出现椎体系和椎体外系体征，如肌张力增高、运动徐缓、拖曳步态、姿势异常等，最终患者可呈现强直性或屈曲性四肢瘫痪，并可出现原始反射如强握、吸吮反射等。

4.诊断　首先应根据临床表现做出重度或轻度神经认知障碍的判断，然后结合病史、病程特点、体格检查、心理检查与辅助检查的结果，排除其他原因引起的神经认知障碍，才能诊断为阿尔茨海默病。

5.治疗　目前尚无法逆转或阻止阿尔茨海默病的病情进展，但早期采取支持、对症、病因治疗，可延缓患者日常生活质量的减退。

（1）心理社会治疗：对药物治疗的补充。鼓励早期患者参与各种社会活动及训练，以延缓衰退速度。对有精神、认知功能、视空间功能障碍、行动困难的患者应防止摔倒、自伤、外出不归等意外发生，提供必要的护理能延长患者的生命及改善其生活质量。

（2）一般支持治疗：给予扩张血管、改善脑血液供应、神经营养和抗氧化等辅助用药。常用的药物有银杏叶制剂、血管α受体阻滞剂、吡拉西坦等。

（3）药物治疗：常用的有两大类。①胆碱酯酶抑制剂（acetylcholinesterase inhibitors, AChEI），常用于治疗轻、中度阿尔茨海默病患者，此类药物有多奈哌齐、石杉碱甲等。②N-甲基-D-天冬氨酸（N-methyl-D-aspartate, NMDA）受体拮抗剂，常用药物有美金刚，被推荐用于中、重度阿尔茨海默病患者。

（二）血管性神经认知障碍

血管性神经认知障碍（vascular neurocognitive disorder）是指由脑血管病变（脑梗死、脑出血、脑静脉病变等）导致的神经认知障碍，分为轻度血管性神经认知障碍和重度血管性神经认知障碍。其中重度血管性神经认知障碍又称血管性痴呆（vascular dementia, VD），本节主要介绍VD。血管性痴呆是一种常见的重度神经认知障碍，患病率仅次于阿尔茨海默病，65岁以上老年人的患病率为1.2%~4.2%。血管性痴呆的发病与年龄有关，男性多于女性。血管性痴呆的自然病程为5年左右，其预期寿命较普通人群甚至阿尔茨海默病患者短。

1.病因与发病机制　血管性痴呆的病因包括脑血管病和危险因素。主要的脑血管病包括出血性和缺血性引起的脑组织血液供应障碍，导致脑功能衰退。脑血管病变的发生与血管病变的部位和性质有关。通常认为导致血管性痴呆的危险因素与卒中的危险因素类似，包括高血压、高血脂、糖尿病、吸烟、冠状动脉疾病、房颤、既往卒中史、高龄等。

2. 临床表现　　与阿尔茨海默病相比，血管性痴呆的起病相对较急，病程可呈阶梯式恶化且波动较大。血管性痴呆患者常出现夜间精神异常，人格改变较少见，对疾病有自知力，可伴发抑郁、情绪不稳和情感失控等症状，认知功能缺损通常较局限。多数患者可有神经系统的体征。

3. 诊断与鉴别诊断　　本病诊断主要根据脑血管疾病的证据、典型临床表现及辅助检查结果。本病应与阿尔茨海默病相鉴别（表13-2）。

4. 治疗

（1）预防危险因素：对危险因素的预防和治疗可以降低血管性痴呆的发病率。首先针对高血压、冠状动脉疾病等原发病进行治疗，既往有短暂性脑缺血发作（transient ischemic attack，TIA）或非出血性疾病致卒中史的患者，可使用小剂量阿司匹林以减少发病的危险性。华法林可减少卒中伴房颤的危险性。目前还没有特效药用于治疗血管性痴呆，如血管舒张剂、脑代谢药、神经保护剂、钙通道阻滞剂（钙拮抗剂）等药物，在临床上的疗效都不甚肯定。

（2）控制行为和精神症状：伴发精神障碍时适当选用抗精神病药改善精神症状。抗焦虑药主要用于控制焦虑、激越和失眠症状，常用药物有阿普唑仑和罗拉等。有抑郁症状的患者可选用抗抑郁药对症处理。

表13-2　血管性痴呆与阿尔茨海默病的鉴别

类目	血管性痴呆	阿尔茨海默病
病因	脑血管病变	脑萎缩
起病情况	缓慢起病，可有急性发作	隐匿起病
病程	阶梯式恶化，波动较大	持续性、进行性发作
性别	男性多于女性	女性多于男性
早期症状	头痛、眩晕、肢体麻木、近记忆力障碍	失眠、记忆力下降
精神症状	情感脆弱、情绪波动不稳、个性改变不明显、自知力保持	情感淡漠或欣快、个性改变较早且不断加重、早期丧失自知力
全身性疾病	合并高血压、糖尿病、高脂血症	晚期常合并压疮、肺炎等
CT检查	多发性梗死，腔隙性梗死软化灶	弥漫性脑皮质萎缩

（三）颅内感染所致神经认知障碍

颅内感染所致神经认知障碍是由细菌、病毒、真菌、原虫或其他微生物直接侵犯脑组织引起的精神障碍。如在疾病的急性期较容易出现谵妄，而在疾病的恢复期及后遗症期则出现轻度神经认知功能障碍或痴呆。颅内感染可分别位于蛛网膜下腔（脑膜炎）、脑实质（脑炎）或局限于脑或脑膜并形成包围区域（脑脓肿）。下面重点介绍病毒性脑炎所致精神障碍。

病毒性脑炎是由病毒直接感染所致，其中以单纯疱疹病毒性脑炎（herpes simplex virus

encephalitis）最为常见。一般发病无季节性与区域性，故常为散发性病毒性脑炎。

1. 病因与发病机制　目前已证实病毒性脑炎是由病毒直接侵入脑组织引起炎性变化，导致免疫性脱髓鞘变化，也可因免疫机制障碍（可由病毒感染诱发或外因作用于敏感的个体）而发病，但确切的发病机制尚待进一步探讨。

2. 临床表现　多为急性或亚急性起病，神经认知障碍主要体现在急性期，在头痛、疲惫、发热等一般症状的基础上，表现为不同程度的意识障碍（如嗜睡、神志恍惚、定向障碍甚至昏迷）和认知损伤（记忆、计算、理解能力减退），某些病例可出现谵妄。在恢复期部分患者可遗留程度不一的神经认知障碍。

除神经认知障碍表现外，患者的精神症状也比较突出，精神运动性抑制较多见，也可表现为精神运动性兴奋，可有幻觉和妄想。癫痫发作相当常见，以全身性发作最多，有的以癫痫持续状态为首发表现。此外，患者尚可存在比较明显的神经系统症状和体征，如瘫痪、共济失调、震颤、眼球运动障碍、面肌瘫痪、吞咽困难、舌下神经麻痹、感觉障碍等。

3. 诊断　诊断依据包括呼吸道或消化道感染史；有意识障碍伴精神症状；神经系统有肯定或不恒定的症状和体征，脑脊液有白细胞和（或）蛋白质轻度增加，脑电图呈弥漫性改变。

4. 治疗　目前主要是对症治疗和支持治疗，包括早期的抗病毒治疗、降温、脱水降低颅内压、支持营养治疗等。

（四）颅内肿瘤所致神经认知及精神障碍

颅内肿瘤可损害正常脑组织、压迫邻近脑实质或脑血管，造成颅内压增高，出现神经系统症状、癫痫发作或精神症状，甚至部分颅内肿瘤患者早期缺乏神经系统的定位体征而只有精神症状，易导致误诊而延误患者治疗。

1. 病因与发病机制　颅内肿瘤所致神经认知及精神障碍的机制与肿瘤引起的颅内高压，肿瘤的部位、性质、生长速度，以及个体素质等多种因素的综合作用有关。

2. 临床表现

（1）神经认知障碍：颅内肿瘤所致的精神症状中，神经认知障碍最常见。患者可表现为记忆减退、思维迟缓、注意力不集中，甚至出现类似痴呆的表现。

（2）幻觉：不同部位的肿瘤可产生不同种类的幻觉，如颞叶肿瘤可出现较复杂的幻视和幻听，亦可产生幻嗅和幻味；顶叶肿瘤可产生幻触和运动性幻觉；枕叶肿瘤可产生原始性幻视；但不同部位的肿瘤也可产生相同的幻觉，如额叶肿瘤常因影响邻近的颞叶而出现幻视和幻听。

（3）其他精神症状：包括焦虑、抑郁、躁狂、分裂样或神经症性症状。

（4）定位症状：不同部位的颅内肿瘤可产生不同的精神症状，虽不是绝对，但有助于定位诊断。①额叶肿瘤患者会出现精神症状，而且精神症状较其他部位肿瘤多见，症状出现早，容易导致误诊。②颞叶肿瘤患者会出现叶癫痫，可伴有智力缺损和人格改变。③枕叶肿瘤最特定的症状是视幻觉。④第三脑室附近肿瘤的典型症状是遗忘综合征。⑤间脑肿瘤的特征性症状是嗜睡。⑥垂体肿瘤可造成内分泌障碍（如库欣病等）而出现精神症状。⑦天幕下肿瘤比天幕上肿瘤较少产生精神障碍，患者可出现全面性智能障碍，其程度与颅内压成正比。⑧顶叶肿瘤较少引起精神症状。

3.诊断　详细采集病史，进行体格检查及神经系统检查，脑脊液检查、脑电图、CT、MRI等辅助手段有助于明确诊断。

4.治疗　颅内肿瘤应以治疗原发病为主，精神症状应采用最小剂量的抗精神病药物来控制，但不宜久服。

（五）创伤性脑损伤所致神经认知障碍

创伤性脑损伤所致神经认知障碍（neurocognitive disorder due to traumatic brain injury）是指由于对大脑的冲击或其他机制导致颅内大脑快速移位造成脑损伤从而形成的神经认知障碍。颅脑损伤的高发年龄为15~25岁，男性明显多于女性。

1.病因与发病机制　各种原因导致的闭合性与开放性创伤性脑损伤是发病的主要因素，个体的素质特征及外伤后的心理社会因素也有一定作用。创伤性脑损伤越重，发生精神障碍的概率越高，持续的时间也越长。额叶和颞叶损害容易引起精神病样症状和人格改变，意识障碍则与间脑和脑干网状激活系统损害密切相关。

2.临床表现

（1）急性期：症状以意识障碍为主，可持续数秒至数十分钟。严重受创者若丧失意识时间超过数小时，完全康复的概率可能降低。昏迷患者往往要经历一段外伤后精神混乱状态（post-traumatic confusional state）才能完全恢复。脑外伤后遗忘（post-traumatic amnesia，PTA）是一种顺行性遗忘，患者忘记创伤性脑损伤当时及其后一段时间的经历，通常可持续数分钟至数周。

（2）急性期后：轻度创伤性脑损伤患者的神经认知症状及其他伴随症状可能会在数天至数周内恢复，通常在3个月后完全恢复。重度创伤性脑损伤患者通常会出现持续的神经认知障碍，甚至可能出现痴呆，严重程度与PTA的持续时长有关。除了神经认知缺陷，这部分患者还可能出现人格改变、精神症状及神经生理的变化（惊厥、对声或光敏感等）。

3.诊断　了解外伤前后的详细经过，结合神经系统检查和辅助检查，通常不难诊断。应注意排除各种神经症、精神分裂症、情感性障碍、病态人格、慢性硬膜下血肿及其他原因引起的神经认知障碍。

4.治疗　急性期治疗以颅脑外伤的专科处理为主，危险期过后应积极地治疗精神症状。神经营养药对智力障碍可有一定的疗效。

（六）癫痫性神经认知及精神障碍

癫痫是常见的神经系统疾病，是一种慢性反复性发作性短暂脑功能失调综合征，以脑神经元异常过度放电引起癫痫反复发作为特征。

1.病因与发病机制　临床上常将癫痫分为原发性和继发性。原发性癫痫的病因尚未明确。继发性癫痫又称症状性癫痫，常继发于颅脑肿瘤、颅脑外伤、颅内感染、脑血管病、脑变性疾病等。伴低氧、代谢性疾病、心血管疾病、中毒性疾病等全身性疾病时也可发生。癫痫的发病机制至今尚未明确，目前多归因于脑神经元的过度同步放电。在分子遗传学研究方面已取得突破性进展，如已明确原发性全身性癫痫及伴有精神发育迟滞癫痫的遗传方式为常染色体隐性遗传，而伴有幻觉特征的癫痫为常染色体显性遗传等。

2.临床表现

（1）发作前精神障碍：表现为先兆和（或）前驱症状。先兆是一种部分发作，在癫痫发作前出现，通常只有数秒，很少超过1分钟。而先兆对判断致痫病灶的定位及诊断有着重要的价值。前驱症状发生在癫痫发作前数小时至数天，尤以儿童较多见。表现为易激惹、紧张、失眠、坐立不安甚至重度抑郁，症状通常随着癫痫发作而终止。

（2）发作时精神障碍：患者常处于朦胧状态，可表现为自动症和神游症，出现错觉或幻觉，有恐怖、愤怒等情感障碍。思维障碍发作则出现思维中断、强迫思维等。

（3）发作后精神障碍：出现意识模糊、定向障碍、反应迟钝等症状，一般持续数分钟至数小时。

（4）发作间歇精神障碍：人格改变较为常见，以左颞叶病灶和大发作的患者较多见，与脑器质性损害、癫痫发作类型、长期使用抗癫痫药、心理社会状况及患者原有人格特征等因素有关，表现为敏感多疑、思维黏滞、人际关系紧张等。

3.诊断　除详细收集病史外，躯体和神经系统与脑电图检查十分重要，90%的癫痫患者有脑电图异常，必要时可做脑部CT、MRI等检查。

4.治疗　根据癫痫发作的类型及精神障碍与癫痫发作的关系，调整抗癫痫药的种类和剂量，有效地控制癫痫发作；精神症状可选用奋乃静、氟哌啶醇及其他抗精神病药或抗焦虑药；颞叶癫痫者可考虑手术治疗；对于人格改变和智能减退者，则应加强管理和教育，进行相应的心理治疗等。

二、常见脑部疾病所致神经认知及精神障碍的护理

（一）护理评估

1.一般状况评估　包括患者的性别、年龄、民族、婚姻、子女、出生地、职业、病史等。

2.生理状况评估　①生命体征：评估患者的生命体征及意识障碍的程度、持续时间等。②营养状况：评估患者反应是否灵敏，有无控制口腔活动的能力，是否存在咳嗽和呕吐反射；评估患者的饮食习惯及目前进食情况，有无不知饥饱、暴饮暴食、进食量少、进食困难或拒食等；评估患者体重是否有改变，有无脱水等。③排泄情况：评估患者有无排尿困难、尿潴留、便秘等问题；评估患者有无肠鸣音减弱或腹胀问题。④睡眠状况：评估患者是否存在睡眠障碍，如入睡困难、易惊醒、早醒、睡眠质量差、节律颠倒等。⑤皮肤情况：评估患者皮肤的颜色、弹性是否有改变，有无皮肤破溃的危险因素。⑥自理情况：评估患者外貌、仪表是否整洁并符合

身份；评估患者是否存在如厕、更衣、洗澡等自理问题；评估患者有无不修边幅、丧失生活自理能力、终日卧床不起或大小便失禁等护理问题。

3. 精神症状评估

（1）感知觉障碍：评估患者有无感觉的过敏或减退，以及体感异常症状；评估有无错觉和幻觉（幻听、幻视、幻味等）。

（2）思维障碍：评估患者的思维形式（言谈的语速、量、逻辑等）和思维内容（妄想）是否存在障碍。

（3）注意障碍：评估患者主动注意和被动注意的兴奋性水平、稳定性等，以及有无注意力广度和范围的缩小。

（4）记忆障碍：评估患者近记忆力和远记忆力是否完好，是否存在虚构和错构现象。

（5）智能障碍：评估患者的理解力、判断力、计算力、分析概括力等情况。

（6）定向力障碍：评估患者对环境和自身状态的认知情况。

4. 心理-社会状况评估

（1）患者基本情况：评估患者发病前主要生活经历、性格特点、兴趣爱好、职业、文化程度、生活方式、婚姻状况等。评估患者的家庭经济状况、家庭成员对疾病的了解程度，是否有能力提供支持和照顾。

（2）患者家庭支持情况：评估患者的家庭经济状况、家庭成员对疾病的了解程度，是否有能力提供支持和照顾。

（3）患者人际关系：评估患者的社交、沟通能力，能否与家人、朋友和睦相处。

（二）护理诊断

1. 急性意识障碍　与各种脑器质性疾病所致脑组织损害有关。

2. 清理呼吸道低效/无效　与脑损伤后意识不清有关。

3. 欠缺生活自理能力（进食、沐浴、如厕、穿着等）　与意识障碍或精神障碍、运动障碍等有关。

4. 营养失调（低于机体需要量）　与发热、食欲下降、感染等有关。

5. 思维过程改变　与感知觉、思维、记忆障碍等有关。

6. 言语沟通障碍　与言语功能障碍、思维障碍等有关。

7. 社会交往障碍　与沟通障碍、认知障碍等有关。

8. 睡眠型态紊乱　与心理压力、幻觉等有关。

9. 有施行暴力的危险　与兴奋、躁动、幻觉等精神症状有关。

10. 有受伤的危险　与意识障碍、感觉障碍、精神障碍、癫痫发作等有关。

11. 有走失的危险　与记忆障碍、智能障碍等有关。

12. 有皮肤完整性受损的危险　与感知觉障碍、活动障碍等有关。

13. 家庭应对无效　与失去应对疾病的能力或经济承受能力不足有关。

（三）护理目标

1. 患者的意识和生命体征恢复正常。
2. 患者的营养状态得到改善。
3. 患者的基本生理需求得到满足。
4. 患者的精神症状得到对症护理。
5. 患者未出现并发症。
6. 患者的社会功能得到维持或改善。
7. 患者的家属得到有效支持。

（四）护理措施

1. 基础护理　神经认知障碍患者受疾病影响可出现意识障碍、认知障碍、精神障碍及运动障碍等，护士应做好患者的饮食、睡眠、排泄、安全及个人卫生护理，积极采取有效的护理措施，预防患者出现营养不良、感染和压疮等并发症。

2. 安全护理　因脑部疾病而致神经认知障碍的患者在住院期间极易发生坠床、跌倒、自伤、自杀、走失等安全问题。密切观察患者的病情变化，如谵妄患者的症状变化快，要善于观察患者细微的病情变化，护士应加强巡视，确保环境安全，并认真做好患者的心理护理，及时给予干预。对有记忆障碍、出门后易走失的患者，严格进行交接班，患者外出活动需有家属或工作人员陪伴，返回病房时要认真清点人数。患者穿着病员服，在患者手腕处或上衣明显处佩带身份识别卡，标注患者姓名、年龄、定点医院及电话、家庭住址、联系人电话、所患疾病等，以便患者走失后能及时被找回。

3. 特殊症状的护理

（1）谵妄状态的护理：处于谵妄状态的患者对自己的疾病缺少认知，往往无患病感，不接受医生的治疗，有意无意地拔除各种管道，撕毁衣服，哭闹叫喊，且不听劝阻，医护人员难以与之沟通交流。首先，应将患者安置于易观察的病室，保持病室安静、舒适、光线充足、陈设简单，不存在危险物品，减少外界干扰，护士相对固定。患者卧床休息时，酌情加床档或保护性约束，以防坠床、跌伤等意外事件的发生。护士需认真观察并详细记录患者意识、瞳孔、生命体征、神经系统体征的变化。对躁狂的患者应善于诱导，避免用激惹性语言，当患者出现激越行为并有伤人毁物、极度兴奋躁动等表现，要保持耐心、冷静，以不歧视的态度及时给予患者引导，必要时给予隔离保护性约束，减少患者的体力消耗。适当增加家属的陪护，以增加患者的安全感与亲切感，因患者对熟悉的人或事物有较强的记忆，所以家属陪护对其记忆、思维等的恢复有帮助。护士应在患者情绪稳定时呼唤患者的姓名，并告知所处环境、时间等信息，帮助患者恢复定向力。病房内最好备有日历及钟表，帮助患者了解时间。通过日常规范，帮助患者逐步恢复睡眠-觉醒周期。

（2）认知障碍的护理：根据患者认知障碍的程度制订切实可行的康复训练计划，应由易到难、循序渐进，并重复强化。可借助文字、数字、图片、实物等，通过复述、语义细加工、首词记忆术等方法进行强化记忆训练,让患者反复记忆,以确认现实环境中的地点、人物、时间,持续提供多种形式的刺激兴奋皮质,以维持患者对现实的辨识能力。对思维贫乏的患者,多给予信息及语言刺激,寻找患者感兴趣的话题,诱导患者用语言表达。对智力损害的患者,促进患者勤用脑,可给予改善认知功能的药物。对感知障碍的患者,应分散其注意力,如安排适当的娱乐活动、作业劳动等。因注意力分散而感知减弱的患者,应加强对患者的体检和观察,及时发现患者有无疼痛、不适感。有幻觉和妄想的患者,可设法转移其注意力到感兴趣的现实事物上来,帮助患者回到现实中,阻止患者在幻觉支配下产生相应的行为。

(3) 人格障碍的护理:人格改变是继发于各种精神障碍的人格异常偏离,人格改变表现为行为模式和社会功能的持久而稳定的适应不良,与心理社会因素有关。患者常表现为自私、固执、急躁、不修边幅、乱拾破烂、情感淡漠、焦虑不安、易激惹、难以与人相处等。护士需适时地以诚恳的态度明确告知患者其个性的缺陷,与患者讨论并分析个性缺陷的危害性,帮助患者认识自身人格方面存在的问题,逐渐学会控制情绪,同时鼓励患者以坚强的意志和乐观的精神重建自身行为模式。护士应帮助患者妥善化解紧张而困难的人际关系,创造良好的治疗气氛。通过组织患者参加有意义的学习、娱乐等活动,使患者得到训练并能控制和改善偏离行为,防止病情复发。对患者过激的异常言行,经过劝说不能改变但又不会出现伤人和自伤行为时,可做一些合理让步。护士要保持沉着冷静,密切观察患者的动态,暂时避开患者情绪冲动的高峰,以减少其攻击行为。

(4) 意识障碍的护理:护士应掌握意识状态观察的方法,观察患者对周围事物或自身的感知有无迟钝,有无错误或丧失;注意力是否集中、减退或涣散;患者对时间、地点、人物及自我的定向力如何,思维是否连贯,言语是否清晰等,这些内容的改变往往与意识障碍有关。如患者出现意识障碍、高热、抽搐、呕吐等症状时,应绝对卧床休息,限制活动,严密观察生命体征及瞳孔的变化,并做好对症处理。部分患者在意识障碍状态下可出现类似躁狂或抑郁发作的症状,应及早做好防范。

4.药物治疗护理　护士需熟悉精神科药物的性能,掌握患者的躯体情况,并预估用药后可能出现的反应。其中,重度痴呆患者无法诉说不适,护士应密切观察患者情况;卧床患者、吞咽困难的痴呆患者不宜吞服药片,应将药片掰成小粒或研碎后溶于水中服用;不能吞咽或昏迷的患者,应将药物由胃管注入胃内。

5.心理护理　护士应尊重患者,态度和蔼可亲,细心耐心地倾听患者诉说,如患者记忆减退,护士要不厌其烦地提供正确信息,切勿责怪。与患者谈话时声音要大、语速要慢,措辞清晰简短,必要时可以给患者使用助听器、书面小卡片、实物等辅助器材,以提高沟通效果。患者可能因偏瘫或失语而出现消极、自卑,或因生活不能自理而情绪急躁,护士应主动关心患者,并请家属配合,给予患者精神和物质方面的支持,同时组织病友交流经验。老年痴呆患者由于疾病的影响,常有啰唆、赘述、自私、不知羞耻、幼稚、任性等表现,应予以充分的理解和包容,以免患者发生情绪激惹而致冲动、伤人、消极、自杀等行为。要注意正确引导患者并尽可能满足其合理要求，使其保持良好的情绪。

6. 康复护理

（1）定向力训练：定向力障碍是痴呆患者的常见问题。诱导患者产生正向的行为改变很重要，护士应尽可能提醒患者准确的人物、时间和地点，减少患者因定向错误而引起的恐慌、不安。患者的房间应有明显的标识，在床单位放置患者熟悉的物品，可以让患者确认自己的床单位。夜晚房间内的灯不宜太亮。此外，使用大指针的时钟有助于增强患者的时间定向能力。

（2）语言沟通训练：近记忆障碍是痴呆患者的另一常见问题。如与患者直截了当地谈其近记忆障碍，常会造成患者强烈的挫折感。所以与患者交谈时应由患者选择主题，或是由其远期记忆的事情开始谈起，沟通会进行得比较顺利。与痴呆患者沟通时应遵循主动倾听、适当引导、个体化交流、及时接受和充分尊重的原则。语言方面需注意尽量选择短句、单句，多使用意义准确的名词，不用代名词。语速要慢，清晰地说出每一个字，放低声调。非语言方面包括面部表情、身体的姿态、动作等，利用合适的非语言配合语言沟通来传送讯息是相当重要的，如与患者交谈时应站在患者的前方，保持视线的接触，身体移动时应缓慢。

7. 健康教育

（1）告知家属照顾痴呆患者最理想的场所是患者的家。熟悉的环境、熟悉的家人对患者是非常有益的。家属要帮助患者建立健康的生活模式，指导患者生活自理、承担力所能及的家务劳动，以预防失用性残疾。对生活不能自理者进行生活自理训练，防止其精神状态继续衰退。

（2）告知家属应陪伴患者外出，帮助患者认路、认家门。安排一定时间看报纸、看电视、参加社会活动，使患者与周围环境有一定接触，延缓精神衰退。坚持一段时间后，有些患者生活可以基本自理。

（3）指导家属掌握病情观察的方法和药物的相关知识，如发现病情变化和药物的不良反应可及时到医院复查。

（4）告知患者和家属如出现各种失语和认知障碍，应及早进行语言、认知功能和肢体活动的康复训练。康复训练应指导家属和照顾者共同参与，从易到难、循序渐进。

（五）护理评价

1. 患者的意识和生命体征是否恢复正常。
2. 患者的营养状态是否得到改善。
3. 患者的基本生理需求是否得到满足。
4. 患者的精神症状是否得到对症护理。
5. 患者有无出现并发症。
6. 患者的社会功能是否得到维持或改善。
7. 患者的家属是否得到有效支持。

第三节　躯体疾病所致神经认知及精神障碍

一、躯体疾病所致神经认知及精神障碍的临床特点

躯体疾病所致神经认知及精神障碍主要指中枢神经系统以外的疾病，如躯体感染、内脏器官疾病、内分泌障碍、营养代谢疾病等引起脑功能紊乱而产生的神经认知障碍。躯体疾病是该病的主要病因，而性别、年龄、遗传、人格、营养状况、环境因素、应激状态、社会支持及精神疾病既往史等也可以影响神经认知障碍的发生。

（一）临床特征

不同躯体疾病所致神经认知及精神障碍具有一些共同的特征，具体如下。

1.神经认知及精神障碍与原发躯体疾病的病情严重程度呈平行关系，躯体疾病与精神障碍在发生、发展、转归上有时间和病情严重程度上的密切关系，即随躯体疾病的发生而出现、随躯体疾病加重而明显、随躯体疾病的缓解或治愈而消失。

2.精神病性症状通常出现在躯体疾病的高峰期。躯体疾病急性期主要表现为急性脑病综合征，多为昼轻夜重，夜晚患者的意识清晰度下降和精神症状较白天更为明显。

3.慢性躯体疾病常引起智能障碍和人格改变，智能障碍和人格改变也可由急性期迁延而来。在疾病的急性期、慢性期和迁延期均可以出现精神病性症状、情感症状及神经症症状等。

4.精神障碍缺少独特性，同一疾病可以有不同的精神症状，不同疾病又有类似的精神症状。

5.有相应的躯体疾病的症状、体征及实验室检查的阳性发现。

6.积极治疗原发疾病并及时处理精神障碍，可使精神症状好转。

（二）临床表现

1.躯体感染所致神经认知及精神障碍　由细菌、病毒、真菌、螺旋体、寄生虫等作为病原体造成中枢神经系统以外的全身感染所致的精神障碍。

（1）流行性感冒所致神经认知及精神障碍：早期可有脑衰弱综合征症状，高热时可出现意识障碍或谵妄状态，恢复期患者可残留睡眠问题及抑郁焦虑样症状。部分患者可出现片段幻觉和妄想。

（2）肺炎所致神经认知及精神障碍：多在高热时发生，以意识障碍最为多见。多数表现为意识模糊，少数可见谵妄。

（3）伤寒所致神经认知及精神障碍：出现在伤寒的极期，可持续到恢复期，主要表现为急性脑病综合征，多见情感淡漠。有些患者以精神症状为首发症状。

（4）病毒性肝炎所致神经认知及精神障碍：患者在疾病过程中可出现脑衰弱综合征，也可出现情感障碍，表现为焦虑、易激惹、抑郁、自我评价低、有轻生观念等；病情严重时可出现意识障碍、谵妄，甚至昏迷。

2.内脏器官疾病所致神经认知及精神障碍　由重要内脏器官（心、肺、肝、肾等）的严重疾病造成大脑功能紊乱所产生的精神障碍。

（1）肺部疾病所致神经认知及精神障碍：大多数严重的呼吸系统疾病都可产生精神症状，主要为焦虑、抑郁、认知功能障碍，甚至木僵、谵妄、昏迷。慢性阻塞性肺疾病（chronic obstructive pulmonary diseases，COPD）患者常见焦虑、抑郁症状，重度患者或急性加重时甚至可出现惊恐障碍。COPD患者可有注意力难以集中、记忆力下降乃至定向力障碍，症状轻重常取决于慢性低氧血症的严重程度。治疗COPD需慎用苯二氮䓬类药物，因其抑制呼吸中枢的不良反应会加重患者的缺氧。肺性脑病（pulmonary encephalopathy）是由严重的肺部疾病引起的重度肺功能不全或呼吸衰竭时精神障碍的总称。早期表现为脑功能衰弱症状，随着病情发展出现意识障碍，伴有幻觉和错觉，还可出现类似焦虑症、抑郁症或躁狂的状态。

（2）心脏疾病所致神经认知及精神障碍：冠心病患者的精神症状以焦虑和抑郁最常见。可有易激动、紧张、恐惧、烦躁不安、疲乏、失眠、疑病和心境低落，多数随病情好转而改善，少数患者长期存在焦虑和抑郁的症状，伴有社会功能明显减退。心绞痛和心肌梗死发作时，患者可伴有明显的急性焦虑发作，出现烦躁、惊恐和濒死感等症状。在严重血液循环障碍时患者可出现幻听、被害妄想等精神病性症状。风湿性心脏病可引起脑缺血而出现不同程度的意识障碍，表现为嗜睡、谵妄，甚至昏迷，还可出现情绪低落、言语动作减少、疲乏无力等症状；部分患者可有幻觉妄想；二尖瓣脱垂患者常出现急性焦虑发作。心律失常可引起大脑缺血缺氧，患者可出现抑郁状态、烦躁不安的焦虑状态，还可表现自言自语，出现幻听、幻视、被害妄想等精神病性症状，以及出现意识模糊。另外，长期心功能不全导致大脑缺血缺氧还可引起认知功能减退，表现为整体的认知功能下降，其中语言流畅性的下降较为明显，尤其是词汇学习的能力差。

（3）肝脏疾病所致神经认知及精神障碍：肝性脑病（hepatic encephalopathy）是由严重肝脏疾病引起的以代谢紊乱为基础的中枢神经系统综合征，其临床表现分为四期：①前驱期：以情绪和行为异常为主，患者表现为欣快激动或情感淡漠等情绪症状，以及意志减退、生活懒散等行为问题。②昏迷前期：主要表现为嗜睡、定向障碍和认知功能减退，甚至谵妄。扑翼样震颤是此期的主要体征。③昏睡期：患者意识清晰度明显下降，不能被完全唤醒。对言语刺激的反应基本消失，对加强的物理刺激如疼痛、声、光、冷、热等有部分反应，此期仍可出现扑翼样震颤。④昏迷期：意识清晰度严重下降，对言语和非言语的刺激均完全无反应。临床上各期不是截然分开的，临床表现可重叠出现，也可时而加重或减轻。脑电波变化在肝性脑病早期表现为慢波增多，之后出现三相波（triphasic waves）。

3.内分泌疾病所致神经认知及精神障碍　常见有肾上腺功能异常、甲状腺功能异常、甲状旁腺功能异常、嗜铬细胞瘤、糖尿病等所致的神经认知及精神障碍。

（1）肾上腺功能异常所致神经认知及精神障碍：库欣综合征（Cushing syndrome）常伴有认知障碍，包括注意力不集中和记忆减退。部分患者可出现幻觉、妄想和人格解体。使用类固醇治疗，2周内可出现精神病性症状或者躁狂样表现，症状随类固醇剂量的增加而加重。突然停止使用类固醇时，可出现抑郁、情绪不稳、记忆损害、谵妄等。肾上腺皮质功能减退症（hypoadre-nocorticism）的精神症状与三种类固醇激素全面下降有关。急性肾上腺皮质功能减退症常威胁生命，严重时可表现为谵妄、木僵或昏迷。慢性肾上腺皮质功能减退的症状隐匿，与抑郁症类似，可表现为易疲劳、肌肉痉挛、乏力、体重减轻、食欲下降、情感淡漠、情绪低落和易激惹等，以及注意和记忆障碍、意志行为减退、人格改变、幻觉、妄想少见。

（2）甲状腺功能障碍所致神经认知及精神障碍：甲状腺功能减退症（hypothyroidism）所致神经认知及精神障碍常表现为抑郁、思维迟缓、言语缓慢、反应迟钝、记忆力下降和注意力难以集中等症状。严重的可出现淡漠、退缩和痴呆，可有幻觉和妄想等精神病性症状，甚至出现黏液性水肿性昏迷。婴儿期甲状腺功能减退症患者会出现智能发育迟滞和（或）明显缺陷。亚临床型甲状腺功能减退症患者甲状腺激素浓度正常，但促甲状腺激素（TSH）水平升高，可出现认知功能损害并伴有抑郁症状。研究发现亚临床甲状腺功能减退症与快速循环型双相障碍有关，可使抑郁症的发生风险增加2倍。甲状腺功能亢进所致神经认知及精神障碍患者主要表现为精神运动性兴奋，出现情绪易激惹、活动增加、睡眠需求减少等躁狂综合征的表现，还可出现幻觉、妄想等精神病性症状。甲状腺危象时，可出现意识障碍、谵妄。淡漠型甲状腺功能亢进较少见，多发生于中老年人，表现为淡漠、迟滞性抑郁、体重下降、食欲降低、注意力不集中和记忆力减退，类似痴呆。

（3）性激素异常所致神经认知及精神障碍：主要指女性在月经、妊娠、分娩、绝经等情况下由于性激素平衡失调所致的神经认知及精神障碍，如在月经前期出现的情绪不稳、抑郁、焦虑、易激惹、睡眠障碍等症状，妊娠期出现的焦虑、抑郁、睡眠障碍和脑衰弱综合征等，围绝经期出现的抑郁、焦虑、偏执和脑衰弱综合征等。

（4）糖尿病所致神经认知及精神障碍：普遍存在焦虑抑郁情绪，还常有轻度认知障碍，瞬间记忆或者延迟记忆均有明显损害。在发生严重并发症（如酮症酸中毒和高渗性昏迷）的早期可出现急性认知损害，表现为行为紊乱，病情加重后可出现意识障碍，包括谵妄。

4.结缔组织疾病伴发的神经认知功能障碍 结缔组织疾病（connective tissue disease, CTD）属于自身免疫病，以血管和结缔组织慢性炎症的病理改变为基础，病变常累及包括神经系统的多系统和多脏器，常有神经精神障碍，甚至以神经精神症状为首发表现。

（1）类风湿关节炎所致神经认知及精神障碍：类风湿关节炎（rheumatoid arthritis, RA）是累及周围关节为主的慢性进行性多系统炎症性的自身免疫病。患者的工作、家庭生活常受限，因而引发情绪障碍，如焦虑和抑郁。治疗药物有出现精神症状的不良反应。如非甾体抗炎药（NSAID）可引起认知功能损害、谵妄、抑郁、躁狂和精神病性症状，糖皮质激素可引起情绪不稳、睡眠障碍、谵妄和精神病性症状。

（2）系统性红斑狼疮所致神经认知及精神障碍：系统性红斑狼疮（systemic lupus erythematosus, SLE）是有多系统损害症状的慢性系统性自身免疫病。累及中枢神经系统时可产生神经精神症状，称为神经精神狼疮（neuropsychiatry lupus）或狼疮脑病。系统性红斑狼疮所致神经认知及精神障碍的症状颇为复杂，可出现急性脑病综合征、慢性脑病综合征、躁狂综合征、抑郁综合征、分裂样精神障碍、各种类型的焦虑等症状。治疗SLE的药物类固醇本身也可引起精神症状。需要注意的是SLE好发于年轻女性，疾病和治疗药物的不良反应都对患者的身心状况、工作学习影响较大，出现严重心理反应的患者不在少数，甚至有患者抑郁自杀。

（三）诊断与治疗

躯体疾病所致神经认知及精神障碍的诊断可依据以下几点：原发疾病的诊断，精神障碍的诊断，有证据显示精神障碍是由躯体疾病导致。其治疗原则主要包括病因治疗、支持治疗和精神症状处理。

（四）病程与预后

躯体疾病所致神经认知及精神障碍的病程与预后主要取决于原发躯体疾病的疗效。如原发躯体疾病获得良好的治疗，一般预后较好，时间不会太长，也不会留下后遗症。如原发躯体疾病控制不良，可能使精神症状迁延，转为慢性脑病，出现智能减退、记忆缺陷和人格改变等。

二、躯体疾病所致神经认知及精神障碍的护理

（一）护理评估

1.生理功能　对于躯体疾病所致神经认知与精神障碍的患者，要求护理人员全面评估患者原发疾病的症状体征和精神症状。

（1）一般状况：评估患者的生命体征是否正常；饮食、营养状况，有无进食障碍、体重变化；睡眠情况，有无入睡困难、早醒、醒后难以入睡等。

（2）原发躯体疾病：包括躯体疾病的主要症状、治疗情况、与精神症状的关系等。

（3）自理能力：包括患者进食、如厕、沐浴、活动等日常生活自理能力，多采用Barthel指数评估量表进行评估。

2.精神状况及行为方式

（1）精神症状：感知觉症状，如幻觉等；思维障碍，如妄想等；情感状态，如抑郁、焦虑、恐惧等；评估患者的意识状态、定向力和自知力等。

（2）行为方式：有无冲动、伤人、自杀、自伤、木僵等行为。

3.心理社会功能

（1）患者病前的个性特征、兴趣爱好、生活方式、职业及受教育情况等。

（2）患者是否存在应激、长期的心理矛盾，患者对压力事件的处理方式等。

（3）对住院的态度：评估患者是否是主动住院、治疗依从性如何，是否承认自己有病等。

（4）家庭关系：包括家庭成员对患者疾病的认识、态度，对患者的关怀和支持程度等。

（5）经济状况：评估患者家庭经济收入、对医疗费用支出的态度等。

（二）常见护理诊断/问题

躯体疾病所致神经认知及精神障碍患者应同时考虑原发躯体疾病和精神障碍相关的护理问题，主要的护理诊断/问题如下。

1. 营养失调（低于机体需要量）　与患者生活自理能力差引起营养摄入不足有关。
2. 睡眠型态紊乱　与情绪不稳、环境改变、躯体不适等有关。
3. 卫生/穿着/进食/如厕自理缺陷　与意识障碍、智能障碍、躯体疾病等导致患者活动受限或精神症状引起行为紊乱等有关。
4. 有受伤的危险　与意识障碍、神经系统症状（肢体震颤、痉挛等）、精神症状有关。
5. 社会交往障碍　与原发疾病、思维过程改变有关。
6. 有自伤、自杀的危险　与意识障碍、精神症状如幻觉、错觉、妄想有关。

（三）护理目标

1. 患者能够摄入足够的营养。
2. 患者的睡眠状态得到改善，恢复正常睡眠型态。
3. 患者的生活自理能力逐步提高。
4. 患者住院期间未发生跌倒事件。
5. 患者的社会功能得到改善或维持。
6. 患者在住院期间未发生自伤、自杀事件。

（四）护理措施

1. 营养支持　结合原发性疾病的情况，为患者提供易消化、营养丰富的饮食，同时注意水分的摄入。有吞咽功能障碍的患者，应专人看护，给予软食或流食，并适当控制患者的进餐速度，防止其因吞咽困难而发生噎食或误吸。

2. 睡眠护理　为患者创造安静、舒适的睡眠环境，避免强光刺激。指导患者养成良好的睡眠习惯，如白天避免卧床，适当增加娱乐活动，睡前避免谈论令人兴奋的话题，避免看刺激性的电视节目，避免喝刺激性饮料如咖啡、浓茶等；运用支持性心理护理，帮助患者认识心理刺激、不良情绪对睡眠的影响，使患者学会自行调节情绪，正确面对心理因素，消除失眠诱因；夜间巡视应仔细观察患者的睡眠情况，对睡眠障碍严重的患者，可根据医嘱给予药物干预。

3. 生活护理　患者受躯体疾病和精神症状的影响，生活自理能力明显下降，应加强对患者的生活护理。定时督促或协助患者料理个人卫生，保持床单元的干净和整洁。对生活不能自理的患者，应保持其皮肤清洁干燥、无破损，每日为患者进行口腔护理，防止并发症的发生。对有认知障碍的患者，应定时督促如厕，训练患者养成规律排便的习惯。对长期卧床的患者，定时给予排便器，使患者适应床上排泄。对有尿潴留的患者，可按医嘱给予导尿，定期对其进行膀胱功能训练。

4. 预防跌倒的护理　对神经系统存在不同程度损害的患者，如出现手指颤抖、共济失调，应加强照顾，防止发生跌倒。呼叫器和经常使用的物品应置于床头患者伸手可及处，地面应干燥、防湿、防滑，无障碍物阻挡。叮嘱患者穿防滑软橡胶底鞋，站立时要缓慢，不要突然改变体位。下肢肌力下降、步态不稳者，应选用手杖等合适的辅助工具，并有人陪伴，防止受伤。对有意识障碍的患者，应加床栏保护。

5.改善社会功能的护理　鼓励亲友经常探望患者。鼓励患者参与一些能够唤起以往技能的活动，如跳舞、唱歌、看电影，避免患者参与竞技性活动。针对患者的情况开展相应的技能训练活动，如认知功能训练、社交技能训练等，促进患者社会功能的恢复。

6.预防自伤自杀的护理　与患者建立良好的护患关系，给予患者心理支持，鼓励患者表达内心的感受，如不良的情绪、消极厌世的想法等，帮助患者建立新的认知模式和应对技巧，改善其消极情绪。同时严密观察患者的病情变化，做好安全检查工作，禁止患者及其家属将危险物品带入病房。对于自杀、自伤风险高的患者，当其出现在某一地点徘徊、忧郁、拒食、卧床不起、心情豁然开朗等情况时，应给予足够的重视，避免患者单独活动。意外事件多发生于夜间、节假日、周末及工作人员忙碌的时候，护理人员必须给予高度的重视，加强防范。

7.健康教育

（1）向家属介绍药物治疗的相关知识，包括所服药物的名称、剂量、服药方法、常见的不良反应等。指导家属督促患者按照剂量服药，不可自行减药或停药，否则会使病情加重、复发或发生严重的不良反应。

（2）指导家属掌握观察病情变化的方法，如发现患者情绪激动、冲动、自伤、自杀，出现幻觉、妄想等，应及时到医院就诊。

（五）护理评价

1.患者是否摄入足够的营养。

2.患者的睡眠是否得到改善。

3.患者的生活自理能力是否提高。

4.患者住院期间是否发生跌倒事件。

5.患者的社会功能是否得到改善和维持。

6.患者在住院期间是否发生自伤、自杀事件。

案例回顾

1.可能的诊断是阿尔茨海默病。

2.护理评估包括以下几个方面。

（1）一般状况评估：包括患者的性别、年龄、民族、婚姻、子女、出生地、职业、病史等情况。

（2）生理状况评估：生命体征、营养状况、排泄情况、睡眠状况、皮肤情况、自理情况。

（3）精神症状评估：感知觉障碍、思维障碍、注意障碍、记忆障碍、智能障碍、定向力障碍。

（4）心理-社会状况评估：患者的生活经历、性格特点；患者家庭支持情况，评估患者的家庭经济状况、家庭成员对疾病的了解程度，是否有能力提供支持和照顾；患者人际关系，评估患者的社交、沟通能力，能否与家人、朋友和睦相处。

3.护理人员应以耐心、亲切的态度，通过语言、动作等信息交流手段给予患者鼓励与安慰，满足其合理要求，使其感受到关爱，尽快适应环境。对患者的进步要及时加以肯定和鼓励，增强其战胜疾病的信心。指导家属携带患者重温以前熟悉的物品，帮助患者认识目前生活中的真实事件和人物，持续提供多种形式的刺激兴奋皮质，加强记忆。如生活区内放置大型日历、挂钟、病区环境示意图，提供报刊、电视等。密切观察药物的效果及不良反应。合理安排作息时间，使患者养成良好的睡眠习惯。加强巡视，严格交接班制度，严禁患者单独外出。在患者手腕处或上衣明显处佩带身份标识卡，以便患者走失后能被及时找回。

第十四章
精神科治疗与护理

章前引言

精神疾病的治疗经历了漫长的发展过程。从远古时期在精神病患者头颅上钻孔来放出"魔鬼",到18世纪现代精神医学之父皮尼尔打开了精神病患者身上的锁链,从电击、低血糖休克、胰岛素休克、高热到脑额叶切除,精神病患者们遭受了难以想象的苦难。直到20世纪50年代氯丙嗪的问世,酚噻嗪类药物帮助他们解除了痛苦,精神障碍的治疗才有了革命性的改变。目前精神障碍的治疗主要以药物治疗为主,辅以物理治疗、心理治疗、康复治疗等治疗方法;帮助患者从生理、心理、社会方面得到全面康复,甚至回归正常生活。快速测序技术、精准成像技术及电子产品对情绪、睡眠的监测,都将得以实现。以患者为中心,强调功能恢复及全病程治疗的精神科治疗理念得到进一步强化,越来越多的药物被发明并用于治疗精神疾病,如长效抗精神病药物,改变了传统的用药方式。脑深部电刺激术、改良电休克治疗等也逐渐从科研领域走向临床,为精神疾病的治疗带来了新的思路和方法。

学习目标

1. 识记精神科药物的种类、常用药物的名称及用法，改良电休克治疗、重复经颅磁刺激治疗的定义。
2. 理解常用精神科药物的不良反应及处理方法。
3. 学会精神科药物治疗的应用与护理、改良电休克治疗的护理。

思政目标

培养良好的职业价值感及爱岗敬业精神，培养尊重患者的情感及与患者建立良好护患关系的意识，理解患者服用精神科药物的顾虑，认识到健康教育的必要性。

案例导入

患者男性，30岁。自述周围同事经常议论自己3个月余，耳闻人语1个月。患者3个月前升职后工作压力大，逐渐感觉周围同事用异样的眼神观察、监视自己，怀疑同事把微信聊天记录截屏后向上司打小报告，甚至全公司的同事组建了专门揭露他做坏事的微信群，为此与同事发生矛盾。1个月前家人发现患者自言自语，无故骂人，有时不能理解患者的言语，因此送其至门诊治疗。既往史、个人史无特殊。门诊诊断：精神分裂症。医嘱奥氮平5mg，每日2次口服，1周后门诊随诊。第5日，患者在家人陪同下来门诊就诊，家属反应患者服药后出现坐立不安、频繁在房间内走动、烦躁等，不愿意继续服药。故收入院治疗。

思考题

1. 该患者服药后出现上述症状的原因有哪些？
2. 如何针对服药后出现的症状实施有效的护理措施？

第一节 精神障碍的药物治疗及护理

精神药物（psychotropic drug）是指主要作用于中枢神经系统而影响精神活动的药物。精神药物主要分为抗精神病药物、抗抑郁药物、心境稳定剂和抗焦虑药物。

一、抗精神病药物

抗精神病药物主要用于治疗精神分裂症及其他有精神病性症状的精神障碍，是一类作用于中枢神经系统，通过调节神经递质传递功能而起到治疗作用的药物。

（一）分类

1.第一代抗精神病药物（典型抗精神病药物） ①酚噻嗪类：如氯丙嗪、硫利达嗪、奋乃静、氟奋乃静及其长效剂、三氟拉嗪等。酚噻嗪类又分为高效价药物如奋乃静、三氟拉嗪，低效价药物如氯丙嗪、硫利达嗪。②硫杂蒽类：如氟哌噻吨及其长效剂、泰尔登等。③丁酰苯类：如氟哌啶醇及其长效剂、五氟利多等。④苯甲酰胺类：如舒必利等。大量临床研究及临床应用经验均证明，第一代抗精神病药物用于治疗精神分裂症阳性症状有效而且安全。

典型抗精神病药物主要作用于脑内多巴胺D_2受体，为D_2受体阻断剂。其他药理作用包括对肾上腺受体、毒蕈碱M受体、组胺H受体等起到阻断作用。临床上用于治疗幻觉、妄想、思维障碍、行为紊乱、兴奋、激越、紧张症候群等具有明显疗效。对阴性症状及伴发抑郁症状，疗效不确切。主要治疗适应证有：急慢性精神分裂症和分裂情感性精神障碍；精神分裂症和分裂情感性障碍的维持治疗，预防复发；精神分裂症、谵妄和痴呆患者的行为障碍；躯体疾病伴发的精神病性症状；精神活性物质所致精神障碍；妄想性障碍；边缘型人格障碍；儿童精神分裂症；广泛性发育障碍；抽动秽语综合征与亨廷顿病的精神与行为异常症状等。

2.第二代抗精神病药物（非典型抗精神病药物） ①5-羟色胺和多巴胺受体拮抗剂：如利培酮、齐拉西酮等。这类药物能改善精神分裂症的阳性症状和稳定情感症状，且不加重阴性症状，能改善认知症状和情感症状，对精神分裂症的多维症状均有效。②多受体作用药物：如氯氮平、奥氮平、喹硫平等。这类药物对中枢神经系统多种神经递质受体有阻断作用，治疗精神分裂症的多维症状具有较好疗效。③选择性多巴胺D_2/D_3受体拮抗剂：如氨磺必利、阿立哌唑等。这类药物通过其独特的作用机制，针对额叶皮质多巴胺活动减少的通路，产生多巴胺功能激活作用。

非典型抗精神病药物具有较高的5-羟色胺（5-HT）受体阻断作用，称为多巴胺（DA）-5-羟色胺受体拮抗剂（SDA），对中脑边缘系统的作用比对纹状体系统的作用更具有选择性，主要用于控制精神病性症状，如幻觉、妄想、精神运动性兴奋等。这些症状多见于各种类型的精神分裂症，也见于双相情感障碍、抑郁症、神经认知障碍等。这类药物由于临床作用谱广，引发锥体外系反应概率较低或不明显，在临床上有更广阔的应用前景。

（二）常用的抗精神病药物

1. 第一代抗精神病药物（典型抗精神病药）

（1）氯丙嗪：属于低效价药，治疗剂量偏高，具多受体拮抗作用。具有明显的抗精神病效果，兼具明显的镇静作用。适用于治疗以阳性症状为主的患者。主要不良反应有过度镇静、中枢和外周的抗胆碱能样作用、明显的心血管反应、锥体外系反应和致痉挛作用等。

（2）奋乃静：属于哌嗪类化合物，为高效价的D_2受体拮抗剂。治疗精神分裂症阳性症状有效。主要不良反应为锥体外系不良反应，对躯体器官系统影响较小。

（3）氟哌啶醇：属于高效价抗精神病药物，是目前对D_2受体选择性最强的阻断剂，对阳性症状疗效肯定。肌内注射对兴奋、激越、躁狂发作状及行为障碍效果较好，对阴性症状及伴发的抑郁症状疗效不肯定。主要不良反应为锥体外系不良反应，对躯体器官系统影响较小，但可引发心脏传导阻滞，有猝死病例报告。

（4）舒必利：属于苯甲酰胺类药物，是选择性D_2受体阻断剂，主要作用于边缘系统，对纹状体D_2受体作用较弱，临床引发锥体外系不良反应作用较其他典型抗精神病药物略少。主要不良反应为失眠、烦躁、催乳素水平升高、高催乳素血症及锥体外系症状，也可出现心电图改变及一过性丙氨酸氨基转移酶升高。

2. 第二代抗精神病药物（非典型抗精神病药）

（1）氯氮平：对多种受体包括$5-HT_{2A}$、$5-HT_{2B}$、肾上腺素和胆碱受体有亲和性，与D_2受体的亲和性相对较低。氯氮平对$5-HT_2$受体亲和性较高，也具有$5-HT_{2A}$激动作用，因此可抗焦虑和抗抑郁。常见的不良反应有过度镇静、流涎、中枢或外周抗胆碱能作用、心血管系统影响（常见心率过速）、体重增加、粒细胞缺乏症等。

治疗适应证：①难治性精神分裂症患者。②出现严重迟发性运动障碍的精神分裂症患者。③易发生锥体外系不良反应的精神分裂症患者。④分裂情感性障碍、难治性躁狂和严重精神病性抑郁症。⑤继发于抗帕金森病药物的精神症状，使用小剂量氯氮平有效。⑥有自杀行为的精神分裂症患者。⑦其他难治性精神疾病：广泛性发育障碍、孤独症或强迫性障碍的难治性患者。

（2）利培酮：继氯氮平之后首个获得美国FDA批准的第二代SDA抗精神病药，目前有口崩片、口服液等多种口服剂型和长效针剂。利培酮有很强的中枢$5-HT$，尤其是$5-HT_{2A}$受体拮抗作用，对D_2受体的拮抗作用与典型药物氟哌啶醇相似，此外还表现出对α_1和α_2受体的高亲和性，但是对β受体和毒蕈碱型胆碱能受体的亲和性较低，因此对阳性症状的疗效与典型抗精神病药物相似，且低剂量时锥体外系不良反应较少，对阴性症状有较好的疗效。镇静作用小，没有明显的抗胆碱能不良反应。常见的不良反应为剂量相关锥体外系反应、血催乳素水平增高、镇静、头晕等。

治疗适应证：①急慢性精神分裂症：利培酮对首发和多次复发的精神分裂症、分裂情感性精神障碍的精神症状均有效。②精神分裂症和分裂情感障碍的维持治疗，预防复发。③器质性精神病。④难治性精神分裂症。⑤其他精神疾病：双相情感障碍躁狂发作，以及与心境稳定剂合并治疗双相情感障碍。

（3）奥氮平：为5-HT-DA系统稳定剂，对突触后多巴胺D_2受体具有激动作用。常见不良反应有头痛、困倦、兴奋、焦虑、静坐不能、消化不良、恶心等。长期研究未发现催乳素水平升高，对脂代谢影响不显著。

治疗适应证：①急慢性精神病：奥氮平对首发和多次发作的精神分裂症、分裂情感性障碍的精神症状均有效。②精神分裂症和分裂情感性障碍的维持治疗，预防复发。③难治性精神分裂症。④器质性精神病。⑤单独治疗或与心境稳定剂合并治疗双相情感障碍。

（4）阿立哌唑：对多巴胺能神经系统具有双向调节作用，是DA递质的稳定剂。常见的不良反应包括头晕、失眠、静坐不能、恶心、呕吐、直立性低血压、便秘、头痛、困倦等。

治疗适应证：①各种类型的精神分裂症，对精神分裂症的阳性和阴性症状均有明显疗效。②急性躁狂发作和双相情感障碍的维持治疗。③双相情感障碍抑郁发作。④痴呆患者的行为紊乱症状。⑤儿童和青少年的品行障碍。⑥冲动控制障碍伴随的问题。

（5）氨磺必利：选择性地与边缘系统的D_2、D_3多巴胺能受体结合，但不与5-HT受体或其他组胺受体、胆碱能受体、肾上腺素能受体结合。常见的不良反应是锥体外系反应如震颤、肌张力亢进、流涎、静坐不能，胃肠道异常如便秘、恶心、呕吐、口干，引起血催乳素水平升高，症状有溢乳、闭经、男子乳腺发育、乳房肿胀、阳痿，一般停止治疗后可恢复。

治疗适应证：用于治疗以阳性症状和（或）阴性症状为主的急性或慢性精神分裂症，包括以阴性症状为特征的精神分裂症。

（6）喹硫平：分子结构接近于氯氮平和奋乃静，对$5-HT_2$、H_1、$5-HT_6$、α_1和α_2受体有很高的亲和性，对M_1和D_4受体有极低亲和性。主要不良反应是嗜睡、头晕和体位性低血压。对心血管系统无明显影响，偶尔出现QTC间期延长。

治疗适应证：①急慢性精神分裂症与精神病性障碍。②帕金森病伴发精神病性障碍或抗帕金森病药物引发的精神病性障碍。③精神分裂症和分裂情感障碍的维持治疗，预防复发。④器质性精神病。⑤易发生血催乳素水平升高、锥体外系反应及迟发性运动障碍的精神分裂症患者。⑥单独治疗或与心境稳定剂合并治疗双相情感障碍。

3.抗精神病药长效针剂（long-acting injectable，LAI） 随着精神疾病治疗"去机构化"运动的发展，患者出院后的服药依从性问题逐渐凸显。1970年有研究发现，减少或停止服药及生活事件是诱发精神分裂症复发的风险因素，因此持续治疗的理念开始受到重视，由此促进了长效针剂的研发和临床应用。自20世纪60年代氟奋乃静庚酸酯和氟奋乃静癸酸酯上市后，目前已经研发了多种第一代和第二代抗精神病药的长效针剂。第一代抗精神病药长效针剂通过将活性药物成分与脂肪长链通过酯键联合，在芝麻油等油质溶剂中配制而成，因此注射反应/疼痛较为明显；而第二代抗精神病药长效针剂采用微球或者纳米晶体等新型技术，改善了颗粒的水溶性，使它们均可在水溶剂中配制，显著降低了注射部位的疼痛/反应，注射操作也更为简单。每一种长效针剂的注射特点和用法用量都存在一定差异，使用前应遵照说明书中的用法用量和操作规定进行给药注射。目前已有的常见抗精神病药长效针剂的适应证和用法见表14-1。我国目前已上市的第二代抗精神病药长效针剂包括注射用利培酮微球、每个月注射1次的棕榈酸帕利哌酮（paliperidone palmitate 1-month，PP1M）和每3个月注射1次的棕榈帕利哌酮酯（paliperidone palmitate 3-month，PP3M）。其他长效针剂正陆续研发。现实中，精神分裂症患者对口服药的依从性普遍不佳，有研究使用血药浓度检测的方法监测患者的服药依从性，结果显示依从性仅有23%。长效针剂的使用很好地解决了这个问题。基于此，长效针剂在精神分裂症治疗中的应用越来越被治疗指南、共识认可和推荐。

表14-1 常见抗精神病药长效针剂的适应证和用法

药物	适应证	用法
第一代抗精神病药		
氟哌啶醇癸酸酯	精神病的维持治疗	肌内注射，4周注射1次
氟奋乃静癸酸酯	急、慢性精神分裂症，对单纯型和慢性精神分裂症的情感淡漠和行为退缩有振奋作用；也适用于拒绝服药、亟需长期用药维持治疗的患者	肌内注射
第二代抗精神病药		
利培酮微球	急、慢性精神分裂症，其他精神病性症状	三角肌/臀肌注射，2周注射1次
棕榈酸帕利哌酮（PP1M）	精神分裂症、分裂情感性障碍	三角肌（前2针）/臀肌注射，1个月注射1次
棕榈帕利哌酮酯（PP3M）	接受棕榈酸帕利哌酮充分治疗至少4个月的精神分裂症患者	三角肌（前2针）/臀肌注射，3个月注射1次

长效针剂的不良反应通常与其口服药物的不良反应谱相似。因此，长效针剂的常见不良反应及其处理可参照口服抗精神病药的常见不良反应及其处理方案。长效针剂由于其缓释、长效的特点，当不良反应发生时需要较长时间才能消退；且剂量调整不如口服药物灵活，难以在短时间内通过调整剂量而降低不良事件的发生率。

（三）常见不良反应及处理

大多数抗精神病药物会产生不同程度的不良反应，特别是长期使用或剂量较大时更容易出现不良反应。药物引起的不良反应除了药物因素外，还与患者的年龄、性别、遗传因素、过敏体质等有关。

1. 锥体外系不良反应　抗精神病药物的常见不良反应，其发生与多巴胺D_2受体的阻断密切相关，临床表现包括急性肌张力障碍、类帕金森综合征、静坐不能、迟发性运动障碍等。高效价的第一代抗精神病药物的锥体外系不良反应发生率较高，第二代抗精神病药物的锥体外系不良反应发生率较低。

（1）急性肌张力障碍：使用抗精神病药物治疗过程中最常见的锥体外系反应早期症状，常在首次用药后或治疗1周内发生，表现为个别肌群突发的持续痉挛和异常的姿势，持续时间从数秒至数小时，多反复出现。临床表现有挤眉弄眼、似做鬼脸、眼球上翻、向上凝视，说话困难或吞咽困难，痉挛性斜颈，四肢与躯干扭转性痉挛。

（2）类帕金森综合征：多数在治疗2周后出现，主要表现为静止性震颤，以上肢远端多见，如手部的节律性震颤，呈"搓丸样"动作；其次为肌张力增高，出现肌肉强直，呈现"面具样脸"，走路呈"慌张步态"，严重者出现吞咽困难、构音困难、全身性肌强直类似木僵，有的表现为运动不能、自发活动少、姿势少变。

（3）静坐不能：患者主观上想静坐，而客观上表现为不停地运动。轻者主观感受为心神不宁，不能静坐；重者出现坐起躺下，来回走动，焦虑、易激惹，烦躁不安，恐惧，甚至出现冲动性自杀企图。

（4）迟发性运动障碍：长期服用抗精神病药物后出现的一种异常不自主运动的综合征。主要表现为有节律或不规律、不自主的异常运动，以口、唇、舌、面部不自主运动最为突出，称为口-舌-颊三联征，有时伴有躯体或躯干的舞蹈样运动（表14-2）。

表14-2 常见锥体外系不良反应的预防和处理

锥体外系不良反应	预防	处理
急性肌张力障碍	选择引起锥体外系不良反应少的药物；从小剂量开始治疗；逐步加量，加量要慢	口服或肌内注射抗胆碱能药物；肌内注射药物后未能缓解者可在30分钟后重复使用；抗组胺药物；苯二氮䓬类药物
类帕金森综合征	选择引起类帕金森症状少的药物；逐步加量，加量要慢	减少抗精神病药物的治疗剂量；换用第二代抗精神病药物；联用抗胆碱能药物
静坐不能	选择引起静坐不能少的药物；逐步加量，加量要慢	减少抗精神病药物的治疗剂量；换用影响小的第二代抗精神病药物；联用β受体阻滞剂（普萘洛尔30~60mg/d），心动过缓、有相关禁忌证的患者慎用；联用抗胆碱能或苯二氮䓬类药物
迟发性运动障碍	选择引起迟发性运动障碍少的药物，评估危险因素	第一选择是抗精神病药减量；第二选择是缬苯那嗪或氘丁苯那嗪；第三选择是银杏叶提取物或氯硝西泮

2.心血管系统不良反应　常见为直立性低血压和心动过速，也有心动过缓和心电图改变，如ST-T改变和QT间期延长。体位性低血压多发生于使用抗精神病性药物初期，肌内注射半小时或口服1小时后可出现降压反应，尤以注射给药发生率最高。增加药物剂量过快、体质较弱、老年患者及基础血压偏低者较易发生。临床表现为突然改变体位时出现头晕、眼花、心率加快、面色苍白、血压下降，可引起晕厥、摔伤。处理措施：①轻者：立即将患者放平，去平卧位或头低足高位，松解领口和裤带即可恢复，密切观察生命体征，监测血压的变化并做好记录。②年老体弱的患者：密切观察服药过程中的血压情况，发现异常及时联系医生，严重或反复出现低血压的患者应遵医嘱减药或者换药。③反应严重者：立即通知医生采取急救措施，遵医嘱使用升压药，去甲肾上腺素1~2mg加入5%葡萄糖溶液250~500mL，静脉滴注。禁用肾上腺素，因为肾上腺素可使β受体兴奋、血管扩张、血液流向外周及脾脏，从而加重低血压反

应。④患者意识恢复后,及时做好心理疏导和安抚工作,消除患者的负性体验,叮嘱患者变化体位时应动作缓慢,如感觉头晕要尽快平卧休息,以防止意外发生。

3. 过度镇静 常见表现为困倦、睡眠过多、活动减少、乏力、不易唤醒、主动性降低等,与药物对组胺H_1受体的阻断作用有关,用药初期易发生。抗精神病药物宜缓慢加量,尽量睡前用药,避免有危险的操作活动。随着治疗时间的延长,患者能够逐渐适应或耐受,严重者遵医嘱予以减药。

4. 代谢综合征 主要表现为腹型肥胖、高血糖、血脂异常和高血压。精神分裂症患者的代谢综合征的危险因素包括疾病因素和药物因素。抗精神病药物可通过多种受体途径影响糖脂代谢,增加体重,尤其是第二代抗精神病药物可拮抗5-羟色胺($5-HT_{2C}$)、组胺(H_1)等受体导致食欲增加、体重增高,并可拮抗中枢与外周毒蕈碱受体(M_3)和直接作用于β胰岛细胞,影响胰岛素分泌和糖代谢。此外,药物拮抗多巴胺(D_2)受体可增强$5-HT_{2C}$介导的食欲增加,以及通过对催乳素分泌的去抑制导致糖脂代谢异常,增加精神分裂症患者罹患代谢综合征的风险。相对而言,第二代抗精神病药物比第一代抗精神病药物更易引起代谢综合征,以奥氮平和氯氮平最为突出。精神分裂症患者的代谢综合征的管理包括评估、监测、预防和治疗。对于高风险人群,可根据患者的临床需要选择用药;对于临界人群,在评估精神症状和患者治疗需求时尽量选择低代谢风险的抗精神病药物。另外,鼓励患者调整生活方式,控制食欲,控制每日总热量,优化饮食结构,合理分配脂肪、蛋白质和碳水化合物的摄入比例,控制钠盐,提高膳食纤维摄入,适量补充微量元素;培养活跃的生活方式,增加日常身体活动,减少静坐时间,开展适合患者的中等强度运动。对于已经确诊某种代谢疾病,如高血压、高脂血症、糖尿病,按照相应的疾病采取临床规范治疗,注意合并用药与抗精神病药物的相互作用。

5. 高催乳素血症 抗精神病药物通过拮抗下丘脑-结节漏斗通路的D_2受体而阻断了多巴胺的神经传递,从而降低了对催乳素的抑制作用,使得催乳素释放增加。女性症状包括闭经或月经不调,男性症状包括乳腺发育和少精症。溢乳、不孕不育、痤疮和性功能障碍,两性均有可能发生。第一代抗精神病药物易导致高催乳素血症,而第二代抗精神病药物若干种之间则存在差异。目前尚无肯定有效的治疗方法,减少药物剂量后内分泌改变可能减轻。近年来研究发现,中医中药治疗抗精神病药物引起的高催乳素血症有较好的效果。

6. 白细胞减少症 周围白细胞计数低于$4×10^9/L$,称为白细胞减少症。氯氮平、氯丙嗪等均可引起,其中氯氮平发生率最高。多发生在治疗开始2个月内。临床表现为乏力、倦怠、头晕、发热等全身症状,轻重不等的继发感染症状,如咽炎、支气管炎、肺炎、泌尿系统感染等。一旦发现白细胞计数低于$4×10^9/L$,应减少或停止抗精神病药物,同时给予促白细胞增生药,对严重的白细胞减少症患者应该给予隔离和抗感染治疗。

7. 与胆碱能改变有关的不良反应 药物对胆碱能受体的影响可导致口干、便秘、视力不佳、尿潴留等,第一代抗精神病药物此类作用较强。多数患者在治疗过程中反应可自行消失,反应严重者经减药或停药即可恢复。对便秘的患者,提醒患者注意饮食,多吃富含纤维素的蔬菜和水果，鼓励增加活动以促进肠蠕动，养成定时排便的习惯，必要时遵医嘱使用通便药物。对尿潴留的患者，应鼓励其自行排尿，或采取物理方法诱导排尿。诱导排尿法无效时，及时与医生沟通，遵医嘱给予新斯的明10～20mg口服，每日3次，仍无效可遵医嘱行导尿术。同时耐心安慰患者，做好心理疏导，消除其紧张情绪。

8.恶性综合征　少见但严重的不良反应，主要表现为高热、肌紧张、意识障碍和自主神经系统功能紊乱，严重者可致循环衰竭。恶性综合征的发生率虽然仅为1%左右，但是死亡率高达20%以上。临床表现：①高热。②严重的锥体外系症状，如肌肉强直、运动不能等。③意识障碍。④自主神经功能紊乱，多汗、流涎、心动过速、血压不稳等。⑤急性肾衰竭。⑥循环衰竭。实验室检查可发现白细胞计数增高，转氨酶升高，肌酸磷酸激酶（CPK）和肌红蛋白升高。处理措施：①遵医嘱立即停用抗精神病药物。②遵医嘱给予支持治疗，调节水、电解质及酸碱平衡，给氧，保持呼吸道通畅，必要时人工辅助呼吸，物理降温，保持适当体位，防止发生压疮，预防感染，保证营养充足。目前对恶性综合征尚无有效治疗方法，早期发现、及时处理是治疗原则。

二、抗抑郁药物

抗抑郁药物是指一类通过提高中枢神经递质传递功能而治疗抑郁状态和预防抑郁障碍反复发作的药物，部分抗抑郁药物对强迫症、惊恐发作、焦虑、慢性疼痛等症状有疗效。

（一）分类

根据药物作用机制，可将抗抑郁药物分为以下几种类型。

1.单胺氧化酶抑制剂（MAOI）　通过抑制中枢神经系统单胺类神经递质的氧化代谢而提高神经元突触间隙浓度。代表药物有苯乙肼、吗氯贝胺等，由于安全性问题，目前临床上已很少使用。

2.三环类抗抑郁剂（TCAs）　传统的第一代抗抑郁剂，通过对突触前单胺类神经递质再摄取的抑制，使突触间隙NE和5-HT含量升高从而达到治疗效果。以氯米帕明、阿米替林、多赛平、丙米嗪等为代表药物，在伴有焦虑症状的重度抑郁症中疗效明确，但在临床应用中存在安全性及耐受性问题，故推荐为二线用药。

3.选择性5-羟色胺再摄取抑制剂（SSRIs）　第二代抗抑郁剂，作用点位于突触前膜回收泵，对其他受体作用弱，是目前治疗抑郁症的一线药物，也是最常用的药物种类，以艾司西酞普兰、氟西汀、舍曲林、帕罗西汀、氟伏沙明、西酞普兰等为代表药物，单独使用时各药治疗效果无显著差异。

4.选择性5-羟色胺和去甲肾上腺素再摄取抑制剂（SNRIs）　具有5-HT和NE双重摄取抑制作用，是治疗抑郁症的一线药物，代表药物有文拉法辛、度洛西汀及米那普仑。治疗抑郁症的临床证据明确，效果与SSRIs相当。

5.去甲肾上腺素和多巴胺再摄取抑制剂（NDRIs） 可影响多巴胺和去甲肾上腺素转运体的活性，抑制神经元突触前膜对多巴胺和去甲肾上腺素的再摄取，代表药有安非他酮。

6.去甲肾上腺素与特异性5-羟色胺能抗抑郁药（NaSSA） 主要通过阻断中枢突触前去甲肾上腺素能神经元α_2自身受体及异质受体，增强NE、5-HT从突触前膜的释放，增强NE、5-HT传递及特异阻滞5-HT$_2$、5-TH$_3$受体。代表药物有米氮平，缺乏治疗抑郁症的高等级临床证据，推荐为二线药物。

7.5-羟色胺阻滞剂和再摄取抑制剂 选择性地拮抗5-羟色胺的再摄取，并有微弱的阻止去甲肾上腺素再摄取的作用，还具有中枢镇静作用和轻微的肌肉松弛作用，可改善睡眠，显著缩短抑郁症患者入睡潜伏期，延长整体睡眠时间，提高睡眠质量，代表药物有曲唑酮。

8.褪黑素受体激动剂 通过使生物节律恢复同步化而起到抗抑郁作用，代表药有阿戈美拉汀，整体疗效与SSRIs及SNRIs相当。

9.中药类 越鞠丸、养血清脑丸、九味镇心颗粒、解郁丸、疏肝解郁胶囊、逍遥丸等。越鞠丸具有理气解郁、宽中除满的作用，适用于胸脘痞闷、腹中胀满、饮食停滞、嗳气吞酸的患者。养血清脑丸具有养血平肝、活血通络的作用，适用于血虚肝旺所致头痛、眩晕眼花、心烦易怒、失眠多梦的患者。疏肝解郁胶囊具有疏肝解郁、健脾安神的功效，适用于轻、中度单相抑郁症属肝郁脾虚证者所致情绪低落、兴趣下降、入睡困难、早醒、多梦、紧张不安、急躁易怒、食少钠胸闷、疲乏无力等。解郁丸具有疏肝解郁、养心安神的功效，适用于肝郁气滞、心神不安所致胸肋胀满、郁闷不舒、心烦心悸、易怒、失眠多梦者。

（二）临床应用

1.适应证 适用于治疗各种以抑郁症状为主的精神障碍，也可用于恐惧症、强迫症的治疗。

2.禁忌证 严重心、肝、肾疾病，癫痫，青光眼，肠麻痹，前列腺肥大等。

3.应用原则 与抗精神病药物一样，应从小剂量起始，1~2周内逐渐增加至最高有效剂量。当患者抑郁症状缓解后，应用有效剂量继续巩固治疗至少6个月。进入维持治疗阶段，维持剂量一般低于有效剂量，可根据病情及不良反应逐渐减少剂量。反复发作、病情不稳定者应长期维持用药。一般以睡前口服为主要给药方式。

（三）不良反应及处理

1.常见不良反应 包括口干、恶心、消化不良、腹泻、失眠、多汗等，一般在服药的前几天明显，随着服药时间延长逐渐减轻。

2.严重不良反应 5-羟色胺综合征是神经系统5-羟色胺功能亢进引起的一组症状和体征，可能危及生命。通常表现为自主神经功能亢进（发热、恶心、腹泻、头痛、颤抖、脸红、出汗、心动过速、呼吸急促、血压改变、瞳孔散大）、精神症状改变（轻躁狂、激越、意识混乱、定向障碍）和神经肌肉异常（肌阵挛、肌强直、震颤、反射亢进、踝阵挛、共济失调）的三联征。出现5-羟色胺综合征时应立即停药，并根据症状对症处理。

3.撤药综合征 出现在大约20%的患者中，在服用一段时间的药物后突然停药或减药时发生。通常表现为流感样症状、精神症状及神经系统症状（如焦虑、激越、失眠、恶心、呕吐）等。撤药综合征的症状可能被误诊为病情复发。

（四）常用的抗抑郁药物

常用抗抑郁药物的名称、常用剂量和注意事项等见表14-3。

表14-3 常用抗抑郁药的名称、常用剂量和注意事项

名称	药理机制	常用剂量（mg/d）	治疗特点	常见不良反应	注意事项
西酞普兰	SSRIs	20~40	对合并焦虑症状的抑郁症有效	恶心、呕吐、消化不良、腹泻、出汗、激越、焦虑、头痛、失眠、震颤、性功能障碍、低钠血症、皮肤出血性疾病，可发生撤药反应	①早饭后服用 ②定期查电解质、凝血功能 ③避免与MAOI合用 ④与华法林合用时注意出血风险 ⑤可在短期内合并镇静催眠类药物
艾司西酞普兰	SSRIs	10~20	同西酞普兰；疗效和耐受性相对更为平衡	同西酞普兰	同西酞普兰
氟西汀	SSRIs	20~60	轻度抑制食欲，很少引起体重增加	同西酞普兰，失眠和激越可能更多，可改变胰岛素需要量	①同西酞普兰 ②与苯二氮䓬类药物、卡马西平合用时，后者血药浓度升高
帕罗西汀	SSRIs	20~50	治疗伴有焦虑症状的抑郁症更有优势	同西酞普兰，但抗胆碱能和镇静作用更常见；撤药反应常见	①同西酞普兰 ②老年人慎用 ③缓慢停药
氟伏沙明	SSRIs	100~300	对睡眠有一定改善	同西酞普兰，恶心更常见	合用时使茶碱、氨茶碱、普萘洛尔、华法林、咖啡因、苯二氮䓬类药物、卡马西平、氯氮平、美沙酮、TCAs浓度升高
舍曲林	SSRIs	50~200	改善认知功能；疗效和耐受性相对更为平衡	同西酞普兰	同西酞普兰
文拉法辛	SNRIs	75~225	高剂量时改善焦虑症状	恶心、失眠、口干、嗜睡、头晕、出汗、紧张、头痛、性功能障碍、便秘，大剂量时血压升高，撤药症状常见	①同西酞普兰 ②监测血压；尽量使用最小有效剂量；必要时加用降压药
度洛西汀	SNRIs	60~120	同文拉法辛；对伴有躯体疼痛的抑郁症有效	恶心、失眠、头痛、头晕、口干、困倦、便秘、厌食、心率和血压轻度增加，甚至可出现高血压危象	同文拉法辛
米氮平	NaSSA	15~45	胃肠道反应小；对食欲和睡眠有改善作用；对性功能影响小	食欲增加、体重增加、困倦、水肿、头晕、头痛、白细胞减少、恶心、性功能障碍相对少见	①防摔伤 ②服药期间监测血糖，控制食欲，加强体育锻炼

(续表)

名称	药理机制	常用剂量(mg/d)	治疗特点	常见不良反应	注意事项
阿戈美拉汀	MT受体激动剂	25～50	耐受性好；对睡眠有改善作用	恶心、头晕、头痛、失眠、困倦、偏头痛、肝功能异常	①肝功能异常慎用 ②定期检测肝功能
曲唑酮	5-HT调节剂	50～400	对焦虑症状有效；改善睡眠结构；对性功能影响小	镇静、头晕、头痛、恶心、呕吐、震颤、体位性低血压、心动过速、阴茎异常勃起	①慎用镇静剂、酒精、地高辛、苯妥英钠 ②禁止与MAOI合用
安非他酮	NDRI	150～450	无体重增加的问题；可用于性功能障碍	失眠、焦虑、激越、震颤、恶心、口干、多汗、耳鸣和皮疹	①高剂量时有增加惊厥发作的风险 ②禁止与MAOI合用
阿米替林	TCAs	50～250	对焦虑和抑郁症状均有明显效果	心律失常、体位性低血压、口干、便秘、排尿困难、性功能障碍、谵妄	定期查心电图；监测血压；评估其他可能导致不良反应的躯体因素
氯米帕明	TCAs	50～250	同阿米替林	同阿米替林	同阿米替林
疏肝解郁胶囊	中成药	2粒/次，每日2～3次	耐受性好	少见	用于轻至中度抑郁症

三、心境稳定剂

心境稳定剂以前被称为抗躁狂药，后来逐渐认识到它不是简单的抗躁狂药，也有调节情绪的作用，可防治双相情感障碍的复发，因而又称情感稳定剂。常用的有碳酸锂和某些抗癫痫药。部分抗精神病药物如氯丙嗪、氟哌啶醇、奥氮平、利培酮也有稳定情绪的作用，可用于躁狂或双相情感障碍的急性期治疗和维持治疗。

（一）碳酸锂

碳酸锂是最常用的心境稳定剂，也是治疗躁狂发作的首选药物。其作用于躁狂发作的机制尚不明确，有研究称是调节第二信使系统而起作用。当神经递质的受体被占用时，碳酸锂可改变G蛋白对细胞内信号的传递。

1. 适应证　主要用于躁狂发作的治疗，以及分裂情感性精神障碍及精神分裂症的兴奋冲动和攻击行为、抑郁症（辅助用药）、血管性头痛和中性粒细胞减少症。

2. 禁忌证　碳酸锂对心脏、肾脏有一定的不良反应，因此禁用于急性或慢性肾炎、肾功能不全、严重心血管病、电解质紊乱、急性感染、重症肌无力患者及低钠饮食者和妊娠前3个月。

3. 不良反应　碳酸锂在体内无代谢变化，95%由尿排出。锂在近曲小管与钠有竞争性重吸收作用，故排出速度与钠盐摄入量有关。摄入钠盐多，碳酸锂排出增加；钠盐摄入少，血锂浓度上升，故服用碳酸锂的患者应及时补钠以防止锂蓄积中毒。同时，需监测血锂浓度，根据血锂浓度调整剂量。急性期治疗，血锂浓度维持在0.6～1.2mmol/L，超过1.4mmol/L易引起中毒反应。维持治疗，血锂浓度维持在0.4～0.8mmol/L。

（1）早期不良反应：无力、嗜睡、眩晕、构音不清、手指震颤、食欲缺乏、上腹不适、口干、恶心、腹泻、多尿、记忆力减退、皮疹、白细胞计数增多等。应减药，多饮盐开水。

（2）中毒表现及处理：①轻度中毒：患者呆滞、嗜睡、口齿不清、持续多尿、体重增加、肢体运动协调障碍、粗大震颤、恶心、呕吐、腹泻加重等。②重度中毒：言语不清和意识模糊、发热、肌张力增高、全身抽搐、心律不齐、心动过缓、心电图T波低平或倒置、低血压、大小便失禁，甚至出现昏迷、心肾衰竭及死亡。一旦出现毒性反应需立即停用碳酸锂，给予大量生理盐水或高渗钠盐加速锂的排泄，或进行人工血液透析。

（二）抗癫痫类心境稳定剂

丙戊酸盐和卡马西平是临床应用较广、疗效比较确切的心境稳定剂。丙戊酸盐常作为碳酸锂的辅助药物，其不良反应小，较为安全。主要的不良反应表现为胃肠道反应、镇静、共济失调、震颤等。卡马西平对经碳酸锂或其他心境稳定剂治疗无效的患者可能有效，但常伴有较为严重的不良反应，因此临床使用应慎重，并需加强监测。表现为抗胆碱能作用，可出现视物模糊、口干、便秘，较少的患者会出现过敏反应，甚至出现剥脱性皮炎。

四、抗焦虑药物

抗焦虑药物应用范围广，种类较多，具有中枢或外周神经抑制作用，可消除或减轻焦虑、紧张、恐惧情绪，起到镇静催眠、抗惊厥的作用。目前主要以苯二氮䓬类为主，常用的有阿普唑仑、氯硝西泮、地西泮等。

苯二氮䓬类又称为弱安定剂，是最常用的抗焦虑药物，具有抗焦虑、镇静催眠、抗惊厥、肌肉松弛作用。

1. 适应证　各种焦虑状态、睡眠障碍、癫痫、手术前给药或短暂麻醉，有松弛肌肉的作用。
2. 禁忌证　严重心血管疾病、肝肾衰竭者，药物过敏、青光眼、重症肌无力等禁用。
3. 不良反应

（1）一般不良反应：表现为嗜睡、过度镇静、记忆力减退等，无须特殊处理，告知患者睡前服用，服药期间避免从事如驾驶、高空作业等特殊工作。

（2）戒断症状：长期服用可产生依赖，突然停用药物可引起戒断症状，表现为失眠、焦虑、易激惹、震颤、头痛、烦躁不安等，应避免长期使用，停药时逐渐减量。出现戒断症状时将剂量缓慢递减，辅以普萘洛尔、丁螺环酮等药物对症处理，配合心理支持治疗。

五、精神疾病药物治疗的护理

（一）护理评估

1. 既往用药情况评估　评估患者既往用药种类，用药后的效果和不良反应，处理不良反应的常用方法；既往是否能坚持服药，不能坚持用药的原因；既往是否存在藏药行为等。

2.对药物治疗依从性的评估 评估患者对疾病的自知力，对目前治疗药物的了解情况，对药物不良反应是否存在担心或恐惧心理，对药物治疗疾病重要性的认识，对坚持用药重要性的认识等。

3.精神状况评估 评估患者病程、住院次数，是自愿住院还是强制住院；既往及目前的精神症状，是否存在影响用药依从性的症状如幻觉、被害妄想、木僵、行为紊乱等。

4.躯体情况评估 评估患者既往躯体疾病及诊治史，目前存在躯体疾病及表现，目前营养状况，饮食、睡眠、排泄情况，生活自理能力等。

5.社会支持评估 评估患者的主要照料者对药物治疗重要性的理解，对药物的作用及不良反应的认知和处理能力；家庭成员对患者的支持程度和照顾能力；家庭的经济状况能否承受患者药物治疗等。

6.药物不良反应评估 评估患者目前用药的常见不良反应，患者用药后的不良反应表现及程度，患者对药物不良反应的承受能力；患者是否了解药物作用和不良反应之间的利弊关系；患者是否知晓不良反应的自我处理方法。

（二）常见护理诊断/问题

1.躯体活动障碍 与肌张力增加、静坐不能、肢体僵硬、类帕金森综合征等不良反应有关。

2.有受伤的危险 与直立性低血压、步态不稳、意识障碍等不良反应有关。

3.有感染的危险 与药物不良反应所致白细胞减少、过敏性皮炎等因素有关。

4.睡眠型态紊乱 与药物过度镇静或兴奋有关。

5.排尿障碍 与药物引起的尿潴留有关。

6.便秘 与药物不良反应、日常活动减少有关。

7.不依从行为 与自知力缺乏或难于耐受不良反应等因素有关。

8.知识缺乏 缺乏对疾病、药物和预防保健相关知识的了解。

（三）护理目标

1.患者的精神症状得到控制或缓解。

2.患者的药物不良反应得到处理，意外事件得到及时防控。

3.患者能按时、按量、坚持服药，治疗依从性提高。

4.患者无感染发生。

5.患者能正确认识药物治疗的重要性。

6.患者的睡眠状况逐渐恢复正常。

（四）护理措施

1.建立良好的护患关系 改善患者的服药依从性。严重的精神障碍患者大多数缺乏自知力，不认为自己有病，不愿接受治疗，因此要加强沟通，及时解决心理冲突，取得患者信任，提高患者对药物治疗的依从性。

2.提供良好的环境　安静、安全、整洁，室内空气清新，温湿度适宜。保证患者营养及水分摄入，增加活动量，以促进食欲和增加肠蠕动。

3.给药护理　①遵医嘱给患者服药，正确掌握用药剂量与疗程，具有高度的责任心，不随意增减或不规则用药及擅自停药。②严格执行查对制度，由两名护士共同完成，严格执行"三查八对"制度。做到"三到"，即到手、到口、到胃，防止藏药、吐药行为而影响治疗或蓄积顿服。同时使用多种药物时，应了解用药的原因，注意药物间的配伍禁忌，并向患者及其家属讲解药物治疗的目的、方法和注意事项。③选择正确给药途径与方法，对大脑有兴奋作用的药物不宜夜晚给药；镇静强的药物最好晚上睡前给药，让患者在睡眠中度过药物不良反应的高峰时段，同时也有助于睡眠。对口服给药不合作、劝说无效者，可遵医嘱采取肌内注射、静脉注射或鼻饲等途径给药，或遵医嘱给予长效针剂治疗。

4.注意观察用药后的不良反应　对患者的精神症状要做到心中有数，同时不能忽视躯体症状。重点观察患者用药后的生命体征、意识状况、精神状态等变化。观察患者的饮食情况，有无食欲变化、吞咽困难等。观察患者有无肌张力障碍、静坐不能、类帕金森综合征等锥体外系反应，若出现困倦、眩晕、乏力，应防止跌倒等意外。对直立性低血压、运动不能的患者应注意指导患者活动、起床等改变体位时动作要缓慢，必要时报告医生，采取相应的护理措施及处理。对于出现尿潴留的患者应及时处理，诱导排尿或导尿。鼓励患者多食用粗纤维食物，以增加肠蠕动，促进排便，防止便秘。

5.做好护理记录　真实、客观、详细地记录患者用药后的反应，对治疗依从性差者分析原因，并及时反馈给医生，以便针对患者情况调整药物治疗方案。

6.健康教育

（1）对患者及其家属进行针对性教育，内容包括药物治疗相关知识、精神障碍与药物治疗的关系、药物治疗的方法及注意事项、不良反应的识别及一般处理措施等。

（2）指导患者家属为患者提供良好的家庭环境，减少不良刺激。教会患者及其家属正确识别疾病复发征兆，正确认识药物治疗及维持治疗的重要性，提高服药依从性，保证遵医嘱服药。

（五）护理评价

1.患者对疾病和药物治疗是否有正确的态度，能否配合治疗、按时正确服药。

2.药物治疗是否达到预期效果，患者的精神症状是否得到改善和控制。

3.患者用药后是否出现不良反应，患者是否在出院后自行服药和坚持服药。

4.患者的生活自理能力是否得到改善。

5.患者睡眠情况是否得到改善。

6.患者是否发生感染。

第二节　改良电休克治疗与护理

电休克治疗又称电抽搐治疗，是使用小量电流诱发全面惊厥发作的一种治疗方法。改良电休克治疗（MECT）在通电前给予麻醉剂和肌肉松弛剂，使电休克治疗过程中患者的痉挛明显减轻或消失，同时避免骨折、关节脱位等并发症的发生，相对更为安全，也更易被患者及其家属接受。

一、适应证

1. 严重抑郁，有强烈自伤、自杀企图及行为，以及明显自责自罪者。
2. 急性躁狂发作，极度兴奋躁动，有冲动伤人倾向者。
3. 精神分裂症，急性期有严重自杀、自伤、拒食、违拗、紧张性木僵者。
4. 精神药物治疗不理想或对药物治疗不能耐受者。

二、禁忌证

改良电休克治疗无绝对禁忌证，但有的疾病可增加治疗的风险，应引起重视。
1. 大脑占位性病变及其他增加颅内压的病变。
2. 新发的颅内出血。
3. 导致心功能不稳定的各种心脏病。
4. 出血或不稳定的动脉瘤畸形。
5. 视网膜脱落。
6. 嗜铬细胞瘤。
7. 各种导致麻醉危险的疾病（如严重的呼吸系统疾病、肝肾疾病）。

三、MECT 的护理

（一）治疗前的护理

1. **环境及用物准备**　保持环境安全、温湿度适宜，等候室、治疗室、复苏室布局合理。物品包括：①常规物品：MECT治疗机、呼吸机、心电监护仪、血氧饱和度仪、牙垫、中单、导电膏、电极、简易呼吸器、吸氧装置。②抢救器械与药品：除颤仪、抢救车内含抢救药品。③麻醉药品：25%葡萄糖注射液、硫酸阿托品、丙泊酚、琥珀胆碱等。

2. **患者准备**　患者位于病区，由病房护士完善术前准备，包括健康宣教；实验室各项检查报告符合MECT治疗指征；患者治疗前禁食禁水6小时；清洗头发，去除指甲油；测量生命体征及体重；去除义齿等异物、贵重物品，排空大小便。

（二）治疗中的护理

1. 麻醉前　①再次进行心理护理，缓解患者的紧张情绪。②核对患者手腕带上的信息，MECT治疗交接记录单与病历牌上的信息须一致（三查八对）。③连接心电监护仪及血氧饱和度仪。

2. 麻醉时　合理选择穿刺静脉（粗、直、弹性好），通常静脉注射丙泊酚作为麻醉诱导剂、琥珀胆碱作为肌肉松弛剂。

3. 麻醉后　呼唤患者，其反应逐渐迟钝，直至呼之不应、推之不动、无自主呼吸，此时放置牙垫，连接呼吸机面罩，开始MECT治疗。

4. 治疗中观察要点　血氧饱和度≥95%，生命体征平稳。

5. 治疗结束　①取出牙垫，取走头下垫枕，使患者处于仰卧位，头偏向一侧。②患者自主呼吸恢复、呼吸平稳、睫毛反射恢复、血氧饱和度平稳后即可转运至复苏室。

（三）治疗后的护理

1. 复苏室护理　治疗后患者应卧床休息，头偏向一侧，安排专人看护，每10分钟测量血压、脉搏1次，密切观察患者的呼吸、意识情况。待患者完全清醒，无明显的头痛、恶心、胸闷、心悸等不适感时，方可接回病房。门诊患者治疗后需在院观察1小时，生命体征平稳、意识状态恢复后方可由家属接回。转运途中做好保暖措施，患者头部位于平车尾端，头侧向一边，减少颠簸。

2. 病房护理　意识完全清醒2小时后，定向准确，能正确回答问题，可协助患者少量饮水；无呛咳后，再给予流质或半流质饮食，切忌大量、急切进食，尤其是固体食物，以防出现噎食等意外情况，待下顿进餐时再予以普食。

3. 观察不良反应　有无头痛、呕吐、背部及四肢疼痛、谵妄等，如有不适立即报告医生处理。

4. 心理护理　减少患者对治疗的恐惧心理，增加治疗依从性。

第三节　重复经颅磁刺激治疗与护理

经颅磁刺激疗法（transcranial magnetic stimulation，TMS）是一种聚焦、非侵入性的脑刺激技术，基于电磁感应与电磁转换原理，用刺激线圈瞬变电流产生的磁场穿透颅骨，产生感应电流刺激神经元，引发一系列生理、生化反应。重复经颅磁刺激（repetitive TMS，rTMS）是经颅磁刺激治疗的一种常见模式，按照固定的刺激频率产生连续脉冲串，持续刺激模式结束后仍可诱导神经生理学变化，改变大脑皮质兴奋性。

TMS对精神疾病产生治疗作用，其作用机制如下：TMS能调节前额叶γ氨基丁酸

（GABA）神经元的兴奋性及BDNF-TrkB信号通路，可影响突触可塑性，进而对大脑左侧岛叶产生影响，从而影响神经电活动与大脑内代谢，有效改善精神症状的效果。TMS会对大脑功能、脑结构产生作用，影响大脑左前扣带皮质、左侧颞上回、左侧岛叶，而且对大脑网络链接效率产生影响。微观作用包括细胞膜电位、动作电位、神经递质、受体、突触、神经可塑性发生变化。

重复经颅磁刺激是对大脑特定皮质部位进行重复刺激，不同频率的刺激会产生不同作用，低频会降低大脑皮质兴奋性，高频会增加大脑皮质兴奋性。患者经治疗后能够恢复正常生活，目前多用于抑郁症患者。

一、适应证

（一）抑郁症

rTMS治疗抑郁症的研究最多，证据也最充分。rTMS可以单独或联合药物治疗，但是对病情严重伴有自杀观念的抑郁症患者，不建议单独使用rTMS。目前针对抑郁症的治疗主要选择高频刺激左背外侧前额叶（left dorsolateral prefrontal cortex，l-DLPFC）或低频刺激右背外侧前额叶（right dorsolateral prefrontal cortex，r-DLPFC），连续4~6周，必要时可延长治疗时间。

（二）精神分裂症

研究发现，rTMS可有效改善精神分裂症患者的幻听症状，可能是降低难治性精神分裂症患者听幻觉频率和强度的一种有希望的方法。高频rTMS对精神分裂症患者阳性症状无效，而对阴性症状安全有效。

（三）其他

rTMS治疗焦虑障碍、强迫症、物质成瘾、睡眠障碍等都有相关研究，但是研究的证据等级相对较低（表14-4）。

表14-4 rTMS治疗精神疾病的临床推荐及证据等级

疾病名称	治疗方案	证据等级
抑郁症	rTMS 高频刺激左侧 DLPFC	Level A
	rTMS 低频刺激右侧 DLPFC	Level B
	rTMS 高频刺激左侧 DLPFC 联合低频刺激右侧 DLPFC	Level B
精神分裂症：幻听	低频刺激额顶叶皮质联合区	Level C
阴性症状	高频刺激左侧 DLPFC 或双侧 DLPFC	Level C
强迫症	rTMS 低频刺激右侧 DLPFC	Level C
物质成瘾	rTMS 高频刺激左侧 DLPFC	Level C
睡眠障碍	低频 1Hz 刺激双侧 DLPFC 和顶枕区域	Level C

二、护理

（一）治疗前护理

1. 心理护理　rTMS是一种新的非药物治疗手段，为避免患者对治疗产生恐惧、担心和紧张心理，护理人员应主动介绍其治疗机制及其无痛、无损伤的特点。

2. 患者准备　详细评估患者既往史，癫痫/抽搐发作的既往史、既往脑血管意外史、头部损伤史、脑肿瘤史、颅内是否有植入设备或金属；了解药物使用情况，是否使用了降低抽搐阈值的药物如米氮平、氯氮平，或抗惊厥药物如苯二氮䓬类；是否存在可能与抽搐阈值降低有关的神经系统疾病或其他医疗状况，如睡眠剥夺、颅内压升高、电解质失衡、物质成瘾戒断期等。

（二）治疗中护理

协助患者调整治疗椅的高度和倾斜度，取舒适位置，嘱患者双目微闭，全身放松；治疗时每次发出磁脉冲时有咔嗒声，为避免引发听力障碍及耳鸣，可以给患者带上耳塞；治疗过程中加强观察，如患者出现癫痫发作、头痛等不良反应，须立即停止治疗并给予对症处理。

（三）治疗后护理

治疗后引导患者表达对于治疗的感觉，及时掌握患者的心理动态以进行针对性的心理疏导，增强患者的依从性。

三、常见不良反应

1. 听觉异常　rTMS会产生噪音，可能会影响听觉水平，治疗时建议佩戴耳塞；禁止植入电子耳蜗的患者接受TMS治疗；小于2岁儿童慎用rTMS治疗。

2. 头痛　最常见的不良反应，通常发生在刺激额叶的患者，休息后能很快缓解，无须特殊处理。疼痛严重的患者可服用止痛剂，短时间内消除。

3. 癫痫发作　rTMS的严重医疗危险较为罕见，已知最严重的并发症是在治疗过程中诱发有癫痫病史或家族史患者的癫痫发作，且多在使用高频刺激时出现。治疗室应当配备抢救癫痫的设备及药品，制订TMS引起癫痫发作的应激预案，护士应熟练掌握癫痫发作时的急救及生命支持，定期演练。治疗过程中，患者一旦出现癫痫发作，护理人员要第一时间采取保护措施，立即让患者平卧、将患者头偏向一侧，及时吸出口鼻腔分泌物，解开患者衣领、腰带，取出义齿。牙关紧闭者使用开口器，口中放置牙垫，有舌后坠者使用拉舌钳将舌头拉出。口唇发绀者给予鼻导管吸氧，四肢关节稍加保护，避免过度用力造成骨折。

第四节　其他精神科治疗方法与护理

一、脑深部电刺激治疗

脑深部电刺激术（deep brain stimulation，DBS）是利用立体定向技术，通过在脑的深部埋置刺激电极，直接将电刺激施加在与疾病相关的脑区，刺激的强度、波宽、频率等参数可由脑外的刺激器进行控制和调整。DBS具有微创、可调节、可逆及不良反应少等显著优点，不仅可以改善患者的核心症状，还为心理及药物治疗提供了新的机会。

手术首先在局部麻醉下安装立体定向头架，然后行头颅MRI薄层扫描进行定位，用手术计划系统计算出靶点的坐标，并计算最佳手术路径。在全身麻醉下头部做2个U型切口，根据靶点坐标和设计好的手术路径植入微电机，行神经电生理监测，验证靶点坐标位置正确后，双侧植入电极，固定电极及延长线，缝合头皮切口，无菌敷料包扎后行MRI复查，确认电极位置准确无误后拆除头架。然后将电极及延长线通过皮下隧道延伸至右侧锁骨下，植入脉冲发生器，术中检测电极及刺激器环路良好，缝合头部和锁骨下切口。麻醉清醒后送入神经外科重症监护室，24小时后无不良反应则返回普通病房。DBS治疗难治性强迫症并非在电极植入后治疗就已完成，而是后期需要反复进行刺激参数的程控。

（一）适应证

1. 难治性强迫症　DBS治疗强迫症的作用机制尚不明确，可能包括细胞放电的抑制、神经递质的耗竭、阻断或兴奋抑制性环路功能调节的效应。迄今为止，已有多项采用DBS治疗难治性强迫症的研究报道，电极植入靶点涉及内囊前肢、伏隔核、终纹床核、腹侧丘脑/腹侧纹状体、丘脑底核等多个脑区。

2. 难治性抑郁症　近年来，DBS治疗难治性抑郁症的研究迅速发展。多项临床试验表明，DBS可以显著降低难治性抑郁症的抑郁评分，而且安全、不良反应少，涉及的刺激靶点有扣带回亚膝部、伏隔核/腹侧纹状体、腹侧内囊/腹侧纹状体等。

3. 其他　DBS已经被作为一种潜在的治疗方法应用于物质成瘾、神经性厌食症、创伤后应激障碍等。但是必须明确的是，DBS治疗需要在包括心理治疗、药物治疗等传统治疗无效后才能开展。

（二）禁忌证

1. 症状性精神障碍患者。
2. 器质性精神障碍患者。
3. 伴有严重躯体疾病不能耐受手术者。
4. 严重精神衰退患者。
5. 严重脑萎缩患者。

6. 18岁以下患者。

7. 70岁以上患者。

（三）围术期护理

1. 术前护理

（1）心理护理：术前与患者沟通交流，了解患者心理状况，向患者介绍该手术的原理、操作方法、术前术后自我护理的注意事项，消除患者的焦虑及紧张心理。

（2）饮食护理：注意膳食和营养，给予多维生素、高蛋白质、低脂肪饮食，保证每日摄取足够热量，并嘱其多食水果等，注意补充水分。

（3）术前准备：完善常规检查，调整治疗药物的剂量，术前12小时禁食禁水。

2. 术中护理

（1）皮肤护理：术前评估患者皮肤情况，包括手术体位的受压点、电刀回路负极板粘贴部位，完成术中获得性压力损伤风险评估；术中在不影响手术的前提下小幅度调整手术体位，手术受压点放置凝胶垫。

（2）预防感染：由于手术时间较长，且植入电极，增加了术后感染的风险，故术前严格做好手术部位皮肤准备，减少微生物进入和定植；手术前遵医嘱使用抗生素，手术时间超过4小时加用抗生素；手术过程严格无菌操作，术中监督和纠正不规范行为，减少感染风险。

（3）术中保暖：手术间调节合适的温度，根据患者主诉调整盖被厚度；术中充分暴露手术野的同时做好外露肢体的保暖工作；使用可监测体温的导尿管，做到术中持续监测体温。

3. 术后护理

（1）术后神经外科常规护理：全身麻醉未清醒时给予去枕平卧，头转向健侧，抬高床头15°～30°，以利于颅内静脉回流，减轻脑水肿；植入脉冲发生器侧上肢制动6小时，不可大幅度扭转颈部，以避免电极移位及防止局部皮下血肿形成；制动结束后，嘱患者平卧位或健侧卧位，避免植入侧卧位、植入侧测量血压。术后6小时后无恶心、呕吐等麻醉反应，可给予少量饮水，术后12小时可进食流质饮食，24小时后逐渐恢复正常饮食，增加富含纤维的食物，防止便秘。

（2）脑部并发症的护理：与手术方式有关，可能出现脑脊液流失、颅内出血、感染等。颅内出血是最严重的并发症，因此，术后应密切观察患者的意识、瞳孔和生命体征的变化，观察手术局部有无血肿、渗液、渗血等。

（3）感觉运动系统并发症护理：与刺激相关，刺激电流向周围扩布或电极位置不准确，可引起短暂的感觉异常、构音障碍、复视、肌肉收缩。应注意患者的主诉、言语及肌肉震颤的情况，其症状随刺激参数的改变而减轻或消失。

（4）DBS装置并发症护理：与DBS装置相关，包括电极折断、电极移位、刺激器不能发出刺激脉冲及装置植入部位皮肤的破溃、感染等。嘱患者注意起居的安全，切忌暴力或碰撞电极埋置部位，不宜用力揉搓埋入神经刺激器的胸前皮肤，避免在同侧肢体测量血压。观察局部皮肤有无红肿，伤口敷料是否清洁、干燥，有无渗液、渗血等，如发生异常，及时协助处理。

（5）出院指导：术后数周内避免弯曲或扭转身体，以确保电极安全、可靠，在医师指导下逐步进行术后康复训练及肢体、语言功能的训练，逐步恢复到正常生活，防止肌肉萎缩及关节僵硬，提高生活质量，但不宜从事重体力劳动。随身携带"植入卡片"，在进行诊治时需告诉医师，以避免相关禁忌检查。

二、虚拟现实技术

虚拟现实（virtual reality，VR）技术是近年来迅速发展起来的一种可以创建和体验的计算机系统，通过一些特殊设备如头盔式显示器、图形眼睛、数据服、数据手套、立体声耳机、跟踪系统、三维空间传感器装置与环境交互作用，按照体验者的意愿去改变虚拟环境，其感觉、动作与真实世界一模一样，可产生强烈的"亲临其境"的感受和体验。

（一）适应证

1. 恐惧症、焦虑障碍　虚拟现实技术对于恐高症、幽闭恐惧症及飞行恐惧症等焦虑型心理障碍的治疗效果明显。心理治疗师利用虚拟现实技术对患者心理障碍的情景进行逼真再现，使患者可以毫无心理负担地沉浸入虚拟现实系统，以系统脱敏疗法为主要理论基础，进行相应的控制性行为。

2. 创伤后应激障碍　在创伤后应激障碍的治疗中，治疗师对模拟的创伤情景中的患者进行视听觉和触觉的控制，使患者再次置身于危险情景，唤醒患者的创伤性记忆，使患者能够直面这一情景，并对自己的情绪进行控制，从而使应激障碍减轻和得到治愈。

3. 进食障碍　虚拟现实技术应用于进食障碍的治疗时，主要通过健康、正常体像的显示，修正患者的体像观念，帮助患者重新建立正确的审美观，获得对自身的正确认识，重拾自信，消除患者的贪食、厌食行为。

（二）优势

1. 沉浸感和互动感　虚拟现实技术最大的优点是能带给患者沉浸感，在这个与真实情景感受无异的时空中，患者能够放松自己，卸下心理防备和心理负担，真实地表达自己的感情，同时医护人员可以更好地观察个体行为，分析患者心理，从而更好地辅助治疗。另外，虚拟现实的情景都是在特定的环境中发生的，这些情节往往与患者的心理有关，会给患者带来强烈的互动感，避免他们在治疗过程中感到单调乏味，从而提升患者的参与度。

2. 可控性　虚拟现实技术由专业人员操控，因此具有可控性。心理医生能够对虚拟情境中刺激因素的数量、产生速度和呈现方式进行科学合理的控制，可以随时调整治疗方案和治疗策略，从而打造个性化的治疗环境，保证治疗的有效性。

3. 安全性　虚拟现实技术在心理治疗中的应用是创设一个感受与现实无异，但是实际生活中却"什么都没有发生"的情景，虽然患者的思维已经进入情景当中，但是身体却处在绝对安全的环境下。由此，患者可以获得一定的学习体验和自我认知，能够毫无困难地面对自己的障碍，大胆地进行体验和探索，从而达到理想的治疗效果。

（三）护理

1. **心理护理** 虚拟现实技术是一种新的非药物治疗手段，为避免患者对治疗产生恐惧、担心和紧张心理，护理人员应主动介绍其治疗机制及其无痛、无损伤的特点。

2. **治疗中的护理** 协助患者调整治疗椅的高度和倾斜度，取舒适位置；进行治疗时与患者保持良好的沟通，保证安全，并用循序渐进的方式实施暴露疗法。

3. **治疗后的护理** 治疗后引导患者表达对于治疗的感受，及时掌握患者的心理动态以进行针对性的心理疏导，增加患者的依从性。

案例回顾

1. 患者出现静坐不能、烦躁不安等症状，可能原因是服用抗精神病药物的不良反应。
2. 药物护理，详见本章第一节第五部分。

第十五章
心理治疗及其在护理中的应用

章前引言

精神障碍的发生、发展与生物学因素、心理社会因素密切相关，因此精神障碍患者的治疗需要综合考虑药物治疗、物理治疗、心理治疗与康复治疗等。护理在治疗过程中担负着重要作用，既要准确而及时地执行各项治疗，又要掌握治疗过程中的各种护理技术，全面评估疗效与不良反应，为患者提供帮助与心理支持。

学习目标

1. 理解精神分析、认知行为治疗、人本主义与家庭治疗的形成与发展，心理危机干预的积极意义。
2. 识记心理治疗的定义，常用心理治疗方法的基本理论、技术。
3. 学会精神分裂症、抑郁症、焦虑症的心理治疗原则、方法，住院康复护理的主要措施与形式。

思政目标

在学习的过程中，培养学生的人文主义精神，使其能够尊重、理解并关心患者的心理需求。同时通过案例学习，引导学生深入思考护理职业道德，在治疗过程中提升合作意识与沟通能力。

案例导入

患者女性，46岁。因失眠而烦躁、紧张不安，伴有发作性胸闷、心慌等不适，来门诊就诊，诊断为焦虑症。

思考题

如何运用认知行为治疗帮助该患者？

第一节　心理治疗概述

心理治疗（psychotherapy）又称精神治疗，是由经过专业训练的治疗师应用各种心理学原理与技术，以良好的医患关系为基础，帮助患者改变认知、缓解不良情绪，从而可以应对生活压力，更好地适应环境变化，实现自我成长，达到精神上幸福康宁的状态。

一、国外心理治疗的发展史

现代心理治疗仅发展了100多年。追溯至19世纪末，奥地利医生弗洛伊德首创精神分析疗法。20世纪40年代，家庭治疗萌发；50年代，沃尔普等人创立了行为疗法；60年代，人本主义心理学兴起，开辟了非医学心理学家进行心理治疗的先河；到了六七十年代，认知治疗诞生，最具影响力的是贝克的认知治疗和埃利斯的理性情绪疗法。认知治疗的产生使心理治疗领域的精神分析和行为治疗两大流派由对峙转向了沟通、融合，对全球性心理疗法的整合有推动和促进的作用。

二、国内心理治疗的发展史

（一）1949年以前

1. 古代心理治疗思想　①义理开导法：通过语言开导、安慰，帮助他人调节心理及行为。②情志相胜法：怒伤肝、喜伤心、思伤脾、忧伤肺、恐伤肾等。③习见习闻法：以个体习惯的方式反复进行，使受惊敏感的个体恢复常态。④消愁怡悦法：通过怡情移志来调节和消除个体的情绪。⑤气功引导法：通过气功演练，调养心神，使个体的心理与生理发生变化。

2. 20世纪上半叶基本情况　心理分析理论从20世纪一二十年代传入国内，发表了与释梦、自由联想等技术有关的文章；30年代，发表了与行为疗法、心理障碍有关的文章；美国学者对中国学者进行心理分析的专业培训；北京、上海心理门诊的开设。

（二）1949年以后

1. 20世纪50—80年代发展情况　20世纪50年代末，对神经衰弱的快速综合治疗影响较大；1978年以后，开始出版国外著名心理学家的著作，如弗洛伊德和荣格等，出现心理治疗培训班和心理治疗方面的学术交流；80年代初，心理门诊陆续开设。

2. 20世纪80年代以后发展情况　心理治疗初步发展始于1987年，有较多的心理治疗文章在专业期刊上发表，质量不断改善，心理治疗对象不断扩大，心理治疗理论和方法不断增多，全国多家高等院校与综合医院开设心理门诊，开始有私人开业的心理门诊与心理治疗中心。国际上最主要的心理治疗学派的理论观点与技术方法均传入国内。调查结果显示，国内心理专业人员应用最多的是行为疗法、认知疗法、支持疗法、精神分析、森田疗法、生物反馈、催眠暗示疗法、来访者中心疗法等。20世纪90年代初成立了心理的专业委员会，国内、国际学术交流更加活跃。

三、心理治疗发展趋势

随着心理科学的研究不断深入，不断分化、整合、折中与完善。无论何种流派均抛弃对个体的责备，共同关注患者背景，包括家庭成员、社区、系统、内化的价值观和信念；关注系统，认为整体大于部分之和，并探讨家庭互动等模式；关注资源，主要强化正能量，注重家庭和个体的生命周期。21世纪影响力较大的理论流派主要有精神动力学派、行为主义学派、人本主义学派、家庭治疗学派。

四、心理治疗的目标、形式、适应范围及适应证

1. **目标** 激发患者的潜能，缓解或消除其心理问题与障碍，促进其人格成熟。受到求助动机、治疗师专业受训的影响。

2. **形式** 有个别（一对一）心理治疗及集体心理治疗。前者是常见的心理治疗形式；后者是由多名有相似问题或对某种疗法有共同适应证的不同疾病患者组成小组进行治疗的形式。

3. **适应范围** 主要为心理障碍、行为障碍、心身疾病等。心理治疗耗时较长，有几次、几十次不等，分为短程与长程，既针对具体问题的改善，也注重人格的成长。

4. **适应证** 患者有足够的求治动机、有适当的现实检验能力。绝大部分的神经症、一般心理障碍（人际关系问题及个人发展与成长问题、婚姻与家庭问题）、性心理障碍、儿童行为障碍、轻中度抑郁症、物质依赖、部分人格障碍者均可进行心理治疗，通过心理活动的变化产生效果。不同的心理治疗方法有不同的适应证。

五、心理治疗的原则

1. **自立原则** 促进受治者的心理成长，避免成为其指导教师而使受治者在未来的生活中对治疗师产生心理依赖。

2. **客观中立原则** 保持客观中立的立场，避免将治疗师个人的世界观、价值观和人生观带入临床治疗。

3. **尊重原则** 以真诚的态度帮助每一位受治者，尊重其个人的权利与尊严。

4. **保密原则** 尊重每一位受治者的个人隐私，在治疗过程中严格遵守保密原则。

5. **时间限定原则** 遵守治疗时间的规定，不随意更改会谈时间，通常个体治疗时间为45~50分钟、每周1次的频率，住院患者可以根据需要每周治疗2~3次，双方协商而定。

6. **关系限定原则** 按照职业规范与受治者建立良好的治疗关系，不得与其发展工作以外的社会关系，也不得利用其牟取任何私利。

六、心理治疗对专业人员的要求

1.接受性原则　治疗者应具备良好的个人修养、专业知识与技能，严格遵守伦理道德规范，以关爱和理解的态度听取受治者的叙述，了解其心理感受与想法。

2.支持性原则　充分了解受治者心理疾病的来源，并对其根本原因进行科学分析，通过语言与非语言的方式与受治者进行信息交流，给予其精神上的支持，增强其治愈疾病的信心。

3.成长性原则　为受治者解答心理问题，缓解其心理困扰，减轻焦虑、抑郁等症状，改善非适应行为，使其更好地处理问题与适应环境变化，对自我与他人具备良好的觉察，理解自己的能力与极限，认真地投入工作。

七、心理治疗的基本过程

（一）建立良好的治疗关系

热情且真诚的接待受治者，郑重申明尊重隐私与保密原则，营造安全、信任与温暖的氛围。仔细聆听，详尽了解治疗对象的基本情况，包括其家庭、生活和社会背景等，注意倾听其弦外之音，关注其表情、动作等外在状况与语言、情感、思维等内在心理活动。

（二）自我探讨与分析

与治疗对象共同探讨与分析，梳理自述内容。帮助其正确地认识自我，查找根本原因，并制订目标与计划。关注使其产生困扰的问题及目前存在的主要问题、产生原因、严重程度与持续时间。此过程可以根据需要选择性应用心理测验或评定量表进行分析与评估。

（三）实施具体行动方案

以矫正不良行为与改变不良认知为重要内容，帮助治疗对象掌握改善人际关系的技巧与应对方法，挖掘其潜力，采用综合积极的心理干预方法改变其认知结构与行为方式，使其适应新形势下的自我决策与心理平衡。

（四）正视自我并独立处理问题

给予治疗对象肯定与鼓励，通过不断地应用成功的经验与技能到实际生活中，使其学会独立处理问题，提高正性意志力，增加自信心。如有可能，治疗结束后追踪治疗对象的心理与行为变化，有利于总结经验，提高治疗水平；若经长时间治疗无任何进展，可分析原因，必要时予以转介。

八、心理治疗的护理

（一）心理治疗前护理

1.受治者准备

（1）评估受治者现存的心理问题、治疗动机，签署治疗协议，如果治疗中需要录音、录像，事先征得受治者同意并专门签署有关协议。

（2）充分了解受治者的家庭、婚姻、职业、性格与生活习惯。

（3）安排受治者做好治疗前的放松等准备工作，并做好登记。

2.环境准备　温馨、整洁、不被干扰的治疗室，一般$6\sim 8m^2$，给受治者以安全感；配备沙发，成90°摆放，搭配茶几与鲜花，室内光线适中，装饰绿色植物与艺术画，按需提供茶水与纸巾；播放轻音乐，让患者消除顾虑，放松情绪，提高治疗的参与度。

3.特殊准备　家庭治疗需要较大空间和足够的椅子；精神分析与催眠治疗应设有躺椅；音乐治疗应配有治疗仪；儿童心理治疗可以增加装饰与色彩，或配备游戏治疗用的卡通人物或玩具等。

（二）心理治疗过程初期护理

1.充分了解受治者的期望及治疗师的特长与治疗风格，为建立良好的治疗性人际关系及提高双方匹配度提供帮助。

2.根据受治者对心理健康的理解程度适时给予健康指导，提高其主观能动性，增强其改变认知的意志力与品质。

3.综合资料与信息，进行分析与比较，做出初步诊断，形成治疗目标。

（三）心理治疗过程中期护理

1.鼓励受治者对自己的行为、情绪、认知进行自我觉察，促使其一定程度的领悟，确定解决问题的方案。

2.善用心理学技巧，支持受治者主动练习各种应对情绪困扰的技巧，逐渐改变其负性认知与言行。

3.协助治疗师或上级医师做好资料采集、指导与管理，以及做好第三方见证工作。

（四）心理治疗过程结束期护理

1.陪同受治者离开，处理分离情绪，鼓励其将所学的技能应用到日常生活中。

2.征询受治者的意见与满意度，并反馈给治疗师或上级医师。

3.整理所有资料，回顾治疗过程，做必要的追踪研究。

九、心理治疗的变项

1.受治者　重要变项，其心理异常的原因、求助动机、人格特点将直接影响疗效。

2.治疗师　专业训练与经验、经历与特点、态度与特质、价值观与人生观会直接影响疗效。

3.治疗关系　良好的互相信任的治疗关系是心理治疗最重要的前提与基础。

4.治疗过程　治疗过程由一系列活动动态构成，任何变项都是相互影响与作用的。

5.治疗外的变项　受治以外的时间发生的各种事项也可能会影响治疗疗效。

第二节　常用心理治疗理论与技术

心理治疗的常用理论包括精神分析理论、行为主义理论、认知理论与人本主义理论等，并形成各自的理论体系、技术与治疗方法。

一、精神分析治疗

（一）理论
精神分析理论是关于人的潜意识与人格结构的学说，强调挖掘过去的经验和内在潜意识，解决内在冲突，促进人格成长。

（二）技术与方法
1. 自由联想（free association）　该技术是通往受治者潜意识的一种途径。治疗师通过联想顺序理解其如何将各事件联系起来，而联想过程的中断和阻碍是指向焦虑事件的线索。治疗师通过做出解释，帮助治疗对象把潜意识里的心理冲突带到意识层面，发展其自我洞察力，从而达到治疗目的。

2. 梦的解析（the interpretation of dreams）　弗洛伊德认为梦是压抑在潜意识中的愿望得以满足的一种途径。人在睡眠状态下，曾经被压抑的愿望、需要、恐惧在梦中得以自由表达。梦中可感知的部分是显梦；隐梦是梦背后的潜意识的冲突与愿望，是显梦所象征的意义。梦的解析是通过显梦的内容揭示隐梦的内容，治疗师对自由联想的梦境内容进行解释，帮助受治者洞悉自我，揭示潜意识的冲突，从而达到治疗目标。

3. 阻抗（resistance）　受治者不愿意将以往被压抑的潜意识内容在意识层面进行表达。阻抗是一种观念、态度、动作或感觉，它使受治者拒绝改变而保持现状，不愿意提及一些感觉与想法，不愿意深入一些话题，甚至终止治疗等。弗洛伊德认为阻抗是潜意识的心理动力，是个体防御其被压抑的感觉进入意识层面而产生的焦虑和痛苦。治疗对象出现阻抗是因为触及到了有意义的心理症结，所以治疗师要识别并帮助其克服阻抗，将压抑在潜意识里的情感与冲突释放出来，从而达到治疗目的。

4. 移情（transference）　受治者将治疗师当作与早年心理冲突有关的某个人物，将自己对某个人的态度、感觉等情感不自觉地转移到治疗师身上，可能会重新体验早年的情感经历。移情使治疗对象与治疗师在互动中重新处理往日未能解决的冲突；而治疗师将自己生活中的体验投射到受治者身上，则是"反移情"，两者互相影响治疗。治疗师要识别移情与反移情并做出适当反应，对移情进行分析和解释，使治疗对象了解早年经验对当前心理功能的影响，帮助其心理冲突中的行为固着与不当情感的认知发生改变，从而使其得以成长。

二、行为治疗

（一）理论

行为治疗（behaviour therapy）创立于20世纪50年代，根据学习理论和条件反射的原理进行行为训练，帮助受治者消除不良行为和建立适应行为。行为治疗以条件反射学说为基础，主要有巴甫洛夫的经典条件反射学说、斯金纳的操作性条件作用学说及班杜拉的社会学习学说。研究者认为神经症等病态是"习得"的错误方式、环境中反复刺激及人的行为造成的后果，通过奖罚体验可以强化或弱化某些行为。因此，通过新的学习可以矫正或消除不适应的行为和习惯。

（二）技术与方法

1. 放松训练（relaxation training） 又称松弛训练，是最简单的行为治疗技术。它按照一定的程序，协助受治者有意识地控制或调节自身的心理生理活动，从而降低机体唤醒水平，调整因紧张刺激而紊乱的功能，主要方法有腹式呼吸法、渐进性肌肉松弛法、注意力集中训练法，共同特点为松、静、自然。中国的气功、印度的瑜伽有类似作用。该技术也适用于高血压、糖尿病、支气管哮喘、心肌梗死、癌症、分娩与手术等患者。

（1）渐进性放松（progressive relaxation）：又称渐进性肌肉松弛法。由美国生理学家雅各布森（Jacobson）于20世纪20年代创立，是通过肌肉反复的紧–松循环练习，促进肌肉放松和大脑皮质唤醒水平下降的一种放松方法。

（2）自主训练（autogenic training）：又称自律、自生、自发训练。1890年由德国脑生理学家格特（Vogt）根据自我暗示可以得到类似催眠的放松而提出，1905年由德国的舒尔茨（Schultz）确立，1969年由加拿大卢兹（Luthe）修订。该法共有六个标准程序，即沉重感（伴随肌肉放松）、温暖感（伴随血管扩张）、缓慢呼吸、心脏慢而有节律地跳动、腹部温暖感、额部清凉舒适感。受治者在指导语暗示下缓慢呼吸，从头到脚逐个部位体验沉重与温暖感。

2. 暴露疗法（exposure therapy） 受治者暴露于让其产生害怕、紧张情绪的情境中，避免回避，直接承受并适应此刺激的情境，主要用于治疗恐惧症。一种是治疗对象暴露在诱发焦虑的情境中；另一种是暴露在想象的恐惧情境中。

（1）系统脱敏疗法（systematic desensitization therapy）：让治疗对象逐级暴露于令其焦虑、恐惧的情境中的方法。由美国学者沃尔普创立和发展，是最早被系统应用的行为疗法。该方法主要是诱导受治者缓慢地暴露在导致其焦虑、恐惧的情境中，然后逐渐加大刺激程度，再通过心理放松对抗焦虑情绪而达到消除目的，多用于治疗恐惧症、强迫症、适应不良行为。

治疗程序：①评定主观不适单位（subjective unit of disturbance，SUD）：以5分、10分评定。设定评分标准，给不同情景中的心情一个较合适的分数，以此衡量主观感觉。②松弛训练：受治者坐靠于沙发上，双臂放于扶手上，采取随意舒适的姿势。首先握紧拳头，然后松开；咬紧牙关，然后松开，反复体验紧张与放松；其次由前臂开始放松练习，依次为面、颈、肩、背、胸、腹到下肢。每次训练20～30分钟，每日1次或隔日1次，一般6～8次为一轮，强调反复练习，最终达到运用自如的程度。③设计不适层次表：搜集并记录引起不适的各种刺激因素，让受治者根据自己的主观感受评定感觉评分（SUD），并按分数高低排列成表。一般罗列最重要、最常见的刺激；最低层次的刺激引起的不适应足以被全身松弛所抑制；各层次的级差要均匀适当。

（2）冲击疗法（pulse therapy）：又称满灌疗法（flooding therapy），治疗原则与系统脱敏法相反。让受治者直接进入最高等级的情境中，并停留其中，受治者通常会表现出极度的焦虑与恐惧，持久处于该情境而没有放松过程，直至焦虑、恐惧逐渐减轻或消失。主要用于治疗单纯性恐惧（对特定动物的恐惧）、创伤后应激障碍等。需要注意持久且高强度刺激会使受治者产生较强的不适感，严重心脑血管疾病与癫痫患者、妊娠期妇女及心理脆弱者均不宜采用。

（3）矛盾意向法：与满灌疗法相似，即治疗师故意让受治者做出他们害怕的行为，久而久之受治者因没有受到伤害就对该行为无所谓，而不发生害怕反应。

3.厌恶疗法（aversion therapy）　最初用于治疗酒精依赖者，是通过轻微惩罚来消除适应不良行为的一种治疗方法。不良行为即将出现时，给予轻微针刺或不愉快想象，使其产生厌恶或不适的主观体验，治疗对象为避免厌恶体验会停止原有的不良行为，即依据"负性条件"消除目标行为。治疗前要取得监护人同意。目前对厌恶疗法的争议较大，一是技术问题，二是伦理问题，已经不常用。

4.阳性强化法　与厌恶疗法相反，通过奖励来训练某种行为出现或增加出现频度。首先确定需要改变的行为，其次确定这一行为的直接后果是什么，再设计一个新的结果取代原先的结果。强化物可以是钱物，也可以是受治者喜欢的某项活动、权利等。

5.自信训练和社交技能训练（assertive and social skills training）　自信训练又称决断训练、肯定训练或声明己见训练。它是运用人际关系情景，帮助治疗对象正确和适当的与他人交往并表达自己的情感，是为无法做出恰当决断的个人设计的一种方法。该训练通过增进个体的行为技能，使其在特定情况下表达自己，同时不招致他人不悦。一般有五个步骤：①一般了解：对其个人生活有一定的了解。②情景分析：帮助受治者搞清楚训练的意义及决断行为是在他人过分要求时的拒绝或做不到某事时说"不"。③寻找适当行为：共同找出问题中的适宜行为，使受治者认识到同一种问题还有另一种解决或应对的方法。④实际练习：采用角色扮演的方法，模仿和学习新的行为方式。学会用语言和非语言表达自己的情感，包括正性和负性情绪的表达。治疗师对适宜的反应给予肯定并指出可以改进的方面。⑤迁移巩固：治疗师在训练完毕后将信息反馈给受治者，肯定成绩的同时指出不足，并布置家庭作业，使其将所学运用到实际生活中。

社交技能训练是通过模仿、角色扮演、录像反馈等方法学习社交行为并获得相应技能，同时增强自信心。此类方法主要用于社交不良的人群及慢性精神障碍患者的康复训练。

6.模仿与角色扮演　模仿理论基于班杜拉的观察学习理论。一方面是榜样示范，是治疗师向受治者演示新的适应行为，既可以示范实际行为，也可以是影片、录像和录音等，被称为被动模仿学习，需要治疗师指导、反馈与强化；另一方面是模仿练习，是依据样板进行实际演练。既要观察榜样示范又要模仿练习的称为主动模仿学习。

角色扮演（role play）的出发点如同自信训练，只是增加了以怎样的"角色"去扮演。在家庭治疗时常被采用，如一对夫妻，先分析吵架原因，再让他们扮演如何吵架，最后讨论如何改变方式、重新演练以不吵架的方式进行表达。

7.塑造法　培养个人目标行为的方法。有七个步骤：①定义目标行为。②判断塑造法是否最适合治疗对象。③确认初始行为。④选择塑造步骤。⑤强化刺激。⑥实施差别强化。⑦用合适的速度完成塑造。

8.自我管理（self-management）　受治者扮演积极、主动的角色，对自己的行为改变负责，是参与治疗的一种模式。其独特优点包括提高了改变行为的动机水平；直接在生活情境中改变行为；能够对不易在治疗室内观察和处理的行为进行矫正，如贪吃零食等每日生活中可多次出现的行为。比较有名的是威廉斯和洛恩提出的自我管理行为模型，分为选择目标、监测靶行为、改变情境因素、获取有效结果和巩固收获五个操作步骤。

9.行为技能训练（behavior skills training，BST）　在训练过程中，结合示范、指导、演习和反馈帮助受治者熟悉行为技能。

10.生物反馈疗法　借助仪器将治疗对象体内生理活动变化的信息加以记录，如血压、心率、肌电检查等，转换并显示为能被其理解的听觉或视觉信号，让其认识与体验，并学会调节与控制自己的心率、肌紧张程度等生理活动，达到调整机体功能、矫正对应激的不适宜反应的目标。临床主要应用于心身疾病、神经症及部分精神疾病。

三、认知治疗

（一）理论

认知治疗（cognitive therapy）是20世纪六七十年代发展起来的一种治疗体系。其理论基础是贝克的认知理论，即认知过程影响情绪与行为，反之所有情绪或行为反应与个体认知有关。

当个体的认知过程有偏差，就会出现不良的情绪和不适应的行为（图15-1）。不良认知是指歪曲、不合理、消极的思维或信念，会导致情绪障碍和非适应性行为，而自我挫败行为也是不良认知的结果。具体说，第一，认知是行为和情感的中介，引起人们情绪和行为问题的原因是对事件的理解；第二，认知与情感、行为互相联系、互相影响，情绪障碍和负性认知会造成恶性循环；第三，情绪障碍患者大都存

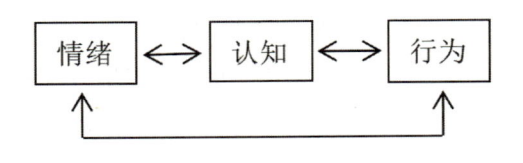

图15-1 认知、情绪、行为三者的关系

在认知曲解，是其痛苦的真正原因。最初治疗对象为抑郁症，认知治疗发展为认知行为治疗后，广泛用于治疗焦虑障碍、睡眠障碍、进食障碍、非急性期精神分裂症、心身疾病等。

（二）方法

认知治疗就是通过认知和行为技术手段调整个体内在的不合理认知、解释和评价，影响内在因素的变化，从而消除不良情绪与行为的一种方法。常见的方法有合理情绪治疗、贝克认知治疗等。

1.合理情绪治疗（rational-emotive therapy，RET）　20世纪50年代末由艾利斯提出，认为一切错误的思考方式或不合理信念是心理障碍、情绪和行为问题的症结所在。他将治疗因素归纳为A-B-C-D-E，即诱发事件（activating event）、信念（belief）、后果（consequence）、诘难（dispute）、效应（effect）。

2.贝克认知治疗（Beck's cognitive therapy）　20世纪70年代由贝克创立，是协助治疗对象改变其认知中对现实的歪曲或不合逻辑之处的思维方式。相比合理情绪治疗，治疗师更多是教育者的角色，减少对抗和挑战，帮助其理解歪曲信念与想法，并提出改变错误信念的方法和建议，接受正确的认知。贝克归纳的认知歪曲形式大概有五种：①任意推断，即证据缺乏或不充分而草率下结论。②选择性概括，仅根据个别细节即对整个事件做出结论而不考虑其他因素。③过度引申，从单一事件基础上做出能力、操作或价值的普遍性结论，即从具体的一件事情上做出一般规律性结论。④夸大或缩小，对客观事件的意义做出歪曲的结论。⑤"全或无"的思维，即要么全错要么全对，把生活看作非黑即白的单色世界而没有中间色。贝克重视治疗师给予受治者温暖、同情，认为两者建立良好的关系是识别认知歪曲的基础。

（三）技术

1.识别负性自动思维　采用ABC技术帮助治疗对象识别负性自动想法，A为事件或情境，B为信念，C为情绪和行为后果。受治者描述情绪抑郁即为有负性自动想法的信号，请其说明情绪不好时的情境，再询问其情绪不好时的想法与想象（即负性自动思维）。

2.检验负性自动思维　把治疗对象的负性自动思维当作一种假说，通过言语盘问、采取行动等方法进行检验。当受治者的负性自动思维无法得到证据支持或得到相反证据时，其负性思维就会发生改变。

3.识别潜在的功能失调性假设　功能失调性假设是治疗对象经过多年经验形成的行为潜规则，往往不被觉察。通过认知概念化、盘问追根法、行为试验等帮助其识别，可以反复询问"假如那是真的，对你意味着什么"，追溯其想法背后的一般信念。

4.挑战功能失调性假设　治疗对象的功能失调性假设被识别后，治疗师可采用言语盘问法和行为试验法使其发生改变。言语盘问法主要通过敏锐、系统地提问引导受治者重新评估自己的假设，寻找积极而现实的替代想法。

四、个人中心治疗

（一）理论

个人中心治疗（client-centered therapy）于20世纪40年代由美国心理学家卡尔·罗杰斯（Carl Rogers）首创，以人本主义心理学理论为基础。他在治疗中发现，心理治疗与人的健康成长、人际关系的交往有密切关系，应该以治疗师和治疗对象之间的真诚关系为基础。这是一种启发和促进内部成长的关系，经历了从非指导性治疗到来访者中心治疗，最后到个人中心治疗的历程。20世纪60—70年代发展了个人成长团体，即会心团体。

与传统心理治疗方法不同，"自我"是罗杰斯人格理论的核心，也是他关于心理失调的理论基础，是对自己心理现象的知觉、理解和评价，是个体自身意识到的自我。这种自我看法与实际情况不一定相符，低估会导致自卑，高估会导致自傲。当理想自我与真实自我之间的差距太大就会使人焦虑不安。罗杰斯认为，决定治疗效果的首要因素是治疗师的态度、个性和治疗关系的质量。治疗的根本目的是创造一种接纳和非指导性的氛围，减少治疗对象的防御，使其变得更加开放，重视人的自我实现、情感体验与潜能。治疗强调以无条件的积极关心和开放的态度对待受治者，主要适用于正常人群一般心理问题（如人际关系问题与焦虑等）、危机事件干预等。

（二）技术与方法

治疗重点集中在创造良好的关系氛围。治疗师把自己作为一种手段投入其中，通过表现自己的真诚、善解人意而创造良好的治疗关系，犹如两个真诚的朋友心与心的沟通。治疗适用于所有人，仅不适用于无法进行口语沟通者。治疗以外，在亲子关系与人际关系的培训、国际关系的研究、行政管理与多元文化的应用等方面都有应用价值。

个人中心治疗主要有两种形式：一是个别治疗；二是团体治疗。

1. 个别治疗　主要是倾听技巧。治疗师主动倾听，热情地投入、认真地听，听懂治疗对象传递的信息及沟通的深层次含义。此外，还有开放式询问、澄清、情感反应、尊重、接纳、对峙、分享、释意、鼓励等技巧，引导治疗对象探索自身并对自己负责。治疗目标不仅是解决问题，而且是帮助治疗对象成长，有能力克服现在和未来所要面对的困难，即觉察阻挠成长的各种障碍，从而更加开放、更加信任自己、更加愿意按照内心的标准生活。

期望的治疗结果：使治疗对象对自己有较实际的看法和积极评价；增加自信和自主能力；对自己的感受及他人较为接纳；对自己的经验做出较少的负面评价且较能克服压力；行为表现较成熟，适应能力增强。

（1）真诚（genuineness）或一致性（congruence）：治疗师在治疗中的表现如同在现实生活中一样的坦率，与治疗对象平等相处，自由地表达自我感受，公开和坦诚地面对各种反应；给治疗对象提供自然和安全的氛围，为其打开心扉、去除伪装而真诚地面对自我和治疗师奠定基础。

（2）无条件的积极关注（unconditional positive regards）：治疗师不加评判地接纳和尊重受治者的一种态度。治疗师通过倾听等技术表达关注、理解和尊重，相信受治者有解决问题的能力而不代替其做出决定或承担责任。

（3）共情（empathy）：治疗师需要具备的一种能力，即治疗师站在对方的角度，准确理解其感受、体验及治疗的意义，并反馈给治疗对象。目的是让受治者感到被接纳和理解，并能与治疗师积极沟通，深入认识自己，解决自身的不协调之处。

2.团体治疗　20世纪60—70年代罗杰斯发展了个人成长团体，即会心团体，是其开创的人本主义团体心理治疗形式，适用于消除人际交往障碍及社会适应不良行为。该团成员由背景或问题相似的人员组成，一般纳入十人左右，由一两名治疗师主持。参加者心理障碍不太严重，不会因为妄想等言行而影响集体的活动。

活动一般经历三个阶段，即相互了解和接受阶段，正式活动和治疗阶段，活动结束阶段。一般每周活动一到两次，结合周末业余活动为佳。活动次数少则三到五次、多则十余次，根据具体情况而定。

五、森田疗法

（一）理论

森田疗法是1920年左右由森田正马博士创立，通过综合、概括与扬弃而专门针对神经症的心理疗法。该疗法经改进阐述了最重要的"疑病性素质基调""生的欲望"与"死的恐惧"之间的关系，也阐明了"森田神经质"的发病机制。现在森田疗法广泛运用于心身疾病、抑郁症、精神分裂症、酒精依赖甚至心理危机的治疗。世界各国成立了以森田理论为基础的自主性组织，如"生活发现会"。森田疗法的主要理论概念如下。

1.神经质　一种人格方面的异常或倾向，表现为内省、敏感、追求完美、胆小、谨慎、做事按部就班等。

2.疑病性素质基调　认为害怕疾病是人类生存欲望的表现。疑病程度过强，容易将注意力转向自己身心的细微变化，是神经质形成的基础。

3.生的欲望和死的恐惧　这是一个问题的两个方面。只要有生存，就有来自心理的对死亡的恐惧。

4.思想矛盾　试图用理性优势"应该如此"等来解决自觉到的身心变化，但非理性的、情绪的问题是不能通过主观愿望克服的。

5.精神交互作用　神经质倾向的人会将人类普遍存在的焦虑、烦恼、躯体不适感看成异常的身心现象，从而在理智上极力防卫形成"思想矛盾"，尤其是注意力集中在不适感上时会更加敏感，使症状发展并固定下来，形成精神交互作用。

6.顺应自然，为所当为　人为的意志是不能马上克服存在的症状，只有坦然面对与接受，以行动为准则，即使症状存在也以建设性态度去追求生活目标，打破"思想矛盾"并阻断"精神交互作用"的发生。这种"顺应自然，为所当为"的行为准则，就是森田疗法的治疗原则。

（二）技术与方法

1. 住院式森田疗法

（1）治疗导入：首先选择具有神经质个性特点的对象，对其症状产生做森田疗法的原理解释，得到其理解而建立良好关系。入院后开始限制各类活动以适应治疗的要求。

（2）治疗经过：分为绝对卧床期、轻作业期、重作业期、社会康复期四个阶段，在家庭式的环境中住院治疗40天。

1）绝对卧床期（1周）：受治者除了吃饭、洗脸、如厕，均卧于床上，禁止与外界接触、看书、听音乐等活动。治疗师每天查房1次（约5分钟），不过多询问，而是鼓励其坚持。

目的：在安静的环境中使受治者疲劳的身心得到休息；培养对焦虑症状的耐受力；体验烦闷的心境及解脱过程；激发活动欲望。

卧床期心境：①烦闷期：一般在第一天会比较舒服，第二天回想自己的疾病而加重症状、烦恼，因与外界隔离而无法逃避，导致症状到达顶点再减轻，即解脱烦闷。②无聊期：第五、第六天的感觉。

2）轻作业期（1周）：继续禁止交谈、外出等活动，可以接触户外新鲜空气和阳光，晚上书写日记，临睡前阅读较枯燥的书籍。

目的：进一步激发自发活动的欲望，消除预期焦虑，减少对症状的关注；日记指导，不要记述主观烦恼，而是记录每天具体的活动内容，治疗师每天点评。

3）重作业期（1周）：做一些较重的体力活，阅读一些轻松的书籍，继续书写日记，继续禁止交际等活动，培养对工作的持久耐力，同时体验工作成功的乐趣（不问症状）。

目的：通过行动打破思想矛盾和精神交互作用的恶性循环。

内容：根据条件安排作业，指导受治者自己开展作业；定期进行集体心理治疗；定期进行演讲会，欢送将要出院的治疗对象；日记要求同前。

指导：认识精神交互作用；关注现实生活，从"情绪准则"转向"行动目标准则"；认识焦虑、恐怖、烦恼等情绪存在的必然性；分析目前行为的必要性；带着症状行动，养成合乎目标的行为模式；与现实接触，对"理应如此"观念予以纠正。

4）社会康复期（1~2周）：外出进行一些有目的的活动，在实际环境中巩固前三期的体验，为回归社会做准备。治疗师每周与治疗对象交谈1~2次，协助修改日记，针对治疗目标与存在问题继续鼓励受治者体验与行动。

2. 门诊式森田疗法　治疗师与治疗对象进行理性、感性兼具的交流，以治疗对象日常生活中的行动作为研究核心。以治疗对象对自身承受痛苦的能力与治疗关系牢固性为界限标准，较住院治疗更重要，使得治疗对象既能忍受痛苦，又能在日常生活中行为适应。

（1）初始访谈：询问病史1~2次。明确诊断和接受治疗的动机。较适合治疗的特征有：性格内向或内省倾向；可见明显"思想矛盾"和"精神交互作用"；现实自我与理想自我评价差别大且对此苦恼；理解治疗原理并愿意配合。

（2）治疗要点：了解治疗对象的期待、发病诱因及生活目标；日记指导；治疗对象能明确治疗指示、程序并同意合作，每周1次（约50分钟），半年左右的疗程。

（三）适应证

1. 典型个性特征　认真、仔细、追求完美、敏感、谨慎、内省、刻板、固执。
2. 病种　强迫症、焦虑症、恐惧症、神经衰弱、疑病症等。

（四）禁忌证

1. 对焦虑耐受性差，常用药物或酒精解决问题。
2. 急性期严重抑郁状态。
3. 频繁的自杀企图和严重的自杀倾向。
4. 控制力差，曾有暴力、犯罪、性变态行为。
5. 因为症状导致日常生活依赖家属。

六、婚姻与家庭治疗

（一）理论

1. 早期发展　婚姻与家庭治疗以整个家庭为治疗对象，起源于20世纪50年代，有关家庭动力学的研究为家庭治疗的诞生起了推动作用。贝尔（John Bell）被称为家庭治疗之父；阿克曼（Nathan Ackerman）是家庭治疗的创始人之一，1957年，他在纽约建立了家庭精神卫生研究所；利兹（T.Lidz）提出了"婚姻分裂（marital schism）"和"婚姻偏斜（marital skew）"，前者指夫妻长期不能相互配合，角色不能互补，从而互相贬低、攻击、炫耀子女对自己的忠诚和情感；后者指病态的配偶主管一切事物，另一方则极端依赖和软弱可欺。温尼（Lyman Wynne）是第一个经过正规家庭治疗训练的家庭治疗家；鲍恩（M.Bowen）也是最早期的家庭治疗先驱之一，他重视夫妻关系和原生家庭的作用，提出了家庭系统理论，以及"三角缠关系（triangle interlock）"，特指家庭中情感的联系常常由一系列三角连接的网络来保持平衡；1956年，帕洛·阿托（Palo Alto）的家庭治疗小组提出了"双缚理论（double bind）"，指一个人同时在交流的不同层面向另一个人发出互相抵触的消息。惠特克（Carl Whitaker）也是家庭治疗的代表人物之一，特别强调体验，并使用协调治疗师。

1962年，第一份国际性家庭治疗领域的杂志《家庭进程》创刊，标志着家庭治疗正式确立；1979年，美国家庭治疗协会成立；米纽琴（Minuchin）采用帕森斯（Parsons）的理论与MRI的交流及系统思想，创立了"结构式家庭治疗"，他分析家庭结构和组织，发现家庭是由不同的角色、功能和权利分配等因素组织起来的一个实体；意大利的米兰学派开创了"系统式家庭治疗"流派，帕拉佐莉（M.S.Palazoli）与同事成立了家庭研究所，用假设、中立、疏远的循环提问方式揭示家庭成员对问题的不同看法与相互关系，采用情景化、积极赋义和悖论干预来引导家庭找到解决问题的方法。20世纪70年代后，治疗上寻求以防止重性精神疾病复发、减轻家庭负担为主的策略。

2.当前发展　20世纪80年代后，家庭治疗发展更加成熟，各学派整合趋势明显；认识论与社会思潮进展相匹配。其中"索解导向家庭治疗"（solution-oriented family therapy）充分相信、利用受治者的自身资源，关注点在"怎样解决问题"，治疗师与受治者共同制订治疗目标，直到问题消失；叙事疗法（narrative therapy）也在家庭治疗中予以应用，将治疗过程改为讲故事和共同创作过程，治疗师以人本主义态度与受治者一起体验，共寻新出路。此外，德国海德堡小组的系统家庭治疗方法，在认识论、研究与治疗方面提出了对动力学和治疗学的独特看法，既传承了米兰学派的系统式家庭疗法，也整合了系统理论与重新讲故事的叙事理论。

3.基本理论

（1）人际关系理论：精神分析促进了该理论的发展，包括沙利文对人际关系的重视、霍妮对社会因素作用的研究、客体关系理论和心理学的自身发展。

（2）系统理论：①人的系统观：人是自然开放的一个系统，稳定开放且有物质、能量交换，应保持有序化（遵循热力学第二定律：吃进低熵，排出高熵）。②用系统论观点看待家庭：家庭系统中各成员互相影响与关联，脱离系统即不能充分了解某一成员，逐一了解家庭成员不等同于了解系统整体，家庭结构与交流关系对家庭成员行为有重要影响。每个成员有特定的认识模式，称为内在构想（inner construction），既决定行为模式又受其影响、作用而形成环形反馈，故家庭成员内在构想与行为模式既影响其他家人也受他人影响，产生循环反馈作用。③家庭内稳态学说（homeostasis）：家庭系统经由负反馈机制达到平衡，家庭内部环境保持在一个动态平衡的范围内，平衡的利弊机会均等而需认真对待。

（3）控制论：由维纳（N.Wiener）创立，对家庭治疗发展有很大影响。

（4）交流理论：存在对交流的交流，即"元交流"（metacommunication）现象，一般由非言语的方式表现，如姿势、表情和语调等，对交流双方关系意义重大。

（二）技术与方法

家庭是一个系统，也是一个社会的基本功能单位，既可以满足生理需求，也可以满足亲密感、力量感、意义感等心理需求。麦高狄（McGoldrick）认为，家庭由有着共同的生物、法律、文化和情感历史联结的特定人群组成，在生理、社会与情感功能方面相互依存与互补，具有一定的模式化和竞争性。

1.家庭周期　家庭有连贯性、阶段性的周期特点。哈利认为，家庭"问题"常在家庭生活周期出现变化或中断时发生，意味着家庭在克服某阶段问题时遇到了麻烦。麦高狄和卡特尔（E.A.Carter）将周期分成六个阶段，分别对应一个"情感过渡过程"及"关键原则"。

（1）独立成人阶段：个体接受亲子的分离。家庭成员分化出独立的自我，在家庭外发展亲密的伙伴和朋友关系，在工作中建立自我形象。

（2）新婚成家阶段：家庭成员承担对新家庭的责任和义务。通过夫妻互动，建立新的婚姻与家庭系统。

（3）养育新人阶段：接受家庭由两人对偶关系到三人关系。调整婚姻关系，为新成员留出空间，夫妻承担起父母角色，调整原来家庭的三代关系。

（4）子女成长阶段：允许家庭内部与外界环境之间加大可变性，即让孩子渐渐独立。同时调整夫妻关系和各自事业的发展，为上一辈操劳。

（5）家庭空巢阶段：接受子女离家或新成员加入家庭。父母与子女建立起成人间的人际关系；夫妻回到对偶的婚姻状态，着手解决原来未能解决的冲突。

（6）晚景夕阳阶段：接受代际角色的转换。保持自我及婚姻的功能与情趣。以家庭的中间一代为核心，支持与照顾下一代。面对和处理配偶、家人及朋友丧亡问题，回顾和诠释自己。

不同的社会、民族、文化，不同的经济水平，对家庭生活周期都有一定影响，并形成不同的特征。社会变迁也会产生多种多样的家庭生活周期状态。

2．谱系图 又称家谱图或代际图，是用图示技巧表现家庭信息的一种方法。常用家庭中三代关系的系统结构展现家庭关系路线图，从生物、心理、社会三方面提供有用信息。治疗师也可用它建立良好的治疗关系，规划治疗方法、评价疗效。谱系图在家庭医学、社会工作等领域都有广泛应用。

3．主要技术和流派 包括体验式家庭治疗、策略式家庭治疗、结构式家庭治疗、系统式家庭治疗、索解家庭治疗与叙事家庭治疗等。

4．主要适应证 适用于青少年期各种心理障碍、心身障碍、夫妻与婚姻冲突、重性精神疾病恢复期等。①家庭成员的冲突经其他治疗未解决。②个体有症状反映的是家庭系统的问题。③个别治疗中不能处理的个人冲突。④家庭忽视患病成员或过分焦虑。⑤家庭对个体治疗有阻碍作用。⑥家庭成员必须参与患者治疗。⑦个别心理治疗没有达到家庭成员预期的疗效。⑧家庭中某人与他人交往存在问题。⑨家庭中有一个反复复发、慢性化精神疾病患者。

家庭治疗主要用于核心家庭，即父母和子女一起居住的家庭，如父母不能应付孩子的问题行为（与交流障碍有关的问题）；其他有心境障碍等，可以作为辅助手段。重性精神疾病发作期、偏执性人格障碍、性虐待等患者，不考虑首选家庭治疗。

5．治疗目标 打破不适当的、使问题或症状维持下去的动态平衡环路，建立适应良好的反馈联系，消除症状；重建家庭结构系统，消除家庭中回避冲突的惯常机制，引入良好应对方式，改善代际关系及家庭成员之间的交流，提高解决问题、应对挑战的能力。

6．治疗实施 治疗性会谈，又称定期访谈，指治疗师每隔一段时间与就诊的家庭成员一起座谈的方式。历时1～2小时，每周一次，再逐步延长至每月一次或数月一次。总访谈次数6～12次。

家庭治疗一般会为就诊家庭布置治疗性家庭作业，因为症状的消长与家庭变化常常在两次治疗间出现。家庭作业一般针对访谈时的干预措施，为巩固疗效、促进家庭内部的关系改进而设计，且设计因人而异。

7. 结束治疗　维持问题（症状）的动态平衡已被打破；建立合适的家庭结构，成员之间的交流直接而明晰；发展出新的应对机制、解决问题的技术与代际间等级结构；家庭凝聚力与独立自主的能力得到完善和发展，即可以结束家庭治疗。

一般家庭治疗的时间长度为6～8个月。用1～6次治疗减少家庭成员的精神紧张；10～15次治疗减少特殊症状；25～30次治疗改善家庭内的人际交流情况；重建家庭成员的分化需要40次以上的治疗。

七、催眠治疗

（一）历史发展

1. 前科学阶段　最早在3 000多年前印度人的史诗中涉及。不同历史时期、不同地域，催眠有着不同用途，但都有共同的特点，如对症状和成因的看法相似；患者信任治疗师并有所期望，有社会群体支持；治疗方法社会认同；唱歌、跳舞、祈祷等进入治疗的准备过程相同。

2. 科学开始阶段　奥地利治疗师麦斯默（Mesmer）提出"磁疗法"，他认为人生病是由宇宙中磁力分配不均导致，治疗方法是用含铁用具使之平衡。英国治疗师布雷德首次提出"催眠"一词，定义为一种类似睡眠的行为及由此造成的状态。他认为催眠源于眼睛长时间凝视某物而出现视神经疲劳，从而导致不自然的睡眠状态，将对催眠的研究转到了生理学和心理学层面。南锡（Nancy）理论则首次提出暗示的作用，并发展了言语性暗示代替传统凝视法。著名神经病学家沙可（Charcot）持反对意见，其学生弗洛伊德也提出批评，认为催眠让治疗对象更加依赖治疗师，并在催眠中发现了阻抗和移情两种现象。

3. 历史新发展　1786年出现了最早的关于催眠的专业杂志，200多年来共有100多种国际性催眠杂志。德国有米尔顿·艾里克森催眠治疗学会，美国有临床催眠协会与心理学会催眠心理分会等。催眠治疗不仅用于心理治疗，还在治疗癌症、牙科疾病、心身疾病方面有重大进展，在全世界应用广泛。

（二）现代催眠疗法基本理论

1. 催眠方式比较

（1）权威式：强调治疗师，占主要作用。

（2）标准化：强调治疗对象，是否有易催眠性，接受标准化、结构化的沟通。代表人物有美国的心理学家赫尔，发展了测试暗示性的问卷。

（3）艾里克森式催眠（艾式）：强调催眠师与被催眠对象的合作关系与交流，易催眠性是良好催眠关系的体现。

2.基本观点　每个人都是独特的；催眠是体验、交流的过程；每个人都有发展潜力；恍惚状态是一种自然现象，能加强和拓宽人的资源；治疗应着眼于生活方式的适应；个性在多个层面体现价值或被赞赏；无意识过程可以创造性地、自主地起作用。

3.治疗原则

（1）利用：被催眠者的个人特点，如与人冲突的互动模式及症状、阻抗，都可用来引出变化。

（2）去固定化：打破固定、僵化模式，让被催眠者重新思考，找出解决问题的办法，使暗示更易被接受。

（3）不经意性：间接告诉被催眠者某些信息，避免了阻抗，如插入关键词、暗示、否定之否定技术等。

（4）阶梯式变化原则：把大目标换成一系列小目标，在被催眠者不注意的小地方进行干预，被催眠者在没有准备的情况下受到影响，固定模式被打破，重新结构化，从而让很多小量变发展为质变。

（5）保护无意识：恍惚状态下无意识加工内容，被催眠者意识层面不能接受或不符合日常的合理性而被视为荒唐、不合理，但它具有创造性；暂时或部分失忆通过引开注意力、失忆的暗示完成无意识保护，指导个体意识接受。

4.治疗目标

（1）激活想象：视、听和身体感觉的想法引发意识上的运动、感觉和情感过程，并与外界刺激相对应，使得刺激在治疗环境经大脑加工变得容易。

（2）改变生理过程：暗示、恍惚状态、被激活的想象，可改变肌肉组织、血液循环、神经系统功能，甚至是免疫系统与内分泌系统的功能。

（3）改变感觉和时间观念：催眠师在恍惚状态下对治疗对象的疼痛强度、持续时间的感觉进行暗示，使其对疼痛感不那么难以忍受。

（4）开发利用资源：通过退行使得对某些事物的片面性评价被隔离、生活经验重新被利用及重新结合起经验与问题。

（5）促进和激发寻找过程：创造性思维能突破习惯性感觉、情感和思维框架而找到解决问题的办法，恍惚状态使得创造性思维变得容易出现。

（6）打破习惯性模式：习惯性的思维、感觉、行动在关键处被打破，如有了烦心事就习惯性伸手拿烟。

（7）分离和联想：有害的经验细节（话语强度）被削弱，或缺乏的经验通过联想（第三者的思想与话语）被补充。

（8）转移（重新评价）：人对经验的释义可以赋予新的功能，从而对受治者产生意义，如将贬低解释为关注、将失败作为新方向的标志、将身体症状解释为信号，受治者的障碍被赋予新含义且以新方式加工。

5.治疗程序

（1）治疗过程：第一阶段，治疗师了解受治者的生活经历，调整其心态，以便导向治疗性改变。第二阶段，激活治疗对象的心理能力。第三阶段，认识、评价治疗性的改变。

（2）治疗结构：具体如下。

1) 准备阶段的引导：彼此信任，告知积极改变的可能性。

2) 治疗性恍惚状态：人们的心理状态、信仰、信念暂时消除，因此接受用其他联想和心理加工模式解决问题。此状态是实验性和真实生活体验之间的媒介，因人而异。艾里克森（Erickson）和洛希（Rossi）认为有五个阶段：①治疗师将治疗对象的注意力集中到其内心现实。②通过分散注意力、分离等手段使已经习惯的思维模式不起作用。③运用暗示的不直接性引导出无意识的寻找过程。④恍惚状态最后进入完全无意识状态而激活受治者特有的联想和心理机制。⑤塑造催眠后的反应，这是自由且能表达受治者行为潜力的一种反应。

3) 结束阶段：通过观察、评价、肯定、赞扬使治疗对象旧的、消极观点不损害和消灭通过治疗获得的尚未稳定的新反应。

（3）治疗性恍惚状态：表现为目光呆滞、无主动意向、反射性行为缓慢、自主神经系统支配的行动受到阻滞，具暗示性、分离性，自发催眠后失忆，情感反应丧失等。

1) 恍惚状态导入的直接技术：适用于愿意接受催眠者。①集中、聚焦：关于受治者问题、恐惧和期望谈话致注意力被引向内心世界与外界刺激分离。②固定技术：又称吸引技术，受治者长时间盯住一样东西观察不同点，结果因眼睛疲劳而视物模糊，从瞳孔、眼皮变化看出其内心变化。③动觉导入：用于对身体感觉和运动的集中，有"磁场技术"和"手或臂的升空漂浮"。

2) 恍惚状态导入的间接技术：适用于有阻抗者。①代理人技术：用中性形象代替受催眠者而绕开阻抗。②圈人场地技术：描述与题目相关的场景来形象化题目。③混乱技术：暂时的混乱可帮助打破僵化的令人疲惫的思维习惯，是导入的基础。治疗师令人费解的言行给受治者造成不确定、不舒服的感觉，于是受治者会积极借助外界信息去消除这种感觉，治疗师给予暗示使其改变。

6.治疗技术

（1）想象：运用感官信息（视、听、触、嗅、味、运动觉）构建内心世界，使想象更真实。

（2）利用：启发并运用患者储存的潜力和能力。运用"暗示"来实现。

（3）非直接的暗示：体现了艾式理论因人而异的治疗风格：患者的个体性最重要。治疗师接受患者选择的真实世界并使其变得有用。即使治疗师不认为患者的选择"好"或"合适"，但承认并尊重患者提出的这种真实能加强治疗关系。

（4）阻抗：治疗师应该利用的资源。这里的阻抗不是指精神分析式的阻抗，而是一种对自身现有系统的自我保护或一种无意识的检验治疗师和治疗关系的措施。例如，难缠的患者既来做治疗，又敌视治疗师且抗拒治疗，治疗师应愉快地接受并意识到这正是患者问题的一部分。

（5）跟和领技术：是Bandler和Grinder于1975年引入的概念。跟是患者所有表达（行为和言语）的反射和写照，既有言语的方面，也有非言语的方面。目的在于加强治疗关系，通过治疗师对患者的每一个表达做出反馈来实现，通过这一来一往的互动逐渐形成治疗师和患者的同步运动。然后再逐渐演变成领。领是指治疗师对沟通的引导，以极小的步伐进行，以免伤害治疗关系。治疗师根据需要慢慢注入新的成分，来改变这种旋律和强调重点。如果阻抗还持续存在，就表明治疗关系不尽如人意。领也分为言语和非言语层面，其中一个形式是非直接的暗示。

（6）呼吸跟随：治疗师的呼吸应与患者的呼吸同步。这可以在无意识层面促进治疗关系，也可以在患者特别兴奋的情况下运用，从而调整患者的状态，控制节奏。

（7）重构：行为和情境的解释方式不止一种，但患者常常只用一种去解释。治疗师就是引导其换一个角度去看问题，赋予症状新的、积极意义。

（8）干扰因素的不合作：对治疗起干扰的因素，治疗师对其巧妙地加以运用，给干扰因素赋予新的、对治疗有益的意义。如治疗过程中出现的噪声等。

（9）不经意性：提高治疗中不合逻辑、不理智的成分，主要内容不经意地或者以象征的方式说出来，这些话看上去不经意，但可被患者不经意地吸收。

7.适应证与禁忌证

（1）适应证：除一般心理障碍，还用于生活习惯的控制，如吸烟、酒精依赖和进食障碍，以及疼痛、失眠、神经性皮炎等心身疾病，此外还可治疗呼吸障碍、心血管障碍、内分泌障碍与胃肠道障碍及皮肤疾病。

（2）禁忌证：不适用于精神疾病、边缘型人格障碍、严重抑郁及癔症。

催眠治疗不是治疗学派，在行为治疗、认知治疗、家庭治疗、精神分析等方法中都有使用。

八、集体心理治疗

（一）发展过程

1905年，美国的普拉特（J.H.Pratt）最早应用集体治疗。他组织肺病患者进行探讨、分享，给予支持与鼓励，使他们改变对疾病的态度，增强战胜疾病的信心和勇气。之后，研究者将集体心理治疗应用于精神疾病治疗。20世纪20年代，莫里若首创心理疗法，布罗开创分析性集体心理治疗，阿德勒等发展了以个人心理学为基础的集体心理治疗。20世纪中叶以后，因人际关系改善、个人成长发展、人类潜能开发等目的发展起来的集体咨询与心理治疗被广泛应用到社会生活的各个领域。

（二）基本概念

集体心理治疗是指在团体情境中提供心理帮助的一种心理治疗形式。它通过团体内人际交互作用，促使个体在互动中通过观察、学习、体验，认识自我、探讨自我、接纳自我，调整并改善与他人的关系，学习新的态度与行为方式，以发展良好的生活适应的过程。

（三）集体心理治疗的形式与功能

1.集体心理治疗的形式　集体心理治疗由1~2名组长主持，根据组员问题的相似性组成治疗小组，通过共同商讨、训练、引导，解决组员共有的发展课题或相似的心理障碍。集体的规模因参加者的问题性质不同而不等，少则3~5人，多则十几人。通过几次或十几次集体聚会，参加者就共同关心的问题进行讨论，相互交流，共同探讨，彼此启发、支持与鼓励，使组员观察、分析和了解自己的心理行为反应和他人的心理行为反应，从而改善人际关系，增强社会适应能力，促进人格成长。

2.集体心理治疗的功能　①为个人提供了一面认识自己的镜子。②可从其他参加者和组长的反馈中获得裨益。③接受其他参加者的帮助，也给予其他人帮助。④提供考验实际行为和尝试新行为的机会。⑤集体情境鼓励组员做出承诺并用实际行动来改善生活。⑥集体的结构方式可以使组员获得归属需要的满足。⑦集体互动行为可以帮助组员了解他们在工作、家庭中的功能。

集体心理治疗有助于促进组员的心理成长：①在集体中获得情感的支持：情绪疏泻、发现共同性、被人接纳、满怀希望。②在集体中尝试积极的体验：享受亲密感、增强归属感与人共情、观察集体行为与领导关系、体验互助互利。③在集体中发展适应的行为：提供安全的实验环境，相互学习交换经验，尝试模仿适应行为，学习社会交往技巧。④在集体中重建理性的认知：非理性信念的共同特征，集体中非理性信念的改变。

（四）集体心理治疗的类型、特点与局限性

1.集体心理治疗的类型

（1）结构式与非结构式：结构式集体心理治疗是指事先做了充分的计划和准备，安排有固定程序活动以让组员实施治疗；非结构式集体心理治疗是不安排有程序的固定活动而对组员实施治疗。

（2）封闭式与开放式：开放式集体心理治疗是指组员不固定，不断更换，新组员有兴趣可以随时加入；封闭式集体心理治疗是指一个固定集体，从第一次聚会到最后一次活动，其组员保持不变，一起进入集体，一起结束治疗。

（3）同质式与异质式：同质式集体心理治疗是指集体组员本身的条件或问题具有相似性；异质式集体心理治疗是指集体组员自身的条件或问题差异大，情况比较复杂，如年龄、经验、地位极不相同，同时存在的问题也不同。

2.集体心理治疗的特点

（1）影响广泛：每个组员不仅自己接受他人的帮助，而且帮助其他组员。可以同时学习、模仿多个组员的适应行为，从多个角度洞察自己。集体过程中，组员之间互相支持，集思广益，共同探寻解决问题的办法。

（2）治疗效率高：集体心理治疗是一个组长对多个组员，可以节省治疗的时间与人力，

符合经济的原则,提高了治疗的效益。集体心理治疗还可以缓解治疗人员不足的压力。

(3) 治疗效果易巩固:集体心理治疗创造了一个类似真实的社会生活情境,为参加者提供了社交的机会。组员在集体中的言行往往是他们日常生活行为的复制。在充满信任的良好的集体气氛中,通过示范、模仿、训练等方法,参加者可以尝试与他人建立良好的人际关系。同时,实践的结果容易迁移到日常生活中去。

3.集体心理治疗的局限性　集体心理治疗对人际关系适应不佳的个人有特殊用途,但有其局限性。①在集体情境中,个人深层次的问题不易暴露。②难以照顾到个体差异。③有的组员可能会受到伤害。④关于某个人的隐私,事后可能无意中泄露而给当事人带来不便。⑤集体心理治疗对组长要求高。因此,集体心理治疗并不适合所有人。

(五) 集体心理治疗的目标

1.目标　分为一般目标、特定目标及每次会面目标。集体的目标具有导向、维持和评估的功能,对集体目标的清晰理解有助于组长选择相关的活动,使集体活动朝一定的方向聚焦。

(1) 一般目标:所有集体心理治疗都具有的目标,如减轻症状、提高心理健康水平、培养与他人相处及合作的能力、加深自我了解、提高自信心、加强集体的归属感和凝聚力等。

(2) 特定目标:每个心理治疗集体要达到的具体目标。例如,针对住院患者担忧、焦虑情绪的"住院生活指导小组",针对丧亲人士的"走出情绪低谷小组",针对吸烟人士的"戒烟小组"等。

(3) 每次会面目标:从第一次会面开始,包括相识、信任、自我认识、探索价值、提供信息、解决问题等。

2.不同理论指导的目标　心理分析治疗集体的目标是协助组员重塑人格;行为治疗集体的目标是引导组员发展出一套自我管理的方法,从而能够控制自己的人生,有效处理当前和未来的问题;理性情绪治疗集体的目标是引导组员学习如何拥有较理性的行为,同时学会接纳现实;个人中心治疗集体的目标是由组长为集体营造和维持充满真诚、尊重和共情的氛围,引导组员改变自我形象和自主行为。

3.集体与个人目标　组长搜集个人信息,便于集体目标与组员期望的目标达成一致。

(六) 集体心理治疗的过程

任何一个集体心理治疗都会经历起始、过渡、成熟到终结的发展过程。在整个过程中,每个阶段都是连续的、相互影响的。同时,与个别治疗相比,采用集体型式进行心理治疗时,集体的互动过程会出现一些独特的治疗因素,产生积极的影响机制。

1.起始阶段　定向和探索的时期,基本任务是接纳与认同。通过沟通让集体组员相互结识,逐渐形成合作互助的气氛。起始阶段的活动可以分为以静态讨论问题为主与以动态活动为主两类;采用的活动既有非语言交流形式,也有语言交流形式。随着活动的逐渐深入,组员的关系也由表及里、由浅入深,相互认同、相互信任。集体契约或规范的确定是起始阶段的重要任务,可以保证集体心理治疗的顺利进行及组员的主动参与。

2.过渡阶段　集体艰难的转型时期，组长要协助组员处理他们面对的焦虑、抗拒、担忧及矛盾冲突，以便减少冲突，促进彼此的信任和友好关系的建立，同时让组员学习如何表达自我，主动投身集体。

3.成熟阶段　探讨问题和采取有效行为，以促成组员理想行为的改变。随着集体凝聚力的增加，组员之间彼此信任接纳，坦诚自由地自我表露，直率地讨论自己关心的问题，学习承担责任。因为感受到其他组员的支持理解，个体愿意采取积极行动、改变自我。

4.终结阶段　这一阶段的任务是总结经验，巩固成效，处理离别情绪。终结阶段是集体心理治疗最重要的时期。组长需要协助组员整理、总结个人在集体中的改变与收获，鼓励他们将学习到的适应行为迁移到日常生活中。同时，处理组员因集体即将结束而产生的失落感、孤独感。组长也会抓住时机评估集体心理治疗的效果。

（七）集体心理治疗中的指导者

集体心理治疗是否有效关键在于指导者，又称组长。组长在集体中所扮演的角色，以及其发挥的功能，受个人特质、知识、经验、技术运用等因素的影响。因此，组长除了理论、知识、方法、技术之外，必须明了自己的职责，了解自己且具有自我觉察力，遵守专业的伦理道德，具有接纳、尊重、敏锐、真诚、信任等特征，不断完善自我，追求个人的成长。

1.组长的职责

（1）注意调动组员参与的积极性：组长应积极关注每一个组员，认真观察他们的心态变化，激发组员大胆表达自己的意见、看法，鼓励组员相互交流，开放自我，引起大家对集体活动的兴趣。

（2）适度参与并引导：根据集体的实际情况把握自己的角色，发挥组长的作用。在集体形成初期，组员相互不了解，集体气氛尚未形成，组长要以一个组员的身份参与活动，为其他组员做出榜样。引导组员开始讨论集体共同关心的问题时，组长应注意谈话的中心及方向，随时适当引导。对不善于表达的组员给予适当的鼓励，适当制止过分活跃组员的言行，始终引导集体活动朝着集体心理治疗目标的方向发展。

（3）提供恰当的解释：集体心理治疗中，当组员对某些现象难以把握或对某个问题分歧过大而影响活动顺利进行时，组长需要提供意见、解释。解释的时机和方式因集体活动形式的不同而不同。

（4）创造融洽的气氛：组长最主要的职责之一是创造集体的气氛，使组员互相尊重、互相关心，使集体充满温暖、理解、同情、安全的氛围，使得组员可以真实地、毫无顾忌地、坦率地开放自我，在彼此互相接纳的气氛中获得成长。

2.组长应具备的条件　①良好的人格特质。②对集体治疗理论有充分的理解。③具备建立良好人际关系的能力。④掌握基本的领导才能与专业技巧。⑤丰富的治疗经验。⑥遵守职业道德。

3.组长应避免的问题　①事无巨细、包办代替：事事包办不利于发挥组员的积极性，会影响他们的发展。②权威自居、说教过多：组长是集体心理治疗的领导和专家，但不能以专家自居，不需要解释，尽量不解释也不评价，多听组员的看法、意见，引导集体组员自我教育、自我启发。③过度自我开放、角色混淆：为了表现真诚、坦率，组长需要为集体组员做示范，有时需适当自我暴露。但不能角色混淆，过多自我暴露，结果使集体组员成了听众，以致影响集体效能。

（八）集体心理治疗的基本技术

1. 组长应具备的技巧

（1）有能力选择合适的集体参加者。

（2）对集体心理治疗有清晰的界定，有能力向组员解释集体目标和程序。

（3）有能力对组员行为进行积极的干预。

（4）对组员进行适当的示范。

（5）对集体中的非语言行为做出正确而适当的解释。

（6）可以在适当的时候有效地运用辅导技巧。

（7）在集体心理治疗的紧张关头做出调停。

（8）有能力使用主要的集体技巧、策略和程序。

（9）在集体中推动导致改变的有具体治疗功能的因素。

（10）懂得如何有效地结束一个集体活动过程。

（11）用追踪的方法来维持和支持集体组员。

（12）用测量的方法来评鉴集体活动的结果。

2. 准备技术

（1）确定集体的性质及规模：集体心理治疗常因集体目标的不同而采取不同的方法及活动形式，参加的对象和规模亦不相同。

1）确定集体的性质：组长需要考虑用结构式还是非结构式的集体来实施治疗，小组是开放式还是封闭式，组员是同质还是异质等。

2）确定集体的规模：从以下几个方面考虑。

集体规模过小：人数太少，集体活动的丰富性欠缺及组员交互作用的范围狭窄，组员会感到不清楚、有压力，容易出现紧张、乏味、不舒畅的感觉。

集体规模过大：人数太多，组长难以关注每一个组员，组员之间沟通不易，参与和交往的机会受到限制，集体凝聚力难以建立，并且妨碍组员有足够的分享与交流时间，致使在探讨原因、处理问题、学习技能时由于草率、片面、表面而影响活动效果。

从集体的类型看：开放式集体心理治疗一般人数较多，因为集体组员是流动的，为了便于组员之间有足够的交往机会，应保持一定数字；而封闭式的集体心理治疗人数不宜过多。

从问题的类型看：集体的规模主要取决于集体心理治疗的目标，以治疗为目标的集体心理治疗人数不宜过多，一般5～8人；以训练为目标的集体心理治疗人数居中，一般6～12人；以发展为目标的集体，参加者可适当多一些，一般8～15人。

（2）确定集体活动的时间、频率及场所：具体如下。

1）集体活动的时间和频率：视对象和目标而定。一般认为8～15次为宜。活动间隔为每周1～2次，每次1.5～2小时。针对心理障碍的集体心理治疗可能会持续半年至1年。

2）集体活动的场所要求：避免集体组员分心，要使集体组员在没有干扰的条件下集中精神投入集体活动；要有安全感，能够保护组员的隐私，不会有被别人偷窥、监视的感觉；有足够的活动空间，可以随意在其中走动、活动身体、围圈而坐和面对面交流；环境舒适、温馨、优雅，使人情绪稳定、放松；交通便利，位置适宜。

(3) 招募集体心理治疗的组员：主要通过以下几种方式。

1）通过张贴广告和海报、宣传单张、小册子、报刊、广播媒体等方式招募集体组员。广告和海报的措辞要谨慎，有吸引力和感召力，选用正面、积极的词语，以满足各类不同的需要者。

2）通过个别治疗，发现受治者在发展课题或心理问题方面与集体目标和主旨较为接近，经介绍集体目标、征得对方同意，使对方加入集体。

3）经由其他渠道，如学校教师、其他科室治疗师等介绍或其他治疗人员转介而来。

(4) 甄选参加集体心理治疗的组员：自愿参加集体心理治疗的申请者并不一定都适合成为集体组员。因此，组长还要对申请者进行筛选，排除无法在集体中得益而只可能阻碍和破坏集体进程的人。

1）参加集体的组员应具备的条件：自愿参加，并怀有改变自我和发展自我的强烈愿望；愿意与他人交流，并具有与他人交流的能力；能坚持参加集体活动全过程，并愿意遵守集体的各项规则。

2）成员选择因素：性别（尽量均衡），年龄，人格类型，智能水平，社会背景如职业、种族、教育、宗教等，家庭状况，先前的团体经验。

3）筛选方法：直接面谈、心理测验和书面报告。面谈：一般在15～25分钟，提出的问题主要有你为什么想要参加这个集体，你对集体的期望是什么，你以前参加过集体吗，你需要得到帮助的是什么问题。书面报告：让候选组员填写一张表格，提供必要的信息，如年龄、性别、婚姻状况、生活环境、参加动机、面临的主要问题、期望等。

3. 实施技术与方法

(1) 协助组员投入集体的技术：包括以下方面。

1）寻找相似性：第一次聚会时组员互不认识，一般会进行表面的接触，如交流年龄、工作或学习单位等。组长协助肯定组员间的相似性有助于集体发展。寻找相似性最常用的话题是"谈谈你为什么来参加这个集体"。

2）彼此交谈：组长应鼓励组员相互交谈，并创造机会让组员相互交谈。针对不同特性的组员，应采取相应的鼓励方式。例如，对过于谦虚的组员，应说明人人都有机会表达，不必等到最后才发言；对表达能力较差的组员，不宜在其未准备好时点名让其发言，以免增加其焦虑。

3）专心聆听：第一次聚会时有些组员急于表达自己，有些却沉默寡言，有些为准备自己所要表达的话题而无暇注意别人的表达，有些会窃窃私语，而这些都会影响集体互动。组长要用倾听的技巧协助组员进行沟通，同时要求组员注意他人所表达的内容。促进聆听的方法可以是直接问组员是否了解他人所说的意思。

4）运用练习：通过言语与非言语的活动有助于提高组员参与集体的兴趣、促进讨论、深化话题、提供经验性学习的机会等。选择练习的原则有：每个人都有机会表达自己的观点和爱好；每个人都拥有同等的时间与空间；每个人都要有集体归属感；练习最好是组长所熟悉的，且能确保稳定性与持续性。

（2）集体治疗实施的技术：具体如下。

1）与个别治疗相似的技术：如倾听、共情、复述、反应、澄清、支持、解释、询问、对峙、自我表露等。

2）促进集体互动的技术：阻止、联结、运用眼神、聚焦、引话、切话、观察等。

3）集体讨论的技术：①脑力激荡法：自由发挥、不评价、重数量、鼓励人人参与。②耳语聚会：小规模、交头接耳、自由发挥。③菲利浦六六讨论法：六人一组，每人1分钟，主题明确。④揭示法：具体、可视、明确、澄清。

4）其他常用技术：①媒体运用：如录音、幻灯、影视、录像、投影片等。②身体表达：如雕塑、解开千千结、成长的感受等。③角色扮演：如心理剧、布偶剧、生活演练等。④绘画运用：如自画像、家庭树、理想画、图画接力等。⑤纸笔练习：如生命线、走出圈外、价值观探索等。

5）治疗结束的技术：结束预告、整理所得、角色扮演、修改行动计划、处理分离情绪、给予与接受反馈、追踪聚会、效能评估。

（九）集体心理治疗的评估

1.评估的意义　评估主要通过不同的方法，搜集有关集体目标达成的程度、组员在集体内的表现、集体特征、组员对集体活动的满意程度等资料，帮助组长及组员了解集体心理治疗的成效。

2.评估的内容

（1）集体心理治疗目标是否达到。

（2）集体效果反应是否良好。

（3）集体心理治疗工作方法是否正确。

（4）集体合作是否充分。

（5）有无需要改进之处。

3.效果评估技术

（1）行为计量法：要求组员自己观察某些行为出现的次数并做好记录，请其他组员或与组员有关的人（教师、家长、朋友等）观察及记录组员的行为，以评估组员的行为是否有所改善。行为计量法除了可以用来记录外显行为外，也可以记录组员的情绪和思维。记录形式可以是表格、图示、录音或录像。

（2）标准化的心理测验：一种对人的心理和行为进行标准化测定的技术。在集体心理治疗评估中，运用信度和效度较高的心理测试量表，比较一下参加治疗前后相关指标的变化，可以反映出组员行为、情绪的变化，以评估集体心理治疗的效果。

（3）调查问卷：组长设计一系列有针对性的问题，让组员填写，搜集组员对集体心理治疗过程、内容、组员关系、集体气氛与目标的达成、组长的态度及工作方式等方面的意见。问题可以是开放式的，也可以是封闭式的。自行设计的问卷虽然不一定科学，但它的好处在于能让组员自由发表想法和感受，因此能搜集到一些其他方法难以获得的宝贵的第一手资料。

（4）其他：除了上述三种主要方法外，还可以通过组员日记、自我报告、组长工作日志、观察记录、录像录音等方法来评估集体的发展和效果。

（十）集体心理治疗的适应证

主要有三种，分别是心理治疗、人际关系训练、成长小组。心理治疗的重点是补救性、康复性，组员可以是精神障碍患者，也可以是有心理问题的正常人；后两种集体是成长和发展性的，参加者是普通人，目的是改善关系、发挥潜能、实现自我。集体咨询与心理治疗已经广泛应用在医院、学校、企业、军队、监狱等领域，适于不同的人参加；既有教育与发展的作用，也有预防与治疗的功能。有研究数据证明，基于积极心理学的团体辅导及支持性心理干预可增强青年精神分裂症患者的心理韧性，提高其积极情绪。因此，运用集体心理治疗既可以帮助有心理困扰的人改善心理健康状况，也可以协助希望不断成长的人开发心理潜能。对有心理障碍的人而言，集体心理治疗可以帮助他们减轻症状，改善适应，增进健康；对人格健康的人而言，集体心理治疗有助于他们深化对自我的认识，学习社交技巧，提高生活质量，更有效地在现实环境中寻求最佳发展，实现自我价值和社会贡献。

近几年，心理治疗方法广泛应用与发展，还有支持性心理治疗、团体治疗、音乐治疗、内观治疗等。各种流派明显融合，如认知行为治疗、正念认知治疗等。

第三节　常见精神障碍的心理治疗

一、精神分裂症的心理治疗

越来越多的人认识到对精神分裂症患者进行心理治疗的重要性，尤其是个体化的心理治疗，可以提高患者的心理弹性，帮助其更好地适应社会。有效的心理治疗在精神分裂症的全程治疗中显示出它的特点和重要性，既可以提高患者对药物治疗的依从性，降低复发率和再住院率，也极大地减轻了精神症状带来的痛苦，改善了患者的社会功能和生活质量，为患者、家属和照料者提供了心理支持。

精神分裂症的临床分型与症状复杂多样，尤其是个体之间差异较大，即使是同一位患者，在不同阶段或疾病期也会表现出不同的症状、不同的心理需求。根据精神分裂症的不同病程、主要临床症状及患者与家属的需求选择合适的个体化的心理治疗方法势在必行。

（一）不同时期的心理治疗特点

1. 急性期　一般认为，急性期精神分裂症患者的言行与思维处于高度紊乱的状态，对其进行心理干预较难实施且干预效果不佳。然而，临床循证观点认为对急性期患者也有开展心理治疗的必要：如促进患者对医务人员的信任、主动参与治疗等支持性心理治疗；有利于建立良好的医患关系；对家庭支持系统的干预也是一个关键环节。家庭成员的反馈及对他们的教育与支持，均可能影响他们参与后期的精神卫生知识与心理健康科普教育的兴趣和意愿。

2. 巩固期　该阶段患者的精神症状基本消失或大部分缓解，自知力也逐步恢复，能进行有效交流和学习。患者的心理需求明显增多，他们需要全面了解自己的疾病、认识自己的精神症状及疾病的治疗和预后等。此时给予患者有效的个体化心理治疗有助于诊疗效果的巩固。

3. 维持期　该阶段的心理干预与功能恢复、预防复发等方面相关。以主要针对减少残留症状和伴发症状的心理干预为主，以职业、学习、运动、社交与生活技能训练和认知缺陷的补偿性干预为重点。学习和认知行为治疗有助于减少压力和预防复发，不仅有益于患者本人，而且有益于协同家庭成员共同面对和解决。

（二）常用心理治疗方法

1. 支持性心理治疗　临床上应用较广泛，适用于精神分裂症的各个治疗期。主要内容是取得患者信任，激发合理情绪，使其重新树立适应社会的信心。临床上支持性心理治疗在治疗频率、规律方面可以灵活变通，可通过治疗师给出建议、支持和保证，以达到帮助患者适应当前状况的目标；通过传授心理健康常识，消除患者的思想顾虑。因此，支持性心理治疗既是建立良好医患关系的基础条件，也是任何心理干预成功的前提条件。支持性心理治疗的干预内容主要取决于患者具体的问题，是非指导性的；该疗法强调移情、倾听、共情等表达。

2. 认知行为治疗　基于思维、感觉和行为之间存在联系而发展的一种心理治疗方法。行为是基于人脑对感知到的刺激的认知，认知改变才引起行为的改变。首先，认知行为治疗（CBT）的目标是帮助患者实现认知正常化，使之了解自身的精神病症状，同时能够减少相关痛苦及其对自身功能的影响。认知行为治疗是根据患者当前或既往症状和（或）功能，在其思维、感觉和行为之间建立良好的模式，评估他们对目标症状的感知、信念或推理。CBT后续干预包括根据患者的症状或复发情况，监测他们自身的想法、感觉或行为。在精神分裂症急性期及后续阶段（包括住院期间）都可以启动CBT干预，且以一对一的方式提供CBT，干预疗程至少16次。

3. 家庭治疗　研究发现，家庭内部的情感表达是精神分裂症发病和复发的有效预测因子。因此，家庭治疗是精神分裂症心理治疗的一个重要环节。精神分裂症的家庭干预源自行为、系统理念，并与精神分裂症患者的家庭需求相结合。家庭治疗的干预目标是帮助家庭更有效地应对患者问题，为家庭成员提供支持教育，减少痛苦水平，改善家庭在沟通和处理问题的互动方式，从而预防复发。家庭干预对象包括与精神分裂症患者共同居住或有密切关系的家庭成员。采用结构式家庭治疗，可让患者参与其中。

以下主要介绍结构式家庭治疗模式。家庭功能的失调、精神症状的产生，是当前家庭结构失衡的结果。它表现为家庭中等级地位或界线的混乱，以及家庭对发展和环境的变化适应不良。家庭治疗的主要目标是重新建立家庭结构，改变家庭成员间相互作用的方式，打破功能障碍的格局，建立起家庭成员间更为清晰、灵活的界限，以产生更为有效的新的结构格局。结构式家庭治疗有三个基本的概念，即结构、亚系统和边界。

结构（structure）是指家庭中持续起作用的、对系统进行调控的、家庭成员间的互动行为模式。在家庭中，某种行为已经持续存在且建立起习惯模式，并被赋予一定的意义，由意义再转化为期望，期望又可以决定后面的模式，模式中常常隐含着一些支配家庭行为的规则，因此它一经建立，就倾向于自我维持不改变。

亚系统（subsystem）是指在家庭系统中以一定的方式建立起来的角色与功能的子系统。它常常表现为一种结盟的关系，或是外显的如父母或夫妻结盟，或是内隐的结盟。亚系统的建立既需要独立自主，排除异己；又需要能融入本家庭这个大系统中去。在家庭中，每个成员都同时扮演着不同的角色，相互组成不同的亚系统。

边界（boundary）指的是家庭中一种看不到的半透性屏障。它存在于个体与亚系统的周围，以此来分隔它们。这种屏障的状态可以从僵硬（rigid）的一端到发散（diffuse）的另一端。僵硬的边界常常过于严格，与其他系统的接触受到限制，易导致解离（disengagement）的状态。例如家庭成员间强调独立自主，但没有相互依赖和凝聚力；而发散的状态又过于松散，方向性差，容易导致互相涉入（enmeshment）的状态；家庭成员彼此强调无条件相互支持，但是彼此间又缺乏相对独立性。

家庭功能失调时，其问题常常出在不良的家庭结构上，即有一种越来越僵化的没有韧性、不能适应变化而调整的互动行为模式。此时需要通过治疗师的努力使家庭结构恢复，使其变得有足够的稳定性以保持家庭的连续性。同时又有足够的韧性，可以通过改变家庭结构，来适应变化了的外界情况。

家庭治疗的治疗技术具体如下。

（1）联结进入（joining）和容纳（accommodation）：联结进入在整个治疗中非常重要，是保证治疗干预能顺利进行的条件。联结进入指的是治疗师与来访的家庭联结起来，暂时投入地成为家庭系统的一员。家庭治疗时，治疗师既要承受挑战与冲突，还要在接受、理解的同时表现出竞争性和权威感。

（2）互动行为中进行治疗（working with interaction）：在治疗时重行动，轻描述或评论。

（3）适时制订诊断与治疗计划（diagnosis and planning）：诊断来自对相互作用的观

察。在诊断时既要考虑当前的问题，也要考虑结构的动力学特点。治疗计划就是一系列引导改变的策略和方法，并在今后的具体实践中随时加以修正。

（4）改进相互作用方式（modifying interactions）：寻找家庭中新的相互作用模式，挑战旧的、适应不良但稳定的模式。在治疗师强有力的干预下，诱导家庭在互动中向健康良好的新模式发展。

（5）重塑家庭边界（boundary making）：治疗师用各种具体的方法来调整家庭中的亚系统及其边界界限。如对于互相过分涉入的家庭，要加强其亚系统的边界，鼓励家庭成员独立自主；而对于过分解离的家庭，要鼓励家庭成员不要回避冲突，要直接地、大胆地进行互相讨论和交往。此外，应考虑整个家庭成员的喜好，选择单一家庭或多个家庭进行集体干预。

研究表明，家庭干预的临床疗效证据明确且保持一致：与标准治疗或其他任何对照治疗相比，在治疗结束时复发风险有所降低。此外，家庭干预能减少干预期间的住院治疗；在干预期间、干预后24个月均能观察到患者症状的严重程度有所减轻；家庭干预还能有效改善患者的其他关键问题，如社交功能和对疾病的认知等；单一家庭干预仍被视为更容易为患者和照护者所接受。家庭干预开始时间可以在急性期或之后，包括住院期间和恢复期。

二、抑郁症的心理治疗

心理治疗前需要充分考虑抑郁症患者的病情严重程度、治疗安全性和相对禁忌证。如有严重的消极观念或者伤人行为，首先考虑抗抑郁药物治疗，而不能单一采用心理治疗，以防止发生意外。心理治疗适用于轻、中度抑郁症，以及孕产妇、药物不耐受者等特殊抑郁症患者的治疗，也可与抗抑郁药物治疗联合适用于不同严重程度的抑郁症治疗。同时抑郁症的心理治疗常有以下特点：①以减轻抑郁症的核心症状为目标。②通常合并药物治疗。③关注于患者当前问题，因为抑郁症有可能对不良事件有牢固记忆。④需要建立心理健康教育的环节。⑤抑郁症状可以通过量表来评估。

针对抑郁症急性期的心理治疗，效果较肯定的方法包括认知行为治疗（CBT）、人际心理治疗（IPT），这对轻、中度抑郁障碍的疗效与抗抑郁药疗效相仿，但对严重抑郁症患者，需联合药物治疗；也有人将精神动力学的疗法应用于抑郁症的治疗。对慢性抑郁症患者，心理治疗有助于改善其社交技能及与抑郁相关的功能损害。CBT通过纠正抑郁症患者的不合理信念来减轻其抑郁症状，鼓励患者在现实生活中改变不恰当的思维与行为。由于所有的心理问题都是"学"来的，所以通过"学习"可以变好。在CBT中，抑郁症患者需学会识别负性自动思维和纠正不恰当的认知（认知歪曲），学习新的适应性行为模式，与所处环境互动并且增加其控制感和愉悦感。有计划的安排娱乐活动、自控训练、社交技巧训练，提升解决问题的技能，逐级加量家庭作业等。疗程一般推荐为平均每周1次，共12~16次；治疗初期可每周2次，以利于早期抑郁症状的减轻。

三、焦虑症的心理治疗

焦虑症的心理治疗技术包括CBT、正念疗法（接纳与承诺，鼓励关注当前及超越症状、疾病的核心价值观）、放松训练。其中CBT被认可作为一线治疗。

CBT研究者认为，焦虑障碍患者高估了自己所处环境的危险程度，难以处理不确定性，并低估了自己应对困难的能力。针对焦虑障碍的CBT疗法是帮助患者了解到他们的担忧可能适得其反，甚至是对平常事情的"过敏"反应。采取暴露疗法，可使患者领悟到他们的担心及回避行为是不正确的，或者是对正常现象的一种不正常的想法。CBT的实施可以是每周1次的个体治疗（每次60分钟，共12~16次），也可以是每周1次的团体心理治疗（共8~12次）。针对农村等地区的患者的电话治疗被证明是有效的。认知行为治疗师教给患者管理焦虑的技巧，所带来的影响较药物治疗更持久。对于不能够到现场接受治疗的患者，基于互联网的CBT也是一种选择。

四、常见精神障碍患者的住院康复护理

康复是指综合协调地应用各种措施，最大限度地恢复和发挥患者的身体、心理、社会、职业、娱乐、教育和周围环境适应方面的潜能。精神康复是康复医学的一个分支，它致力于复原，其基本原则是功能训练、全面康复、回归社会、提高生活质量。康复训练能够改善精神障碍患者的阴性症状，有效保持和恢复患者的社会功能，在这过程中患者在医护人员的指导下，以科学的方法、坚强的意志挖掘自身的资源与复原潜力，增加对疾病的了解与认同感，减少症状、调整情绪、提高应对挫折的能力。

（一）内容和形式

1.作业治疗　利用劳动来治疗疾病，其实质是应用有目的性的活动，包括游戏、运动、手工艺来使用肢体和脑，提高灵活性，从而对人体的健康产生积极影响，是患者回归家庭、重返社会的桥梁。作业治疗的目的是改善患者的精神状态、提高认知能力、改善日常生活能力、提高生活质量，提供就业前技能训练，提高患者独立的能力和自信心，改善患者的社会交往和人际关系。

2.音乐治疗　音乐可以明显促进人体内环境稳定，减少紧张、焦虑，促进放松。当人体由于生理和心理上长期紧张而造成严重损害和疾病时，音乐活动可以提供良好的治疗作用。患者可在音乐活动中学习和提高人际交往能力、语言能力、自我克制能力、与他人合作的能力；同时获得了一个通过音乐和语言交流来表达、宣泄内心情感的机会。

3.森田治疗　以顺应自然、为所当为作为基本治疗原则，应用说理、作业、生活疗法等治疗方法，打破精神交互作用，消除思想矛盾，让患者的病态注意力从固着于症状逐步转向现实生活，扭转"情绪本位"的心理状态，以达到精神康复，回归社会。森田治疗共四期，分别是相对卧床期、轻作业治疗期、重作业治疗期和社会适应训练期。

4. 内观治疗　日本吉本伊信在20世纪40年代提出的一种"观察自己内心"的心理治疗方法，其观察内容包括个体意识中和以往经历过的体验。内观治疗的原理是回顾和检讨个体在人际关系中的问题，并加以反省、分析，以致改变个体在人际交往中的不良态度，并带来继发性的行为改变。

单次内观治疗包括三方面的主题：①"得到"，即别人给予我的物质、精神内容。②"回报"，即我给予别人的物质、精神内容。③"添麻烦"，即我给别人造成了什么麻烦、烦恼等。通过反复内观的方式，觉察到已经被遗忘的过往别人给予的深厚恩情，而自己却没有给予相应回报，发觉自己曾经给他人增添的麻烦，从而消除怨恨、敌对、反抗、不满等负性情绪，进一步改善由负性情绪导致的行为问题、人际关系问题。

5. 社交技能训练　抗精神病药物可以治疗幻觉、妄想等症状，却无法改善社交技能缺陷，而社交技能训练能提高患者的社交技能和社会适应能力。其操作流程如下。

（1）明确学习技能的目的：工作人员可以有倾向性地提问学习技能有什么重要性，通过这种方式来引导患者了解为什么要学习新技能。

（2）讨论技能学习的步骤：将学习技能的步骤和要求写下来，并张贴在固定的训练场地，让参与者都能看到。

（3）进行角色扮演：首先需要两名康复训练员，其中一位进行技能演示，另一位做搭档。演示结束后，训练员和患者回顾此技能的每一个步骤，引导他们说出每个步骤有没有表演出来，并要求每个患者从总体上评价康复训练员进行的交流是否有效。然后由一位患者和康复训练员进行角色扮演。

（4）给予肯定的反馈与纠正的反馈：患者参加角色扮演后，要马上告诉患者具体什么地方做得好，当然也可以引导其他患者予以反馈。纠正的反馈应该是简短的、非批评性的、中肯的、具有针对性的。

（5）布置课后作业与分享作业：分享作业时请患者说出在什么场合使用了什么技巧。

6. 生活技能训练　主要对象为长期住院、病情处于慢性衰退状态的精神障碍患者。内容包括：个人卫生与生活自理能力，如洗漱、饮食、排泄、整理衣柜、折叠衣服等；按照季节的变化更换衣服，帮助患者建立良好的生活习惯，如规律地起床、睡眠、进餐等；学会利用公共设施，如打电话、上网等。

（二）康复评估

康复评估是规划治疗和评价康复效果的依据。由于我国的精神康复相对国外而言起步较晚，尚未有一套成熟的评估标准。完整的评估主要包括：①初期评定：全面了解患者的功能状况和障碍程度，以确定康复目标和制订康复治疗计划。②中期评定：经过康复治疗后，评定患者总的情况，有无康复效果，分析原因，并调整康复治疗计划。③末期评定：在康复治疗结束时进行，目的是经过康复治疗后评定患者的总体情况，评价治疗效果，为进一步的康复治疗提出依据与建议。

第四节　心理危机干预

危机干预是近几十年来国外常用于自杀患者和企图者的一种有效的心理社会干预方法，即强调干预时间的紧迫性和干预的效果，在尽可能短的时间内帮助其恢复已经失衡的心理状态水平，肯定患者的优点，确定其已采用过的有效应对技巧，寻找可能的社会支持系统并明确治疗目标。首先要让自杀患者认识到自杀不过是一种解决问题的方法而已，并非目的。因为绝大多数自杀企图者是因为面临生活逆境无力扭转时才选择自杀的，是希望"一了百了"，但如果有解决目前危机的其他方法，即可以避免自杀。因此，围绕这一改变认知的前提，可以采取以下方法：①交谈，疏泄被压抑的情感。②认识和理解危机发展的过程及与诱因的关系。③学习问题解决技巧和应对方式。④帮助患者建立新的社交天地，尤其是人际交往。另外，注意强化患者新习得的应对技巧及问题解决技术，同时鼓励患者积极面对现实和注意社会支持系统的作用。

20世纪50年代末，国外开展了热线电话或危机干预服务，并成立了国际心理救援组织，许多国家和地区加入了该组织。近些年，国内香港、上海、天津、南京、北京等地也开展了这方面的热线电话咨询工作，以及"树洞救援"，获得一定的经验并取得社会效益。如上海市的心理健康热线（现名为"962525"热线）可处理各类电话咨询，包括处理自杀企图者的来电，予以及时的干预、帮助和支持，避免自杀危机的发生，在自杀的社会和心理预防方面做出了一定的贡献。

一、危机的概念

每个人在其一生中经常会遇到应激或挫折，如亲人死亡、天灾人祸或婚姻破裂等，一旦这种应激或挫折自己不能解决或处理又无法回避时，则会发生心理失衡，这种失衡状态称为危机（crisis）。它是一种认识，当事人认为某一事件（境遇）是其个人资源和应对机制所无法解决的，若不能及时缓解，危机会导致情感认知和行为方面的功能失调。

确定危机的三项标准：①存在具有重大心理影响的事件。②引起急性情绪扰乱或认知、躯体及行为等方面的改变，但不符合任何精神疾病的诊断。③当事人用日常解决问题的方式不能应对或应对无效。

危机干预是个短程帮助的过程，是对处于困境或遭受挫折的人给予关怀和帮助的一种方式，又称情绪急救（emotional first-aid）。一般来说，危机包含危险和机遇两层含义，如果会严重威胁到一个人的生活或家庭，往往会让其产生自杀或精神崩溃的可能，这种危机就是危险的；如果一个人在危机阶段及时得到适当有效的治疗性干预或帮助，则不仅会防止危机的进一步发展，而且还能帮助其学会新的应对技巧，使心理平衡恢复到甚至超过危机前的功能水平。因此，也可以说危机是一种机遇或转折点。

二、危机的理论

危机理论的发展主要来自社会精神病学、自我心理学、行为心理学,最早于1944年由林德曼(Lindemann)提出,1964年由卡普兰(Caplan)补充及发展,涉及许多学科,包括公共卫生学、精神病学、社会学等,因此应用范围广泛,甚至可帮助处于情绪危机中的人避免自杀等意外的发生。

(一) 林德曼理论

林德曼强调一个人在强烈的悲痛面前,不应过度沉湎于内心的痛苦,而应让自己感受痛苦、发泄情感(如哭喊)、正视现实,否则容易产生适应不良性后果。

(二) 泰赫斯特理论

泰赫斯特(Tyhurst)首先提出人在和平生活环境下的应激反应,即一个过去健康的人对严重应激(如移民、退休)的反应程度取决于人格、急性应激和社会环境三者之间的相互作用,应激反应是一种过渡状态(transitional state)。他将危机过程分为三个阶段。

1. 作用阶段　此时最初应激性事件对当事者的直接影响是明显的,通常表现为极度的恐惧、激动或悲伤;如果是极度的应激性刺激,当事人甚至会表现为惊呆、茫然或目瞪口呆。

2. 退却阶段　此时应激事件虽已过去,但当事者仍表现出自身固有的反应及心理防御方式,如表现为依赖或天真幼稚的行为,与其年龄、文化程度等不相适应。

3. 创伤后阶段　当事者察觉其自身的反应方式并着手关注今后的打算,但仍依赖于他们与周围的相互作用和有关的社会支持或资源。

泰赫斯特认为上述后两个阶段是危机处理的积极阶段,即让当事者学习新的知识和技能,学会如何应对和处理危机。他提倡早期干预和帮助,并强调非医学性干预。这一理论一般适用于灾难、强奸、亲人突然死亡或得悉自己身患绝症等情况。

(三) 卡普兰的情绪危机模型

卡普兰认为,在一般情况下,个体与环境之间处于一种动态平衡状态,当面临逆境或不能应对的问题时,往往会产生紧张、焦虑、抑郁和悲观失望等情绪问题,导致心理失衡。而心理平衡的维持与否与个体对逆境或应激事件的认识水平、环境或社会支持及应对技巧这三方面关系密切。他提出危机的发展过程分为四个阶段。

第一阶段:创伤性应激事件使当事者的焦虑水平上升并影响到日常生活,因此采取常用的应对机制来拮抗焦虑所致的应激和不适,以恢复原有的心理平衡。

第二阶段:常用的应对机制不能解决目前所存在的问题,创伤性应激反应持续存在,生理和心理等紧张表现加重并恶化,当事者的社会适应功能明显受损或减退。

第三阶段:当事者的情绪、行为和精神症状进一步加重,促使其应用尽可能的应对或解决问题的方式来减轻心理危机和情绪困扰,其中也包括社会支持和危机干预等。

第四阶段:活动的危机状态,当事者由于缺乏一定的社会支持、应用了不恰当的心理防御机制等，使得问题长期存在、悬而未决，当事者可出现明显的人格障碍、行为退缩、自杀或精神疾病。

卡普兰指出，必须帮助那些处于危机的个人和家庭，以避免发生危机或精神障碍，同时帮助他们学会总结经验和教训，以避免或者至少能更好地应对和处理以后出现的类似问题、疾病或逆境。他的这一观点已得到社区精神卫生工作者的重视和认同，并付诸实践，但实质性的预防效果如何仍有待证实。

（四）斯旺森和卡本的危机发展模型

斯旺森（Swanson）和卡本（Carbon）的危机发展模型综合了各家理论学说和流派，较为全面（图15-2）。

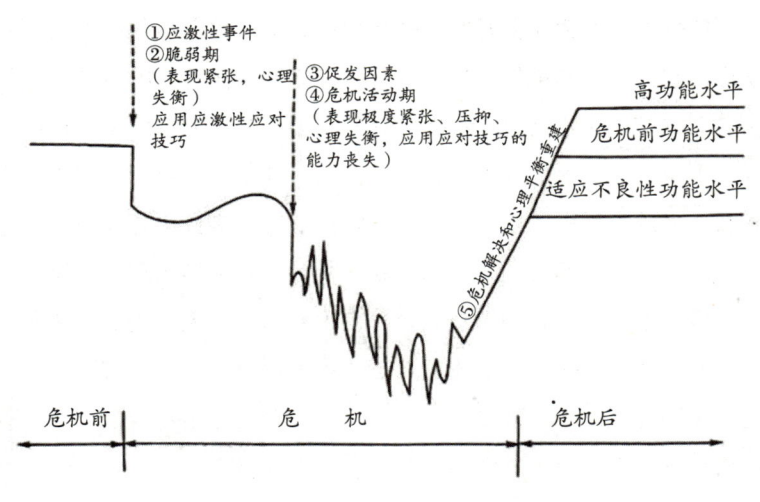

图15-2 斯旺森和卡本的危机发展模型

1. 危机前的平衡状态　个体应用日常的应对技巧和解决问题的技术来维持自我与环境的稳定状态。

2. 危机的产生　其中包括面临逆境或不能解决的问题时当事者所出现的情绪脆弱状态和危机活动状态（active crisis state），这一阶段不超过4~6周；在危机活动期，个体往往由于不能忍受极度的紧张和焦虑，会发生情绪的崩溃或寻求解脱。

3. 危机后的变化　当事者在经过危机后，心理状态可能恢复到危机前水平，也可能高于危机前水平或低于危机前水平。

由于危机理论涉及了许多理论流派，如公共卫生学、精神病学、心理学、社会学及社会工作等，因此危机干预的应用范围甚广。如从公共卫生学角度出发，对高危人群的干预，预防或减少严重问题的发生；从社会学角度出发，帮助心理健康人群正确认识和对待情绪应激；从社会精神病学角度出发，帮助处于情绪危机之中的人解决问题，渡过危机，降低或避免自杀等意外事件的发生。

三、危机干预技术

阿奎莱拉（Aguilera）和梅西克（Messick）认为危机干预的最低治疗目标是在心理上帮助患者解决危机，使其功能水平至少恢复到危机前水平，最高治疗目标是提高患者的心理平衡能力，使其高于危机前的平衡状态。因此，围绕这一目标，危机干预过程中可根据患者的不同情况和治疗师的擅长而采取相应的心理治疗技术，包括短程动力学治疗、认知治疗、行为治疗等方法。例如，对焦虑、紧张、自责的处理，可以考虑用放松的方法（沉思、自我训练、放松催眠和生物反馈）、镇静或抗抑郁药物、休息和娱乐（参加社交活动、发展兴趣爱好）、行为脱敏及安慰保证等技术。危机干预主要应用下述三大类技术。

（一）沟通和建立良好关系的技术

如果不能与危机当事者建立良好的沟通和合作关系，则干预及有关处理的策略将较难执行和贯彻，也就难以起到干预的最佳效果。因此，建立和保持双方的良好沟通和相互信任，有利于当事者恢复自信和减少对生活的绝望，保持心理稳定和有条不紊的生活，以及改善人际关系。一般来说，影响人际沟通的因素有许多，包括心理学、社会学、文化人类学、生态学和社会语言学等方面。因此，危机干预工作人员必须注意与当事者建立良好的沟通和合作关系。

注意事项：①消除内外部的"噪声"（或干扰），以免影响双方诚恳沟通和表达的能力。②避免双重、矛盾的信息交流，如工作人员口头上对当事者表示关切和理解，但在态度和举止上却并不给予专心的注意或体贴。③避免给予过多的保证，尤其是"夸海口"，因为一个人的能力是有限的。④避免应用专业性或技术性的言语，多用通俗易懂的言语进行交谈。⑤具备必要的自信，利用可能的机会改善患者的自我内省、自我感知。

（二）支持技术

给予精神支持，而不是支持当事者的错误观点或行为。这类技术的应用旨在尽可能地解决目前的危机，使当事者的情绪得以稳定，可以应用暗示、保证、疏泄、环境改变、镇静药物等方法，如果有必要，可考虑短期的住院治疗。有关指导、解释、说服主要应集中在放弃自杀的观念上，而不是对自杀原因的反复评价和解释。同时，在干预过程中需注意不应带有教育的目的。教育虽说是心理治疗师的任务，但应是危机解除后和康复过程中的工作重点。

（三）干预技术

干预技术又称解决问题技术，因为危机干预的主要目标之一是让当事者学会对付困难和挫折的一般性方法，这不但有助于渡过当前的危机，而且也有利于以后的适应。危机干预的基本策略为：主动倾听并热情关注，给予心理上的支持；提供疏泄机会，鼓励当事者将自己的内心情感表达出来；解释危机的发展过程，使当事者理解目前的境遇、理解他人的情感，树立自信；给予希望和保持乐观的态度和心境；培养兴趣，鼓励积极参与有关的社交活动；注意社会支持系统的作用，多与家人、亲友、同事接触和联系，减少孤独和隔离。

戈德弗雷德（Goldfried）曾提出，帮助面临逆境的当事者学会解决问题是解除危机的一个较为有效的办法，尤其是帮助他们按步骤进行思考和行动，常能取得较好效果：明确存在的困难和问题；提出各种可能的解决问题的方法；罗列并澄清各种可能方法的利弊及可行性；选择最可取的方法（即做出决定）；考虑并计划具体的完成步骤或方案；付诸实践并验证结果；小结和评价问题解决的结果。

危机干预的工作人员其主要作用在于启发、引导、促进和鼓励，而不是提供现成的公式。进一步讲，危机干预工作人员的职能是：帮助当事者正视危机；帮助当事者正视可能应对和处理的方式；帮助当事者获得新的信息和知识；可能的话，在日常生活中提供必要帮助；帮助当事者回避一些应激性境遇；避免给予不恰当的保证；督促当事者接受帮助和治疗。

四、危机干预的步骤

（一）第一阶段：问题或危机的评估

工作人员或治疗师在干预初期，必须全面了解和评价当事者有关逆境的诱因或事件，以及寻求心理帮助的动机，同时建立起良好的治疗关系，取得对方的信任。在这一阶段，一般需要明确目前存在的主要问题是什么，有何诱因，什么问题必须首先解决，然后需要处理的问题是什么，是否需要家属和同事参与，有无严重的躯体疾病或损伤，什么方式可以起到干预的效果。另外，必须评价自杀或自伤的危险性，如有严重的自杀或自伤倾向时，可考虑转至精神科门诊，必要时住院治疗。

评估一般包括三个方面：自杀危险性、临床表现及家庭和社区环境。

1. 自杀危险性　一方面，需要评定自杀企图者是否存在生命危险，即自杀、他杀、自伤、冲动攻击行为等发生的可能性，这一水平的评定至关重要，因为牵涉到生命的存在与否。另一方面，需要评定自杀企图者是否已丧失原有的社会角色能力，是否与周围环境疏远或隔绝，或者离开原先所处的自然社会环境。如果患者已有详细的自杀计划或准备实施时，则应考虑密切监护，或转入精神科病房作为安全措施。必须注意，对自杀者的检查评估应该尽量在短时间内迅速做出，以便及时干预和抢救。

2. 临床表现　包括情绪、认知、行为和躯体症状等四个方面。①情绪方面：当事者往往表现出高度的紧张、焦虑、抑郁、悲伤和恐惧，有的甚至会出现恼怒、敌对、烦躁、失望和无助等情感。②认知方面：在急性情绪创伤或自杀准备阶段，当事者的注意力往往过分集中于悲伤反应或想"一死了之"，从而出现记忆和认知能力方面的"缩小"或"变窄"，判断、分辨和做决定能力下降，部分人会有记忆力减退、注意力不集中等表现。③行为方面：当事人会有痛苦悲伤的表情、哭泣或独居一隅等"反常"行为；也可能出现工作能力的下降，从而不能上班、做家务或兴趣减退、社交技能丧失，进而日趋孤单、不合群、郁郁寡欢，以及对周围环境漠不关心；还可能对前途悲观和失望，拒绝他人的帮助和关心，易怒或易冲动。④躯体症状方面：一部分当事人在自杀前会有失眠、多梦、早醒、食欲下降、心悸、头痛、全身不适等各种躯体不适现象，部分还会出现血压、心电及脑电生理等方面的变化。

3.家庭和社区环境　因为人是社会性的，产生了问题，除了考虑其自身特有的因素之外，还要考虑到其所处的周围环境，包括家庭、朋友、同事、社区整体的文化背景、教育程度、宗教及政治、经济等诸多因素。因此，家庭及有关社会支持系统的评定，有助于在干预过程中更好地调动一切可能的积极因素来帮助自杀企图者。

（二）第二阶段：制订治疗性干预计划

危机的解除必须有良好的计划，这样可以避免走弯路或减少不必要意外的发生。要针对即刻的具体问题、适合当事者的功能水平和心理需要来制订干预计划，同时还要考虑到有关文化背景、社会生活习俗及家庭环境等因素。简单地讲，危机干预的计划是限时、具体、实用和灵活可变的，并且有利于追踪随访。

在这一阶段中，需要理解危机对当事者生活造成的伤害，以及对所处环境产生的影响；肯定当事者的个性品质和优点（长处）；确定其所采纳的有效防御应对策略；同时调动可能的家庭成员和社会支持系统来共同帮助当事者，明确干预的目标。

（三）第三阶段：治疗性干预

这是处理危机的最主要阶段，首先需要让有自杀危险的当事者避免自杀的实施，即认识到自杀不过是一种解决问题的方式而已，并非将结束生命作为目的。因为绝大多数的危机者是面临重大的生活挫折，同时缺乏应对、处理和解决问题的能力，迫不得已才选择自杀作为回避和解决问题的唯一方法。一旦能解决问题，或者还有其他方法可供选择，相当一部分的当事者会放弃自杀企图。因此，围绕这一改变认知的前提，可以从下列四个方面来帮助当事者：交谈、疏泄被压抑的情感；正确理解和认识危机的发展过程；学习问题解决的技巧及心理防御应对的方式；建立新的社会交往关系和环境。

（四）第四阶段：危机的解决和随访

一般经过4～6周的危机干预，绝大多数的危机当事者会渡过危机，情绪与症状得到缓和，此时应及时中断干预性治疗，以减少依赖性。在结束阶段，注意强化新习得的应对技巧，鼓励当事者在今后面临或遭遇类似应激、挫折时，学会举一反三地应用解决问题的方式来自行处理危机，并调整心理失衡状态，提高自我心理适应和承受能力。

危机干预工作人员实际上起到一根拐杖的作用，即帮助和支持那些心理失衡的遭遇者，一旦他们能学会自我解决和处理问题的技能，就应该让他们"扔掉拐杖"，自己独立生活和面对生活。

五、自杀相关因素

（一）自杀方式

包括服药、服毒、坠楼、自缢、割腕、刎颈、自溺、触电、煤气、卧轨、制造其他交通事故、枪击、自焚等。

自杀是综合医院常见的急诊，也是精神科常见的急诊。急诊中最常见到的是过量服药和服毒，约占自杀者的80%；其中城市自杀者以服用安眠镇静剂为主，而农村自杀者主要服用有机磷农药。在自杀死亡者中，服药和服毒也是最常见的。国内资料显示，服药和服毒的致死者约占2/3，其次是自缢，约占1/6，再次为自溺。女性多采用痛苦较少的自杀方式，男性多采取暴力性较强的方式。

（二）自杀的心理特征（心理机制）

当一个人感到无法忍受痛苦、无法克服困难、极力想摆脱困境而又感到无能为力时，则易产生自杀意念和自杀行为。

自杀动机（suicidal motivation）：①摆脱痛苦，逃避现实。既可以摆脱现实中的痛苦，也可以逃避毫无希望的未来。②呼吁或求助。想表明自己的不幸，希望得到帮助和同情，多采取相对温和的手段（但并不意味着不会导致死亡）。③攻击性。自杀也可是潜在攻击性的体现，这种攻击性可指向外界（如报复他人，使其陷入困境），也可指向自身（自我惩罚、自我摧残）。自杀者可有不同的动机，这些动机也可以是相互交叉的。

有些服安眠药自杀的人最初只是希望得到安静、使自己不再去思考；也有些人将其作为一种"听天由命"的选择：当对自身产生怀疑，或在紧张焦虑中难以做出抉择时，则听从命运的安排，如果幸存下来，则认为是"天意"，以此来挑战命运。

自杀前的心理状态：①矛盾性；多数人自杀前的心情是复杂和矛盾的，他们渴望生存，但又难以忍受痛苦、无法面对生活中的压力。此时，如给他们支持和帮助，求生的欲望就会增强，自杀的危险就会降低。②冲动性：自杀也可带有较强的冲动性，有些人从自杀意念的产生到自杀行为的出现持续不到一天时间，自杀冲动可发生在自杀前数小时甚至数分钟。③僵滞性：很多人自杀前的想法和情感带有僵滞或麻木的特点，此时的思路失去了以往的灵活性，他们的想法只是围绕着自杀，无法进行自我调整，无法向其他方面转移，也无法考虑用其他方式解决困难或摆脱痛苦。

（三）自杀与心理社会因素

据统计，多数患者自杀前3个月内经历过应激事件或生活压力：①人际关系问题，如与配偶、其他亲人或朋友的矛盾。②被抛弃或欺骗（家庭、亲友）。③丧失，如钱财丧失、亲人去世。④工作和经济状况，如失业、退休或贫困。⑤其他打击或压力，如被侮辱、受威胁或恐吓、犯罪等。⑥不良的心理素质和个性因素，如具有依赖性、脆弱、敏感、不成熟、冲动性和攻击性。

（四）自杀与精神疾病

与自杀相关的精神障碍包括各种类型的抑郁、精神分裂症、酒精中毒、人格障碍、神经症、器质性精神障碍等。

在各类精神障碍中，抑郁症患者的自杀行为最多见，约有15%的患者最终死于自杀。对生活失去信心、无助感、无用感、自罪感及绝望感是导致自杀的常见原因。抑郁症自杀者中，有妄想者多于无妄想者。此外，精神运动性抑制症状非常严重的患者虽有明确的自杀意念，但自杀行为较少，当抑制解除后自杀的可能性则明显升高。心境障碍患者的自杀行为也不可忽视，这类患者同样可出现较严重的自杀后果。

精神分裂症中导致自杀的最常见原因是幻觉妄想。据国内资料报道，引起精神分裂症患者自杀的原因中幻觉妄想约占65%；其次是缓解期对疾病感到悲观，工作或婚姻受挫；第三是病态冲动。此外，大剂量抗精神病药可引起严重的坐立不安、肢体僵硬、震颤，长期大量用药还可出现迟发性运动障碍，这些均可使患者产生明显的焦虑抑郁情绪，严重者也可导致自杀行为。

酒中毒或酒依赖患者的自杀行为也较常见。导致这类患者自杀的因素多种多样，如常伴有明显的抑郁症状（继发性或原发性）；饮酒后可消除顾虑和胆怯，易于出现自杀行为；在中毒性幻觉妄想的影响下可产生自杀行为；严重的戒断反应也可导致自杀；嗜酒者常有个性改变，在一定诱因及饮酒后可出现自杀冲动。

人格障碍与自杀的关系也较密切。对年轻自杀者的调查显示，20%以上有人格问题，其中边缘型人格和反社会型人格的自杀行为较多见，表演型和自恋型人格伴有冲动性和攻击性时也易有自杀行为。人格障碍者出现自杀未遂的情况更多见，与蓄意自伤的界限也不很清楚。

（五）自杀与躯体疾病

1. 中枢神经系统疾病　癫痫患者冲动性、攻击性较强，处于慢性病程中易产生自杀行为，特别是社会功能明显受损者。因脊髓和大脑损伤而导致严重的生理功能障碍者也易出现自杀行为。

2. 恶性肿瘤　此类患者易产生自杀行为，尤其是在得知诊断后及病后2年内。病情迅速恶化和剧烈疼痛是导致自杀的重要因素。

3. 艾滋病　HIV感染和AIDS患者的自杀率较高，特别是在诊断明确后和病程的初期阶段。耻辱感和预后差易使患者产生绝望感。

4. 其他躯体疾病　病程迁延、久治不愈的躯体疾病可导致自杀，如慢性肝肾疾病、骨和关节疾病、心血管疾病、红斑狼疮、多发性硬化症等，特别是生理功能和社会功能严重障碍者。伴有慢性疼痛可增加自杀的危险性。此外，各种疾病、外伤导致残疾者也易有自杀行为。

（六）诊断标准

自杀是指有意结束自己生命的行为，非偶然或意外事件。如能确定当事者的主观意愿，诊断并不困难。

1. 自杀死亡　有充分依据可以断定死亡的结局系故意采取自我致死的行为所致，只有自杀观念而未实行者不采用此诊断。并无自杀观念，但由于误服剧毒药物、误受伤害等原因致死者不采用此诊断。伪装自杀亦不属此诊断。自杀者可无精神障碍，如自杀时已存在某种精神障碍，则并列诊断。

2. 自杀未遂　有自杀动机和可能导致死亡的行为，但未造成死亡的结局。

3.准自杀　又称类自杀，可以是一种呼救行为或威胁行为，试图以此摆脱困境。有自我伤害的意愿，但并不真正想死，采取的行为导致死亡的可能性很小，通常不造成死亡。

4.自杀观念　自觉活在世上没有意思，还不如死了好。甚至做好了自杀的计划和安排，但没有付诸行动。

（七）自杀危险的判断

在自杀行为出现之前，判断自杀观念是否存在、严重程度及其导致自杀行为的可能性或危险性，是临床工作者面临的重要任务。

1.临床评估与方法　考虑有较高的自杀危险性：急性的焦虑恐惧；严重的抑郁情绪；持续难忍的躯体痛苦；对生活表现出绝望的态度；既往有自杀行为，家族史阳性者；等等。

通过直接交谈和观察可发现患者是否有自杀观念，是否会出现自杀行为问题，并由此判断其危险程度。

（1）交谈：专业人员在谈话中对有关自杀的内容不应回避，不要怕重复，公开坦率地交谈与分析不会促成自杀，而只会降低自杀的危险性。忌讳谈自杀问题、认为这样会诱导自杀是错误的。事实上，交谈可更及时地发现患者的自杀企图、判断其危险性。谈话中可直接以提问的形式了解病情，常涉及以下问题：是否觉得活着没意思，是否有轻生或自杀的想法，是否已考虑具体措施，是否采取过行动。如果患者存在自杀意念或有过自杀行为，则应进一步询问它们的起因、出现的时间与频率、当时的环境与自我体验，以及目前对自杀的态度。

（2）观察：要注意观察患者的各种反应和变化。自杀意念出现之后，情感、行为及态度常会发生不同的变化。常见的情况有：因内心冲突、犹豫、彷徨而表现出更强烈的焦虑、紧张或激越；决意自杀后如释重负，情绪迅速平静下来；对以往问题不再追究、不再抱怨，变得宽容或麻木不仁；向亲友透露出对人生的悲观情绪，对家人表达内疚和歉意；极力否认自杀企图，回避讨论自杀问题，拒绝接受医疗照顾；做一些具体准备，如最后与亲人会面、嘱托、清理私人信件、购买药物、写遗言等。此外，一些人在绝望后还可表现出明显的敌意及较强的攻击性。以上情况均预示着患者近期自杀的可能性。

应注意向家属、亲友及其他相关者了解情况，他们常能提供较重要的信息。一些量表或问卷对医生了解病情也是有帮助的，但并不能代替有针对性的交谈、观察及向家属了解病史。错误的判断可导致严重的后果，致使自杀者失去治疗和抢救的机会。在自杀危险的评估时还应注意，有自杀意念者并不总是要隐瞒自己的意图。不少人在自杀前以不同形式明确表达过自己的想法，但常被误认为是威胁他人。近期内有过自杀未遂或自伤行为者，特别是重复发生后，也会被误认为不是真的想死，以致放松警惕。一些自杀意念非常强烈的人被及时发现而获救后，常会采取更加隐蔽或致死性更强的方法再次自杀，因此，这些人自杀的危险性是很高的。也有些人最初的自杀意念并不很强烈，自杀的动机带有呼吁和求助的特点，但如果他们的行为没能受到重视、原有的问题没有得到解决，则可能毁灭其最后的希望，导致难以挽救的自杀行为。因此，任何时候都不能放松警惕。

2.精神疾病与自杀的危险性

(1) 抑郁症患者自杀的危险因素:如严重的抑郁情绪,顽固而持续的睡眠障碍,伴有自罪妄想和严重的自责,情绪紧张或激越,有抑郁和自杀家族史,家庭支持系统差。

(2) 酒精依赖者自杀的危险因素:如酒依赖程度较重,伴有抑郁情绪,伴有幻觉、妄想等精神症状,个人生活紊乱,身体健康状况差,因嗜酒而失去工作或陷入贫困,家庭中有酒依赖者,近期失去重要的亲人和家庭支持。同时有酒依赖和抑郁症者,自杀的危险性相当高。

(3) 精神分裂症患者自杀的危险因素:病情反复发作,被幻觉、妄想等阳性症状纠缠不休,伴有明显的抑郁情绪。患病的早期(惶惑不安)、病情缓解的早期(内心仍很脆弱,易受伤害)、复发的早期(遭复发的打击后失去信心)、离开医院后不久(不能面对疾病的现实,无能力处理病后带来的一系列问题),自杀的危险性较高。一般情况下,随着病程的延长,自杀的危险性会降低。

(4) 躯体疾病患者自杀的危险因素:慢性躯体疾病患者自杀的危险性较高。此类患者自杀的危险因素包括久治不愈,伴有持续难忍的疼痛,伴有明显的抑郁情绪,病情趋向衰竭,因病导致贫困,患有恶性肿瘤或艾滋病等难以治愈的疾病,高龄。同时患有抑郁症的患者,自杀的危险性将明显升高。

(八) 心理治疗与自杀预防

自杀行为出现之后,挽救生命是首要的措施,危重期或急救之后应考虑进一步的专科诊断和治疗。对一些情绪不稳、精神症状较重或再次自杀的危险性仍然较大的患者,应建议去精神科诊治,必要时住院治疗。药物治疗可与心理治疗同时进行。

1.心理治疗 对有严重自杀观念、自杀未遂或陷入危机状态的人给予心理治疗性帮助,又称危机干预(crisis intervention)。支持性心理治疗适合于所有患者,包括重病者。治疗中对患者要表现出关注、同情心,要耐心地倾听、谨慎地询问。对患者诉说的痛苦应表示完全地理解、认同或接受,使患者感到医生或治疗师在任何情况下都能够并且愿意向其提供帮助和支持。治疗师要表现出对治疗的信心,态度要明朗而肯定,使患者相信自己能够渡过危机状态。重病期过后,可根据患者的不同情况进行精神分析性心理治疗、认知治疗或行为治疗,帮助患者解决存在的问题或矛盾,改变原有的思维和行为方式,提高适应能力。

心理治疗或危机干预除针对患者本人外,还应涉及一些相关者,如家属及其他亲友。其目的既是为了帮助患者,也是为了帮助家属,因为家属也会陷入自责、困惑、悲伤,也是需要帮助的。

2.自杀的预防 自杀的高危人群主要包括:①精神障碍患者,如抑郁症、精神分裂症、酒依赖患者。②有自杀未遂史及精神病和自杀家族史的人。③不治之症或久治不愈的躯体病患者。④处于离婚、工作或学习受挫等危机状态的人。⑤独身或由于其他原因导致孤独的人。⑥其他人群,如被追捕、受监禁者,难民或因其他原因背井离乡的人。

对高危人群的危机干预是预防工作的重要内容，当他们陷入困境时应给予及时的关怀和帮助；应尽早干预，助其渡过危机阶段或解除危机状态，把自杀的危险性减小到最低限度。应注意建立起相互信任的人际关系，要明确表示愿意并随时准备对他们提供帮助和支持，要提出具体的建议或措施。在交往中还应注意尊重患者的隐私和人格，以取得他们的信赖，得到他们的配合，提高干预或治疗的效果。在对当事者进行心理干预之后，还应采取进一步措施，减少患者再次自杀的可能性，如较长时间的心理治疗、对原发病的进一步治疗、加强社会支持系统、长期随访等。

许多国家和地区设立有专门的服务机构，如自杀预防中心或危机干预中心。我国在这方面的工作起步较晚，近年来在部分地区已建立起专业性危机干预机构，许多城市设立了热线电话、危机干预或心理咨询门诊，这对预防自杀起着非常积极的作用。

案例回顾

认知行为治疗是一线治疗方法，可教给患者管理焦虑的技巧，其影响较药物治疗更持久。指导患者采取放松训练，有意识地控制或调节自身的心理与生理活动，降低机体唤醒水平，调整因紧张刺激而紊乱的功能，方法包括腹式呼吸法、渐进性肌肉松弛法、注意集中训练法；采用暴露疗法，使患者领悟到其担心及回避行为是不正确的，或是对正常现象的一种不正常想法；采用合理情绪治疗、贝克认知治疗，以及自我指导训练、应对技能训练、解决问题技术等。将敏锐、系统的提问贯穿于治疗始终，引导患者重新评估自己的想法，寻找积极而现实的替代想法。

第十六章 精神障碍患者的社区护理及家庭护理

章前引言

　　精神障碍患者发病时，在认知、情感、意志和行为过程中存在不同程度的损害，导致其社会、职业、家庭等功能遭到不同程度的损伤。为了让精神障碍患者从医院更好地回归到社区、更好地与家庭融合，社区精神康复与护理承担起重要的角色。国内外研究也证明，社区与家庭有着更为自由的环境，可付出更少的代价。精神障碍患者的康复与护理重点已经转移至社区，可以减少患者与社会的隔离、与家庭的分离，减少痛苦与疾病复发，提高生活质量与应对能力，这是医防协同、医防融合创新等心理健康和精神卫生事业发展的方向。

学习目标

1. 理解社区慢性精神障碍患者的护理要点。
2. 识记精神障碍患者社区康复护理的原则与基本内容。
3. 学会护理程序在精神障碍患者社区护理及家庭护理中的应用。

思政目标

通过学习精神障碍患者的社区及家庭护理知识，培养学生对患者的人文主义关怀精神，同时培养学生的社会责任感，激发他们为患者提供更好护理服务的使命感。

案例导入

王某，男性，35岁，技术员。1年前，无明显诱因下出现敏感与多疑，认为同事总是在背后议论和诋毁他。半年前，出现了耳闻人语、言行紊乱等症状，被收治入辖区的精神专科医院。经过积极治疗后，患者病情稳定，于1周前出院，在家中休养。该患者担心其所患的精神疾病会引起亲朋好友及同事对他的看法而不愿意与他人交往，也担心无法胜任原来的工作，所以对重返工作岗位疑虑重重。家属也不知道该如何安排患者的生活。

思考题

1. 作为社区护士，如何对该患者开展康复护理？
2. 可以为家属提供哪些护理服务？

第一节 精神障碍患者的社区护理

社区（community）是指一定的地理区域，如城市街道、居委会及农村的乡镇村，有一定地域界限，是一个基层行政单位，是该区域居民政治、经济、文化和生活中心，并有特定行为规范和生活方式。社区卫生服务是以社区为基础，以居民健康为主导的综合性服务，把预防、保健、诊疗、护理、康复、健康教育与促进等融为一体，在社区内解决居民的常见病、慢病、多发病等。

社区康复（community-based rehabilitation，CBR）是指患者或残疾者经过临床治疗后，为促进身心康复，由社区继续提供的医疗保健服务。

社区精神卫生服务是应用精神病学、护理学、预防医学及其他行为科学的理论与技术，通过政府、专业部门、专业人员，采取有效措施，在一定地域内提供精神卫生知识与心理卫生服务、社区康复指导训练，促进精神障碍患者心身康复，提高他们的生活质量、社会适应及应对能力，并维护该区域正常人群精神健康的精神卫生服务工作。

一、国内外社区精神卫生服务与护理的发展

（一）国外发展概述

20世纪50年代，社区精神卫生服务逐渐兴起，将服务重点从精神病院内治疗转向社区康复治疗是其核心思想。1946年，美国国会通过了国家精神卫生法案，即在全美建立精神病诊治的社区基地，培训精神卫生社区服务人员。随着1950年抗精神病药物的发现和精神科非住院化运动的兴起，精神病患者从封闭式病房走进了社区。20世纪60年代中期，美国又通过了社区精神卫生中心法案，开展社区精神疾病的预防诊治工作。所以，现代社区精神医学的形成主要源于美国。之后，英国、澳大利亚等陆续将精神病患者的康复与护理整合到基层医疗中。

（二）国内发展概述

1958年，全国第一次精神卫生工作会议提出"积极防治、就地管理、重点收治、开放治疗"的工作方针，代表了中国社区精神卫生的起步。20世纪70年代，建立起三级精神病防治网，成立了社区精神病防治机构。1986年，全国第二次精神卫生工作会议召开后，社区精神卫生工作得到了进一步发展。1992年，国家卫生、民政、公安部、中国残联联合颁布了全国精神病社区防治康复工作"八五"实施方案，取得了显著效果。

2001年，全国第三次精神卫生工作会议召开，预示着中国精神卫生工作的加速。2004年，国务院办公厅转发《关于进一步加强精神卫生工作的指导意见》，强调"预防为主、防治结合、重点干预、广泛覆盖、依法管理"的工作原则，建立"政府领导、部门合作、社会参与"的工作机制，建立健全精神卫生服务网络，将防治工作重点转移到社区与基层。同年9月，精

神卫生作为唯一的非传染病项目正式进入国家公共卫生行列；12月，获得中央财政专项培训经费686万元经费（686项目），由中国疾病控制中心（CDC）精神卫生中心负责，成立国家级专家工作组和澳方专家顾问组，在全国建立示范区，形成以专科医院为主、CDC/综合医院为辅、社区精神卫生服务机构为依托的"无缝化"的精神卫生服务。2009年，国家将重性精神疾病管理治疗正式纳入国家基本公共卫生服务项目。

《全国精神卫生工作规划（2015—2020年）》指出，要探索建立精神卫生专业机构、社区康复机构及社会组织、家庭相互支持的精神障碍社区康复服务体系，积极推行"病重治疗在医院，康复管理在社区"的服务模式。

2024年，在第十四届全国人民代表大会常务委员会第七次会议上，国务院关于精神卫生工作情况的报告提出，在推进精神障碍社区康复服务发展工作中先后印发了《关于加快精神障碍社区康复服务发展的意见》《精神障碍社区康复服务工作规范》《关于开展"精康融合行动"的通知》等，持续推进社区康复全覆盖。

社区精神卫生护理是精神障碍防治体系的重要组成部分，如何将工作重心从医院转向社区，缓解精神障碍患者住院时间长、经济负担重的现状，使得社区精神卫生服务更及时、经济、有效地进行，是今后的工作重点。因此，明确社区康复护士的能级要求、工作内容、岗位职责、与团队整合协调管理，确定社区精神卫生工作服务的范围与分工，是精神科护理发展的趋势。

二、社区精神障碍患者的特点及护理要点

（一）社区精神障碍患者的特点

1. 轻症精神障碍患者　主要为神经症、人格障碍、适应障碍、智力发育障碍。

2. 慢性精神障碍患者　精神残疾与智力衰退的患者较多，主要表现为生活自理能力差，人际关系交往障碍、心理应变能力差等，最重要的是该类患者的社会功能障碍或缺陷，缺乏应有的家庭、社会角色。可在家中做些简单家务或参与社区临时性工作。

3. 重性精神障碍患者　主要指精神分裂症、分裂情感性障碍、偏执性精神病、双相情感障碍、癫痫所致精神障碍、智力发育障碍伴发精神障碍六大类。截至2017年底，我国居家的重性精神障碍患者占信息系统登记的90.16%，而精神分裂症患者占73.83%，是目前社区精神卫生管理与治疗工作的重点人群。

4. 药物维持治疗　部分患者能按时按量服药，少部分患者医嘱无须服药，另一部分患者不按时按量服药甚至不服药。指导与提高患者的服药依从性是社区康复护理服务的重点。

5. 生活质量　因为精神、社会功能的衰退与病耻感，患者与家庭成员的心理健康、人际交往与生活质量受到较大的影响，还会直接影响患者的身心康复及家庭支持、监护质量。

（二）社区精神障碍患者的护理要点

1. 康复护理贯穿于整个过程　社区中精神障碍患者有人格、适应、发育迟滞等障碍，尤以

精神分裂症患者为重点服务对象。康复护理能促进患者的生活功能、社会功能水平的提高，故贯穿全过程。

2.护理过程系统性、持续性与全方位　护士、精神科医生、精防医生及社会工作者共同协作，为门诊、医院、家庭病床、工娱治疗站的患者提供服务并进行家庭访视。

3.护理服务融合防治结合与健康教育　充分调动患者及其家庭成员参与社区精神卫生工作的积极性，因为他们既是护理服务对象又是护理计划的制订者与实施者；做好社会及心理因素的信息收集，提供心理咨询与健康指导，发挥精神疾病的康复与预防复发作用。

4.护理活动中调动和利用各种资源　鼓励社会基层如保健机构、学校等团体，患者单位、亲友和家庭参与护理服务，取得他们的支持和人力、物力的资源。

三、社区精神卫生护理工作范围

精神障碍防治分为三个层次：一级预防，即预防精神障碍的发生；二级预防，即及时发现与治疗已经发病者，争取预后良好及预防复发；三级预防，即促进疾病恢复期患者康复，减少与减轻功能残疾的发生。预防层次不同，所以护理工作范围也不同。

（一）一级预防工作中的护理工作范围

1.健康教育　宣传精神卫生与保健知识，包括不同阶段的精神卫生、应对应激的技巧，面向广大群众，培养健康的人格。

2.咨询指导　包括婚姻与优生优育、高危人群咨询、精神卫生知识咨询、健康政策解读等。

3.早期干预　各种促进精神健康的工作，如群众的精神卫生保健、特殊应激事件后的心理干预、良好生活方式及居住和工作场所等社会与环境的精神卫生工作。

4.特殊预防　减少或消除致病因素，在专业人员指导下采取必要的干预措施，如认知疗法、家庭治疗等，提高个体与家庭成员的适应能力，提高人群免疫力，保护高危人群。

（二）二级预防工作中的护理工作范围

1.早期发现精神障碍患者　通过定期精神健康筛查、居民自我评估与报告、家庭访视与咨询等方式识别与早发现。

2.帮助与护理精神障碍患者　为防止各种意外发生，及时的危机干预与督促患者及时就医，提供必要的医学干预及帮助患者家属联系会诊或转诊，减少复发，巩固治疗。

3.确认影响精神健康的因素　收集并及时上报影响精神健康且造成精神症状的危险因素。

（三）三级预防工作中的护理工作范围

1.防治残疾　恢复患者的社会与心理功能；预防疾病复发；减少功能残疾和并发症。

2.康复护理　主要有功能性的心理康复；各种康复场所患者的技能训练；健康教育与咨询等回归社会的护理。

3.指导日常生活　指导与协助家属调整患者日常生活环境及日常生活内容，及时解答患者及其家属的问题。

4.巩固和维持治疗　定期家庭访视，指导与督促药物治疗和非药物治疗，解答问题的同时帮助解决实际问题。

5.康复技能训练　做好各种康复机构与职业技能场所如康复之家、阳光新园、健康小站的管理，确保按照制度规范运行，减轻国家与家庭的沉重负担。

6.网络管理　将经过治疗后病情稳定的患者纳入网络管理，并做好信息管理与联络转介等工作。

四、精神障碍患者的社区护理程序

根据国家卫生健康委员会下发的《严重精神障碍管理治疗工作规范（2018年版）》，社区医务人员对纳入网络管理的严重精神障碍患者进行基础管理、分级病情评估。

（一）护理评估

综合评估患者、家属（监护人）、社区环境。通过访谈法（门诊预约就诊、家庭访视、电话随访）、观察法实施。

1.患者评估　评估其生理功能、心理与精神状况、社会功能状况（个人生活能力、人际交往能力、职业能力、学习能力、应对能力等）、文化背景、求医与治疗状况、患病后角色转变与适应情况等。评估显示疾病严重和有潜在危险者，则动员就医。其中危险性评估分级如下：0级：无符合以下1~5级中的任何行为；1级：口头威胁、喊叫，没有打砸行为；2级：打砸行为，在家里，针对财物，劝说能停；3级：明显打砸行为，不分场合，针对财物，劝说不停；4级：持续打砸行为，不分场合，针对财物或人，不接受劝说（自伤、自杀）；5级：持械针对他人的各种暴力行为（纵火、爆炸等），不分场合（家、公共场合）。据此评估分级和干预，每年对患者进行1~2次健康体检。

2.家属评估　评估家庭资源与经济状况、家庭结构及内部情感交流与互动方式、家庭氛围与家庭成员对疾病的态度和观点、家庭成员的精神卫生状况（负性情绪与精神异常）、家庭的社会支持来源等。

3.社区评估　社区人口学、经济水平、科技发展、医疗水平、文化水平、居民对精神障碍患者的态度；政府对精神卫生工作的决策、社区内现有精神卫生资源运作情况及精神卫生护理的基础情况。

4.评估要求　采用观察、量表、康复评估完成定期家访与阶段小结，一般每年4次随访评估。随访为病情不稳定的（红色、橙色），每2周1次；基本稳定的（黄色），每月1次；稳定的（绿色），每季度1次。

（1）初次评估：患者出院2周内进行，采用指定项目进行定式评估，并作为制订康复目标、康复计划的依据。

(2) 中期评估：患者在社区康复护理数月或半年后进行。了解经过一段时间的康复训练后，其功能改变情况及原因分析，作为调整康复计划的依据。

(3) 年终评估：评估患者1年后的康复水平，确定康复护理措施的疗效，为进一步康复提供依据。

每次评估结束，护士对患者的整体康复（病情、社会功能、支持系统等）进行总结，针对存在的风险和薄弱环节，制订与实施针对性康复计划，及时填写随访服务记录表，向社区相关部门上报，根据政策申请办理残疾评定、生活补助、免费服药等帮扶项目。

（二）护理诊断/问题

包括个体（患者）、家庭、社区互动过程中的问题与潜能。通过评估发现个体（患者）潜能，包括教育基础、各种技能和人际交往能力等，帮助患者正确认知自我，调动其潜能，促进康复；发现患者的心理、生理、社会功能等方面的问题，并采取相应的处理措施。

（三）护理措施

1. 对患者的护理措施　为了使患者在社区内正常生活，需要医护人员、家属及其本人共同努力。

(1) 日常生活护理：指导患者合理安排日常生活及自己心身问题的护理。根据评估情况，医护人员与患者、家属共同制订个性化的康复治疗计划，定期随访、督导执行、评估疗效，并适时调整与改进。计划应包含环境、饮食、睡眠、药物治疗、娱乐活动与作息安排等方面。

(2) 康复训练：因为住院治疗与门诊治疗的患者仍然存在问题，仍然需要治疗与护理，从而避免疾病复发，所以，需要安排患者进入康复之家等场所接受康复治疗与训练，更加平稳地过渡到社区与家庭生活。

(3) 社会康复技能训练：具体有生活技能训练、职业技能训练、人际交往训练、认知技能训练与应对技能训练等。

(4) 精神症状护理：主要有幻觉、妄想、兴奋与躁动、自杀（自伤）等危及社区治安与居民生命安全的精神症状。基层医疗卫生机构为辖区内严重精神障碍患者建立健康档案，进行随访、危险性评估、服药指导等服务。遇到急性期或病情不稳定的患者，及时转诊到精神卫生专业机构进行规范治疗，待病情稳定后再回到社区（村居委）进行药物维持治疗。基层医务人员、民警、民政、综治办、网格员等协同随访病情不稳定的患者，可以迅疾应对突发事件，协助患者与其家属解决治疗和生活中的各项难题。各级政府部门根据肇事肇祸精神障碍患者的收治管理机制设立"绿色通道"，便于肇事肇祸的严重精神障碍患者及时被收治入院。

(5) 健康教育与促进：发放健康教育宣传资料，开展精神卫生知识讲座，定期进行社区患者的集体心理辅导，鼓励互相交流成功的康复经验，也可以个别辅导。

2. 对家庭的护理措施

(1) 对家属/监护人的教育：了解家属/监护人的精神状况，包括对疾病的认知与态度，处理家属的心理问题；指导家属识别与处理常见问题；强化家庭正性的互动模式。

（2）家庭访视：发现问题予以处置，如治疗与康复计划的调整等。

（3）亲属支持系统：组织相关人员（亲友、教师或同学）就问题讨论，并达成共识，形成支持网络。

（4）社区支持系统：帮助患者充分利用社区中已有的支持系统，如工作单位、学校、医院与社会福利机构等。

3.社区卫生政策与服务计划的制订原则

（1）详细且具有可操作性。

（2）针对不同病情、病种、处于不同时期的患者，制订不同的计划。

（3）定期评估实施的服务计划，给予必要调整。

（4）计划适应社区的文化背景。

（5）以循证医学为证据制订计划，做好成本与效益分析。

（6）政府部门支持与协调，确保计划有效执行且长期有效。

五、精神障碍患者的社区康复与护理

（一）精神障碍患者的社区康复

1.概述　康复（rehabilitation）是指躯体功能、心理功能、社会功能和职业能力的恢复。精神康复（psychiatric rehabilitation）是康复医学的学科分支。精神障碍康复的基本原则是功能训练、全面康复、回归社会。功能训练是指利用各种康复的技术与方法，对精神障碍患者进行功能活动，包括心理、躯体、职业和社会活动，以及语言交流、日常生活等能力训练；全面康复是指康复的准则与方针，使患者在生理、心理、社会活动与职业上全面和整体康复；回归社会是指康复的目标与方向。

精神康复的主要任务包括生活技能训练、社会心理功能康复、自我管理药物能力训练、求助医生技能学习等。

社区精神康复需要对社区内精神障碍患者提供终身服务，需要结合每个患者的特点制订合适的康复计划和措施；针对社区精神障碍患者应有整体管理规划，做好组织与协调并进行宏观调控。因此，社区精神卫生服务工作要做到个体化、整体化与长期化。

2.个案管理在康复中的应用　在我国，社区精神康复的个案管理是以精神科医生为核心、社区护士（医生）作为个案管理员，协同助残员、卫生干部、社区警察、社工、志愿者、家属等组成管理团队。通过对患者进行整体评估，包括康复情况、社会保障等，整理出需要解决的问题，由重到轻依次排列，对每个问题制订近期、远期目标和干预措施，形成个体服务计划（individual service plan, ISP）；然后根据计划，由个案管理团队分工负责，利用各种资源、采取各种措施为患者提供全方位服务，按照计划完成时间进行回顾评估、总结分析，对存在的问题和新发生的问题进行再次讨论、制订计划等。

(1) 适用对象：在社区实践中，个案管理比较适用于病情有波动、首次发病、新出院的患者，这些患者和家属对康复需求较为迫切，也具有一定的学习能力，能配合个案管理员开展工作。

(2) 管理团队组成及职责：由负责患者康复管理的精神科医生、护士、社区医生、社区警察、助残员、民政干部、卫生干部、社工、家属、志愿者等组成。团队成员的主要职责：精神科医生主要负责对患者病情的评估，制订诊疗、康复方案；护士作为个案管理员，主要承担康复计划的制订、协调实施、评价反馈；社区医生主要负责日常访视评估、指导患者康复措施落实、发现和处置突发事件、病情波动的转诊、免费服药等；社区警察主要负责突发事件的处置、以奖代补等；助残员主要负责协助办理残疾评定、机构康复训练、申领残疾补助；民政干部主要负责协助救治工作；卫生干部主要负责日常看护、协助落实社区康复；社工主要负责对患者所属家庭的心理支持，对机构、居家患者进行康复训练；家属主要负责在专业人员指导下的日常看护、陪同就诊、居家康复训练、心理支持；志愿者主要负责在卫生干部指导下的协助看护、带领患者参加社区康复训练。

(3) 实施过程：包括现况评估、明确问题、制订目标、成功指标、达到目标的措施、执行者和时间安排、进展检查等环节。

1) 现况评估：包括患者当前的精神和身体健康现况、既往病史、风险评估、家庭/社区支持系统、经济收入、住宿等，协调彼此期望，接纳及建立信任。

2) 明确问题：目前的主要问题是什么，分类列出问题清单，由易到难，同时进行需要、风险、优势评估。

3) 制订目标：确立具体、可测量、可达到、相关和及时的目标，要明确"我们想要什么""我们想改变什么"，并把目标转化为行动计划。

4) 成功指标：分为近期和远期指标，近期指标可能只是一个小小的言行改变，如生活懒散、不肯刷牙等，能在督促下做到每天刷一次；远期指标可以是终期目标，即回归社会。

5) 达到目标的措施：主要包括疾病知识教育，规范用药和治疗依从性教育，患者心理支持，家庭心理教育，抗复发计划，个人生活能力训练，社会交往训练，学习劳动训练，职业功能训练等。

6) 执行者和时间安排：执行者涉及个案管理团队的各个成员；时间设定主要是每个目标完成的时间及回顾日期。

7) 进展检查：回顾ISP执行情况，若没有完成应分析原因，是ISP制订不合理，还是合作团队中有成员没有尽职尽责；最后进行目标调整，针对问题制订新的计划，直至个案的案主因不同原因不需要服务时才结束服务关系。

8) 定时记录个案案主的康复进度。

（二）精神障碍社区康复工作体系

既涉及医学、心理学、流行病学、社会学等领域，还需要政府与社会有关部门的密切配合。

1.精神卫生工作联席会议　由卫生、残联、民政、公安、教育等部门参与的各级精神卫生工作联系会议，定期召开会议，负责规划、协调和推动社区防治和康复管理工作的开展。

2.社区保健机构　在社区精神卫生工作领导小组领导下，依靠社区医院及该级行政机构，对辖区内人群提供精神卫生服务。初级医疗保健人员经过短期专业知识培训后，成为专职或兼职的精神科医务工作者，不仅提供综合性康复服务，而且对早发现、早诊断、早治疗与就近治疗提供保证。

3.工疗站和福利工场　民政、卫生或社会非政府组织协作建立，安置无业或暂时不能回归社会的患者的机构。患者边治疗边从事力所能及的生产，减轻家庭和社会负担。经实践，此康复措施行之有效。

4.精神卫生中心（精神病专科医院）　除了院内诊疗与康复外，还承担门急诊、会诊等服务，以及社区精神卫生服务机构的指导与培训工作。

5.综合医院精神卫生科室　提供门急诊、住院、会诊-联络、心理咨询与治疗、家属教育等。

6.其他机构　是综合医院心理科的补充。

（三）精神障碍患者的社区康复护理

1.精神障碍患者社区康复护理的目的　以社区为单位，以精神医学理论与技术为基础，运用社区康复护理的方法与措施，最大限度地恢复精神障碍患者因病丧失的家庭社会功能与适应社会的心理功能，降低残疾程度，发挥剩余能力。

2.精神障碍患者社区康复护理的原则

（1）早期性、连续性、终身性：早期性是指从服务对象患病开始或在评估精神残疾（智力残疾）出现时即进行康复护理；连续性是指治疗护理时间长、社会功能提高缓慢，需要连续康复护理，包括出院患者转至社区后的衔接；终身性是指对不能恢复到疾病前社会功能（智力水平）的患者，需要给予终身的补偿性护理。

（2）渐进性、全面性、综合性：渐进性是指先易后难、先少后多、急需先行，有计划的采取循序渐进的护理；全面性是指满足包括患者心身健康、心身疾病方面的需求；综合性是指综合多学科的理论、知识与技能而实施的康复护理。

（3）主动性：从促进护理到自我护理，再激发患者独立完成各项活动。

（4）多角色融合：将教育者、照顾者、治疗者的角色融合于康复护理工作中，对服务对象及其照顾者落实康复的健康教育、康复训练指导、康复咨询等。

3.精神障碍患者社区康复护理的基本内容

（1）患者基本情况：包括其一般资料、残疾史、康复需求、家庭支持等信息，汇总分析并确定康复护理计划。

（2）指导和实施各项康复技能训练：延缓患者的人格衰退，提高其社会与家庭适应能力，需要进行生活自理能力训练、社会交往技能训练、认知行为训练、职业技能训练、文娱活动训练等。

1）生活自理能力训练：对自我照顾能力减退、自理能力差的患者，运用行为疗法（正强化法），通过示范、模仿等方法督促与指导其完成洗漱、修饰、清洗、合理着装、整理及家务料理、家电操作、家庭生活用品采购等活动。

2）社会交往技能训练：对有社交障碍或有提升社交能力需求的患者，运用行为治疗、经典条件反射、操作性条件反射理论进行情绪管理、语言和非语言沟通技巧、心理剧角色扮演、抗逆力和解决问题技能训练。

3）认知行为训练：对自知力不全、服药依从性差的患者，运用认知与行为疗法进行疾病防治知识、药物不良反应识别与处理、病情自我监控训练。

4）职业技能训练：对病情稳定、药物依从性高、生活自理能力与学习能力好，有劳动需求的患者进行农疗训练、手工训练、种植养殖训练、花卉盆景园艺训练及收银员、洗车工、服务员等岗位培训。

5）文娱活动训练：对病情稳定、爱好文体的慢性康复患者，运用综合积极疗法举行歌咏、舞蹈、书画、乐器演奏、球类比赛等活动。

（3）心理支持：通过心理咨询与心理治疗，尊重、鼓励与肯定患者，使其树立信心。

（4）家庭康复：与家属一起制订和实施康复计划。科普疾病知识，认识患者存在的问题与解决问题的方法，为患者康复创造条件。

（5）用药指导：看管患者把药服下后方可离开，避免患者藏药和扔药；加强对患者坚持服药重要性的认识宣教，可以选择其最信任、最有权威的人进行劝说；注意观察用药反应与疗效，适时根据医嘱调整药物剂量。

4.精神障碍患者社区康复护理的注意事项

（1）康复禁忌：①禁忌盲目停药。②禁忌生活无序。③禁忌情绪波动。④禁忌孤独离群。

（2）康复护理全过程评定：主要判断三个方面，即精神症状是否已经消失，自知力是否已经全部恢复，工作与生活能力是否恢复。三方面均已改善，可认为真正康复（临床称为"痊愈"）；三方面明显改善但不彻底，应判定为显著康复（或"显著好转"）；三方面中一两方面改善且不理想，只能判定为部分康复（或"好转"）；若是三方面均无改善或有恶化，即判定为未康复（或"无效"）。

第二节　精神障碍患者的家庭护理

家庭是患者支持系统最主要的来源之一，家庭成员的心理素质、经济基础与护理技巧均是提供良好支持的重要条件。家庭护理是以家庭系统为单位，把家庭看成一个整体，并在特殊环境中进行心理治疗、康复治疗和护理的过程。其具体做法是借助家庭内沟通与互动方式的改变，以护理人员为主体，帮助家庭成员对患者实施护理，以协助患者更好地适应其生存空间。

一、护理评估

（一）患者评估

1.一般资料（健康史）　患者的一般资料信息、文化背景、工作经历、爱好与信仰；精神疾病病史；其他急、慢性躯体疾病史。

2.生理功能　日常活动与生命体征、营养与饮食情况、意识与睡眠情况、排泄情况、服药情况、躯体功能情况等。

3.心理功能

（1）感知觉：有无感觉过敏和减退，错觉、幻觉及感知综合障碍等。

（2）思维：有无思维联想、连贯性、逻辑和思维内容等方面的障碍。

（3）情感：有无焦虑、抑郁、恐惧、喜怒无常、情绪不稳、易激惹或淡漠迟钝等异常情绪。

（4）认知功能：有无主动、被动注意障碍，有无记忆和智能损害。

（5）意志和行为：有无病理性意志增强与减退，有无怪异行为、有无刻板、仪式化或强迫行为，有无攻击冲动、自杀自伤行为，有无对立违抗或品行问题等。

（6）自知力：对自身疾病有无认识能力，是否愿意接受治疗。

4.社会功能

（1）生活自理能力：有无进食、穿衣、如厕不能自理。

（2）环境适应能力：①学习与工作能力：有无现存和潜在的学习或工作困难。②语言交流能力：有无语言交流和表达障碍，如有，程度如何。③自我控制与保护能力：有无现存或潜在的自我控制力、自我防卫能力下降而出现伤害别人或被别人伤害的危险，对压力的应对能力如何。④社会交往能力：有无人际交往障碍，是否合群和与人主动交往，有无社会退缩行为等。

（二）家庭评估

1.家庭结构　是否健全，每个成员在家庭中的位置、角色、权利与责任、家庭整体运转的规则与价值观。

2.家庭功能　是否健全，能否提供生存、安全、成长的基本需要。

3.家庭环境　家庭氛围如何，是否属于高情感表达家庭；家庭成员对精神疾病的态度、认知如何，家庭成员对诊疗和护理计划如何看待，实施诊疗方案的可能性是多少；家庭养育方式是否恰当；有无现存或潜在的矛盾与危机，家庭有无观察病情与预测病态行为的能力。

4.家庭成员　精神健康水平如何等。

二、护理目标

1. 家庭能够提供适合患者病情需要的生活环境。
2. 家庭成员能掌握疾病的相关知识,识别疾病复发的先兆症状。
3. 家庭成员了解疾病性质,能配合医务人员共同制订诊疗与康复计划,并督促实施。
4. 家庭成员掌握药物治疗的相关知识及药物治疗过程中的注意事项,及时识别药物治疗的不良反应,并给予正确处理。
5. 家庭成员能在医务人员的指导下为患者安排合理的作息时间与家务劳动,培养患者的独立生活能力。
6. 患者的精神症状逐步消失或维持稳定,自知力部分或全部恢复。
7. 患者家庭与社会功能逐步恢复,能承担必要的家庭角色。

三、护理措施

(一)一般原则

1. 协作性原则　护理人员做好与家庭成员之间的沟通交流,耐心、准确地回答和讲解患者提出的疑问,并协助缓解家庭成员照顾患者过程中的焦虑和心理压力,介绍应对技巧和行为,提供情感支持,提高家庭抗逆力水平。

2. 能动性原则　护理人员应对患者家庭进行家庭压力评估,包括家庭形态与功能,家庭聚积的压力与需求,家庭对压力的认知,家庭问题解决能力与因应策略,家庭资源等。调动家庭成员之间重新建立更有弹性的亲密关系,提高主观能动性。与家庭成员及患者共同讨论患者的病情和合适的康复护理计划、执行评价、修正计划等,指导和督促患者参与康复行为训练及应对压力训练等。

3. 公益性原则　成立以患者、家属、医护人员共同组成的希望团体或家庭联谊会,定期组织、开展团体活动,交流并分享康复过程中的困难、应对经验和心得感受,促进患者成长和相互支持。

4. 个体化原则　不同的家庭具有不同的家庭系统、家庭信念、价值观、文化背景及生活习惯等,其对健康质量和生活质量的要求也不同。因此,护理人员要有针对性地开展健康教育、家庭饮食营养、健身锻炼等个性化护理。

5. 慎重性原则　了解精神障碍患者的心理康复需求,了解其对家庭成员参与治疗和护理的理解和看法,护士要根据患者对家庭成员的依赖、信任、接受程度,考虑是否邀请家属参与,邀请哪些家庭成员参与及参与程度。

6. 中立性原则　社区护士的作用是评估、保持和增强家庭的健康,发挥家庭系统的健康潜能。护士应保持人格中立、经济中立、人际关系中立,不参与患者的家庭生活、家庭成员之间的纠纷处理。

（二）内容与措施

1. 日常生活护理

（1）个人卫生：督促或协助患者做好个人卫生，但家属不能一手包办，让其自己完成，康复期患者应尽快摆脱患者角色，调整心态。可采用一些简单的行为强化手段，如奖励、适当的惩罚、代币疗法等来培养其健康的生活习惯。

（2）饮食：要保证进食量，注意营养搭配。不暴饮暴食，不随意进补，不饮浓茶，不饮酒，不吸烟。对年老体弱者要注意食物的软硬程度；对便秘者可进食香蕉和蜂蜜；对吞咽困难者，要劝慰缓慢进食，谨防噎食。

（3）睡眠：创造良好的睡眠环境，避免强光和噪声刺激；合理安排休息时间，按时起床；睡前不饮茶和咖啡等饮料，不观看能引起情绪剧烈波动的电影、电视或参加一些能引起情绪剧变的活动。入睡困难者可做松弛训练等，必要时可服用安眠药。

（4）居室环境：安全、安静、简洁、大方。病情稳定、无攻击行为的患者，最好同亲人住在一起，不要独居或关锁，因为独居和关锁会增加其精神压力，易产生猜疑、嫉妒，甚至是被害妄想和关系妄想。居室电灯应安在顶棚，最好用插线或开关，室内不放可能造成自伤或伤人的危险品，如热水瓶、钳子、绳索、刀剪、铁锤、农药等，最好不放已损坏的家具。

（5）安全防范：患者行为受精神症状影响，所以必须注意安全防范，时刻警惕，不能疏忽，既要防其自杀又要防其伤人，特别对有自杀自伤、伤人毁物倾向者应24小时不间断监护。

2. 用药护理　药物维持治疗是预防某些重性精神疾病，如精神分裂症、情感障碍等复发的主要措施之一，因此维持用药护理是家庭护理中的一个重要内容。长期服药会给生活带来诸多不便，如每天都要记着，外出要带着，又担心被别人发现，且药物有各种各样的不良反应等。基于上述原因，患者多不愿意服药，因此，要教会家属有关药物治疗的知识，如药物与不良反应的识别与处理、药物治疗的必要性、药物治疗的疗程和方法等，提高患者服药依从性。必要时及时求助医生。既要注意防止患者把药扔掉或压在舌下吐出，还要防其积攒药物自杀。药物更换和药量的增减由医生决定。

3. 特殊症状护理　部分精神障碍患者带着症状生活是常态，对于异常行为，护理人员和家属千万不能以讽刺、讥笑和歧视的态度对待，否则会让患者产生伤感甚至悲观厌世的想法和行为。虽然居家生活的精神障碍患者精神症状比较轻，但是依然会对患者的生活造成显著影响，如受到负性事件刺激，患者出现焦虑情绪时，要及时给予干预、安慰和必要的药物治疗，减轻焦虑，改善睡眠，待患者情绪平静后鼓励其设法疏泄心中的不快，以促进其提高处理社会关系的技能。

4. 心理护理　由于患者自身对疾病的认识及社会的偏见，不少人会感到巨大的心理压力，甚至无法面对现实，这对患者康复非常不利。因此，医护人员及家属要掌握一些基本的心理疏导方法，帮助患者克服心理危机。

（1）尊重与关心：由于疾病的原因，患者可能会有一些尴尬的言行，家属切记不要指责，要去感受他们的心情，同时对于患者的要求也不要一味地迁就。家庭和睦的气氛，以及家人与患者之间的良好关系，有利于缓解其内心的痛苦。过度的指责和包容都不利于疾病的康复。

（2）情感表达：经常与患者谈心，使其拥有表达情感的机会，也有利于家属及时发现患者存在的心理问题并加以疏导，给患者情感上的满足与支持，通过信息的传递，也可强化其思维活动，减少思维的退化。

（3）应对应激的技巧：学会自我解脱，正确处理负面情绪。具体的方法有：培养一些兴趣与爱好；分析产生压力的原因，如是否因工作紧张，还是自己的要求和期望值太高等；教会患者倾诉、自我安慰等技巧；改变一些不正确的认知思维模式，如以偏概全、非黑即白等。

（4）参加社交活动：家属要鼓励和创造条件让患者多参加社会活动，并正视社会上对精神障碍患者的歧视性言行；做好压力应对，克服困难，重建社交能力，与亲友一同分担烦恼。

5.病情观察　家庭监护的重要内容，有助于正确判断病情。

（1）了解患者对疾病的认识：完整的自知力（对自身疾病有认识）是疾病治愈的一个重要标志，知道自己有病的患者往往治疗依从性好。对突然不承认有病、不愿坚持门诊随访和服药的患者应考虑复发的可能。

（2）睡眠情况：睡眠与病情有密切的关系，常对病情的好转或恶化有提示作用。因此，如果患者一改往日习惯，睡眠过多或过少或睡眠节律颠倒，可能是复发的早期表现。

（3）情绪状况：如患者变得比平日烦躁、焦虑、好发脾气；或表现紧张不安，好像有什么重要的事即将发生，如分析无明显原因的情绪变化，可能是复发的迹象。

（4）生活、工作、学习情况：如原来生活、工作由主动变得被动，做事有始无终、效率下降，懒散、独处、不讲个人卫生、不守纪律、疏远亲人、社交兴趣减少等可能是疾病复发的先兆。

（5）精神症状复现：如患者表现出敏感多疑；或重提过去疾病中所说的事情；或出现一过性幻觉、妄想；或偶尔自语、自笑；或言谈举止异常等情况时应立即到精神病医院就诊。

（6）躯体不适：如患者诉说头晕、头痛、注意力不集中、记忆力减退或其他躯体不适，应判断究竟是真正的躯体疾病，还是药物不良反应，抑或是疾病复发的先兆。当患者出现上述某些症状时，应提高警惕。此时家属应给予患者更多的关怀和安抚，主动与其交谈并了解其在想些什么，有什么异常感觉，从中去发现是否有更严重的症状。关键是及时陪伴患者去专科医院看病，以明确诊断，及早治疗。如患者表示对看病反感或否认自己有病，可以适当方式说明道理，指出看病就诊的必要性，或请专科医生上门就诊。

6.意外事件的紧急处理　大多数患者的消极、冲动行为可以防范，但部分患者的冲动、消极意念和行动是突如其来的。还有患者企图隐瞒，采取周密的、有计划的行动，以致难以避免意外事件的发生。因此，家人还应了解意外事件的急救和处理技术。遇有意外事件时切勿慌乱，要大胆冷静，一面请人通知急救站或附近医院，一面迅速进行现场抢救。

（1）自缢：较为常见的意外事件。一旦发现，应立即抱住其身体向上托举，迅速解脱绳套，顺势将人轻轻放下（防止猛力摔下），平卧于地，解开领扣和裤带，立即检查脉搏和呼吸情况。若呼吸、心跳微弱或已停止，应立即就地抢救，进行人工呼吸和心脏外按压。不要轻易放弃抢救，直到患者恢复呼吸或医生前来检查确认患者已经死亡为止。

（2）自伤：如患者有外伤出血时，检查出血的部位和种类，采取止血措施后送医院进一步处理。头部、上肢、下肢等较小动脉出血，可采用指压止血法，即按压受伤动脉的近心端，阻止血流。如前额及头皮出血，可在耳前下颌关节处压迫颞动脉。上肢出血可压迫锁骨下动脉（在锁骨上凹内1/3处）或肱动脉；下肢出血可压迫股动脉（腹股沟中点触及搏动处压迫）。对四肢较大的动、静脉出血，在紧急情况可采用止血带止血，垫以毛巾后用橡皮带或带子扎在受伤肢体，做好明显标记，记录时间，每半小时放松一次，防止肢体缺血坏死。

（3）吞食异物：不要按摩腹部，要安慰并了解异物的种类，检查口腔和咽部是否受伤，异物是否卡在咽喉处。如卡在咽喉处，要设法取出。若吞下的异物较光滑，可随粪便排出体外，可让其吞食大量纤维素类的食物，如韭菜等（切成寸长），以防异物对胃壁的损伤，促进排出。患者每次大便后，要仔细检查便中有无异物，如为金属类异物，可到医院进行X线检查，寻找异物所在的部位，并观察其有无内出血症状，如腹胀、腹痛、四肢发冷、出汗、解柏油样的大便等，发现这类情况应立即进行外科手术等处理。

（4）服毒：精神障碍患者服毒多为蓄意自杀，如积藏大量药物后吞服或服农药等。清醒的患者可进行催吐（让患者喝水后，抠咽喉处使其呕吐），并立即送患者到附近医院抢救，进行洗胃、解毒等处理。

7.健康教育　通过多元化的方式，向患者及其家庭成员提供疾病康复的知识，消除他们对疾病的误解与偏见，引导他们主动参与治疗与康复。

案例回顾

1.作为社区护士，应及时对该患者开展康复护理。精神障碍康复的基本原则是功能训练、全面康复、回归社会。社区精神障碍患者因为精神、社会功能的衰退与病耻感，患者与家庭成员的心理健康、人际交往与生活质量受到较大影响，还会直接影响患者的身心康复及家庭支持、监护质量。因此，社区精神障碍患者的康复护理需要做好患者、家属、社区的全程评估，融合防治与健康教育，并充分利用社区和家庭的人力与物力资源，对社区内精神障碍患者提供终身服务，制订合适的康复计划和措施，做到个体化、整体化与长期化。

该案例中，社区护士应首先收集患者的基本信息，包括一般资料、康复需求、家庭支持等，做好汇总分析，便于具体指导和实施各项康复技能训练。为了延缓该患者的衰退与病耻感，提高其社会与家庭适应能力，给予支持性心理干预，尊重、鼓励与肯定该患者，使其树立信心。社区护士与患者、家属三方一起制订和实施康复计划，科普疾病知识，认识患者存在的问题与提出解决问题的方法，共同为患者的康复创造条件。运用认知行为治疗对患者进行情绪管理，进行语言和非语言的沟通技巧、心理剧角色扮演、抗逆力和解决问题技能训练，提升其社交能力；并开展疾病防治知识、药物不良反应识别与处理、病情自我监控训练，必要时向患者提供农疗训练、手工训练及收银员、服务员等职业技能培训；根据该患者的兴趣爱好，鼓励其参加社区的歌咏、书画、球类比赛等活动。

2.为精神障碍患者的家属提供护理知识是社区精神卫生护理工作的重要一环。家庭成员的心理素质、经济基础与护理技巧均是提供良好支持的重要条件。借助家庭内部沟通与互动方式的改变，社区护士直接指导和帮助家庭成员对患者实施护理，以协助患者更好地适应其生存空间。落实家庭评估（家庭结构、功能、环境与成员的精神健康水平），鼓励家属督促与协助患者做好日常生活护理，包括个人卫生、饮食、睡眠、居室环境简洁及安全；做好药物维持治疗；患者出现焦虑情绪时要及时给予干预、安慰，鼓励其设法疏泄心中的不快，以促进其提高处理社会关系的能力，不能讽刺、讥笑和歧视；掌握基本的心理疏导方法，帮助患者克服心理危机，如尊重与关心患者，不要指责，经常与患者谈心，培养其兴趣与爱好，使其学会倾诉与自我安慰，并改变一些不正确的认知；家属要鼓励和创造条件让患者多参加社会活动，并正视社会上对精神障碍患者的歧视性言行，与亲友一同分担烦恼。

第十七章
精神科护理相关的伦理与法律

章前引言

由于疾病的影响，精神障碍患者在思维、情感、意志、行为等方面存在不同程度的功能紊乱，同时对精神障碍患者的权利与义务、行为能力与责任能力界定存在争议，精神科护理服务过程中的伦理和法律问题较为突出。但国际社会和各国政府对精神卫生伦理及法律问题已足够重视，早在1978年联合国就强调精神卫生立法要注意保护精神障碍患者的权益，重视促进社区化精神卫生服务。至今世界上已有100多个国家相继制定和修订了精神卫生法。我国正式颁布的《中华人民共和国精神卫生法》于2013年5月1日实施。

随着精神卫生立法工作在我国的逐步推进和公民法律意识的不断增强，精神科护理中的伦理及法律更加规范，对精神障碍患者的权利与义务等常见伦理及法律问题有了更加清晰的界定。因此，精神科护理人员在服务精神障碍患者的过程中，除了严格按照各项制度、规范及流程提供护理服务，还必须遵守相关的伦理及法律要求，尊重患者的人格，保护患者的隐私，保障患者的合法权益，从而更好地帮助精神障碍患者实现康复，达到身心健康的目的。

学习目标

1. 理解精神科护理伦理与法律的发展史。
2. 识记精神科常见护理伦理与法律问题。
3. 学会精神科护理伦理基本原则。

思政目标

培养良好的职业价值感及爱岗敬业精神，能在临床实践中遵守精神科护理伦理与法律相关原则。履行个人义务，学会运用同理心、爱心对待患者，维护患者及自身的权利。

案例导入

李某，男性，20岁。因出现情绪高涨、易激惹，故意毁坏物品，与父母争吵甚至殴打父母，家属因其难以管理而强制送入精神科就诊，门诊诊断"双相情感障碍，目前为躁狂发作"。患者坚持认为自己没病，拒绝住院治疗。医生与患者家属沟通后，在家属签署非自愿住院同意书后，将患者收治入院。

思考题

本案例中患者家属的做法符合伦理与法律的要求吗？

第一节　精神科护理与伦理

精神障碍患者是一个特殊的群体，在疾病影响下往往存在认知、思维、情感、行为等方面的异常。在与精神障碍患者的接触中，精神科护士除了要遵守医务人员所必须遵守的职业道德外，还必须遵守护理精神疾病的特殊要求。同时精神障碍患者相较于其他疾病患者有着更高的病耻感，易受社会歧视，致患者及其家属身心承受着较大的压力。精神障碍患者由于身心痛苦，希望从医护人员这里得到更多的理解、关怀与尊重。而精神科护理人员不论是采集病史，还是提供治疗性沟通，都需要了解精神障碍患者真实的体验，这就使得精神科护理人员更易了解其难以示人的内心感受。在此过程中护理人员应严格遵守相关伦理要求，帮助精神障碍患者摆脱痛苦、恢复健康、重返社会。

一、护理伦理的发展史

随着我国传统中医药文化的产生与蓬勃发展，逐步形成了医学的伦理道德观念。由于传统医学医护不分工，所以护理伦理也就蕴涵在医学伦理之中得到了同步发展。国外医学中，古希腊、古罗马、古印度等均在其发展过程中对医学伦理的发展做出了卓越贡献。1964年国际医学会发表了《赫尔辛基宣言》，成为在国际上建立医学伦理规范的重要里程碑。随着护理逐步从医学中独立，护理伦理开始展现自身特点。弗洛伦斯·南丁格尔（Florence Nightingale，1820—1910）的《护理札记》开启了国外近现代护理，该书由她的护理经验总结而成，体现了人文关怀等护理伦理要求。之后随着护理学的影响不断扩大，形成了一系列国际性的有关护理伦理道德要求的法规，如《国际护士伦理准则》及《国际护士条例》等。随着我国医学、护理学的不断发展，形成了一系列的法律法规，对护理人员执业过程中应该遵守的伦理准则做出了明确规定。为维护护士的合法权益，规范护理行为，我国在2008年颁布实施了《护士条例》。2013年颁布实施的《中华人民共和国精神卫生法》提出"应当尊重、理解、关爱精神障碍患者"等一系列保障精神障碍患者合法权益的条例。2020年，中华护理学会及中国生命关怀协会人文护理专业委员会发布的《中国护士伦理准则》中提出护士伦理原则为"尊重、关爱、不伤害、公正"，进一步完善了护士职责与应遵循的伦理原则。

随着时代的发展，护理伦理已成为规范护理人员从业行为、保障护理人员合法权益、帮助精神障碍患者解除病痛的行为规范。

二、精神科护理伦理的基本原则

伦理是指个人或团体的价值观念或行为标准，伦理原则是任何一门学科不可或缺的核心价值标志，对特定专业领域内全体成员的一般服务行为具有指导功能。护理伦理基本原则是护士在护理工作中面对各种人际关系时所应遵循的根本原则，也是衡量医护人员道德品质及道德行为的最高标准。护理伦理原则是护士伦理准则的理论支柱，起着导向和指南作用，为护士解决护理实践中的伦理问题提供策略和方法，对护理行为和技术活动起规范指导作用。由于精神障碍患者的特殊性，精神科护理工作中必须遵守的基本伦理原则主要有以下几条。

（一）尊重原则

《中华护理学词典》中，狭义的尊重原则是指医患双方交往时应该真诚地尊重对方的人格，并强调医护人员尊重患者及其家属的独立而平等的人格与尊严。广义的尊重原则，除包括尊重患者人格外，还包括尊重患者利益、个性化、隐私、文化、信仰等。尊重原则是建立和谐护患关系的基础，也是保障患者根本权益的前提。由于精神障碍患者发病阶段对其自身精神状态的认识和判断能力存在不同程度的损害，所以护理人员在精神科护理工作中更应根据精神疾病的特点体现对精神障碍患者的尊重。

尊重患者人格最重要的就是尊重患者的生命权和健康权。精神障碍患者因疾病因素导致人格出现不同程度的损害，使其在表达自己的意愿时存在不同程度的困难，护理人员应做到尊重患者。精神科护理人员在与患者接触的过程中，应将患者当作与正常人具有同样生命权的人来对待，在治疗与护理过程中平等地对待每一位精神障碍患者。健康权是"人人享有可能达到的最高标准的身体健康和精神健康的权利"。尊重健康权要求护理人员尊重患者可平等获得健康服务的权利，主动采取措施或创造条件为患者提供有利于健康的护理服务。

在护理实践中，"尊重"更突出表现在尊重人的自主性。患者自主性是指有自主能力的患者可按照个人意愿自我管理和自我决策。尊重患者的自主性就要允许其独立地做出自愿决定，并且帮助患者提高这种自主决定的能力。当患者或其家属的自主选择与患者的诊断治疗或社会利益发生冲突时，护士要履行对患者、对社会的责任，最大限度地维护患者利益，同时不损害他人、社会利益。但精神障碍患者往往存在认知、情感、意志、行为等方面的障碍，个人的行为能力和自主性均有不同程度的损害，导致部分患者没有能力做出决定，所以精神科护理人员尊重患者自主性的过程相较于其他疾病具有一定的特殊性。所以对精神障碍患者，要特别尊重他们的家属或监护人为患者做出选择的权利。对存在自主性及行为能力的患者，尽可能以患者能理解的方式做出有关病情、诊断、治疗、预后等相关措施的解释，协助患者自愿做出决定。对于完全没有自主性的患者，医护人员应该及时向其家属做出相关告知，由其家属代为做出决定。

（二）关爱原则

关爱是护理伦理的核心原则，体现了护理的本质与核心价值。提供以人为本、关爱生命价值的护理服务是护理人员必备的最有价值的品质。关爱包含了关心、照顾、帮助和爱护等含义，是提高患者适应能力及促进康复的重要因素，是一种自然情感，也是一种道德情感，更是一种能力，体现了护理的人道主义精神，也是广大患者的心理期待。关爱应成为一切护理工作的出发点和落脚点。关爱原则的主观利益是指从患者的角度对生命、健康等利益做出的价值判断和选择；客观利益是指从医护人员的角度或者其他人的角度对患者的生命和健康等问题做出的对患者最有利的判断和选择。关爱原则要求在尊重的前提下，达到主观利益和客观利益的统一，由此真正实现对患者的关爱。

虽然精神障碍患者由于精神症状的支配可能会出现情感、行为的异常，患者自身及其家庭承受着身体、心理、经济、社会等各方面的压力。虽然精神科科普已得到快速发展，社会大众对精神科有了初步了解，但对精神障碍患者的歧视仍然存在，导致精神障碍患者相较于其他疾病有着更强烈的病耻感，所以精神障碍患者及其家属尤其需要来自外界的关爱。精神科护理人员在护理工作中要着重体现关爱，让精神障碍患者感受到关怀与温暖。特鲁多医生的墓志铭"有时治愈，常常缓解，总是安慰"，也充分体现了对患者的关爱。护理人员在护理工作中应对患者悲悯仁爱、感同身受，要把爱心、同情心、责任心融入临床护理工作中，始终保持热心、耐心、细心，并使之成为一种专业素养、职业本能，为护理对象提供具有个性化的生理、心理、精神、社会、文化的人文关怀和多元文化的整体护理。

（三）不伤害原则

不伤害是指医护人员不给患者带来可避免的不适、疼痛、痛苦、损害、残疾或死亡，包括不应发生有意/无意的伤害，如因疏忽大意造成的伤害。国际护士协会指出，护士的基本义务是对需要护理照顾的人负责，护士不得参与任何给人造成身心伤害的行为。精神障碍患者受精神症状的支配缺乏自知力与自控力，其言行有时会超出社会规范要求，出现伤人损物行为，对检查、诊断、治疗反感甚至拒绝，应根据不伤害原则予以相应的护理措施，如保护性约束等。

在护理工作中做到恪尽职守、审慎无误、坚守良知，是对一个合格护士的基本要求，也是护理安全的底线。作为一名精神科护理人员，需要培养一切为精神障碍患者的利益着想的意识和动机，在护理工作中恪守行为规范、落实护理核心制度。在实施护理行为前要科学评估可能会给患者造成的影响，选择利益大于伤害的方案。当然也要根据患者是否具有自主性及行为能力，重视患者的愿望和利益，对合理的愿望给予满足，对不合理的及时给予说明和疏导，及时与监护人或家属沟通，做到以患者为中心，尽力提供优质的护理服务。

（四）公正原则

公正是现代社会有序发展的基本道德要求。《"健康中国2030"规划纲要》将"公平公正"作为总体战略的指导思想之一，要求尽快实现全民健康覆盖，促进社会公平。不论护理对象的性别、年龄、肤色、外貌、地域、国籍、种族、宗教、信仰、贫富、社会地位等，一律平等对待。医疗护理领域公正原则有着特定的含义：一是平等对待护理对象；二是合理分配医疗资源。平等对待护理对象是建立良好护患关系的基本前提，是指在护理实践中要坚持以患者的健康需求为导向，对任何不同的服务对象都应提供相同标准的护理照护。在卫生资源紧缺或其他极端特殊情况下，应基于国家利益、医学标准、社会价值、家庭角色、余年寿命、个人意愿等综合权衡做出伦理决策，尽可能地做到最大的公平、正义。在此过程中，当面对经济的诱惑，权力、权威的压力，有可能导致违背患者利益行为时，护士要以勇气、胆识、知识和担当，顶住压力，拒绝诱惑，坚持以公平正义的原则协调和解决矛盾冲突，最大限度地保护患者的健康权益。

对于精神科护士来说，无论精神障碍患者是否在发作期，是否受精神症状的支配，是否有自知力与自控力，均应公平公正地对待每一位患者，一视同仁地护理。在精神科护理工作中也时常面临挑战，如满足某一位精神障碍患者的特殊需求却违反公平利用卫生资源的原则时，护理人员应该具体情况具体分析，找到相对公正合理的解决方案。

（五）保密原则

保密原则是医务工作中的一项重要伦理原则，也是医护人员的义务，要求医护人员保护患者的个人信息，在未经其许可的情况下不得将其公开。保密是建立护患信任的核心，由于社会歧视及患者自身的病耻感及心理特点，精神障碍患者对个人患病信息非常敏感，一旦泄露可能会给患者造成严重影响，甚至是不可挽回的后果。由于精神疾病的特殊性，如若护理人员不能做到为患者保密，患者将不会向护理人员提供真实、准确与全面的信息，从而导致治疗护理工作难以进行。另外，不恰当地公开患者信息还会触犯我国法律中有关医护人员有责任保证患者信息得到有效保护以免被公开的规定。保密原则还要求护理人员即使在依法需要提供患者信息的情况下也要最大限度地对患者信息进行保密，仅提供与法律需要相关的内容，对与之无关的部分仍要进行保密。在护理工作中，有时需要对患者的治疗与护理进行讨论或临床教学，这就必须要提前征得患者或其监护人的同意。另外，精神障碍患者可能有冲动、攻击行为，护理人员有责任向可能的受害人进行告知，但告知的内容也应仅限于患者可能的行为本身而不是其疾病的全部。

三、精神科护理中常见的伦理问题

（一）精神科临床护理中的伦理问题

由于精神障碍患者缺乏自知力与自控力，精神科护理人员在临床护理过程中应对可能涉及伦理问题的非自愿治疗、保护性约束等医疗护理行为时刻保持警惕，遵守相关的护理伦理原则与要求。

1. 非自愿治疗

（1）患者自主要求与尊重自主性：精神障碍患者由于精神症状而致认知、思维、情感及意志、行为受到影响，患者对自身的健康状况判断出现偏差，容易提出不符合其健康状况的要求。如精神分裂症患者要求不住院或在病情未稳定的情况下执意要求出院、解除保护性约束，服药中途自己要求换药、拒绝吃药等。从护理伦理的角度来看，护理人员应该满足患者的自主要求，但是从维护患者健康权的角度考虑，精神科药物又是控制精神障碍患者病情的主要方法，保护性约束对患者来说也是不可替代的保护方法。患者的要求有损其自身利益时，护理人员应予以拒绝。护理人员应履行的职责是耐心劝说患者，并监督患者的治疗安全有序进行。

（2）患者非自愿住院治疗与尊重生命和健康：由于精神障碍患者自知力存在不同程度的受损或缺失，精神障碍患者的非自愿住院治疗与尊重患者的伦理原则并不冲突。我国2013年颁布的《中华人民共和国精神卫生法》第二十八、第二十九、第三十条规定：精神障碍患者的住院治疗实行自愿原则，但是诊断结论及病情评估表明，患者为严重精神障碍并有下列情形之一的，应对其实施住院治疗：①已经发生伤害自身的行为，或者有伤害自身的风险。②已经发生危害他人安全的行为，或者有危害他人安全的风险。如患者本人没有能力办理住院手续，由其监护人办理住院手续；如患者属于查找不到监护人的流浪乞讨人员，由送诊的有关部门办理住院手续。对于危害自身的患者，则完全由监护人决定是否住院，其他单位或个人无权干涉。对于危害他人的患者，如果医学诊断必须住院，监护人应当同意；如果不同意，可以申请再次诊断和鉴定；如果再次诊断和鉴定维持原诊断意见，则监护人应当同意非自愿住院治疗；如果监护人不履行职责，则由公安机关协助医疗机构采取措施对患者实施住院治疗，并可能追究监护人的法律责任。自愿住院治疗的精神障碍患者可以随时要求出院，医疗机构应当同意；对于非自愿住院治疗的患者，只要不再符合非自愿住院治疗的标准，即应出院或转入自愿住院治疗。该法对非自愿住院治疗、出院的使用条件做了明确规定，同时要求必须协调与平衡患者的权益、治疗需求及公共安全之间的关系。精神科医护人员必须严格遵守《中华人民共和国精神卫生法》的相关规定，避免非自愿住院治疗被滥用，最大限度地保护精神障碍患者的合法权益，避免不必要的纠纷及违法事件的发生。

  2.治疗关系界限的维持 精神障碍患者与护理人员之间治疗关系的建立是实施精神科治疗与护理的基本前提。精神障碍护理过程中应运用治疗性沟通相关技巧，护理人员需要不断鼓励患者说出内心隐藏的情感、想法和回忆，从而更有利于对患者的病情和治疗效果进行评定。患者外在行为的观察在精神障碍治疗与护理过程中非常重要，但患者的某些行为可能并不是其真实想法的体现，有时甚至是相反的。比如，精神障碍患者遭受社会歧视和偏见，为了减少自身心理压力，他们对自己的病情采用否认、回避或隐瞒的态度。这就需要护理人员与患者建立非常信任的关系，从而更好地进入他们的内心世界。

  良好的护患关系有利于护理人员更好地判断病情，为患者提供服务，但同时也可能因其知晓太多患者个人隐私或未能守住伦理底线而导致越过治疗界限。这种超出正常专业关系界限的行为对患者可能是有害的。打破治疗界限的行为包括在正常工作时间和工作场所之外与患者会面、收受患者礼物、参加社会或商业活动及与患者发生性接触等。这些行为都有利用患者或损害治疗关系的潜在可能，因此必须避免发生。

  3.通讯、会客自主权 目前，我国医疗机构中精神障碍患者住院治疗主要分为开放式病房和封闭式病房两大类。开放式病房管理方式与非精神科医疗机构相同，患者可以自由进出，外出散步、交友、活动，与外界社会保持接触，社会功能基本不因住院而受到影响。封闭式病房则采用全封闭式管理，患者在住院期间除了必需的检查、治疗及每天定时的集体外出活动外，基本不能外出，与外界接触明显减少，通信、会客等受限。《中华人民共和国精神卫生法》第四十六条规定：医疗机构及其医务人员应当尊重住院精神障碍患者的通讯和会见探访者等权利。让患者保持与亲友的正常联系有助于消除患者内心因独自住院而产生的无助与不良情绪，同时也有利于发挥外界对护理人员行为的监督作用。除在急性发病期或者为了避免妨碍治疗可以暂时性限制外，不得限制患者的通讯和会客探访者等权利。一旦患者病情稳定后，应及时恢复患者的通讯、会客自主权。

4.护理最优化　护理最优化是指在临床实践中，护理方案的制订和护理措施的施行要遵循以最小的代价为患者获取最大的利益的原则，这实际上是不伤害原则在临床实践中的具体应用。这要求护理人员在当时精神医学和护理学发展水平上或在当地医院的技术条件下，为患者提供最好的、效果最显著的护理措施。同时，在效果相当的情况下还要尽量将伤害降到最小、将风险降到最低。如在临床治疗时尽可能选用不良反应少的抗精神病药，尽量单一用药，避免滥用精神外科手术，充分利用各种心理治疗、物理治疗等。此外，还必须考虑便捷性和费用情况。费用是必须考虑的一个方面。我国属于发展中国家，医疗费用为患者个人、家庭及社会都带来了沉重的经济负担，因病致贫、因病返贫的现象仍比较多。同时我国的精神卫生服务资源非常有限，有些地区甚至可以用匮乏来形容，在这种情况下，降低费用是护理最优化所必须考虑的问题。

（二）精神科护理教学中的伦理问题

临床教学是护理工作的重要组成部分，对护理人才培养、学科发展具有重要影响。临床教学过程中，教师、学生、患者及家属之间复杂的关系中涉及很多伦理问题。

1.保密与知情同意　医护人员应对与患者疾病相关的诊断、治疗和护理等相关信息保密，不得将患者的个人隐私外泄，在接受各种治疗措施前有知情同意的权利。在临床教学中，为了更好地让学生了解患者病情、掌握相关知识点、熟悉各种操作技能等，往往需要向学生公开与患者疾病相关的部分隐私等内容，这就导致保护患者隐私与达成教学目的之间的伦理矛盾。如果不能很好地处理，势必引起患者及其家属的不满或教学目的难以达成。因而，在进行临床教学之前，须充分告知并征得患者及其家属同意。另外，还要针对学生制订严格的临床见习要求，保护患者的隐私及相关信息，如未经患者及其监护人许可，不得照相、录像或录音。此外，精神障碍患者受社会歧视是一个普遍问题，他们担心与自己疾病相关的信息外露，进而对其学习、工作或生活造成影响，这导致很多患者或家属不愿参与教学活动。这就需要临床带教人员在教学工作开展之前与患者或家属进行充分沟通，做好隐私保护、保密的解释工作，争取获得支持。因而，从更利于临床教学活动开展的角度来讲，也必须要关注与患者接触过程中的保密和知情同意等伦理问题。

2.不伤害　不伤害是临床护理最基本的伦理要求，也是临床教学活动中所必须坚守的伦理底线。护理作为一门对操作技能要求非常高的一种临床专业，需要护生在临床学习的过程中有更多的实际操作机会，这样才能更好地在实践中理解并掌握所学的各种专业知识、理论及相关技能。而护生往往缺乏临床实践能力，如果让护生单独进行一些护理操作可能存在安全隐患。为了既达到临床教学目的又不伤害患者，临床带教老师应该在临床教学之前做好相关准备，评估选择合适的临床教学对象，同时也做到放手不放眼，既要大胆地让学生做，又要细心地对其监督，让其在安全限制性的范围内学习和操作。同时，学生在进入临床之前也应进行准备，做到对即将进行的临床操作技能熟记于心。

（三）精神科护理科研中的伦理问题

精神疾病的治疗护理相较其他疾病发展较晚，近年来发展迅速。精神障碍患者深受疾病折磨，科学研究在推动精神障碍治疗与护理方面发挥着重要作用。关于精神障碍患者可否参与科研工作，《赫尔辛基宣言（2013年版）》第20条规定：仅当研究是出于弱势人群的健康需求或卫生工作需要，同时又无法在非弱势人群中开展时，涉及这些弱势人群的医学研究才是正当的。此外，应该保证这些人群从研究结果，包括知识、实践和干预中获益。精神障碍患者是唯一合适的受试者，同时应确保作为受试对象参与的研究必须对其有益。在精神科开展以精神障碍患者为对象的科研必须注意以下伦理问题。

1.知情同意及有益原则　知情即研究人员用受试者完全能够理解的语言向受试者详细解释与研究相关的知识，如研究的目的、方法和过程，以及对参与者或其他人可能带来的好处或风险，使其彻底了解所面临的事件。同意指的是个人在被提供了最清晰的信息、个人理解能力未遭破坏、自己能评判事件后果且能自由行使选择权利的情况下表示同意。《赫尔辛基宣言（2013年版）》第30条规定：当研究涉及身体或精神上不具备知情同意能力的受试者时（如无意识的患者），只有在阻碍知情同意的身体或精神状况正是研究目标人群的一个必要特点的情况下，研究方可开展。在这种情况下，医生必须设法征得法定代理人的知情同意。如果缺少此类代理人，并且研究不能被延误，那么该研究在没有获得知情同意的情况下仍可开展，前提是参与研究的受试者无法给予知情同意的具体原因已在研究方案中被描述，并且该研究已获得伦理委员会批准。即便如此，仍应尽早从受试者或其法定代理人那里获得继续参与研究的同意意见。为了客观评定精神障碍患者的知情同意能力，国内外开发了很多量化的评定工具，如麦克阿瑟临床研究知情同意能力评估工具（MacArthur competence assessment tool for clinical research，MacCAT-CR）、霍普金斯知情能力评估工具（Hopkins competency assessment test，HCAT）、半定式知情同意能力评估问卷（SSICA）等。

2.伦理审查　为更好地保护精神障碍患者参与科研工作时的各种权益，避免违背伦理的科研出现，对以精神障碍患者为研究对象的科研工作进行伦理审查非常重要。同时，这种严格的伦理审查对于提高社会公众对精神科科研工作的信任度也非常关键。《赫尔辛基宣言（2013年版）》第23条规定：研究开始前，研究方案必须提交给相关研究伦理委员会进行考量、评估、指导和批准。委员会必须有权监督研究的开展，研究者必须向其提供监督的信息，特别是关于严重不良事件的信息。未经该委员会的审查和批准，不可对研究方案进行修改。研究结束后，研究者必须向委员会提交结题报告，包括对研究发现和结论的总结。所以，在精神科开展科研工作必须重视伦理审查，确保符合伦理要求后才能开展科研工作。

第二节 精神科护理与法律

精神科护理工作与法律之间关系密切，精神科护理人员在从事临床护理工作过程中应该对相关法律知识有所了解，并严格遵守各项法律法规要求，从而达到更好地维护患者利益及保护自身权益的目的。狭义上的法律是指国家立法机关制定的规范性文件，广义上的法律是指除国家机关制定的规范性文件之外，还包括其他国家机关制定或认可的行为规则。法律以权利和义务双向规定为特征，由国家强制力保证实施，具有普遍的约束性和严格的程序性。违反法律将由特定的国家机关或国家授权的机关依法对行为人的法律责任进行判定，同时根据判定结果强制要求行为人对自己的违法行为承担后果。

一、相关概念

（一）权利与义务

1. 权利　法律上的权利是指法律所允许的权利人为了满足自己的利益而采取的行为，由其他人的法律义务所保证的一种可能的法律权利。权利的内容表现为：①行为人可以自主决定做出一定行为的权利。②行为人要求他人履行一定的法律义务。③行为人在自己的权利受到侵犯时，有请求国家机关予以保护的权利。其核心的部分是能够"自主决定"。患者权利可以理解为法律所允许的患者特有的为了满足自己的利益而采取的，由其他人的法律义务所保证的一种可能的法律手段。患者权利是公民健康权利的一种，因此具有人权的基本特征，同时又是患者所特有的。

根据我国现行法律、法规、条例的规定，精神障碍患者享有的基本权利包括生命权、医疗保障权、人身自由权、自主权、知情同意权、隐私权、医疗监督权及获赔偿权等。精神科护理人员的权利包括诊疗护理权、医疗干涉权、人格尊严权、医学研究权、医疗费用支付请求权、维护医疗机构正常秩序权等。

2. 义务　法律上或道德上应尽的责任。法律上的义务是指法律规定的对法律关系主体必须做出一定行为或不得做出一定行为的约束，与权利相对应。不履行法律义务就要承担法律责任。道德范畴的义务是指人们按内心的信念自觉地履行社会责任，其履行的好坏就成为衡量一个人道德水平高低的尺度。精神科护理人员在临床执业时，根据法律规定具有为患者提供与疾病护理相关的各种服务的义务，对此必须严格履行，否则即存在安全隐患。

精神障碍患者的义务包括如实陈述病情的义务、遵守医嘱的义务、自我保健的义务、尊重医护人员的义务、遵守医疗机构规章制度的义务、及时交款付费的义务、爱护公共财物及损坏赔偿的义务等。精神科护理人员的义务包括注意义务、告知义务、保密义务、诊疗义务、转诊义务及制作、保存及提供病历资料的义务等。

(二) 行为能力和责任能力

1. 行为能力 即民事行为能力，指自然人能够以自己的行为依法行使权利与承担义务。自然人的行为能力分为完全行为能力、限制行为能力和无行为能力三种情况。按照《中华人民共和国民法典》中的规定："十八周岁以上的自然人为成年人。不满十八周岁的自然人为未成年人。成年人为完全民事行为能力人。十六周岁以上的未成年人，以自己的劳动收入为主要生活来源的，视为完全民事行为能力人。……不能完全辨认自己行为的成年人为限制民事行为能力人，实施民事法律行为由其法定代理人代理或者经其法定代理人同意、追认。"精神障碍患者受疾病影响，自知力受损或缺失，缺乏正确的判断力或保护个人权益的能力，一般属于无民事行为能力人或限制民事行为能力人，其民事活动由他的法定代理人代理。在现实环境中，判断精神障碍患者是否能够辨认自己的行为比较困难，故民法典规定："不能辨认或者不能完全辨认自己行为的成年人，其利害关系人或者有关组织，可以向人民法院申请认定该成年人为无民事行为能力人或者限制民事行为能力人。"

2. 责任能力 责任能力即刑事责任能力，指行为人辨认和控制自己行为的能力。辨认能力是指行为人对自己行为的性质、意义和后果认识的能力。控制能力是指一个人按照自己的意志支配自己行为的能力。对一般公民来讲，只要达到一定的年龄，生理和智力发育正常，就具有了相应的辨认和控制自己行为的能力，从而具有刑事责任能力。按照《中华人民共和国刑法》中的规定："已满十六周岁的人犯罪，应当负刑事责任。已满十四周岁不满十六周岁的人，犯故意杀人、故意伤害致人重伤或者死亡、强奸、抢劫、贩卖毒品、放火、爆炸、投放危险物质罪的，应当负刑事责任。"精神障碍患者辨认力和控制力受损，其是否应负刑事责任，关键在于做出行为时是否具有辨认或者控制自己行为的能力。《中华人民共和国刑法》规定："精神病人在不能辨认或者控制自己行为的时候造成危害结果，经法定程序鉴定确定的，不负刑事责任，但是应当责令他的家属或者监护人严加看管和医疗；在必要的时候，由政府强制医疗。间歇性的精神病人在精神正常的时候犯罪，应当负刑事责任。尚未完全丧失或者控制自己行为的精神病人犯罪的，应当负刑事责任，但是可以从轻或者减轻处罚。"

二、精神科护理常涉及的法律问题

(一) 关于患者人身自由与保护性约束、隔离

《中华人民共和国精神卫生法》第四十条规定："精神障碍患者在医疗机构内发生或者将要发生伤害自身、危害他人安全、扰乱医疗秩序的行为，医疗机构及其医务人员在没有其他可替代措施的情况下，可以实施约束、隔离等保护性医疗措施。实施保护性医疗措施应当遵循诊断标准和治疗规范，并在实施后告知患者的监护人。禁止利用约束、隔离等保护性医疗措施惩罚精神障碍患者。"

护理人员在实施保护性约束、隔离时应注意，保护性约束及隔离应当由执业医师决定，护

士遵医嘱执行,不得越权任意施行,更不可将其作为惩罚患者的手段。在采取保护性约束或隔离前使患者知情同意,尽量取得患者的理解,并做好相应记录和情况说明,待患者情况稳定后要尽快解除,同时要取得患者监护人的同意和委托。情况紧急时可以先处理患者,事后再及时告知患者监护人。同时要确保患者和他人的安全,避免因保护性约束给患者带来躯体伤害。

(二)关于患者的人格尊严与安全问题

《中华人民共和国精神卫生法》第四、第五、第九、第四十一条规定:"精神障碍患者的人格尊严、人身和财产安全不受侵犯。精神障碍患者的教育、劳动、医疗以及从国家和社会获得物质帮助等方面的合法权益受到法律保护。""任何组织或个人不得歧视、侮辱、虐待精神障碍患者,不得非法限制精神障碍患者的人身自由。新闻报道和文学艺术作品等不得含有歧视、侮辱精神障碍患者的内容。""精神障碍患者的监护人应当履行监护职责,维护精神障碍患者的合法权益。禁止对精神障碍患者实施家庭暴力,禁止遗弃精神障碍患者。""医疗机构不得强迫患者从事生产劳动。"

精神障碍患者在疾病影响下,住院过程中发生自杀、自伤、攻击、外逃等事件难以完全避免,若护理人员在这些安全事件中没有尽到个人义务就可能侵害患者的安全权。《中华人民共和国刑法》第三百三十五条规定:"医务人员由于严重不负责任,造成就诊人死亡或者严重损害就诊人身体健康的,处三年以下有期徒刑或者拘役。"因此,侵害患者安全权有可能面临刑事处罚。护理人员必须不断提高个人专业知识和技能,尽可能做到及早识别患者自杀、自伤、暴力攻击、伤害、外逃等行为的先兆,并及时采取相应护理措施,做到防患于未然。另外,还要以高度的责任心严格履行各项规章制度和岗位职责,做到各种行为符合法律规定。

(三)关于患者隐私权问题

《中华人民共和国精神卫生法》第四条规定:"有关单位和个人应当对精神障碍患者的姓名、肖像、住址、工作单位、病历资料以及其他可能推断出其身份的信息予以保密;但是,依法履行职责需要公开的除外。"医疗护理活动中,因患者治疗和护理的需要及患者的信任,医护人员很容易接触到患者大量个人隐私,医护人员必须对患者的个人隐私严格保密,否则即可能侵犯患者的隐私权。精神障碍患者作为特殊人群,其个人隐私保护尤其需要护理人员重视。精神障碍患者在就诊过程中一般会配合医护人员的问询,披露自己的病情、病史、症状等一系列私人信息,以配合医务人员的诊疗。同时,医务人员会根据患者的陈述将该部分信息形成患者的病历资料等医学文书。这部分记载有患者隐私内容的医学文书及相关资料,一旦被披露,将会对患者的心理、社会等方面都造成极大影响。因此,精神科护理人员必须从个人意识层面将保护患者隐私上升到法律高度,在保护患者的同时也保护自己。

(四)关于患者知情同意权问题

知情同意是指在医务人员为患者提供足够医疗信息的基础上,由患者自主做出医疗决定,即同意或拒绝。知情同意是医学伦理学的一项重要基本原则,也是人类最重要的基本权利,即个人自决权的重要体现。《中华人民共和国精神卫生法》第三十九条规定:"医疗机构及其医务人员应当遵循精神障碍诊断标准和治疗规范，制定治疗方案，并向精神障碍患者或者其监护人告知治疗方案和治疗方法、目的以及可能产生的后果。"非自愿住院患者对其治疗同样具有知情权。但非自愿住院是否需要患者亲自签署知情同意书，要因人而异，当患者缺乏知情同意能力时，应由其监护人签署知情同意书。护理人员在进行护理措施前，应尽可能征得患者的知情同意，如患者处于急性发作期无知情同意能力时，应征得其监护人的知情同意，待患者病情稳定后取得患者的理解。

（五）关于患者的自主权与非自愿住院问题

《中华人民共和国精神卫生法》第二十八条规定："除个人自行到医疗机构进行精神障碍诊断外，疑似精神障碍患者的近亲属可以将其送往医疗机构进行精神障碍诊断。对查找不到近亲属的流浪乞讨疑似精神障碍患者，由当地民政等有关部门按照职责分工，帮助送往医疗机构进行精神障碍诊断。疑似精神障碍患者发生伤害自身、危害他人安全的行为，或者有伤害自身、危害他人安全的危险的，其近亲属、所在单位、当地公安机关应当立即采取措施予以制止，并将其送往医疗机构进行精神障碍诊断。"精神碍患者往往自知力不全或丧失自知力，非自愿住院对保护患者及他人安全，避免危害自身、危害社会的不良事件的发生具有非常重要的作用。因而，非自愿住院在精神障碍患者住院人群中仍占有一定比例。但是对于这类患者，医疗机构必须严格按照《中华人民共和国精神卫生法》中关于非自愿住院的相关要求执行，否则可能侵害患者的自主权。因此，精神障碍患者住院治疗应首先遵循自愿原则，对非自愿住院患者应严格根据法律规定进行住院治疗，并尽可能取得患者的知情同意，对必须住院治疗的非自愿住院患者，应该取得其监护人同意并根据《中华人民共和国精神卫生法》完善医院非自愿住院相关知情同意书、告知书等。

（六）关于患者通讯、会客问题

《中华人民共和国精神卫生法》第四十六条规定："医疗机构及其医务人员应当尊重住院精神障碍患者的通讯和会见探访者等权利。除在急性发病期或者为了避免妨碍治疗可以暂时性限制外，不得限制患者的通讯和会见探访者等权利。"住院治疗的精神障碍患者享有通讯和会客的权利，因患者病情需要必须予以限制的，应当征得监护人的同意，而不能由医护人员代为决定。

案例回顾

　　家属和医院的做法是符合伦理与法律要求的。根据《中华人民共和国精神卫生法》第二十八、第二十九、第三十条的规定：精神障碍患者的住院治疗实行自愿原则，但是诊断结论及病情评估表明，患者为严重精神障碍并有下列情形之一的，应对其实施住院治疗：①已经发生伤害自身的行为，或者有伤害自身的风险。②已经发生危害他人安全的行为，或者有危害他人安全的风险。如患者本人没有能力办理住院手续，由其监护人办理住院手续。

参考文献

[1]郝伟,陆林.精神病学[M].8版.北京:人民卫生出版社,2018.

[2]刘哲宁,杨芳宇.精神科护理学[M].5版.北京:人民卫生出版社,2022.

[3]郭兰亭,郑毅.儿童少年精神病学[M].2版.北京:人民卫生出版社,2021.

[4]中华医学会精神医学分会.中国焦虑障碍防治指南[M].2版.北京:中华医学电子音像出版社,2023.

[5]雷慧,岑慧红.精神科护理学[M].4版.北京:人民卫生出版社,2020.

[6]施忠英,陶凤瑛.新编精神科护理学[M].上海:复旦大学出版社,2020.

[7]陆林.中国失眠障碍综合防治指南[M].北京:人民卫生出版社,2019.

[8]陆林.沈渔邨精神病学[M].6版.北京:人民卫生出版社,2021.

[9]蒋颖,董萍,陶凤瑛.精神科护理技能实训[M].北京:科学技术出版社,2020.

[10]沈小平,王俊,许方蕾,等.新编当代护理学[M].上海:复旦大学出版社,2018.

[11]Richard K.James,Burl E.Gilliland.危机干预策略[M].7版.北京:中国轻工业出版社,2018.

[12]曹新妹,陶凤瑛,粟幼嵩,等.精神科护理[M].上海:交通大学出版社,2023.

[13]王振,黄晶晶.ICD-11精神、行为与神经发育障碍临床描述与诊断指南[M].北京:人民卫生出版社,2023.

[14]全国护士执业资格考试用书编写专家委员会.2024全国护士执业资格考试指导[M].北京:人民卫生出版社,2023.

[15]穆燕,卓瑜,岳磊于,等.我国青少年常见情绪障碍类型、病因及防治研究进展[J].中国社会医学杂志,2023(6):675-677.

[16]中华护理学会.T/CNAS 30—2023:住院精神疾病患者攻击行为预防[S].北京:中华护理学会,2023.

[17]唐久来,方玲玲,朱静,等.儿童神经发育障碍的诊断——ICD-11和DSM-5解读[J].中华实用儿科临床杂志,2019,34(17):1281-1286.

[18]中华医学会精神医学分会,中国医师协会精神科分会.中国成人注意缺陷多动障碍诊断和治疗专家共识(2023版)[J].中华医学杂志,2023,103(28):2133-2144.

[19]中华医学会,中华医学会杂志社,中华医学会全科医学分会,等.广泛性焦虑障碍基层诊疗指南(2021年)[J].中华全科医师杂志,2021,20(12):1232-1241.

[20]张崇,卜秀梅,金秋,等.综合护理干预对惊恐发作患者的护理效果[J].中国医科大学学报,2021,50(3):269-272.

[21]唐睿,宋洪文,孔卓,等.经颅直流电刺激治疗常见神经精神疾病的临床应用专家共识[J].中华精神科杂志,2022,55(5):327-382.

[22]陈涵,陈妍,韩慧琴,等.中国神经性厌食症诊疗专家共识[J].中国全科医学,2024,27(5):509-520.

[23]陈妍,陈涵,刘兰英,等.中国神经性贪食症诊疗专家共识[J].中国全科医学,2023,26(36):4487-4497.

[24]陈美倩,王阿凤,陆关珍,等.网络化认知行为疗法在进食障碍患者中的研究进展[J].全科护理,2023,21(33):4655-4658.

[25]中华医学会神经病学分会睡眠障碍学组.中国发作性睡病诊断与治疗指南(2022版)[J].中华神经科杂志,2022,55(5):406-420.

[26]中华医学会精神医学分会精神分裂症协作组.抗精神病药长效针剂治疗精神分裂症的专家共识[J].中华精神科杂志,2020,53(2):99-110.

[27]中华医学会精神医学分会精神分裂症协作组.精神分裂症患者代谢综合征管理的中国专家共识[J].中华精神科杂志,2020,53(1):3-10.

[28]中华医学会行为医学分会,中华医学会行为医学分会认知应对治疗学组.抑郁症治疗与管理的专家推荐意见(2022年)[J].中华行为医学与脑科学杂志,2023,32(3):193-202.

[29]中华医学会,中华医学会杂志社,中华医学会全科医学分会,等.抑郁症基层诊疗指南(实践版2021)[J].中华全科医师杂志,2021,20(12):1261-1268.

[30]王振.脑深部电刺激应用于难治性强迫症的思考[J].中华精神科杂志,2021,54(6):405-408.

[31]中华护理学会,中国生命关怀协会人文护理专业委员会.中国护士伦理准则[J].中国医学伦理学,2020,33(10):1232-1233.

[32]中华护理学会精神卫生专业委员会.精神科保护性约束实施及解除专家共识[J].中华护理杂志,2022,57(2):146-151.

[33]PENNINX B W, PINE D S, HOLMES E A, et al.Anxiety disorders[J].Lancet,2021,397(10277):914-927.

[34]HUANG Y, WANG Y, WANG H, et al.Prevalence of mental disorders in China: a cross-sectional epidemiological study[J].Lancet Psychiatry,2019,6(3):211-224.

[35]TREASURE J, DUARTE T A, SCHMIDT U.Eating disorders[J].Lancet,2020,395:899-911.

[36]AAOS.International classification of sleep disorders[EB/OL].[2023-02-19].https：//www.doc88.com/p-0406416305195.html.

[37]LI Y, CHEN B X, HONG Z T, et al.Insomnia symptoms during the early and late stages of the COVID-19 pandemic in China：a systematic review and meta-analysis[J].Sleep Medicine, 2022, 91：262-272.

[38]JAHRAMI H A, ALHAJ O A, HUMOOD A M, et al.Sleep disturbances during the COVID-19 pandemic：a systematic review, meta-analysis, and meta-regression[J].Sleep Medicine Reviews, 2022, 62：101591.

中英文索引

A

阿尔茨海默病　Alzheimer's disease，AD

B

半乳糖血症　galactosemia

暴露疗法　exposure therapy

苯丙酮尿症　phenylketonuria，PKU

边缘型人格障碍　borderline personality disorder

C

成瘾行为所致障碍　disorders due to addictive behavior

痴呆　dementia

抽动障碍　tic disorder

创伤后应激障碍　post-traumatic stress disorder，PTSD

错觉　illusion

D

单纯疱疹病毒性脑炎　herpes simplex virus encephalitis

赌博障碍　gambling disorder

短暂性抽动障碍　transient tic disorder

多巴胺　Dopamine，DA

F

反社会型人格障碍　antisocial personality disorder

反应性依恋障碍　reactive attachment disorder

肺性脑病　pulmonary encephalopathy

分离焦虑障碍　separation anxiety disorder

G

改良电休克治疗 modified electro-convulsive therapy, MECT
肝性脑病 hepatic encephalopathy
感觉 sensation
感觉障碍 sensory disorder, sensation disorder
感知综合障碍 psychosensory disturbance
个案管理 case management
个体治疗 individual therapy
公正原则 principle of justice
共情 empathy
孤独症谱系障碍 autism spectrum disorder, ASD
国际疾病分类 international classification of disease

H

幻觉 hallucination

J

急性短暂性精神病性障碍 acute and transient psychotic disorder, ATPD
记忆 memory
记忆障碍 memory disturbance, memory deficit
甲状腺功能减退症 hypothyroidism
角色扮演 role play
结缔组织病 connective tissue disease, CTD
进食障碍 eating disorders
惊恐发作 panic attacks
惊恐障碍 panic disorder
精神发育迟滞 metal retardation
精神分裂症 schizophrenia
精神活性物质 psychoactive substance
精神疾病 mental disease
精神药物 psychotropic drug
精神障碍 mental disorder

K

康复　rehabilitation

库欣综合征　Cushing syndrome

L

滥用　abuse

类风湿性关节炎　rheumatoid arthritis, RA

氯胺酮　ketamine

M

慢性运动或发声抽动障碍　chronic motor or vocal tic disorder

慢性阻塞性肺疾病　chronic obstructive pulmonary diseases

N

耐受性　tolerance

P

偏执型人格障碍　paranoid personality disorder

Q

强迫症　obsessive-compulsive disorder, OCD

轻躁狂　hypomania

躯体变形障碍　body dysmorphic disorder

R

人格　personality

人格障碍　personality disorder

认知治疗　cognitive therapy

日常生活活动　activity of daily living

S

社交焦虑障碍　social anxiety disorder, SAD

社区康复　community-based rehabilitation, CBR
神经发育障碍　neurodevelopmental disorder
神经认知障碍　neurocognitive disorder
神经性贪食　bulimia nervosa, BN
神经性厌食症　anorexia nervosa, AN
肾上腺皮质功能减退症　hypoadre-nocorticism
食管-贲门黏膜撕裂综合征　Mallory-Weiss syndrome
适应障碍　adjustment disorder
双相障碍　bipolar disorder
睡惊症　sleep terror disorder
睡行症　sleep walking, SW
思维　thinking
思维联想障碍　thought associative disorder
思维逻辑障碍　thought paralogia
思维内容障碍　thought content disorder
思维形式障碍　thought form disorder

W

妄想　delusion
危机　crisis
危机干预　crisis intervention
物质使用所致障碍　disorders due to substance use

X

系统脱敏疗法　systematic desensitization therapy
系统性红斑狼疮　systemic lupus erythematosus, SLE
下丘脑-垂体-甲状腺轴　hypothalamic-pituitary-thyroid axis
心境障碍　mood disorder
心理治疗　psychotherapy
行为治疗　behavior therapy
虚拟现实技术　virtual reality technology
叙事疗法　narrative therapy
血管性痴呆　vascular dementia, VD

Y

延长哀伤障碍　prolonged grief disorder

厌恶疗法　aversion therapy

依赖　dependency

移情　transference

遗忘综合征　amnestic syndrome

异态睡眠　parasomnias

抑郁发作　depressive episode

抑郁障碍　depressive disorder

意识　consciousness

意志　will

应激相关障碍　stress-related disorders

游戏障碍　gaming disorder, GD

预期焦虑　apprehensive expectation

Z

躁狂发作　manic episode

谵妄　delirium

正念认知疗法　mindfulness based cognitive therapy, MBCT

知觉　perception

知觉障碍　perception deficit

智力发育障碍　intellectual developmental disorder

智能　intelligence

注意　attention

注意缺陷多动障碍　attention deficit hyperactivity disorder, ADHD

注意障碍　attention deficit disorder

自我管理　self-management

自由联想　free association

自知力　insight

阻抗　resistance

尊重原则　principle of respect